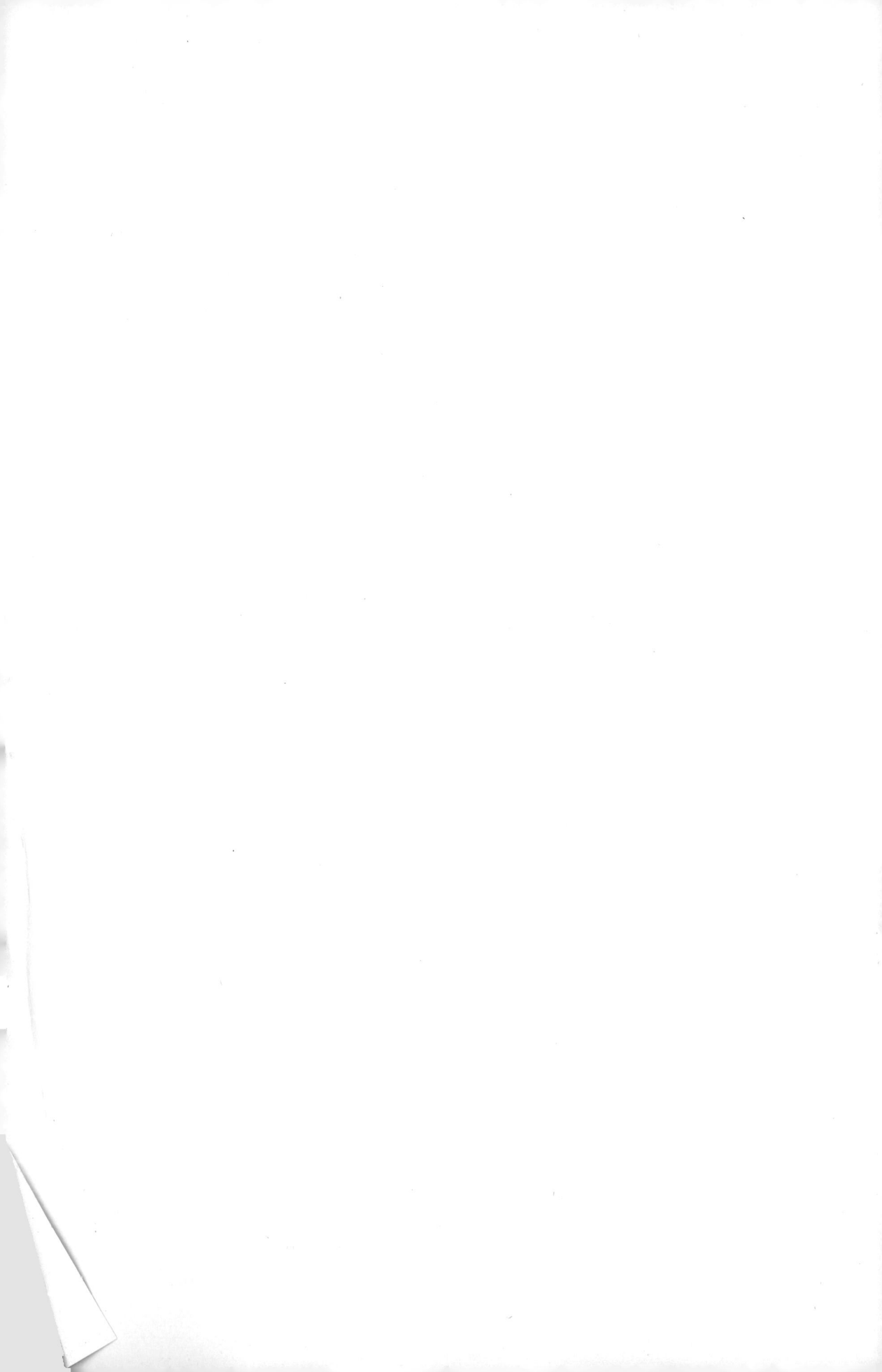

常见疾病影像诊断与介入治疗

主编 林莉丽 张 涛 管 慧 高 志
毛 园 桑桂萍 徐卫锋

黑龙江科学技术出版社
HEILONGJIANG SCIENCE AND TECHNOLOGY PRESS

图书在版编目（CIP）数据

常见疾病影像诊断与介入治疗 / 林莉丽等主编. --
哈尔滨：黑龙江科学技术出版社，2024.2
ISBN 978-7-5719-2296-2

Ⅰ. ①常… Ⅱ. ①林… Ⅲ. ①影像诊断②介入性治疗
Ⅳ. ①R445②R459.9

中国国家版本馆CIP数据核字（2024）第046479号

常见疾病影像诊断与介入治疗

CHANGJIANJIBING YINGXIANGZHENDUAN YU JIERUZHILIAO

主　　编　林莉丽　张　涛　管　慧　高　志　毛　园　桑桂萍　徐卫锋
责任编辑　包金丹
封面设计　宗　宁
出　　版　黑龙江科学技术出版社
　　　　　地址：哈尔滨市南岗区公安街70-2号　　邮编：150007
　　　　　电话：（0451）53642106　　传真：（0451）53642143
　　　　　网址：www.lkcbs.cn
发　　行　全国新华书店
印　　刷　山东麦德森文化传媒有限公司
开　　本　787 mm×1092 mm　1/16
印　　张　23.25
字　　数　589千字
版　　次　2024年2月第1版
印　　次　2024年2月第1次印刷
书　　号　ISBN 978-7-5719-2296-2
定　　价　238.00元

编委会

◎ 主 编

林莉丽　张　涛　管　慧　高　志
毛　园　桑桂萍　徐卫锋

◎ 副主编

秦　良　李修光　曹丽君　梅　凯
周　围　王　军　刘瑞红

◎ 编 委

（按姓氏笔画排序）

王　军（陆军第八十集团军医院）

毛　园（菏泽市牡丹人民医院）

刘瑞红（菏泽市牡丹人民医院）

李修光（枣庄市市中区永安镇中心卫生院）

张　涛（东营市东营区人民医院）

林莉丽（青岛西海岸新区中心医院）

周　围（宜昌市中心人民医院）

秦　良（滕州市中心人民医院）

徐卫锋（中国人民解放军联勤保障部队第九八〇医院）

高　志（潍坊市第二人民医院）

桑桂萍（山东健康集团肥城医院）

梅　凯（湖北省红安县人民医院）

曹丽君（首都医科大学附属北京世纪坛医院）

管　慧（青岛市黄岛区中医医院）

前 言
FOREWORD

医学影像学是利用 X 线、CT、磁共振等物理原理及计算机技术对人体内部结构进行成像分析,帮助诊断医师对患者病情进行判断和评价的一门科学,其在辅助诊断、计划治疗和随访疗效方面占据着重要地位。近年来,由于科学技术的飞速发展,医学影像学领域涌现了许多新理论和新技术,尤其介入放射技术的发展进一步拓宽了疾病的临床研究,使我们对疾病的认识更全面,诊疗措施更直接、更精准。这就需要临床医务人员不断学习影像学检查的新技术,掌握介入放射技术的新进展,以提高临床疾病的诊断率和治愈率。为帮助临床医务人员进一步提升专业水平,更好地为患者提供高质量的服务,我们特邀请多位具有丰富临床经验的专家编写了《常见疾病影像诊断与介入治疗》一书。

本书注重将基础理论与临床实践相结合,在介绍医学影像学理论知识的基础上,阐述了临床常见病与多发病的病理生理基础、临床表现、影像学检查方法和影像学征象等内容。本书紧跟当前医学影像学的发展进程,结合国内外最新的医学影像学文献资料,为读者呈现了现代影像学的新理念、新知识和新技术。本书资料新颖、内容丰富、结构合理、实用性强,可供医院临床医务人员和医学院校师生阅读使用。

由于编者较多,写作风格不一,不足或疏漏之处在所难免,恳请广大读者提出宝贵意见,以便我们再版时改进。

《常见疾病影像诊断与介入治疗》编委会
2023 年 11 月

目 录
CONTENTS

第一章 医学影像学的概述 …………………………………………………… (1)

    第一节 医学影像学的发展简史 ………………………………………… (1)

    第二节 医学影像学的新进展 …………………………………………… (2)

    第三节 医学影像学的检查类别 ………………………………………… (5)

    第四节 医学影像学的诊断思维 ………………………………………… (6)

第二章 人体影像解剖结构 …………………………………………………… (8)

    第一节 头部 ……………………………………………………………… (8)

    第二节 胸部 ……………………………………………………………… (14)

    第三节 腹部 ……………………………………………………………… (18)

第三章 介入放射技术 ………………………………………………………… (23)

    第一节 介入放射学的发展简史 ………………………………………… (23)

    第二节 介入放射学的分类 ……………………………………………… (25)

    第三节 介入放射学所需器材 …………………………………………… (26)

    第四节 介入放射学所用药物 …………………………………………… (28)

    第五节 经皮穿刺活检术 ………………………………………………… (31)

    第六节 经导管血管栓塞术 ……………………………………………… (36)

    第七节 经皮腔内血管成形术 …………………………………………… (42)

第四章 头颈部 DSA 技术与介入治疗 ……………………………………… (48)

    第一节 颈部 DSA 造影技术 …………………………………………… (48)

    第二节 图像处理与重建 ………………………………………………… (49)

    第三节 头颈部相关病变的介入治疗 …………………………………… (52)

第五章 胸部疾病的 X 线诊断 ……………………………………………… (61)

    第一节 气管与支气管疾病的 X 线诊断 ……………………………… (61)

    第二节 胸膜疾病的 X 线诊断 ………………………………………… (66)

    第三节 肺部先天性疾病的 X 线诊断 ………………………………… (69)

　　第四节　肺部感染性病变的 X 线诊断 ……………………………………… (71)

　　第五节　肺实质性病变的 X 线诊断 ……………………………………… (87)

　　第六节　肺部肿瘤的 X 线诊断 ……………………………………………… (91)

第六章　胸部疾病的 CT 诊断 ………………………………………………… (94)

　　第一节　先天性气管-支气管异常的 CT 诊断 ………………………… (94)

　　第二节　获得性气管-支气管异常的 CT 诊断 ………………………… (98)

　　第三节　中毒性肺水肿的 CT 诊断 ……………………………………… (104)

　　第四节　肺癌的 CT 诊断 …………………………………………………… (106)

　　第五节　肺气肿的 CT 诊断 ……………………………………………… (121)

　　第六节　胸膜肿瘤的 CT 诊断 …………………………………………… (127)

　　第七节　胸壁疾病的 CT 诊断 …………………………………………… (136)

第七章　腹部疾病的 CT 诊断 ………………………………………………… (153)

　　第一节　肝脏疾病的 CT 诊断 …………………………………………… (153)

　　第二节　胆囊疾病的 CT 诊断 …………………………………………… (166)

　　第三节　胰腺疾病的 CT 诊断 …………………………………………… (168)

　　第四节　脾脏疾病的 CT 诊断 …………………………………………… (171)

　　第五节　肾脏疾病的 CT 诊断 …………………………………………… (174)

　　第六节　输尿管疾病的 CT 诊断 ………………………………………… (183)

第八章　颅脑疾病的 MRI 诊断 ……………………………………………… (186)

　　第一节　脑血管疾病的 MRI 诊断 ……………………………………… (186)

　　第二节　颅脑外伤的 MRI 诊断 ………………………………………… (190)

　　第三节　颅脑肿瘤的 MRI 诊断 ………………………………………… (193)

　　第四节　先天性脑部疾病的 MRI 诊断 ………………………………… (203)

　　第五节　囊肿与脑脊液循环异常的 MRI 诊断 ………………………… (207)

第九章　乳腺疾病的 MRI 诊断 ……………………………………………… (212)

　　第一节　乳腺脂肪坏死的 MRI 诊断 …………………………………… (212)

　　第二节　乳腺脓肿的 MRI 诊断 ………………………………………… (214)

　　第三节　乳腺脂肪瘤的 MRI 诊断 ……………………………………… (215)

　　第四节　乳腺纤维腺瘤的 MRI 诊断 …………………………………… (217)

　　第五节　乳腺大导管乳头状瘤的 MRI 诊断 …………………………… (221)

　　第六节　乳腺癌的 MRI 诊断 …………………………………………… (223)

第十章　心血管疾病的 MRI 诊断 ………………………………………………（227）

　　第一节　先天性心脏病的 MRI 诊断 ………………………………………（227）

　　第二节　缺血性心脏病的 MRI 诊断 ………………………………………（235）

　　第三节　胸主动脉疾病的 MRI 诊断 ………………………………………（239）

第十一章　肝脏疾病的 MRI 诊断 …………………………………………（243）

　　第一节　肝脏肿块的 MRI 诊断 ……………………………………………（243）

　　第二节　肝性脑病的 MRI 诊断 ……………………………………………（253）

第十二章　甲状腺疾病的超声诊断 …………………………………………（262）

　　第一节　炎症性疾病的超声诊断 ……………………………………………（262）

　　第二节　结节性疾病的超声诊断 ……………………………………………（274）

　　第三节　增生性疾病的超声诊断 ……………………………………………（285）

第十三章　胃肠疾病的超声诊断 ……………………………………………（296）

　　第一节　胃非肿瘤性疾病的超声诊断 ………………………………………（296）

　　第二节　肠道非肿瘤性疾病的超声诊断 ……………………………………（302）

　　第三节　胃肠肿瘤的超声诊断 ………………………………………………（305）

第十四章　肝脏疾病的超声诊断 ……………………………………………（314）

　　第一节　肝囊性病变的超声诊断 ……………………………………………（314）

　　第二节　肝弥漫性病变的超声诊断 …………………………………………（318）

第十五章　胆道疾病的超声诊断 ……………………………………………（334）

　　第一节　胆囊结石的超声诊断 ………………………………………………（334）

　　第二节　胆囊炎的超声诊断 …………………………………………………（335）

第十六章　胰腺疾病的超声诊断 ……………………………………………（338）

　　第一节　胰腺炎的超声诊断 …………………………………………………（338）

　　第二节　胰腺肿瘤的超声诊断 ………………………………………………（345）

参考文献 ………………………………………………………………………（361）

第一章

医学影像学的概述

第一节　医学影像学的发展简史

医学影像学是利用疾病影像表现的特点在临床医学上进行诊断的一门临床科学。医学影像学技术包括 X 线、计算机断层扫描（CT）、超声扫描、磁共振成像（MRI）和核素显像等。在近代高速发展的电子计算机技术推动下，医学影像学从简单地显示组织、器官的大体形态图像发展到显示解剖断面图像、三维立体图像、实时动态图像等，且不仅能显示解剖图像，还可反映代谢功能状态，使形态影像和功能影像更为有机地融合在一起。介入放射学则更进一步把医学影像学推进到了"影像和病理结合""诊断和治疗结合"的新阶段。医学影像学中不同的影像技术各具特点，互相补充、印证，具有精确、方便、快速、信息量大等特点，在临床诊断与治疗中发挥着巨大的作用。

从 1895 年德国物理学家伦琴发现 X 线至今已有 120 余年的历史，X 线透视和摄片为人类的健康作出了巨大的贡献。而今天影像医学作为一门崭新的学科，近 30 年来以技术的快速发展和作用的日益扩大而受到普遍的重视。在我国县级以上城市的大医院中，影像学科已成为医院的重要科室，在医院的医疗业务、设备投资、科研产出等方面具有举足轻重的地位。临床医学影像学的研究范围包括 X 线诊断、CT 诊断、MRI 诊断、数字减影血管造影（DSA）诊断、超声诊断、核素成像及介入放射学等，担负着诊断和治疗两方面的重任，已成为名副其实的临床综合学科。

影像医学的发展历程可以归纳为以下六个方面：第一，从单纯利用 X 射线成像向无 X 射线辐射的 MRI 和超声的多元化发展；第二，从平面投影发展到分层立体显示，如 CT、MRI 及超声成像均为断层图像，可以克服影像重叠的缺点；第三，从单纯形态学显示向形态、功能和代谢等综合诊断发展；第四，从胶片影像向计算机图像综合处理发展，以数字化存储传输和显像器显示代替胶片的载体功能；第五，从单纯诊断向诊断和治疗共存的综合学科发展，介入治疗正日益受到重视；第六，从大体诊断向分子水平诊断、治疗方向发展，即从宏观诊断向微观诊断和治疗方向发展，如组织、器官功能成像和分子影像介入治疗等。影像医学的快速发展，既为本学科专业人员提供了良好的发展机遇，同时也提出了更高的要求。目前，影像学已逐渐分化形成神经影像学、胸部影像学、腹部影像学等二级分支学科，有利于影像科医师在充分掌握影像医学各种手段和方法后从事更加深入的医疗专业服务和科研工作。我国医学影像学发展虽起步较晚，但近20年正

1

赶上影像医学大发展时期,国家从提高人民健康水平的大局出发,加大了从国外引进的先进仪器设备的投入。我国现已拥有数十万台 CT 机、数万台 MRI 机和数以百万计的超声设备,影像医学专业人员队伍不断扩大、水平不断提高,影像医学正进入一个大发展的新阶段。

影像医学的发展有其技术进步的基础和临床医疗的需求两方面的因素。首先,电子计算机技术的快速发展,使影像资料数字化,缩短了获取高质量图像的时间,并大大提高了影像的后处理能力,如图像的存储、传输、重建等。当前很多医院已实现了影像归档和通信系统(PACS)。其次,特殊材料和技术的发展使 CT、MRI 和 DSA 等高精尖设备能大批量生产以供临床使用。但归根到底是临床对影像诊断需求的提高起了主导作用。影像诊断各种方法均具有无创伤性的特点,且图像直观清楚,适应证广泛,使临床绝大多数患者均可通过影像诊断的方法作出定性、定位、定期和定量的细致评价,从而指导具体治疗方案的确定。因此,影像诊断方法的合理应用,可以大大提高综合医疗水平,从而指导临床制订正确的治疗方案。

(徐卫锋)

第二节　医学影像学的新进展

一、医学影像技术进展

现代医学影像设备和技术的发展日新月异。近年来,许多影像新设备新技术不断开发并应用于临床,使临床诊断产生很多新的变化,促进了诊断学的发展,并产生很多新的方法和新的流程,同时也带来了一些需及时解决的新问题。图像存档与传输系统的构建和医院信息系统、影像信息系统的逐步完善,已使医疗、诊治工作的流程发生了很大的变化。

(一)X 线摄影

影像的数字化是 X 线诊断最新和最重要的进展,传统的以形成模拟图像为特点的 X 线胶片摄影技术正面临数字化成像的革新,一个无胶片的 X 线摄影正在成为现实。目前,X 线摄影的数字化方式主要包括 CR 和 DR 两种方式。

(二)CT

多层螺旋 CT 的问世是 CT 发展史上的一个里程碑,极大地扩展了 CT 的应用范围和诊断水平。它具有单层螺旋 CT 相对于普通 CT 的所有优点,而且有了实质性的飞跃,具体包括:①扫描范围更大;②扫描时间更短,最快扫描速度可达 0.3 秒/周;③Z 轴分辨率高,最小层厚为 0.5 mm;④时间分辨率高,可用于心脏等动态器官成像。

多层螺旋 CT 比单层螺旋 CT 可获得更薄的层厚,以更短的时间行更大范围的扫描;所得容积信息更为丰富,进一步改善横断层面重建图像的分辨力,并可得到"各向同性",即冠状面或矢状面重组图像与横断面图像分辨力相同的图像;更快的数据采集和图像重建,缩短了成像时间,可行实时成像,实现了 CT 透视。CT 技术的发展有下列优势:①给应用带来很大方便:检查时间缩短,增加了患者的流通量,对危重患者更为适合,能一次快速完成全身扫描;有利于运动器官的成像和动态观察;对比增强检查时,易于获得感兴趣器官或结构的多期相表现特征;获得连续层面图像,可避免遗漏小病灶。②带来图像显示模式上的变化:扫描所得容积数据经计算机后处理,可进行多平面重建、三维立体显示;切割技术可只使某些感兴趣器官或病变显影;仿真内镜技术可无创地模拟纤维内镜检查的过程;CT血管造影的准确性更高。③可行CT灌注成像:利用静脉团注对比剂,对选定脏器的一至数层层面或全脏器进行快速动态CT扫描,再将扫描数据通过特殊软件处理后得到脏器组织血流灌注信息的一种检查方法。该方法直接反映了对比剂通过毛细血管时引起的脏器组织密度动态变化,即对比剂到达脏器组织后首先使组织密度逐渐升高,一定时间内达到峰值,之后密度逐渐下降,最后恢复到注入对比剂之前的水平。如果将不同时间脏器组织的密度值连成曲线,即可获得对比剂通过脏器组织时的时间-密度曲线,经不同的数学模型分析曲线可得到脑血容量、脑血流量、平均通过时间、达峰时间等脏器组织血流灌注的定量信息,将这些灌注参数值赋予不同的灰阶或伪彩,便可得到直观的CT灌注图。临床上可用于评价正常及病变组织血流灌注情况,了解器官的血流灌注状态。当前主要用于急性或超急性脑缺血的诊断、脑梗死缺血半暗带的判断以及肿瘤新生血管的观察。

多层螺旋CT技术还允许使用较低的剂量用于肺癌、结肠癌、冠状动脉等多种疾病的筛查。

(三)MRI

3T场强的磁共振已应用于临床,各种新的MR硬件和软件的开发、新的扫描序列的发展特别是各种快速序列,使MR的成像时间越来越短,改善了图像质量,使一些成像技术更为成熟,扩大了其临床应用范围。

1.弥散成像

在均质的水中,水分子的扩散是一种完全随机的热运动。但在人体组织中,水分子的自由扩散运动会受到限制。DWI通过检测组织中水分子扩散受限制的方向和程度可得到微观的水分子流动扩散情况,即组织中水分子无序扩散运动快慢的信息,间接了解组织微观结构的变化。由于组织间的扩散不同会导致信号下降不同,DWI图上会形成不同的影像对比。主要用于急性脑缺血的早期发现和脑瘤诊断的研究,也有用于肝脏等器官肿瘤诊断研究的报道水分子在白质束中各方向上的扩散是不同的,在与神经纤维走行一致的方向受限最小,运动最快,而在与神经纤维垂直的方向受限最大,运动最慢,称为扩散的各向异性。弥散张量成像就是利用脑组织中水扩散的各向异性进行的一种定量成像方法,它是在传统DW基础上发展起来的观察水分子扩散运动的技术,是目前唯一能无创性显示活体白质及白质束走行的手段。当白质束受到破坏时,DTI可检测到这种各向异性的降低,常用相对各向异性,或各向异性分数来定量分析。扩散张量白质束成像则是用来显示各白质束的走行,它可帮助判定脑内病变对白质束及其走行的影响。

2.灌注成像

PWI是反映组织微循环的分布及其血流灌注情况评估局部组织的活力和功能的磁共振检查技术。目前主要用于脑梗死的早期诊断,也已扩展用于心脏、肝脏和肾脏等器官的功能灌注及肿瘤的良恶性鉴别诊断。目前主要包括对比剂团注跟踪法和动脉自旋标记法。

(1)对比剂跟踪法:与CT灌注成像相似,通过团注MRI对比剂快速成像,当对比剂通过毛细血管网时,造成局部磁场不均匀而引起局部组织的缩短,表现为信号下降,而缺乏灌注的组织因无或仅有少量对比剂进入,相对于正常组织其信号显得较高。通过时间-信号强度曲线可以计算出局部相对血流量(rCBF)、局部相对血容量(rCBV)和局部氧摄取率(rOEF)。

(2)动脉自旋标记法:利用动脉血液中的质子作为内源性对比剂,通过特殊设计的脉冲序列对流入组织前的动脉血液质子进行标记,检测受标记的质子流经受检组织时引起组织信号强度变化以此反映组织的血流动力学信息。其最大优势在于不需使用对比剂,目前该项技术已在高场 MRI 设备上实现,尚未普及。

3.脑功能性 MRI

脑功能性 MRI 是以 MRI 研究活体脑神经细胞活动状态的崭新检查技术。某种脑功能相对应的皮质神经元激活时,该区域的静脉血中氧合血红蛋白增加及去氧血红蛋白减少,引起磁敏感效应的变化。利用血氧水平依赖法,可以检出相应脑功能的皮质激活的区域。目前仍处在研究阶段,该技术多用于观察颅脑肿瘤对运动感觉皮质的影响,辅助制订术前计划,以及术后评价;语言及记忆优势半球的定位;成瘾患者脑内功能的研究;难治性癫痫的定位痴呆及认知障碍的研究等。

4.MR 波谱成像

MR 是目前唯一的活体观察组织细胞代谢及生化变化的无创性技术。不同的代谢物在外加磁场中存在共振频率的差异,即化学位移不同,MRS 记录的是不同化学位移处代谢物的共振信号。其原理与 MRI 相同,均遵循 Larmor 定律,差异在于数据的表现形式不同,MRS 表现的是信号的振幅随频率变化的函数。目前较为成熟的技术是氢质子波谱(1H-MRS),也称为1HMRS。在 3.0T 设备上,可行如 ^{31}P 等多种核的 MRS 检查。临床上多用于急性脑缺血和脑瘤及前列腺癌的研究,也用于脑变性疾病、缺血缺氧脑病、艾滋病、多发性硬化和颞叶性癫痫等的研究。

5.磁敏感加权成像

采用高分辨率的三维梯度回波序列,利用不同组织间磁敏感度的差异产生的有别于传统 T_1WI、T_2WI 及质子密度影像的新型图像对比,在 SWI 图像中,静脉血管表现为显著的黑色。SWI 成像方法现已比较成熟,在脑血管畸形、脑出血、脑外伤、脑肿瘤、顺磁性物质沉积等中枢神经系统病变诊断中的应用已经受到越来越多的关注,尤其对于细小静脉、小出血灶和神经核团解剖结构的显示具有较大的优势。

(四)超声

超声在多普勒彩色血流成像、三维超声、谐波成像、数字和波束形成等技术方面也有很大的进展。

1.冠脉血流显像

冠脉血流显像是新近开发的一项彩色多普勒血流技术,与其他冠状动脉显像的超声技术相比,其最大的特点就在于可以较好地显示心肌内的冠脉分支血流。

2.三维超声成像

三维超声成像能够提供三维解剖图像,较二维超声成像更具直观性。目前研究较多的是动脉血管、软组织及心脏的三维超声成像。

(1)血管内的三维超声成像可精确和定量描述冠脉管壁的状况,判断粥样斑块的有无,并对其大小进行准确测量。

(2)心脏的三维超声成像可提高先天性心脏畸形和瓣膜病的诊断。

(3)软组织的三维超声成像在肿瘤体积和胎儿形体测定上有一定的应用价值。

3.自组织谐波成像技术

自组织谐波成像技术主要针对心肌组织的谐振特性对心脏成像进行研究。

4.多普勒组织成像

多普勒组织成像是一种无创性室壁心肌运动分析技术,可在一定程度上定时、定量、定位地显示心内膜的室壁运动。

5.数字化多声束形成技术

把数字化技术衍生到超声的发射和接收,而采用了该技术的超声诊断设备被称为全数字化超声诊断仪。

二、图像存档与传输系统

图像存档与传输系统是应用于医院放射科或医院及更大范围的医学图像信息管理系统,是专门为实现医学图像的数字化管理而设计的,包括图像存档、检索、传递、显示、处理和拷贝的硬件和软件,是计算机通信技术和计算机信息处理技术结合的产物。

(一)PACS定义

PACS是以高速计算机设备及海量存储介质为基础,以高速传输网络连接各种影像设备和终端,管理并提供、传输、显示原始的数字化图像和相关信息,具有查找快速准确、图像质量无失真、影像资料可共享等特点。

(二)PACS的组成

一套完整的PACS的组成必须包括:①数字化图像的采集;②网络的分布;③数字化影像的管理及海量存储;④图像的浏览、查询及硬拷贝输出;⑤与医院信息系统、放射信息系统的无缝集成。其中,数字图像的采集在PACS中最为关键。

(三)PACS的意义和限度

医院应用PACS的意义主要有以下几点。

(1)医用影像的数字化,节约了购买、冲洗和保存胶片的费用。

(2)能够快速、高效地调用影像和信息资料,提高工作效率。

(3)可永久保存图像。

(4)提供强大的后处理功能,可同时看到不同时期和不同成像手段的多帧图像,便于对照、比较。

(5)实现资料共享,便于会诊及远程医疗。

PACS要求性能稳定,对系统要求高,技术复杂,需要根据具体情况进行建设,一次性投资较高需要日常维护和不断更新。因此,目前PACS的推广应用受到一定限制。

(曹丽君)

第三节　医学影像学的检查类别

一、影像学检查的类别概述

医学影像学的范畴非常广泛,一般都是指X线检查、CT检查、MRI检查、血管造影和介入诊疗、超声检查、核医学影像等。这些检查技术都有各自的特点,按照各自成像原理的不同,在临床上对于某些脏器或某些疾病特别有效。

二、各种影像学检查的共性

各种影像学检查,最初获得的都是影像资料。从影像到疾病诊断,需要阅片分析。分析的内容就是区分正常或异常,然后知道异常在哪里,有何特点。病灶影像的特点分析,包括影像大小、部位、病灶数量多少、密度或信号强度、内部特点、边缘特点、造影剂增强之后的变化特点、对周围脏器的影响等。通过这些分析,对照各脏器疾病谱特点,再结合临床表现,放射科医师就可以推断病灶的性质。这个过程就是定位和定性的推理过程。

所以放射影像的诊断过程,不是简单的设备打印出来诊断结果,而是要分析图像、结合临床来综合考虑、推断。

(梅　凯)

第四节　医学影像学的诊断思维

医学影像诊断包括 X 线、CT、MRI、超声和核医学等,是临床诊断的重要组成部分。为了达到正确诊断,必须遵循一定的诊断原则和步骤。

一、影像诊断原则

进行影像诊断时,应遵循一定的基本原则,避免主观片面等思维误区。一般应掌握 16 字原则,即全面观察、具体分析、结合临床、综合诊断。

(一)全面观察

对于所有影像检查的资料首先进行分类、排序,按时间先后进行全面系统的观察,不能遗漏任何的部分和层面,在认识正常解剖和变异影像的基础上,发现异常影像表现。并且对于异常影像进行详细的观察与描述,要从解剖部位、形态、大小、密度、周界状态等方面更加细致地审视。

(二)具体分析

对于所见异常影像,要按照影像表现的特点进行分类和概括,进一步分析异常表现所代表的病理意义。要注意从病变的位置及分布、边缘及形态、数目及大小、密度信号和结构、周围情况、功能变化、动态发展等方面逐一进行分析。根据异常影像表现的特征,概括推断异常影像所反映的基本病理变化,并结合临床进一步推断是何种疾病所致。

(三)结合临床

由于异常影像只是疾病发生发展过程中某　阶段某一方面的反映,存在"同影异病、同病异影"的问题,因此在具体分析弄清异常影像代表的病理性质后,必须结合临床症状、体征、实验室检查和其他辅助检查进行分析,明确该病理性质的影像代表何种疾病。除应了解现病史和既往史、临床体征和治疗经过外,分析时还应注意患者的年龄和性别、生长和居住地区、职业史和接触史以及结合其他重要检查,以尽量达到正确的诊断。

(四)综合作出诊断

1.综合作出诊断

经过观察、分析和结合临床后,需结合各种影像检查的结果,作出综合诊断。现代影像检查技术多种多样,相互之间具有互补性,在很多情况下需利用不同检查方法提供的信息互相补充、互相参照、互相对比,从多方位、多角度反映疾病的本质。因此,应强调综合影像诊断的基本原则,即各种影像资料的综合分析判断,并且按照由影像分析所推断的基本病变的疾病谱和概率分布,在密切了解临床资料的情况下,作出初步诊断,对于有关相似的疾病提出鉴别诊断和进一步相关检查的意见。

2.在诊断时要考虑下面几个关系

(1)常见病、多发病与少见病、罕见病的关系:应首先考虑常见病和多发病,后考虑少见病和罕见病,同时要考虑到不同地区不同人群的具体情况和疾病谱的变化,这样误诊的概率较小。

(2)单一诊断与多个诊断的关系:要尽量用一种疾病来解释影像,即"一元论"原则,但当用一种疾病确实难以解释时,应考虑多种疾病并存的可能。

(3)功能性疾病与器质性疾病的关系:诊断时,首先要分清是器质性病变还是功能性病变,有时二者并存,功能性病变可能掩盖器质性病变的显示,这在消化系统检查中尤为多见。诊断时,应尽最大可能排除功能性病变、显示器质性病变,没有把握排除器质性病变时,不能轻易诊断为功能性疾病。

3.影像诊断可分为三种

(1)肯定诊断:影像诊断在各种资料齐全、疾病本质有特异征象时,可以确诊。

(2)否定诊断:即经过影像诊断,排除了某些疾病,但应注意它有一定限度。

(3)可能性诊断:通过对所获得的影像信息的分析,不能确定病变的性质,而是提出几种可能性。此时应提出进一步检查的意见,或进行随诊观察、试验治疗等措施。

二、影像诊断步骤

(一)全面了解病史及检查资料
分析影像之前,应了解病史和其他相关检查资料,使阅片既全面又有重点,利于影像诊断。

(二)了解检查方法及技术条件
应明确不同影像检查的成像原理、图像特点、优点和限度。明确成像的技术条件能否满足诊断要求。

(三)观察分析图像
观察分析时,应熟悉正常影像解剖和常见变异,注意区分正常与异常。阅片时要全面系统地观察,按一定顺序进行,防止遗漏病变,同时注意患侧与健侧对比观察、不同时间检查影像的对比观察。

(四)综合诊断
根据影像分析的结果,密切结合临床表现和其他检查,提出影像诊断,应尽量做到"四定",即"定位""定量""定性"与"定期"。如不能确诊,应提出进一步检查的意见或其他建议。

(周　围)

第二章

人体影像解剖结构

第一节 头 部

头部横断层常用基线:①眦耳线(听眦线),眼外眦与同侧外耳门中点的连线,颅脑横断层扫描多以此线为基线;②Reid基线,眶下缘中点至同侧外耳门中点的连线,又称为人类学基线或下眶耳线,头部横断层标本的制作常以此线为准,冠状位断层标本的制作也常以该线的垂线为基线;③连合间线,前连合后缘中点至后连合前缘中点的连线,又称 AC-PC 线,现作为标准影像扫描基线。

一、经大脑半球顶部的横断层(图 2-1)

颅腔内可见左、右大脑半球顶部的断面,断面外侧由前向后有额上回、中央前沟、中央前回、中央沟、中央后回和顶上小叶。内侧由前向后可见额内侧回、中央旁沟、中央旁小叶、扣带沟缘支和楔前叶。两大脑半球间是大脑纵裂,内有大脑镰,其前、后端可见三角形的上矢状窦。

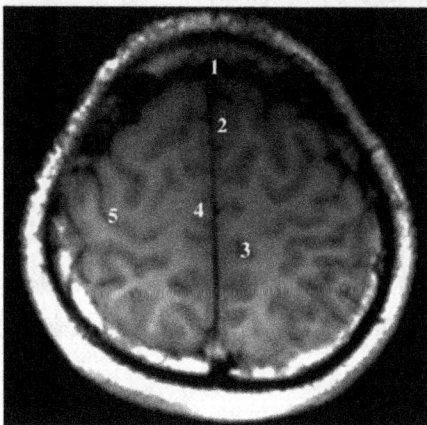

1.上矢状窦;2.额内侧回;3.扣带沟缘支;4.中央旁小叶;5.中央沟

图 2-1 经大脑半球顶部的横断层 T_1WI

二、经半卵圆中心的横断层(图 2-2)

此断面经胼胝体上方。大脑镰位居左右半球之间,其前、后端仍可见上矢状窦的断面。大脑半球断面内的髓质形成半卵圆中心,髓质和皮质分界明显。半卵圆中心的髓质来自 3 种纤维:①投射纤维,连接大脑皮质和皮质下诸结构,大部分纤维呈扇形放射,称辐射冠;②联络纤维,连接一侧半球各皮质区,联络纤维多而发达;③连合纤维,连接两大脑半球的相应皮质区。

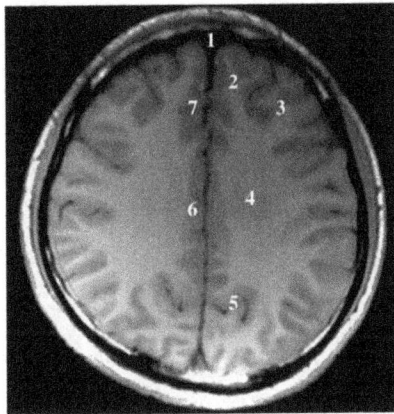

1.上矢状窦;2.额上回;3.额中回;4.半卵圆中心;5.顶枕沟;6.扣带回;7.额内侧回
图 2-2　经半卵圆中心的横断层 T_1WI

三、经胼胝体压部的横断层(图 2-3)

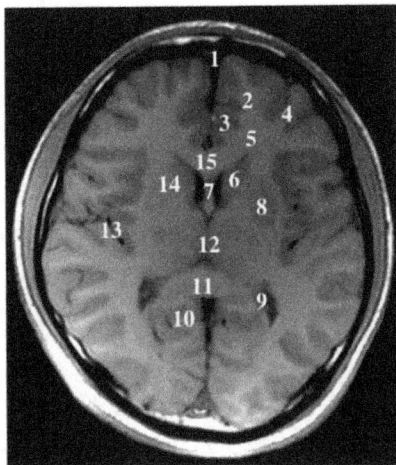

1.上矢状窦;2.额上回;3.扣带回;4.额中回;5.胼胝体额钳;6.尾状核头;7.透明隔;8.豆状核;9.侧脑室三角区和脉络丛;10.扣带回峡;11.胼胝体压部;12.第三脑室;13.外侧裂;14.内囊前肢;15.胼胝体膝
图 2-3　经胼胝体压部的横断层 T_1WI

侧脑室前角呈倒"八"字形向前外伸展,两前角后半之间为透明隔,向后经室间孔通第三脑室。透明隔后连穹隆柱。第三脑室呈纵向裂隙状,其后方为胼胝体压部。侧脑室前角外侧是尾状核头,两前角前方为胼胝体膝。背侧丘脑呈团块状位于第三脑室两侧,前端为丘脑前结节,后端为丘脑枕。尾状核和背侧丘脑外侧是"＞＜"形的内囊,CT 图像上基底核和内囊清晰可辨。内囊外侧是豆状核壳,壳外侧是屏状核和岛叶,岛叶外侧可见外侧沟,其内有大脑中动脉走行。胼胝体压部后方的小脑幕呈 V 形,后连大脑镰。

大脑半球内侧面前部可见额内侧回和扣带回,后部可见扣带回和舌回。大脑半球外侧面的脑回由前向后依次为额上回、额中回、额下回、中央前回、中央后回、缘上回、角回和枕外侧回。

四、经前连合的横断层(图 2-4)

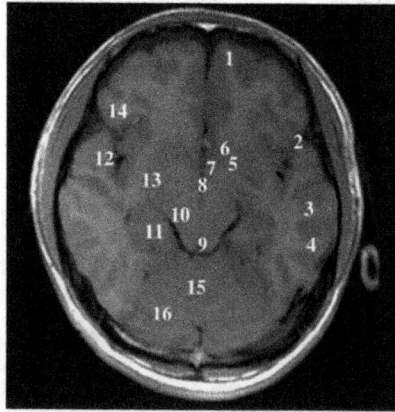

1.额上回;2.外侧沟;3.颞中回;4.颞下回;5.壳;6.尾状核头;7.前连合;8.第三脑室;9.中脑水
管;10.红核;11.海马旁回;12.颞上回;13.内囊后肢;14.额下回;15.小脑蚓;16.小脑半球

图 2-4 经前连合的横断层

大脑外侧沟分隔前方额叶及后方的颞叶,小脑在断面后方。中脑位居断面中央,其后部左右稍隆起者为上丘,中脑水管形似针孔样位于顶盖前方,黑质颜色较深位于前外,红核位于其后内。前连合位于大脑纵裂和第三脑室之间,前连合中部纤维聚集成束,两端分别向前、后放散,整体呈 H 形。前连合在 MRI 图像上是重要的标志性结构。侧脑室前角外侧可见尾状核,尾状核和壳相连,其外侧可见屏状核和岛叶。侧脑室下角位于颞叶内,狭窄并略呈弧形,前壁可见尾状核尾,底壁为海马。小脑断面增大呈扇形,中间为小脑蚓,两侧为小脑半球,小脑幕呈"八"字形位于颞叶和小脑之间。

五、经视交叉的横断层(图 2-5)

此断层中部可见五角形的鞍上池,由交叉池和桥池组成。池内有视交叉、垂体柄、鞍背、基底动脉末端和动眼神经,视交叉两侧为颈内动脉。额叶的断面进一步缩小,可见内侧的直回和外侧的眶回。鞍上池两侧可见颞叶,颞叶与额叶间隔以蝶骨小翼和外侧沟。颞叶内可见杏仁体位于钩的深面和侧脑室下角的前方。鞍上池后方为脑桥,脑桥后方为小脑,二者间连以粗大的小脑中脚,其间可见第四脑室断面。小脑与颞叶之间隔以三角形的颞骨岩部和伸向前内的小脑幕。

六、经垂体的横断层(图 2-6)

垂体位于断面前份中部,其前方有蝶窦,垂体两侧是海绵窦,海绵窦的外侧为颞叶,两者之间隔以海绵窦外侧壁。垂体后方为鞍背,鞍背后方是脑桥。

颅后窝内的小脑借小脑中脚连于脑桥,其间有不规则的第四脑室。小脑半球内有齿状核;外侧为连于横窦与颈内静脉之间的乙状窦,是颅内血液回流的主要途径。

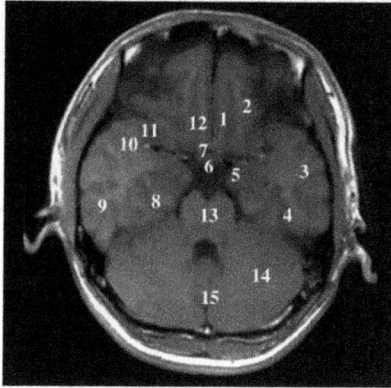

1.直回;2.眶回;3.颞中回;4.枕颞沟;5.钩;6.漏斗;7.视交叉;8.侧副沟;9.颞下回;10.颞上回;11.外侧沟;12.嗅束沟;13.脑桥;14.小脑半球;15.蚓垂体

图 2-5 经视交叉的横断层 T_1WI

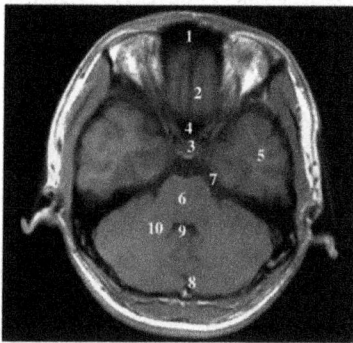

1.额窦;2.直回;3.垂体;4.蝶窦;5.颞叶;6.脑桥;7.展神经;8.小脑镰;9.第四脑室;10.小脑中脚

图 2-6 经垂体的横断层 T_1WI

七、经下颌颈的横断层(图 2-7)

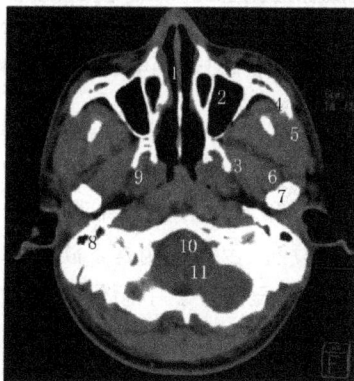

1.鼻中隔软骨;2.上颌窦;3.翼突外侧板;4.颧弓;5.颞肌;6.翼外肌;7.下颌颈;8.乳突;9.翼内肌;10.延髓;11.小脑扁桃体

图 2-7 经下颌颈的横断层 CT 图像

鼻咽居断面中央,前方借鼻后孔与鼻腔相通。鼻咽后方依次可见咽后间隙、椎前筋膜、椎前间隙和椎前肌的断面;后外侧为咽隐窝。咽侧方的咽旁间隙较宽大,呈三角形,位于翼内肌、腮腺、脊柱与咽侧壁之间,上至颅底,下达舌骨平面,呈潜在性漏斗状的疏松结缔组织区域。以茎突及茎突周围肌为界分为咽旁前、后间隙,咽旁后间隙内有颈内动、静脉及第Ⅸ~Ⅻ对脑神经等。

鼻腔两侧为上颌骨、上颌窦。上颌窦后内侧与鼻腔、蝶骨大翼之间为翼腭间隙,后外侧有颧弓、颞肌和翼外肌。翼外肌内侧出现翼内肌和咽鼓管软骨的断面;后外侧有椭圆形的下颌颈和腮腺。

颅后窝断面接近枕骨大孔,可见延髓和小脑扁桃体。

八、经枢椎体上份的横断层(图 2-8)

鼻咽居断面中央,其前部为固有口腔、舌和牙龈;固有口腔与鼻咽之间可见软腭、腭垂和扁桃体窝及其内的腭扁桃体。颊肌紧贴于固有口腔两侧,其后方的面侧区仍可见下颌支和其外侧的咬肌及咬肌间隙,内侧的翼内肌及翼下颌间隙,后方的腮腺及"腮腺床"。咽后间隙位于咽后壁与椎前筋膜之间,上至颅底,向下通食管后间隙,外侧是咽旁间隙及其内的颈动脉鞘等。

枢椎体与椎前筋膜之间为椎前间隙,上至颅底,下达胸部,为一潜在性间隙,颈椎结核的寒性脓肿可进入此间隙向下蔓延。

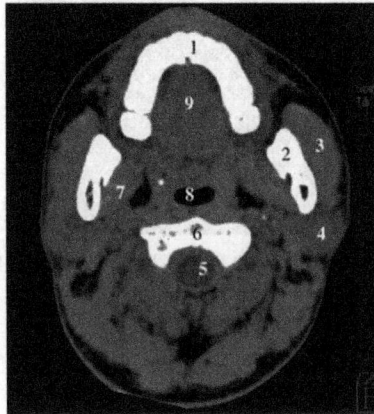

1.上颌骨牙槽突;2.下颌支;3.咬肌;4.腮腺;5.脊髓;6.枢椎体;7.翼内肌;8.鼻咽;9.舌肌

图 2-8 经枢椎体上份的横断层 CT 图像

九、经下颌角的横断层(图 2-9)

此断层经第 3 颈椎,下颌体、下颌角和下颌下腺的断面出现。

口咽居断面中央,其前方为固有口腔。舌的两侧是下颌体和下颌角;其外侧的咬肌和咬肌间隙、内侧的翼内肌和翼下颌间隙断面均明显缩小。下颌骨内侧出现封闭口腔底部的下颌舌骨肌、下颌下腺和二腹肌后腹;在下颌骨与二腹肌前、后腹之间围成的下颌下三角内,有颌下间隙及其内的下颌下腺。

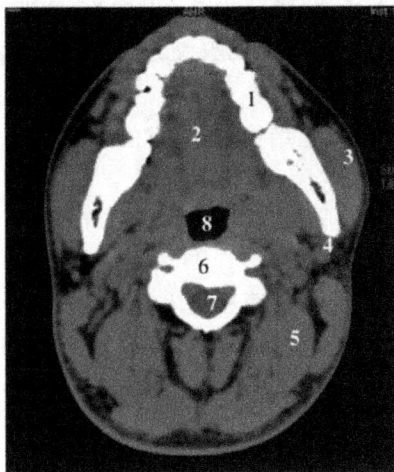

1.下颌骨牙槽突；2.颏舌肌；3.咬肌；4.颈外静脉；5.头颊肌；6.第3颈椎体；7.脊髓；8.口咽

图 2-9　经下颌角的横断层 CT 图像

十、正中矢状面(图 2-10)

由于左、右侧大脑半球发育的不对称性，大脑镰很少处于正中位置，故该断层大脑镰不完整。

胼胝体居脑部中份。胼胝体的嘴、膝、干与穹隆之间为透明隔。胼胝体压部的前下方，右侧大脑内静脉位于帆间池内，向后汇入大脑大静脉。此处的蛛网膜下腔，自上而下形成了大脑大静脉池、松果体池、四叠体池。胼胝体嘴的下方是胼胝体下回和终板旁回。向后为前连合和终板，向下依次是视交叉、漏斗、灰结节和乳头体。

与胼胝体沟平行的是扣带沟，侧脑室外侧壁上可见尾状核；在室间孔的前方，穹隆柱向后上延续成穹隆体。

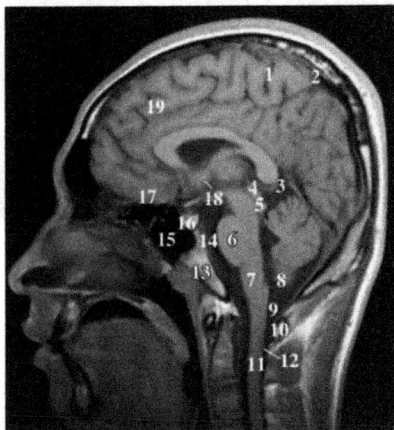

1.中央旁沟；2.大脑镰；3.大脑大静脉；4.松果体；5.四叠体；6.脑桥；7.延髓；8.小脑扁桃体；9.小脑延髓池；10.寰椎；11.脊髓；12.蛛网膜下腔；13.斜坡；14.基底动脉；15.蝶窦；16.垂体；17.直回；18.前连合；19.额上回

图 2-10　颅脑正中矢状面左面观 T_1WI

脑干的腹侧自上而下可见交叉池，池内有大脑前动脉(A1 段)；脚间池，含基底动脉末端和大脑后动脉（P1 段）；基底动脉位于桥池，紧贴脑桥的基底沟；脑干背侧，菱形窝构成第四脑室底；上髓帆、第四脑室脉络组织、下髓帆和小脑上脚组成其顶部。原裂将小脑分隔成前、后叶；小脑扁桃体的下方是宽阔的小脑延髓池。

小脑幕分隔了上方的大脑枕叶（幕上结构）和下方的小脑及脑干（幕下结构），直窦汇集了大脑大静脉的血液，向后流入窦汇。

垂体前、后叶分界明显，上方被鞍膈覆盖，由垂体柄连于漏斗。垂体窝的下方是形态不规则的蝶窦。

上矢状窦直通窦汇，在颅顶部可见蛛网膜粒突入上矢状窦内。

小脑扁桃体位置变异较大，突入枕骨大孔或其以下 3 mm 均属正常范围。

（管　慧）

第二节　胸　　部

一、胸膜顶层面横断层(图 2-11)

气管位居横断面前部的中央，其前方和侧方有甲状腺两侧叶和峡部呈 C 形包绕，左右方是食管，甲状腺侧叶两侧见颈动脉鞘，鞘内颈内静脉居前外，颈总动脉居后内，两者之间的后方是迷走神经。右喉返神经位于气管的右侧，左喉返神经在左气管食管沟内，膈神经在椎前筋膜深面，前斜角肌前方，斜角肌间隙内有锁骨下动脉和臂丛神经。此断层的最大特征是胸膜顶出现于第 1 胸椎体两侧，胸膜顶前方有锁骨下动脉和臂丛神经，外侧和后方分别有第 1、2 肋骨及第 1 肋间隙。

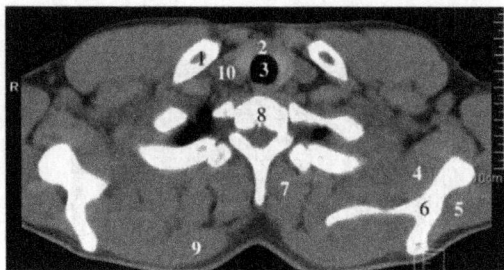

1.锁骨胸骨端；2.甲状腺；3.气管；4.肩胛下肌；5.冈下肌；6.肩胛骨；7.竖脊肌；8.第 1 胸椎体；9.斜方肌；10.颈动脉鞘

图 2-11　经胸膜顶层面的横断层 CT 图像

二、第 3 胸椎体层面(图 2-12)

此断面经第 3 胸椎体。上纵隔内头臂干位于气管的前方。左头臂静脉右下移逐步靠近右头臂静脉。右迷走神经离开右头臂静脉的深面至气管的右侧壁。胸导管位于食管、左锁骨下动脉和左肺之间，紧贴左纵隔胸膜。气管多数呈 C 形，后面恒定地与食管相毗邻。气管的右侧壁与右纵隔胸膜紧贴，左侧则紧贴左颈总动脉和左锁骨下动脉。

血管前间隙位于胸骨柄后方、大血管的前方，两侧为纵隔胸膜围成的间隙。胸腺、低位的甲状腺位于此间隙内。

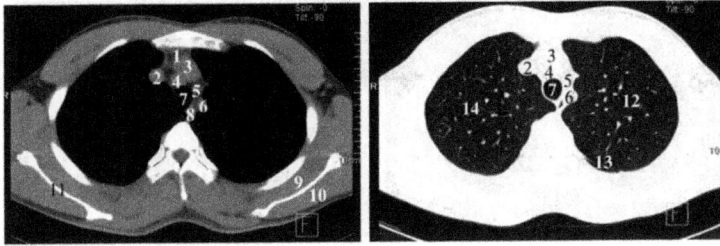

1.血管前间隙;2.右头臂静脉;3.左头臂静脉;4.头臂干;5.左颈总动脉;6.左锁骨下动脉;7.气管;8.食管;9.肩胛下肌;10.冈下肌;11.肩胛骨;12.左肺上叶;13.左肺斜裂;14.右肺上叶

图2-12 经第3胸椎体的横断层CT图像

三、主动脉弓层面横断层(图2-13)

该断层是识别纵隔上部管道结构的关键平面。在CT图像上,主动脉弓呈"腊肠"状。心包上隐窝位于主动脉弓的右前方。左心包膈血管、左膈神经、左迷走神经位于主动脉弓的外侧。主动脉弓的内侧从前向后依次是上腔静脉、气管、食管。气管食管沟与主动脉弓之间有左喉返神经。食管、主动脉弓和胸椎体之间有胸导管。

气管前间隙位于大血管和气管之间。间隙由主动脉弓、上腔静脉、奇静脉弓和气管围成。间隙内有气管前淋巴结和心包上隐窝。

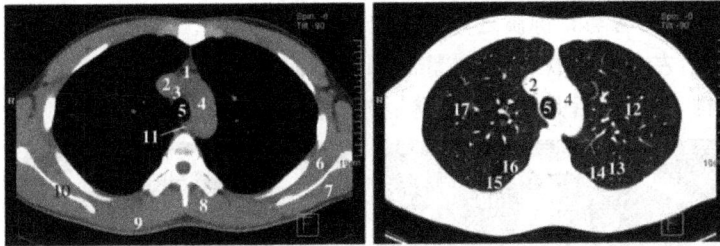

1.心包上隐窝;2.上腔静脉;3.气管前间隙;4.主动脉弓;5.气管;6.肩胛下肌;7.冈下肌;8.竖脊肌;9.斜方肌;10.肩胛骨;11.食管;12.左肺上叶;13.左肺斜裂;14.左肺下叶上段;15.右肺下叶上段;16.右肺斜裂;17.右肺上叶

图2-13 经主动脉弓层面的横断层CT图像

四、奇静脉弓层面(图2-14)

此断层前经胸骨角,后经第5胸椎体。奇静脉弓位于纵隔右侧面,并从后方行向前,形成平滑向外的隆凸。奇静脉弓淋巴结和心包上隐窝位于升主动脉、上腔静脉、奇静脉弓和气管权围成的气管前间隙内。主动脉升部与胸主动脉之间至纵隔左缘称主动脉肺动脉窗。在CT图像上呈一低密度空隙,其范围是指主动脉弓下缘和肺动脉权上缘之间1~2 cm的小区域,左外侧界为左纵隔胸膜,内侧界为气管,前方为主动脉升部,后方为食管和胸主动脉。此区含有动脉韧带、主动脉肺动脉窗淋巴结和左喉返神经。胸导管位于食管与胸主动脉之间。右肺上叶的段支气管和血管出现于肺门区,为右肺门的第一横断层,奇静脉弓可作为右肺门开始的标志,右肺斜裂出现。

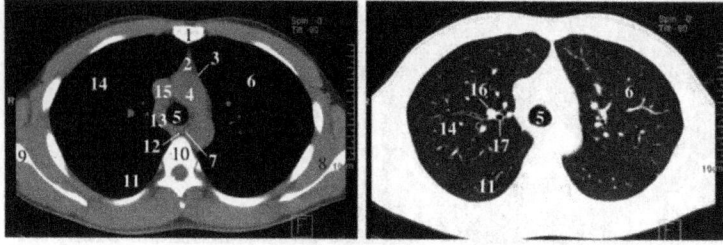

1.胸骨角;2.胸腺;3.心包上隐窝;4.升主动脉;5.气管;6.左肺上叶;7.食管;8.肩胛
下肌;9.肩胛骨;10.第5胸椎体;11.右肺下叶;12.静脉食管隐窝;13.奇静脉弓;
14.右肺上叶;15.上腔静脉;16.右肺上叶后段动脉;17.右肺间段支气管

图 2-14　经奇静脉弓的横断层 CT 图像

五、肺动脉杈层面(图 2-15)

此断面经第 5 胸椎体下份。肺动脉干分为左、右肺动脉,形成状若"三叶草"的肺动脉杈。左
肺动脉由前向后外抵达肺门,是左肺门出现的标志。心包上隐窝围绕着升主动脉、肺动脉干的前
方和左侧。在肺动脉杈和右肺动脉的后方有左、右主支气管。隆嵴下间隙是指前为肺动脉杈和
右肺动脉、两侧为左、右主支气管、后为食管所围成的间隙,内有隆嵴下淋巴结。

肺门区结构将肺内侧面分为纵隔部、肺门区与脊柱部 3 个部分,将肺与纵隔之间的胸膜腔分
为前、后两部,后部伸入食管与奇静脉之间形成奇静脉食管隐窝。

左肺门区的结构:左主支气管、左上肺静脉和肺动脉,呈前后排列。

右肺门区的结构:从前向后是右上肺静脉、肺动脉和支气管。

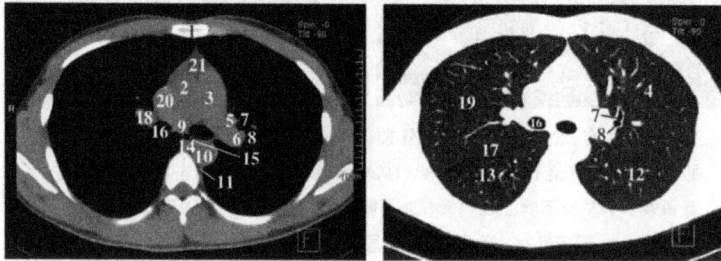

1.胸骨体;2.升主动脉;3.肺动脉干;4.左肺上叶;5.左上肺静脉;6.左肺动
脉;7.前段支气管;8.尖后段支气管;9.气管支气管下淋巴结;10.胸主动脉;
11.副半奇静脉;12.左肺下叶;13.右肺下叶;14.奇静脉;15.食管;16.右主支
气管;17.斜裂;18.右肺上叶动脉;19.右肺上叶;20.上腔静脉;21.胸腺

图 2-15　经肺动脉杈的横断层 CT 图像

六、主动脉窦层面(图 2-16)

此断面经第 6 胸椎体上份。纵隔的结构为出入心底的大血管,心包横窦,心包斜窦,左、右心
耳,食管和胸主动脉。肺动脉瓣呈两前一后排列。胸导管行于胸主动脉与奇静脉之间。心包横
窦位于升主动脉、肺动脉干的根部与左心房之间。左肺下叶的一部分肺组织呈小舌状伸入胸主
动脉与左肺下叶动脉之间,抵达左主支气管的后壁。右主支气管和中间支气管的后外侧壁直接
与肺组织相邻。右肺叶间动脉经上腔静脉与中间支气管之间至肺门,其位置关系较为恒定,是

CT 测量右肺动脉心包段管径的理想部位。

肺门区的结构由前向后排列关系：右肺门（右上肺静脉、叶间动脉、中间支气管）；左肺门（左上肺静脉、左主支气管及左肺上叶支气管、左肺下叶动脉）。

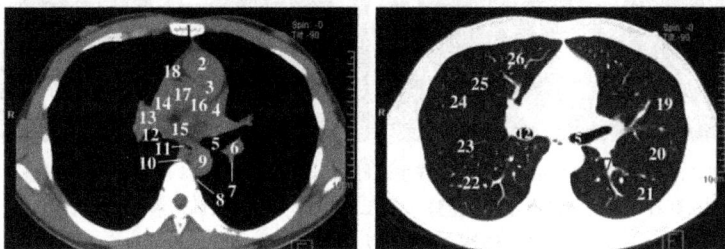

1.胸骨体；2.肺动脉干；3.右肺动脉；4.左心耳；5.左主支气管；6.左肺下叶动脉；7.上段动脉；
8.副半奇静脉；9.胸主动脉；10.胸导管；11.食管；12.右主动脉；13.右上肺静脉；14.上腔静脉；
15.心包斜窦；16.心包前下窦；17.升主动脉；18.右心耳；19.左肺上叶；20.左肺斜裂；21.左肺下
叶；22.右肺下叶；23.右肺斜裂；24.右肺中叶；25.右肺水平裂；26.右肺上叶

图 2-16　经主动脉窦的横断层 CT 图像

七、左、右下肺静脉层面（图 2-17）

此断面经第 6 胸椎间盘。纵隔内可见心的 4 个心腔，房间隔与室间隔相连，呈 S 形。右半心位于房间隔和室间隔的右前方，左半心位于房间隔和室间隔的左后方。左、右下肺静脉汇入左心房，提示两肺门已至下界。

纵隔的右侧是右肺中叶和下叶，左侧是左肺舌叶和左肺下叶。右肺中叶支气管和动脉均已分出两个干。右肺下叶支气管和动脉也分为两个干。左肺上叶见舌叶支气管和血管分支。左肺下叶支气管为一总干，位于斜裂和左下肺静脉之间，左肺下叶动脉在断面内已分为 4 支。

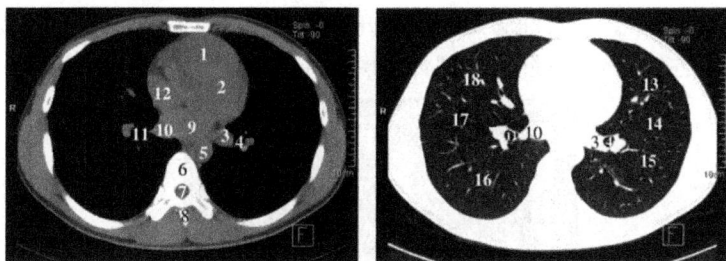

1.右心室；2.左心室；3.左下肺静脉；4.左肺下叶支气管；5.胸主动脉；6.第 7 胸椎体；
7.椎管；8.棘突；9.左心房；10.右下肺静脉；11.右肺下叶支气管；12.右心房；13.左肺
舌叶；14.左肺斜裂；15.左肺下叶；16.右肺下叶；17.右肺斜裂；18.右肺上叶

图 2-17　经左、右下肺静脉的横断层 CT 图像

八、膈腔静脉裂孔层面（图 2-18）

此断面经第 8 胸椎体。右膈穹出现，其左后方可见腔静脉孔。心呈现 3 个心腔（左、右心室和右心房）。纵隔的右侧是右肺中叶和下叶，左侧是舌叶和左肺下叶。后纵隔内有食管、胸主动脉、奇静脉和胸导管。

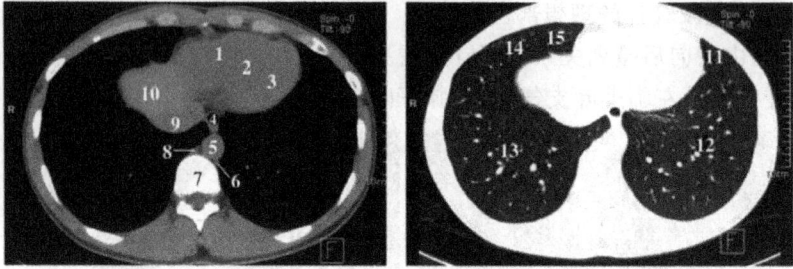

1.右心室;2.室间隔;3.左心室;4.食管;5.胸主动脉;6.半奇静脉;7.第 8 胸椎体;8.胸导管;9.上腔静脉;10.肝右叶;11.左肺舌叶;12.左肺下叶;13.右肺下叶;14.右肺斜裂;15.右肺中叶

图 2-18　经膈腔静脉裂孔的横断层 CT 图像

（曹丽君）

第三节　腹　　部

一、经第二肝门的横断层(图 2-19)

膈穹隆下方和内侧为腹腔,而胸腔则居其上方和外侧。食管左移至胸主动脉前方,于下一断层穿膈食管裂孔。在腹腔内,肝占据右侧,肝左外叶和胃底首次出现于膈左穹隆的下内侧。第二肝门出现是本断面的重要特征。第二肝门是指肝腔静脉沟上份肝左、中间、右静脉出肝处,多出现于第 10 胸椎体上份水平。肝右静脉出肝后多开口于下腔静脉右壁,肝中间静脉和肝左静脉可共同开口于下腔静脉左前壁,可见肝冠状韧带上层和肝裸区。

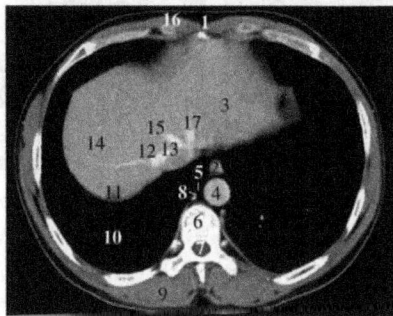

1.胸骨体;2.食管;3.肝左外叶;4.胸主动脉;5.胸导管;6.第 10 胸椎体;7.脊髓;8.奇静脉;9.竖脊肌;10.右肺下叶;11.肋膈隐窝;12.肝右静脉;13.下腔静脉;14.肝右前叶;15.肝中间静脉;16.腹直肌;17.肝左静脉

图 2-19　经第二肝门的横断层 CT 强化扫描图像

二、经肝门静脉左支角部的横断层(图 2-20)

肺消失,仅剩下肋膈隐窝。

腹腔内的结构由右至左表现为肝、胃底和脾,脾首次出现于胃底左后方,呈"新月"状。肝门静脉左支先出现角部,是本断面的重要特征。稍低水平可及横部的起始部和矢状部,囊部可与矢状部同层或稍低一个层面出现。肝左静脉本干已被其上、下根取代。

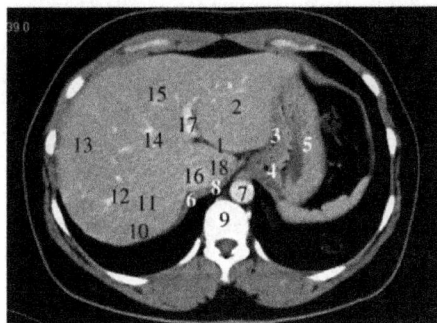

1.静脉韧带裂及肝胃韧带;2.肝左外叶;3.网膜囊;4.贲门;5.胃底;6.膈;7.胸主动脉;
8.胸导管和奇静脉;9.第 11 胸椎体;10.肝裸区;11.肝右后叶;12.肝右静脉;13.肝右前叶;14.肝中间静脉;15.肝左内叶;16.下腔静脉;17.门静脉左支角部;18.肝尾状叶

图 2-20　经肝门静脉左支角部的横断层 CT 强化扫描图像

三、经肝门的横断层(图 2-21)

肝门静脉及其右支的出现是肝门的标志。肝门静脉于下腔静脉前方的横沟内分出左支横部和右支主干,肝门静脉右支行向右后,分出右前支和右后支,分别进入肝的右前叶和右后叶。胆囊出现于肝门静脉右支前方,其左侧可见肝左、右管,右侧可见肝固有动脉右支。经肝门向前,肝圆韧带裂出现,它是肝左叶间裂的天然标志,分开左外叶与左内叶,内含有肝圆韧带。肝中间静脉和肝右静脉已为其属支,断面逐渐变小。

右肾上腺首次出现,居肝裸区、膈和下腔静脉后壁所围成的三角形空隙内。左肾上腺已于上一断层出现,位于胃后壁、膈和脾所围成的充满脂肪的三角内。

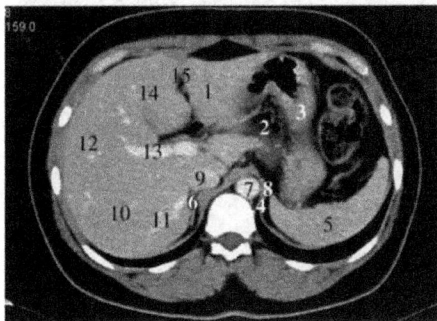

1.肝左外叶;2.小网膜;3.胃体;4.膈;5.脾;6.右肾上腺;7.胸主动脉;8.左肾上腺;9.下腔静脉;10.肝右后叶;11.肝右后下静脉;12.肝右前叶;13.肝门静脉右支;14.肝左内叶;15.肝圆韧带裂

图 2-21　经肝门的横断层 CT 强化扫描图像

四、经腹腔干的横断层(图 2-22)

腹腔干常出现于第 12 胸椎下缘水平,发自腹主动脉走向前下,分为胃左动脉、脾动脉和肝总动脉。肝断层变小,主要占据右半腹腔。肝圆韧带裂增宽,其左侧为游离的肝左外叶、右侧则为方叶,该裂内可见镰状韧带游离缘及其包含的肝圆韧带。小网膜左份为肝胃韧带,连于胃小弯;

右份为肝十二指肠韧带，该韧带内，除有数个肝门淋巴结的断面外，可见肝固有动脉居肝门静脉左前方，肝总管和胆囊管下行于肝门静脉右前方。网膜孔出现，其前方为肝门静脉，后方为下腔静脉。脾断面呈三角形，居胃体左后方和首次出现的左肾的外侧。

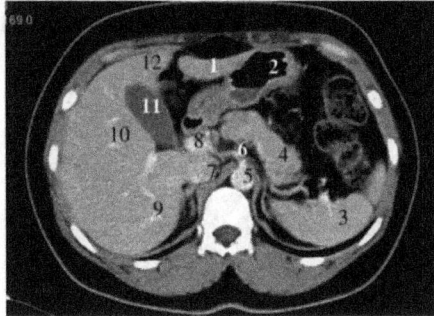

1.肝左外叶；2.胃体；3.脾；4.胰体；5.腹主动脉；6.腹腔干；7.下腔静脉；8.肝门静脉；9.肝右后叶；10.肝右前叶；11.胆囊体；12.肝左内叶

图 2-22　经腹腔干的横断层 CT 强化扫描图像

五、经肠系膜上动脉的横断层（图 2-23）

于脊柱前方，肠系膜上动脉在第 1 腰椎及第 1 腰椎间盘高度发自腹主动脉，肝门静脉与下腔静脉之间的空隙称门腔间隙，其上界为肝门静脉分叉处，下界为肝门静脉合成处。

此断面胰尾、体、颈出现，胰尾抵达脾门。脾动脉左行于胰腺上缘。肝门静脉右侧可见肝总管与胆囊管，于下一断层内两者合成胆总管。胆总管或肝总管走行于肝门静脉与十二指肠上部之间的空隙。小网膜及胃后壁与胰之间可见网膜囊。右肾出现。肝断面进一步变小，由左外叶、方叶、右前叶和右后叶组成，肝门右切迹有助于区别右前叶和右后叶。

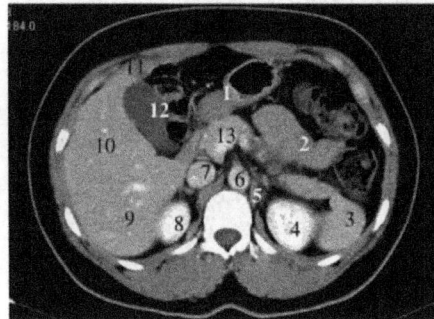

1.幽门；2.胰体；3.脾；4.左肾；5.左膈脚；6.腹主动脉；7.下腔动脉；8.右肾；9.肝右后叶；10.肝右前叶；11.肝左内叶；12.胆囊体；13.脾静脉

图 2-23　经肠系膜上动脉的横断层 CT 强化扫描图像

六、经肝门静脉合成处的横断层（图 2-24）

肠系膜上静脉与脾静脉在胰颈后方合成肝门静脉，多在第 1 腰椎水平。胰头的右侧紧邻十二指肠降部，后方有胆总管下行。胰的前面与胃后壁相邻。脾动、静脉行于胰体后缘，胰体跨越左肾的前面移行为胰尾，胰尾紧邻脾门。左肾静脉于肠系膜上动脉与腹主动脉之间右行，三者之间的关系较为恒定。左、右膈脚居腹主动脉两侧。

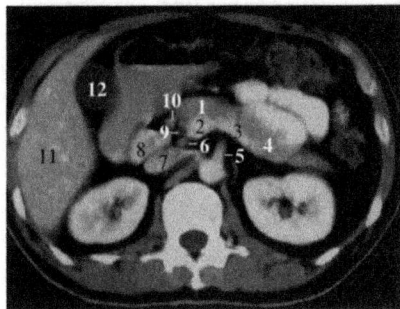

1.胰颈；2.肠系膜上静脉；3.脾静脉；4.胰体；5.肠系膜上动脉；6.胃十二指肠动
脉；7.下腔静脉；8.十二指肠；9.胆总管；10.肝固有动脉；11.肝右叶；12.胆囊

图 2-24　经肝门静脉合成处的横断层 CT 强化扫描图像

七、经肾门中份的横断层(图 2-25)

右肋膈隐窝消失。左膈脚起于第 1、2 腰椎体的前左侧面,右膈脚起于第 1~3 腰椎体的前右
侧面。右肾静脉粗大,汇入下腔静脉,其长度短于左肾静脉,右肾动脉于其后方走向右肾。十二
指肠降部内侧可见胰头组成,胆总管下行于胰头后缘,下腔静脉的前方,故下腔静脉是在断层影
像上寻认胆总管的标志。钩突位于肠系膜上静脉与下腔静脉之间。

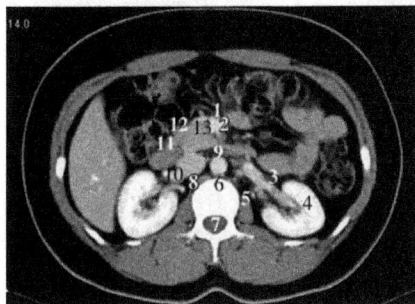

1.肠系膜上静脉；2.肠系膜上动脉；3.左肾静脉；4.左肾；5.腰大肌；6.第 2 腰椎体；7.脊
髓；8.右膈脚；9.腹主动脉；10.下腔静脉；11.十二指肠降部；12.胰头；13.胰钩突

图 2-25　经肾门中份的横断层 CT 强化扫描图像

断面的中份由右向左可见十二指肠降部、胰头及胆总管、肠系膜上动静脉、十二指肠升部和
空肠,肠系膜出现,于脊柱的左前方,其根部附着十二指肠升部的左侧。胆总管居胰头后缘右端
和十二指肠降部之间,向下即穿入十二指肠壁内。肠系膜上动、静脉是胰颈、钩突和左肾静脉的
识别标志,又有助于辨识肠系膜根的起始段。

八、经十二指肠水平部的横断层(图 2-26)

十二指肠水平部在脊柱的右侧接续十二指肠降部,水平向左走行,横过第 3 腰椎前方至其左
侧,移行为十二结肠升部。此部位于肠系膜上动脉与腹主动脉之间,如肠系膜上动脉起点过低,
可能引起肠系膜上动脉压迫综合征。十二指肠壁厚<5 mm。于脊柱左前方,腹主动脉已发出肠
系膜下动脉,后者的起始平面多位于第 3 腰椎高度。

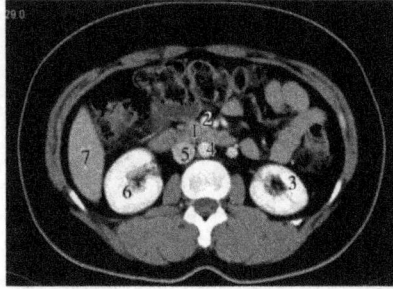

1.十二指肠水平部；2.肠系膜上动、静脉；3.左肾；4.腹主动脉；5.下腔静脉；6.右肾；7.肝右后叶

图 2-26　经十二指肠水平部的横断层 CT 强化扫描图像

九、经肝门静脉的冠状断层(图 2-27)

在胰颈的后方肠系膜上静脉和脾静脉合成肝门静脉。入第一肝门后,肝门静脉左支起始部和右支主干分别走向左前上和右外上。肝门静脉主干的右侧可看到胆囊管和肝总管,肝门静脉主干的左侧可看到肝固有动脉,上述结构均位于肝十二指肠韧带内。肝尾状叶断面增大,其左上和右下均是网膜囊。小网膜左部(肝胃韧带)位于静脉韧带裂内。肝中静脉和肝左静脉各自注入下腔静脉。肝门静脉右前支粗大。

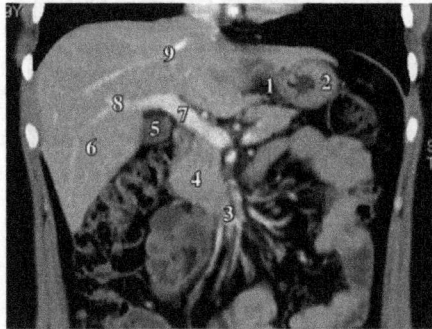

1.网膜囊；2.胃底；3.肠系膜上静脉；4.胰头；5.胆囊；6.肝右前叶；7.门静脉主干；8.肝门静脉右前支；9.肝中间静脉

图 2-27　经肝门静脉的冠状断层 CT 强化扫描图像

(高　志)

22

第三章

介入放射技术

第一节　介入放射学的发展简史

介入放射学的发现与发展同其他学科一样也是在探索、创新、完善中发展起来的。自 1928 年 Santos 等完成第一例经皮直接穿刺主动脉造影以来，科学家们冒着很大的风险，进行了艰难的动脉造影的探索，直到 Seldinger 技术的出现，血管造影术这一介入放射学的基本操作技术才由缓慢发展转向迅速发展。

1953 年瑞典 Svenlver Seldinger 医师首创了用套管针、导丝和导管经皮股动脉插管做血管造影的方法，从而提高了介入放射学操作的安全性，为当代介入放射学的发展奠定了基础，并很快用于许多器官的介入治疗。随着自然科学、生物技术的发展以及新材料的发现，介入放射学所使用的器材得到迅速发展和改进，从而进一步促进了经皮穿刺技术的应用和发展，加之数字减影血管造影（digital subtraction angiography，DSA）技术的普及，全身各部位的血管造影及血管腔内介入治疗在全世界广泛开展起来。非血管性介入治疗亦使用此项技术，因此 Seldinger 医师被授予北美放射学会荣誉会员称号。

美国放射学家 Dotter 首先应用了同轴导管的血管成形术，成为介入放射学亚专业——成形术实践和理论的奠基石。在此基础上，才有了球囊导管扩张术和内支架置入术的出现。1973 年 Grüntzig 发明了球囊导管，使经皮腔内血管成形术得以在临床上普遍使用。1977 年 Eurich 首先将此技术用于冠状动脉。Dotter 在 1969 年首先完成了血管内支架置入术的动物实验，又于 1983 年首创了镍钛记忆合金螺旋管状支架，1985 年 Gianturco 和 Palmaz 分别发明了不锈钢 Z 型自膨式和球囊扩张式支架，1988 年 Rösch 等又改良了 Z 型支架，此后新型支架相继问世并进一步广泛应用于临床。Walace 于 1976 年在《Cancer》杂志上以"Interventional Radiology"为题系统地阐述了介入放射学的概念，并得到了国际学术界的认可。

Brooks 于 1930 年首次应用肌肉片栓塞创伤性颈动脉海绵窦瘘获得成功，从而开创了经导管栓塞治疗的历史。1963 年 Nusbaum 和 Baum 首次报道经导管动脉内持续注入加压素控制出血，随后 Rösch 等报道用自体血凝块栓塞胃网膜右动脉治疗急性胃出血。随着各种栓塞材料的发展及导管技术的改进，推动了栓塞治疗在临床上的广泛应用。随着弹簧圈的问世，尤其是微导管、微弹簧圈的应用，进一步使外周血管和神经系统的血管性病变得到了有效治疗。1981 年

Elman报道用无水酒精清除组织或器官功能,并首次应用于栓塞肾脏获得成功。日本学者打田日出夫、山田龙作等将栓塞术引入肿瘤治疗范围,率先开展了肝癌的经导管化疗栓塞术,目前已被广泛应用于临床。

设备的发展在介入放射学的发展中也起了重要作用。血管造影机、高压注射器的出现,促进了血管造影技术的发展和成熟。DSA的临床应用则促进了介入放射学的发展。超声、CT、开放式MR的应用于临床,不但减少了介入放射学医师的放射性损伤,而且使非血管性介入技术开展的更为广泛,治疗效果则更好。

对比剂的改进亦使介入放射学工作更加安全,尤其是离子型对比剂改良为非离子性对比剂后,使对比剂反应轻微,并发症减少,进一步利于介入放射学工作的开展。

在医学影像设备完善的同时,介入治疗中使用的器材有了巨大的改进,为介入放射学安全、高效、可靠的发展提供了基本条件。穿刺针的改进、导管的细化及内腔变大更利于操作;球囊则为外径变小而扩张后直径变大且耐压;内支架则在保证生物相容性的基础上,推送器直径变小,而支架直径变大且顺应性更佳,使管腔成形术得以蓬勃发展。原用于其他领域的激光、微波或内放射粒子等被送入肿瘤内部治疗实质性肿瘤,旋切技术应用于血栓等治疗。今后还会不断有新的技术和介入器材应用于介入放射学工作中去。

我国的介入放射学起步虽晚,但发展迅速。1984年开展支气管动脉化疗药物灌注术治疗肺癌,1985年开展食管球囊扩张,1986年开展肾动脉扩张。译著《介入放射学》为刚起步的中国介入放射学提供了理论和实践的依据。80年代早期举办的介入放射学学习班,为国内培养了一大批介入放射学工作骨干,为今后广泛的开展工作打下了基础。不同形式的各种协作,促进了介入放射学的发展。改革开放、经济增长和设备更新,为介入放射学的发展提供了有力的保障。中华放射学会介入放射学学组的成立,大批留学归国的介入医师,以及各种学习班、研讨会的举办,使我国的介入放射学事业逐步走向理性,走向成熟。1986年中华放射学会在山东潍坊召开的首届介入放射学学术会议,对我国介入放射学的蓬勃兴起起到了里程碑的作用。卫生部1990年决定将开展了介入放射学工作的放射科改为临床科室,从而根本地改变了放射科在医院和医学界的地位。全国开展的三级甲等医院评审中,将开展介入放射学与否作为三级甲等医院的评审要求,对于介入放射学工作的开展起到了极大的推动作用。国家科委、卫生部联合将介入放射学项目列为"九五"攻关课题,为二十一世纪介入放射学的发展奠定了基础。

我国介入放射学开展早期大多数是从化疗药物灌注或化疗性栓塞开始的,以后则开展了管腔成形术和内支架置入术,1993年开展了经颈内静脉肝内门腔分流术,1997年报道了热碘化油栓塞肝动脉治疗肝癌,1998年报道了灌注泵的应用。随着介入器材和栓塞材料的改进,我国于1984年始,在有条件的医院先后开展了神经介入治疗工作,并取得了良好的治疗效果,有些已达到国际水平。

虽然我国的介入放射学工作起步较晚,与国际上相比较,基础研究和实验研究较少,在一定程度上延缓了介入医学的进一步发展,但是最近几年我国正迎头赶上,逐步开展和加强了基础实验研究。

（张　涛）

第二节 介入放射学的分类

介入放射学属于微创医学范畴,是一门新兴学科。因其治疗疾病几乎包括了人体的各个系统,所以分类方法颇多,亦不统一。

一、按照介入放射学方法分类

(一)穿刺/引流术
(1)血管穿刺,如动静脉或门静脉的穿刺。
(2)囊肿、脓肿、血肿、积液的穿刺治疗,如肝囊肿的穿刺治疗。
(3)实质脏器肿瘤的穿刺治疗(消融术),如肝细胞癌的穿刺治疗。
(4)采取组织学标本,如经皮经肝的穿刺活检。
(5)阻断、破坏神经传导用于止痛,如腹后壁神经丛的固定治疗晚期胰腺癌的腹痛。

(二)灌注/栓塞术
(1)各种原因出血的治疗,如消化道出血。
(2)实质脏器肿瘤的治疗,如肝细胞癌的栓塞治疗。
(3)消除或减少器官功能,如部分性脾栓塞治疗脾功能亢进。
(4)非特异性炎症,如非特异性结肠炎的治疗。

(三)成形术
(1)恢复管腔脏器的形态,如动脉狭窄。
(2)建立新的通道,如经颈内静脉肝内门腔静脉分流术。
(3)消除异常通道。如闭塞气管食管瘘。

(四)其他
非包含在以上三项内的内容,如医源性的血管内异物。

二、按照治疗领域分类

(一)血管系统介入放射学
(1)血管本身的病变,利用成形术及灌注(栓塞)术治疗血管狭窄、血管畸形、动静脉瘘及血管破裂出血。
(2)利用灌注(栓塞)术对肿瘤性疾病进行治疗,如化疗药物混合碘油加吸收性明胶海绵栓塞肝动脉治疗肝细胞癌。
(3)利用动脉栓塞术消除器官功能,如部分性脾栓塞治疗脾功能亢进。
(4)利用灌注术治疗非特异性炎症,如非特异性肠炎。
(5)血管造影及血管造影与其他影像设备相结合的侵袭性影像诊断。

(二)非血管系统介入放射学
(1)利用成形术治疗各种原因造成的管腔狭窄,如食管狭窄。
(2)利用穿刺(引流)术治疗囊肿、脓肿、血肿、积液和梗阻性黄疸、肾盂积水等。

（3）利用穿刺术采取组织、病理学标本。

（4）利用穿刺术通过穿刺针注入药物或施加物理、化学因素治疗肿瘤或治疗疼痛。

三、按照入路分类

（一）血管内介入治疗

凡经皮穿刺入路为血管的，无论是动脉还是静脉，统统归为血管内介入治疗。

（二）非血管介入治疗

凡经皮穿刺入路不是血管或入路为人体的自然孔道的，则归为非血管介入治疗，如经皮穿肝胃底曲张静脉栓塞术，虽然栓塞在血管内进行，且栓塞的是扩张的静脉，但由于其穿刺入路为肝脏，故归为非血管介入治疗。

四、按照人体系统分类

（一）神经系统介入放射学

包括脑、脊髓在内的介入治疗，无论是出血性疾病，还是缺血性疾病的介入治疗，无论是血管内介入治疗，还是非血管内介入治疗均归于此。

（二）心血管系统介入放射学

包括心脏和大血管的介入治疗，主要为先天性心脏疾病、心脏缺血性疾病及大血管病变的介入治疗。

（三）外周系统介入放射学

除心血管系统、神经系统以外的介入治疗均归于此，包括肿瘤的介入治疗、各种管腔内支架置入术、管腔成形术等。

（四）肿瘤介入放射学

指人体各系统的良、恶性肿瘤的介入治疗，包括术前栓塞术及姑息性治疗。

（张　涛）

第三节　介入放射学所需器材

一、医学影像设备

介入放射学特点之一是医学影像设备导向。对于不同部位、不同病变，采用的介入治疗技术不同，并且采用不同的导向设备其治疗结果亦不同，而每一种导向设备又各有其特点，取长补短才能保证介入放射学操作的顺利进行。鉴于篇幅，对各种导向设备的原理，请参考相关专业书籍。

（一）直接 X 线透视

指 X 线穿透人体后在荧光屏上成像的方法，是传统的导向设备。由于其成像重叠，密度差异小，图像质量差，不便于介入治疗操作，同时对医师、患者均有放射损伤。目前，仅有少数单位在用，亦仅用于部分部位的穿刺活检。

(二)DSA

是目前最常用的导向设备。在其导向下,可完成大部分的介入治疗工作,尤其是血管内介入治疗工作,则全部要用其作为导向设备来完成;对于血管性病变,DSA 的诊断仍是金标准。最近几年应用于临床的平板 DSA 则带有一些特殊功能,如 C 臂 CT 功能,大大简化了介入治疗工作流程。这些新功能使介入诊疗工作更安全、可靠。

(三)超声波检查仪

作为介入放射学的导向设备,超声波可谓是使用方便、实时显像,对人体无明显伤害。作为穿刺定位的手段,有其独特的优越性。对于胸腔积液、腹水或脓肿,腹部实质性脏器以及胸膜病变,乳腺或其他体表病变的穿刺定位,超声波检查仪具备良好的监视能力。探头多角度扫查,立体性强,准确性高,但对脏器的整体观察差。

(四)CT

除具有 X 线影像的特点外,由于是断层影像,能使器官或病灶显示的更清楚,尤其是 CT 透视更加为介入放射学的开展提供了便利条件。在颅内出血穿刺抽吸减压治疗,肺内病变的活检,放射性粒子的植入等方面更为有利,但其具有放射性损伤,对患者不利。

(五)MRI

MRI 作为导向设备,具有无放射性损伤,观察范围大,横断、矢状图像显示,易于分辨血管、软组织及具有透视技术等特点,方便了介入放射学的操作。特别是开放型 MR,可达到实时监视的程度,因此应用范围越来越广泛。但由于受设备的普及程度、性能和专用无磁性介入放射学器材的开发所限,目前开展的尚不广泛,但应用前景良好。

二、使用介入器材

介入放射学器材的种类繁多,且随着医疗器械工业的发展,加之新技术的发明,将不断有新的介入器材会被开发应用到临床。本节仅介绍最基本的介入器材,特殊器材在具体章节中论及。

(一)穿刺针

最基本使用的介入器材,作用为建立通道,以便进一步操作:①直接通过通道抽取病理组织,抽吸内容物,注入药物。②通过通道送入导丝,导入导管,进行下一步操作。穿刺针一般由锐利的针芯和外套组成。穿刺针的外径是用号表示的,内径则用英寸表示。

(二)导管

是介入放射学的主要器材,根据其作用的不同分为造影导管、引流导管、球囊扩张导管,分别用于造影、引流、扩张狭窄管腔。有些导管出厂前就已塑好形,导管的直径用 F 表示(1 Franch＝0.335 mm),低于 3F 的导管为微导管。

(三)导丝

长短、粗细不一。能通过微导管的导丝称为微导丝。按照导丝的作用分为:交换导丝、导管导丝和溶栓导丝。导丝的直径用英寸表示。

(四)导管鞘

是为了避免更换或操作导管过程中损伤组织及血管壁而设计使用的一种器材,由短导丝、内扩张管及外套管组成。外套管带反流阀,有防止血液外溢,同时又允许导管反复通过,且不影响扭动等操作导管之功能。外套管内径用 F 表示,导丝直径用英寸表示。

（五）支架

用于支撑狭窄管腔,达到恢复管腔流通的功能,广义上分为内涵管和金属支架,狭义上仅指金属支架。构成支架的材质有多种,直径大小不等,根据植入后扩张方式不同分为自膨式和球囊扩张式,主要用于血管系统和非血管系统管腔狭窄或建立新的通道之用。

（六）其他

上述五种为介入器材中最基本、应用最广泛的器材。另外,还有一些特殊器材,如:取异物或结石的网篮、抓捕器,防止下肢静脉血栓脱落导致肺栓塞的下腔静脉滤器,防止动脉脱落导致动脉栓塞的各种保护装置,用于治疗实质脏器的激光、射频、微波、冷冻器材,用于取栓和溶栓的导管、导丝等。随着介入放射学的进一步发展,生物材料及制作工艺的改进,将有更多的介入器材开发出来并应用于临床。

（张　涛）

第四节　介入放射学所用药物

介入放射学由于操作及治疗的特殊性,经常应用各种药物,且在使用中又有一些特殊性,这一些均不同于内、外科等临床应用。本节重点简单介绍一些最常用药物,不足之处请参考相关书籍。

一、血管收缩与扩张药物

血管收缩与扩张药物主要用于改变血流速度的造影或治疗。前者应在准确靶血管内缓慢注入,后者则在较粗大血管内快速注入,以达到分布广泛、均匀的目的。

（一）血管收缩类药物

主要用于减少或降低动脉血流速度,常用于少量消化道出血的治疗,主要药物为加压素。

加压素亦称抗利尿激素,具有收缩血管作用和抗利尿作用。其止血机制为出血小动脉和毛细血管收缩,导致血栓形成,减少静脉回流,胃肠道平滑肌收缩,使出血减少或停止而达到止血目的。常用剂量:每次 5 mg。

（二）血管扩张类药物

主要用于解除插管等导致的血管痉挛,亦可用于血管造影时增加靶血管的血流量,使图像更加清晰。主要药物有罂粟碱、前列腺素等。

(1)罂粟碱(帕帕非林)对血管、支气管、胃肠道、胆道等的平滑肌有松弛作用。在介入治疗中,常用其解除因导管、导丝的刺激所致的血管痉挛,尤其在神经系统介入治疗中常用。常用剂量为 30 mg,稍加生理盐水稀释后经微导管缓慢注入。

(2)前列腺素为目前最理想的血管扩张剂。现已用于四肢动脉造影、间接门静脉造影、盆腔动脉造影及胃肠道出血的诊断。用于解除导管、导丝所致的血管痉挛也极为有效。常用剂量:每次 2 mg,静脉点滴。

二、止血与抗凝、溶栓药物

止血与抗凝、溶栓药物多用于血管性疾病的介入治疗,其用量、用法与疾病有关,疾病种类不同,投药途径及用量、用法亦不同。

(一)止血类药物

多用于防止各种出血,可配合血管收缩类药物,选择性插管,经导管直接注入出血局部,达到止血目的。此类药物对于毛细血管出血有益,而对较大血管出血仅能起辅助作用。

(1)维生素 K_3:为人工合成的亚硫酸氢钠甲萘醌。主要用于凝血酶原过低症、维生素 K 缺乏症及新生儿自然出血症的防治,以及因服水杨酸类和双香豆素类等过量所导致的出血;另外于阻塞性黄疸及胆瘘术前注射本品可减少出血。介入放射学中则应用于肝脏疾病的患者,常用剂量:每次 4 mg,肌内注射,2~3 次/天。

(2)维生素 K_1:特点是作用迅速,不良反应少,可降低肝炎患者的转氨酶,促进黄疸消退。主要用于肝脏疾病的患者。常用剂量:每次 10 mg,肌内注射,2 次/天。

(3)氨甲苯酸(止血芳酸)多用于纤维蛋白溶解过程亢进引起的出血,介入放射学中主要用于出血的全身防治和穿刺等操作导致出血并发症的治疗。常用剂量:每次 0.1~0.3 g,溶于 5%葡萄糖注射液内缓慢注射,每日最大量 0.6 g。

(4)鱼精蛋白:其内含有较强的氨基酸,在体内与肝素结合,使其失去抗凝能力。介入放射学中多用于中和体内肝素化时剩余的肝素,本品 1 mg 可中和肝素 100 U,静脉注射。注射过快会产生不良反应。用量与最后一次使用肝素量有关。

(5)凝血酶:能直接作用于血液中的纤维蛋白原,促使其转变为纤维蛋白,加速血液的凝固,以达止血目的。介入放射学中主要用于肝硬化所导致的消化道出血。常为局部喷雾或灌注创面。

(二)抗凝药物

抗凝药物主要用于防治动静脉血栓、肺血栓及其他血栓性疾病。在介入放射学中主要用于术中抗凝治疗或球囊扩张成形术或内支架置入后的抗凝治疗。常用药物的作用是阻止纤维蛋白的合成,如肝素、华法林等。

1.肝素(肝素钠、肝磷脂)

肝素是一种黏多糖,其抗凝作用机制复杂,可影响凝血过程的各个环节。其在介入放射学中的应用有:①现场制成肝素生理盐水:用于介入器材的冲洗,保持导管、导管鞘内抗凝,用法为6 250 U肝素加500 mL生理盐水内即可。②全身肝素化:将肝素 5 000 U 加入生理盐水 10 mL,静脉内推注,主要用于神经系统、血管扩张成形术或内支架置入术的全身抗凝,防止血栓形成;术中操作时间超过 2 小时可追加上述量的一半。③术后抗凝治疗:血管扩张成形术或内支架置入术后 3~7 天需要抗凝治疗。肝素 5 000 U 加入 5%~10%葡萄糖溶液 100 mL 静脉滴注。亦可上述量皮下注射,虽起效慢但持久。

2.华法林

属双香豆素衍生物,与维生素 K 竞争性地与肝脏有关酶蛋白结合,阻碍维生素 K 的利用而抗凝。介入放射学主要用于溶栓治疗后、血管扩张成形术或内支架置入术后的抗凝治疗。最常用为口服法,首次剂量 15 mg/d,次日为每次 10 mg,后改为 5 mg/d 维持,服用期间要经常检查凝血指标,可随时调整用量。

3.阿司匹林

为抗血小板聚集药,抑制血小板聚集,降低其黏附率,阻止血栓形成。介入放射学中用于溶栓治疗术后、血管扩张成形术或内支架置入术后的抗凝治疗。常用剂量:50 mg/d,口服。

4.双嘧达莫(潘生丁)

本品可抑制血小板聚集与释放反应而抗血栓形成。介入放射学中主要用于溶栓治疗术后、血管扩张成形术或内支架置入术后的抗凝治疗,防止血栓的形成。常用剂量:325 mg/d。

(三)溶栓药物

溶栓药物在介入放射学中主要用于动静脉血栓的治疗。在此类药物中最常用的为尿激酶和t-PA。

1.尿激酶

为常用的高效血栓溶解剂。作用机制为直接促进无活性的纤溶酶原变为有活性的纤溶酶,使纤维蛋白水解,达到血栓溶解的目的。为溶栓治疗中最常用的药物。用量:介入治疗术中用量要因人而异,常规用量为50万 U/h,稀释后经导管缓慢注入。

2.t-PA(重组组织型纤溶酶原激活物)

是一种新型的溶栓药物。作用机制为,本品与血栓上的网状纤维蛋白的结合,将纤溶酶原活化成纤溶酶,而纤溶酶将血栓上的纤维蛋白网打断,血栓崩解,其后纤溶酶与 α-抗纤溶酶结合而失去活性。介入治疗中常用于心肌梗死、大面积肺栓塞和急性缺血性脑卒中,亦可用于其他部位的急性血栓形成。常用剂量:每次 25 mg,经导管缓慢注入。

三、抗肿瘤药物

介入放射学治疗肿瘤是经常性工作,抗肿瘤药物是使用最多的药物之一。介入放射学医师应掌握各种抗肿瘤药物的特性、作用机制及不良反应等。由于篇幅所限,此处仅作简单介绍,进一步学习请参考其他专业书籍。

常用抗肿瘤药物据其来源分为六类,即烷化剂、抗代谢药、抗生素、植物药、激素及其他类型。多数抗肿瘤药物的作用机制为阻止 DNA、RNA 或蛋白质的合成,或直接对这些大分子发生作用,从而抑制肿瘤细胞的分裂增殖,使之死亡;亦可为改变体内激素平衡而抑制肿瘤生长。近几年又有基因治疗、抑制肿瘤血管生成及靶向治疗的抗肿瘤药物。

抗肿瘤药物亦可根据对肿瘤细胞增殖周期不同时相的作用将其分为两大类:①细胞周期非特异性药物。此类药物主要影响 DNA 分子的合成,作用于增殖细胞的各期,甚至作用于非增殖细胞,如烷化剂、大部分抗癌抗生素及糖皮质激素。②细胞周期特异性药物。此类药物仅对增殖细胞某一期有作用。此种分类仅是相对而言,故掌握细胞增殖动力学的知识对合理设计给药方案,提高疗效具有重要意义。

(一)烷化剂

又称烃化剂或细胞毒类药物,具有易与组织及细胞发生反应的功能团,使肿瘤细胞的 DNA、RNA、酶及蛋白质变性或功能改变,抑制肿瘤细胞的增长和繁殖。属于细胞周期非特异性药物,有骨髓抑制的不良反应。

环磷酰胺 环磷酰胺进入体内后,在肝微粒体酶催化下,分解释出烷化作用很强的氯乙基磷酰胺,与DNA形成交叉联结等共价结合,破坏DNA的结构与功能,使肿瘤细胞死亡而发挥作用。主要用于肺癌的化疗药物灌注术,常用剂量:400 mg 溶于 50 mL 生理盐水中,经导管缓慢注入。

(二)抗代谢药

此类药物是一类能干扰细胞正常代谢过程的药物,抑制细胞增殖导致细胞死亡达到抗癌的目的。

氟尿嘧啶为尿嘧啶类抗代谢药,在体内受酶催化先转变为氟尿嘧啶脱氧核苷,继而转变成氟尿嘧啶脱氧核苷酸,能干扰核酸和 DNA 的生物合成,从而抑制肿瘤生长,抗癌谱较广,用于多种癌症的灌注化疗。常用剂量:1 000~1 250 mg,经导管缓慢注射。

(三)抗肿瘤抗生素

此类药多为微生物发酵作用而产生,通过抑制肿瘤细胞 DNA 的结合而发挥它的细胞毒性作用。

1.丝裂霉素 C(自力霉素,MMC)

本药具有两个烷化中心,即乙撑亚氨基和氨甲酰基,可使细胞 DNA 解聚,同时阻碍 DNA 的复制从而抑制肿瘤细胞分裂,为细胞周期特异性药物,其抗肿瘤谱较广,作用迅速。介入放射学中常将此药混入碘化油中行肝癌化疗栓塞术,亦可经导管缓慢灌注,常用剂量:10 mg/次。

2.表柔比星(表阿霉素,EPI)

为细胞周期非特异性药物,对 S 期及 M 期作用最强。对 G_1 及 G_2 期也有作用,抗肿瘤谱较广。常用剂量:介入治疗中直接动脉灌注,每次 40~60 mg。

(四)植物类抗肿瘤药

从植物中提取的生物碱类,是有丝分裂的抑制剂,主要是通过干扰微管的组合并阻断中期的细胞分裂。

依托泊苷(VP-16)为细胞周期依赖性和特异性的抗肿瘤药,作用于细胞周期的 S 期和 G_2 期,抑制有丝分裂前期的 DNA 合成。常用剂量:介入治疗中直接动脉灌注,每次 40~80 mg。

(五)激素类

激素是一类对机体功能起调节作用的化学物质,与许多肿瘤的发病和生长有密切关系,改变激素不平衡状态可有效抑制肿瘤生长。临床常用于治疗肿瘤的激素有性激素和肾上腺皮质激素。

(六)杂类

1.顺铂

为细胞周期非特异性药物,具有细胞毒性,可抑制肿瘤细胞的 DNA 复制过程,并损伤其细胞膜上结构,有较强的广谱抗癌作用。常见不良反应为骨髓抑制及肾脏损害,应用时应注意水化治疗。常用剂量:动脉灌注,每次 40~100 mg,经导管缓慢注入,亦可混入碘化油内行化疗栓塞术。

2.卡铂

为铂类第二类抗癌药物,其活性和生化性质与顺铂相似,常用剂量:每次 300~500mg,经导管缓慢注入。

(张　涛)

第五节　经皮穿刺活检术

一、基本原理

经皮穿刺活检术是指在医学影像设备的导向下,利用穿刺针,经皮穿刺器官或组织后取得组织学或组织学标本进行细胞学或病理学诊断的方法。

二、器材与药物

主要器材有活检针。根据穿刺针头的形态和抽取组织细胞的方式不同,可分为细胞抽吸针和组织切割针两大类。

(一)细胞抽吸针

细胞抽吸针包括 Chiba 针与 Turner 针,多为细针,用于获取细胞学与细菌学材料。

(二)组织切割针

有粗有细,取材较多,可供组织学检查,按其针构造又分为两类。一类是具有切割作用的针尖,包括 Madayag 针和 Greene 针等;另一类是远端具有一活检窗,如 Westcott 针。近年来最常用的是自动或弹射式活检枪,属于切割针范畴。该活检枪有弹射装置,在激发扳机后,切割针弹射进入病变部位获取组织材料。

另一类特殊的活检针是锯齿状的旋切针,由套管针和锯齿状切割针组成,可以进行组织环钻和旋切,为骨活检术中最常用、最有效的活检针。直径在 6～12 G,常用的旋切针有 Faranseen 针、Otto 针及 Rotex 针。活检针如图 3-1 所示。

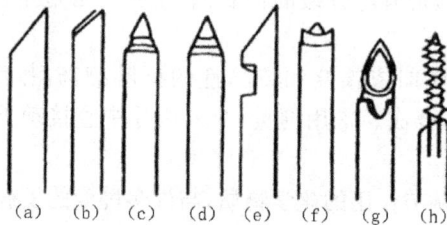

图 3-1　活检针的形状与大小

(a)Chiba 抽吸针 20 G,21 G;(b)Turner 抽吸针 16～22 G;(c)Madayag 抽吸针 22 G;(d)Greene 抽吸针 22 G,23 G;(e)Westcott 切割针 20 G,22 G;(f)Faranseen 旋切针 18～22 G;(g)Otto 旋切针 18～21 G;(h)Rotex 环钻针 22 G

三、操作技术

(一)穿刺前的准备

1.医师的准备

全面了解或复习病史,复核影像学图像和资料,特别注意有无凝血机制障碍、高血压、冠心病等。术前应与患者及家属谈话,办理术前签字手续,交代注意事项,以取得患者的配合。

2.患者的准备

对于穿刺有紧张、焦虑情绪的患者,穿刺前给以镇静剂。对拟行胸部穿刺而有咳嗽者,应给予止咳药,待咳嗽停止后再行穿刺。拟行腹部脏器穿刺而且穿刺针需经胃肠道者,穿刺前应禁食。对盆腔脏器穿刺时,嘱患者排空大小便。

3.穿刺器械和监视仪器的准备

穿刺器械应严格消毒后使用,对重复使用的穿刺针等器械在使用前应检查其可靠性。在患者进入监视仪器检查台之前,应检查机器是否处于正常运转状态。

4.急救药物的准备

急救药物包括升压药、呼吸兴奋剂、强心剂、高渗糖、地塞米松、止血药、镇痛药、氧气等。

(二)导向手段

经皮穿刺活检是在影像技术导向下进行,不同于开放式和盲目活检。常用的导向手段有电视透视、USG、CT 和 MRI。

1.电视透视

简便、经济、操作灵活和定位快。可直接观察进针方向与深度,尤其适用于胸部和四肢骨骼的穿刺活检。

2.USG

USG 简便灵活、不受体位限制、无放射性损伤,还可准确了解病灶的大小、深度和周围组织结构情况。适用于腹部病变。

3.CT

CT 具有良好的密度分辨率和层面空间分辨率。能清晰显示病变及周围组织结构的关系,定位准确,并发症少,使用范围广。倾斜穿刺有困难、操作时间长、费用高是其缺点。

4.MRI

MRI 实时透视、无 X 线损伤并能变轴面成像为其优点。但顺磁性介入材料贵是其主要缺点。

(三)技术及方法

所有穿刺活检均在无菌状态下进行,对穿刺器械应严格消毒,选定穿刺点,对穿刺点及其周围皮肤进行消毒并铺巾。用 1%～2% 利多卡因作穿刺点局部麻醉。进针前,根据穿刺针粗细,用手术刀片在皮肤作小切口,或用一稍粗针头在皮肤上刺一针眼,以利穿刺针穿过皮肤。定位与穿刺均在影像监视下进行。

1.抽吸活检术

将抽吸活检针穿刺进入病灶中,并进一步核实针头的位置,确保其位于病灶内。退出针芯,连上 10 mL 或 20 mL 注射器,在负压状态下将穿刺针小幅度推进和退后数次,以利于病变组织或细胞吸入针芯内,抽吸物送活检(图 3-2)。抽吸结束的拔针过程中,只需保持注射器与针内腔的负压,不能再继续抽拉注射器。在针尖即将退出皮肤、皮下组织的瞬间,应停止抽吸负压,这样可防止针内腔的标本吸入注射器筒内,以免造成涂片困难。如抽出的是血性液体,则可能已穿至血管,应将针拔出重新穿刺。穿刺针退出后,轻轻推注注射器,将针内腔的标本物质推注在载玻片上,然后推片、固定。若取材较多,可涂几张玻片。最后将其送病理检验室进行细胞学检查。在穿刺针退出的即刻,使用无菌纱布覆盖穿刺点并局部压迫数分钟,以防止穿刺点出血。

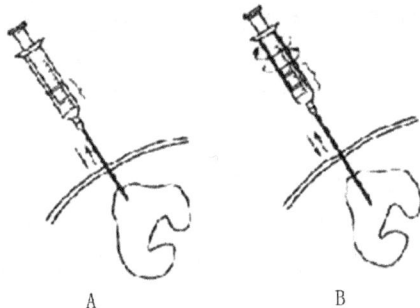

图 3-2 抽取活检术

A.负压下推进穿刺针;B.负压下退针并旋转

2.切割活检术

切割术的目的是获取组织标本,以能对病变进行组织学检查,其诊断敏感性与特异性均明显高于细胞学诊断。由于肿瘤较大时其中心常发生坏死,肿瘤边缘部分为生长活跃区,故取材时应选择在肿瘤边缘部分(图 3-3)。

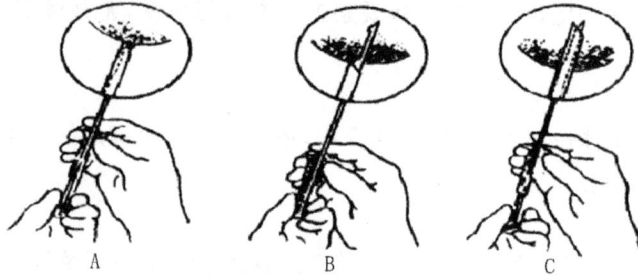

图 3-3　切割活检术

A.穿刺针达病灶缘;B.推进切割针针芯;C.推进切割针针套,取得组织

将切割穿刺针整体经皮穿向病灶,针头进入病灶边缘即可,向前推进切割针针芯,然后保持针芯不动,再向前推进切割针针套。套管前进中,即将针芯沟槽的组织切下,封存于套管与针芯槽口内,然后将切割针整体退出。

自动活检枪切割组织的原理与此类似。进入病灶边缘时按动枪栓,将针套快速弹射出并切取组织,最后退出(图 3-4)。切割针退出后将针芯推出,取出组织条,将其放入 10% 福尔马林或无水乙醇中,送病理检查。

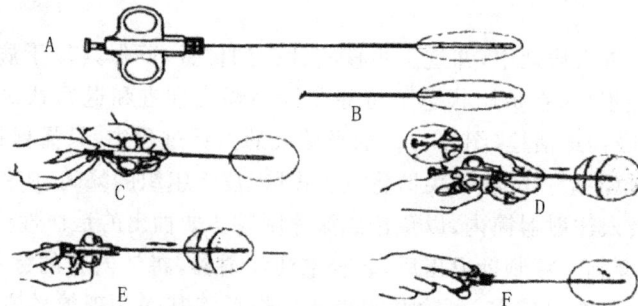

图 3-4　自动活检枪及使用示意图

A.正面;B.侧面;C.后拉枪栓,听到"咔嗒"声,说明针弹簧已被锁住,针处于准备状态;D.后拉活栓,使内针芯后退入切割外套管内并使针整体进入靶区;E.固定针整体不动,用拇指推进活塞,内针芯进入病变区,此时标本槽口外露,正位于病变内,此时扣动扳机,切割外套被弹射入病变区,组织被切割与槽口内;F.整体拔出活检针

3.旋切(环钻)活检术

旋切活检术主要用于骨骼病变的活检,基本方法与切割术类似。由于骨骼组织较坚硬,所使用的活检针不同。将旋切针的套针准确穿刺抵达病变区骨面,穿过骨皮质,拔出针芯,从套针内置入旋切或环钻针至病变,在同一方向加压拧旋几次,切取标本。最后将获取的标本固定,并送病理检查。

四、注意事项

(1)穿刺活检时应在无菌状态下进行,对穿刺器械应严格消毒。

(2)麻醉药物到达深度与定位深度基本一致。

(3)肿瘤较大时,取材应选择在肿瘤边缘部分的生长活跃区或采取多方向取材。

(4)在保证标本数量的前提下,应尽量减少穿刺次数。

(5)抽吸活检术时,负压抽吸过程中应小幅度推进与退出数次,以利病变组织或细胞抽吸入针芯内;针尖退出皮肤时应及时停止抽吸,以免将抽吸病灶抽入注射器筒。

(6)穿刺活检术中一定要避开血管,尤其是切割活检术时。

(7)对施行胸腹部脏器穿刺活检的患者,穿刺活检结束后,应观察患者1~2小时,患者无不适或无并发症发生后方可离开检查室。

五、并发症及处理

各种类型的穿刺活检方法所表现出的并发症类似,发生率与穿刺针的直径和类型有着密切的关系,包括疼痛、出血、感染、气胸和诱发转移等。

(一)疼痛

疼痛较轻时无须处理,1~2天内可自行消失。剧烈疼痛时应考虑损伤血管或神经,除给予镇痛药外,还应给予止血与消炎等处理。

(二)出血

少量伤口出血时,采取按压止血,多可自行停止。出现血压快速下降或持续性、进行性下降时,应考虑大血管破裂,除了给予对症处理外,应立即寻找原因,必要时立即行外科手术修补或介入止血治疗。

(三)感染

穿刺活检后感染多与穿刺器械或皮肤消毒不严有关,应加强无菌观念,一旦出现感染症状,应及时给予抗感染治疗。

(四)气胸

气胸多在肺部穿刺后即刻发生,少量气胸可自行吸收,中、大量气胸应及时采取抽气或负压引流的方法治疗。

(五)诱发转移

恶性肿瘤穿刺活检时可能出现肿瘤通过针道转移、种植,为了防止诱发转移,应尽量减少穿刺次数。

六、应用范围

经皮穿刺抽吸活检在肿瘤的鉴别诊断中已被公认为是并发症少,敏感性和特异性高的方法之一。占位性病变是经皮穿刺活检的主要适应证,用于鉴别肿瘤与非肿瘤、肿瘤良恶性、原发性与转移性,以及明确肿瘤的组织学类型,以便确定治疗方案。肺、肝、肾等实体器官的慢性浸润性病变也值得活检进行分型。

(一)肺活检术

肺部经皮活检是肺部非血管介入技术中的重要内容。一些影像学难以明确性质的病变,通过活检取得细胞学、组织学资料,可做出定性诊断和鉴别诊断,对于治疗方案的选择、制定以及治疗后随访、预测预后等均有重要作用。

(二)肝活检术

影像学导向下经皮穿刺肝肿块活检术已被广泛采用。以往,几乎所有活检都用细针(21～22 G),虽然安全,但只能得到细胞学的诊断,即只能诊断是否为恶性肿瘤,却不了解特殊的组织类型。近年来人们已趋向于使用能取得组织块的切割针(16～20 G)。同时,由于活检样本的病理技术也有了改进,准确率可达 90%,安全程度依旧。

(三)骨活检术

骨骼病变的穿刺,基本方法与腹部脏器类似。骨骼病变具有多样性,如囊性病变、炎性病变、溶骨性肿瘤、成骨性肿瘤、代谢性病变、骨性病变浸润软组织等,随着病变性质的不同,病变处骨骼的硬度差异较大,穿刺时应根据病变骨骼的密度与部位选择不同类型的活检针。

(高　志)

第六节　经导管血管栓塞术

经导管血管栓塞术(transcatheter arterial embolization,TAE)是介入放射学的基本技术之一,是指在 X 线电视透视下经导管向靶血管内注入或送入某种栓塞物质,使之闭塞,从而达到预期治疗目的的一项技术,急诊介入主要用于治疗血管性出血及肿瘤、实体器官的破裂出血。TAE 在介入放射学中的作用与结扎术和切除术在外科学中的角色类似。因本术具有微创性、全程影像引导和选择性靶血管插管技术而使得栓塞的准确性和可控性大大提高,成为一项崭新的革命性的临床治疗方法。

Lussenhop 等在 20 世纪 60 年代试用冻干牛心包碎片经导管注入脊髓动脉,治疗无法手术的脊髓 AVM,此后 TAE 逐步在临床推广应用。20 世纪 70～80 年代初,分别出现 TAE 用于治疗胃十二指肠和鼻出血,治疗以肾癌为代表的恶性肿瘤和以脑膜瘤为代表的富血性良性肿瘤以及脾功能亢进、脑动脉瘤和 AVM 等。其间多种栓塞物质被研究开发,经受考验的常用的有吸收性明胶海绵、聚乙烯醇、组织黏合剂、弹簧钢圈、可脱离球囊、无水乙醇等,这为 TAE 技术的发展奠定了基础。特别是电解可脱性铂金圈、可脱性钢圈和房间隔封堵器的应用,使 TAE 在栓塞动脉瘤、巨大的异常血管通道(如动静脉瘘、动脉导管未闭、房间隔缺损)等方面的安全性、准确性和疗效显著提高。

一、治疗机制

栓塞物质经导管注入靶血管内,使血管发生栓塞,进而对靶血管、靶器官和局部血流动力学造成不同程度的影响:阻塞或破坏异常血管床、腔隙和通道使血流动力学恢复正常;阻塞血管使之远端压力下降或直接从血管内封堵破裂的血管以利于止血;使肿瘤或靶器官造成缺血坏死。

(一)对靶血管的影响

栓塞的目标血管称为靶血管,它通常包括主干、小动脉和外周三大部分。栓塞物质可分别使毛细血管床、小动脉和主干,或三者同时被栓塞。栓塞物质对靶血管的影响与其性质有关。一般同体栓塞剂进入靶血管后,与其直径相同的血管内停留下来,形成机械性栓塞,在此基础上栓子周围及被栓血管的远端和近端常可并发血栓形成,造成局部血流中断。一般固体栓子对血管壁的结构不产生破坏。栓塞后早期镜下观察血管壁的内皮、肌层和外层保持完整。栓子周围可见异物反应。随着时间的延长,部分可吸收的栓塞剂被吸收后,可观察到血管的机化和血管的再通。未再通者血管萎缩变细,结构模糊,甚至消失,局部纤维化,血管永久性闭塞。液体栓塞剂如无水乙醇,多通过化学破坏作用损伤血管内皮,并使血液有形成分凝固破坏成泥状,从而淤塞毛细血管床,并引起小动脉继发血栓形成。栓塞后早期镜下即可见小动脉及毛细血管广泛血栓形成,血管内皮细胞肿胀、脱落。栓塞后一个月左右,镜下可见血栓机化,较少有再通现象,血管结构破坏,甚至仅轮廓残存。

栓塞后血管是否再通的影响因素很多,主要有:①栓塞物质是否可被吸收,不能被吸收的固体栓塞物质,如医用胶类、不锈钢圈、PVA颗粒等,造成的局部血管栓塞多不再通;可被吸收的栓塞物质如自体血凝块、吸收性明胶海绵等,则较易再通,但靶血管被可吸收物质长段充填,再通亦十分困难。②能对靶血管造成严重伤害的栓塞剂如无水乙醇等,栓塞后血管较难再通,即使部分再通,血管亦明显变细。③栓塞的靶血管为终末血管,缺乏侧支循环,栓塞后不易再通,反之易再通。④靶器官栓塞后大部坏死,则血管难再通,少或无坏死者多可再通。

(二)对靶器官的影响

被栓塞血管的供应器官、肿瘤或血管本身统称为靶器官。栓塞靶器官供血动脉的直接后果是造成局部不同程度缺血,进而根据不同靶器官对缺血的耐受性和不同栓塞程度以及栓塞方式而产生不同的影响。①重度缺血坏死,栓塞使大部分组织器官缺血坏死,并伴随功能丧失和随后的萎缩吸收或液化坏死,多发生在缺少侧支血供的器官如肾、脾。使用液态栓塞物质易造成大范围坏死,因其作用强烈通常可造成大范围的靶血管栓塞,侧支循环不易建立。②中度缺血坏死,靶器官部分缺血坏死,通常发生在栓塞程度较轻、小动脉栓塞或靶器官存在较丰富的侧支循环等情况下,可伴有器官功能的部分丧失,如脑动脉栓塞,部分性脾、肾动脉栓塞;使用微粒和液态栓塞物质进行动脉分支的栓塞,亦可造成局部坏死,而同样情况下使用其他较大颗粒栓塞物质则不造成坏死。③轻度缺血坏死,靶器官缺血,但不产生坏死,且缺血可通过侧支循环血供代偿而恢复,因此,对器官的功能影响为一过性,多无严重的后遗症,此影响多产生存有丰富血供的器官,如胃、十二指肠、头面部和盆腔,双重血供的器官如肝脏、肺脏,用较大的栓塞物栓塞动脉主干如脾动脉主干栓塞。

(三)栓塞水平和栓塞程度

栓塞水平是指栓塞剂到达或闭塞血管的位置,可分为毛细血管、小动脉、动脉主干和广泛水平栓塞几种(图3-5)。毛细血管水平栓塞常使靶器官产生严重坏死。小动脉栓塞,栓塞后侧支循环较易建立,除靶器官缺乏侧支血供的情况外,多不造成靶器官的严重坏死。主干栓塞后其分支血压迅速下降,侧支循环极易建立,除心、脑对缺血、缺氧极为敏感的器官外,极少造成靶器官坏死。广泛水平血管栓塞是指以上三者均被同时或相继栓塞,可产生严重的靶器官坏死。

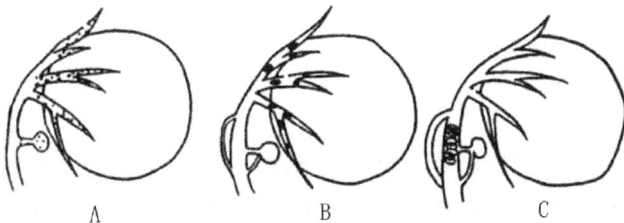

图 3-5　不同水平的栓塞
A.毛细血管;B.小动脉;C.动脉主干

栓塞程度是指靶血管和/或所属分支闭塞的比例,或可理解为栓塞后靶血管血流减少的程度,可造成相应程度的靶器官坏死。如一个靶器官有数条供应的动脉,仅栓塞50％以下的供血动脉可称为部分栓塞,50％～90％的栓塞称为大部栓塞,90％以上的栓塞可称为完全性栓塞。栓塞程度越高,靶器官坏死的范围越大。

(四)对局部血流动力学的影响

血管一旦被栓塞,局部血流动力学会发生改变,从而实现栓塞的治疗作用。

(1)局部血供中断或明显减少,潜在的侧支通路开放对靶器官供血。此情况常出现于动脉主干及小动脉水平的栓塞,由于远端的毛细血管床尚未严重受累,且呈低压状态,侧支循环易于建立。若对毛细血管床进行完全性栓塞,则侧支循环不易建立。

(2)栓塞后血液发生重分布,对于双重血供的器官如头面部、胃十二指肠、盆腔等,对其一支或一侧动脉主干的栓塞,很快可由另一支或对侧动脉代偿供血。虽然血供不一定能恢复到先前的状态,但在一般情况下不致产生缺血症状,且随着时间的延长,局部供血量可恢复至接近栓塞前水平。

(3)恰当的栓塞可使异常循环所致的盗血、分流、涡流等得到纠正或解除,如治疗各种动静脉畸形、动静脉瘘、动脉瘤和静脉曲张等。

(4)栓塞术通过直接用栓塞物质堵塞破裂的血管,或将出血动脉近端栓塞,使之压力下降并继发局部血管痉挛性收缩或继发性血栓形成而达到止血的目的。

二、使用器材及操作方法

(一)器材

用于栓塞术的器材主要为常用的导管和导丝,在此仅介绍较新的特殊器材。

1.导管

除普通导管外,现常采用超滑导管,其外层涂有亲水膜,遇水十分光滑,易于随导丝跟进靶血管。再就是应用微导管,一般外径为 2.8～3 F(1F＝0.33 mm),配有 0.025 in(0.635 mm)的微导丝,可由内径 0.038 in(0.9652 mm)的导管送入,用于超选择插入迂曲的或细小的靶动脉。

2.导丝

为了超选择性插管,目前超滑导丝和超硬导丝亦较常用,前者主要用于进入迂曲的血管,同时可减少血管损伤。超硬导丝可起到良好的支撑力,可引导导管进入成角较大的血管。

(二)操作技术

血管栓塞的操作技术并不十分复杂,正确合理的操作有赖于对血管影像和血流动力学改变的正确诊断。准确的靶血管插管、选择适当的栓塞物质、把握栓塞剂的释放方法、随时监测栓塞程度和控制栓塞范围。所以,对术者的综合知识、手眼协调能力、操作的灵巧性、对器材的感知和临床经验等有相当高的要求。

栓塞术前的血管造影检查是十分必要的,是栓塞的基础。没有清晰的血管造影图像和对其正确的认识,栓塞术即是盲目的。

1.血管造影的目的

包括:①明确病变的诊断,即使已有其他影像学甚至病理学资料,亦应对病变从血管造影诊断方面加以研究,主要包括对病变部位和性质的确定,了解血管本身的解剖位置和变异情况;②明确靶动脉的血流动力学改变,主要包括血管的走行、直径、动静脉显影的时间和顺序、血流速度、侧支循环,以及病变的显影程度和造影剂排空时间等,术后造影则是对栓塞程度和范围评估的重要手段。

选择或超选择性靶血管插管水平可影响栓塞术的疗效和并发症的发生率,原则上要求导管应插入欲被栓塞的血管,而尽量避开非靶血管。对于走行迂曲、复杂的靶血管超选择性插管往往很困难,可采用改变插管入路,选用不同形状的超滑导管和超滑、超硬导丝,甚至微导管等,提高超选择性插管的成功率。

栓塞物质的选择是栓塞术的重要一环。选择适当的栓塞物质可提高疗效,减少并发症。

2.选择的原则

包括:①根据靶血管的直径选择适当大小的栓塞物质;②根据治疗目的选择作用不同性质的栓塞物质,如肿瘤的姑息性治疗选用携带化疗药物的微囊、碘油、吸收性明胶海绵等,AVM、动静脉瘘和动脉瘤等的根治性治疗,则选用永久性栓塞物质,出血或肿瘤术前栓塞则可选用中短期栓塞物质。

栓塞物质经导管注入靶血管的过程是完成栓塞术的关键步骤,栓塞过程中术者需始终注视动态影像,手眼动作协调,以控制栓塞剂的准确释放。

3.常用释放栓塞剂的方法

包括:①低压流控法,即导管插入靶血管但并不阻断其血流,以低压注入栓塞物质,由血流将栓塞剂带到血管远端而形成栓塞的方法,常用于颗粒性和液态栓塞物质的释放,其技术关键是在透视监视下低压注入栓塞物质,边注射边观察造影剂流速和流向,一旦流速减慢或明显减慢即意味着靶动脉前端部分或大部分栓塞,造影物质停滞或反流时证实前方血管已近全部堵塞;②阻控法,即以导管端部嵌入靶学管或以球囊导管阻断其血流,然后再注入栓塞物质的方法,多用于液态栓塞物质的释放,有助于减少血流对液态栓塞物质的稀释,亦防止其反流,本技术并不常用;③定位法,即导管准确插入靶动脉的欲被栓塞的部位,然后送出栓塞物质,完成局部栓塞,常用于大型栓塞物质的释放,技术关键是定位准确,选用栓塞物质较被栓血管直径稍大或与动脉瘤腔大小相近,透视下将栓塞物质经导管送入被栓塞的部位,经注入造影剂证实位置正确,方可释放栓塞物质。

(三)栓塞程度的监测和控制

根据病情选择所需的栓塞程度,以取得较好疗效,且对减轻不良反应和并发症也十分重要的。栓塞不足则疗效欠佳,过度栓塞可造成严重并发症。目前对术中栓塞程度和范围的监测,仍主要依靠术者的经验,缺乏实时量化监测的有效手段。术者根据注入造影物质显示靶血管的血流速度判断栓塞程度。一般认为可见流速变慢时栓塞程度达 30%～50%,明显减慢时达 60%～90%,造影剂呈蠕动样前进或停滞则栓塞程度达 90%以上。此种监测方法易受术者经验和血管痉挛等因素影响。分次少量注入造影剂并不断造影复查了解栓塞程度是较好的控制方法。术者必须有一个十分明确的概念,即栓塞剂一旦进入血管是难以取出的,所以宁可注入偏少再追加,而不可过量。

三、临床应用

(一)适应证

(1)止血:特别是动脉性出血,如外伤性盆腔和内脏出血、泌尿系统出血、消化道出血、产科大出血、严重鼻出血和颌面部出血、大咯血、手术后所发生的内出血等(图 3-6)。静脉性出血,主要为保守治疗无效的食管静脉曲张出血,可通过经皮肝穿门脉插管入曲张的胃冠状静脉栓塞止血(图 3-7)。

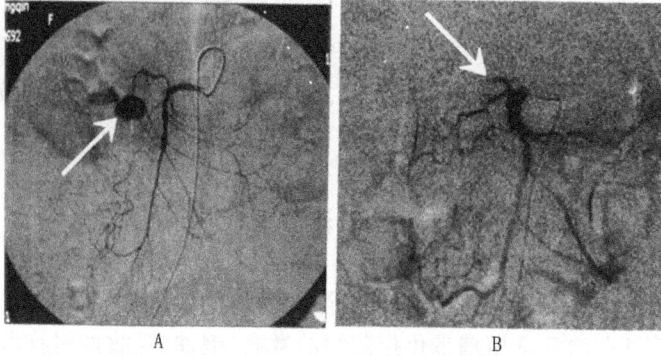

图 3-6　消化道大出血栓塞治疗

A.肠系膜上动脉造影示胰十二指肠下动脉出血(箭头所示)；B.栓塞后造影示造影剂不再溢出(箭头所示)

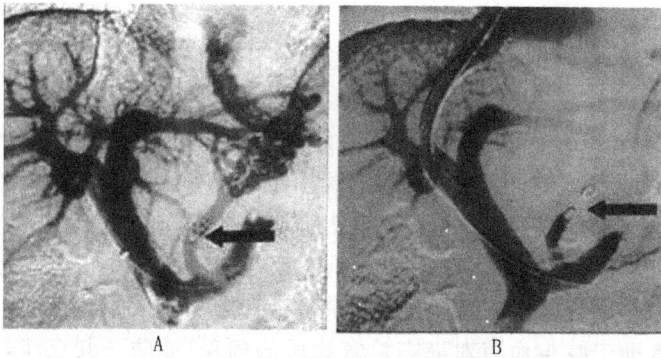

图 3-7　食管静脉曲张大出血栓塞治疗

A.TIPPS 术中造影显示胃冠状静脉及其增粗扩张；B.弹簧圈栓塞后造影
显示冠状静脉主干阻塞,其分支消失(箭头所示),消化道出血得以控制

（2）异常血流动力学的纠正或恢复,如 AVM、动静脉瘘、静脉曲张、动脉瘤。

（3）治疗肿瘤,原则上富血管性实体瘤有明确的供血动脉并可插管到位者,均可通过栓塞其供血动脉,使肿瘤缺血坏死,达到缩小肿瘤体积,减轻或消除由其引起的症状,改善患者生存质量和延长生存期；或减少术中出血、获得二期手术切除机会。某些肿瘤可通过栓塞得以根治(图 3-8)。

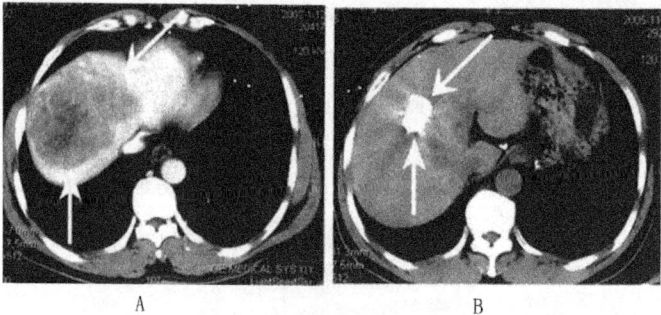

图 3-8　肿瘤栓塞治疗

A.肝右叶实质性肿块,临床诊断为原发性肝癌(箭头所示)；
B.多次 TACE 治疗后肿瘤明显固缩,患者存活近 4 年(箭头所示)

（4）内科性器官切除,如脾功能亢进和巨脾、异位妊娠的栓塞治疗。

（二）禁忌证

（1）难以恢复的肝、肾衰竭和恶病质患者。

（2）导管未能深入靶动脉，在栓塞过程中随时有退出的可能。

（3）导管端部前方有重要的非靶血管不能避开，可能发生严重并发症者。

四、栓塞反应及并发症

血管栓塞术既是介入治疗的一个重要手段，又是一个创伤过程。任何组织、器官的栓塞都或多或少地会引起患者的生理反应和病理变化。但若术前准备充分，介入操作规范，术后处理恰当，则可减轻术后反应的程度，降低并发症，并使患者术后早日康复。

（一）栓塞反应

栓塞反应是指靶器官栓塞后出现的、预料中的症状和体征，多为自然过程，对症处理后可康复。其表现及程度与使用栓塞物质的种类、栓塞水平和程度、不同靶器官有关，轻者可无明显症状和体征，重者可出现栓塞后综合征：①疼痛，栓塞后靶器官缺血损伤，释放致痛物质或局部肿胀刺激包膜引起，疼痛可持续1～10天，并逐渐缓解，但疼痛剧烈者需用镇痛剂，疼痛较严重且持续时间较长者，应注意排除发生并发症的可能。②发热，好发于实质脏器栓塞后和使用吸收性明胶海绵较多者，可能与坏死组织释放的致热物质和坏死组织、明胶等的吸收热有关，体温常在38 ℃左右，脾栓塞时体温可高达39.5 ℃左右，一般坏死组织越多，体温越高，持续时间亦越长，此种反应性发热患者的精神状态常较好，除难以忍受的高热外，在38 ℃以下时，可不予以积极处理，以利于坏死组织的吸收，应注意排除合并感染引起的发热。③消化道反应，主要有恶心、呕吐、食欲下降和腹胀等，多发生于腹部脏器的栓塞治疗后，常持续1～3天，并逐渐好转，仅严重者需对症处理。

（二）并发症

并发症是指术后出现的不期望发生的症状和体征。轻者可通过适当的治疗好转，严重者可致残或致死，应引起重视，尽量避免其发生。

（1）过度栓塞引起的并发症是指栓塞程度和范围过大，尤其是在使用液态栓塞剂和过量使用颗粒或微小栓塞物质时，其后果是造成大范围组织坏死，引起相应的肝衰竭，胃肠、胆管坏死及穿孔，胆汁湖，皮肤坏死，脾液化等。

（2）误栓：是指非靶血管或器官的意外栓塞。其后果与被误栓器官的重要性和误栓程度有关。提高操作技术水平和在有经验的医师指导下进行栓塞可减少或避免其发生。

（3）感染：可发生于所用器材和栓塞剂污染及手术场所消毒不严的情况下，栓塞后大量组织坏死时亦可为感染埋下伏笔。感染常发生在实质性器官，如肝和脾。

五、其他栓塞技术

除用栓塞剂栓塞血管外，还有其他理化方法用于栓塞技术。

（一）电凝法

国外最早由 Philips 于1973年研究。电源多采用直流恒流电源，阳极用不锈钢导丝，也有人用铂金材料，阴极多用外科电刀设备上的接地板。其机制较复杂，一般认为是多种因素综合作用的结果。正常血管壁内、外存在着内负外正的电位差，而血小板、血细胞及蛋白质为负电荷，当使血管壁成内正外负的电压时，电位差倒转，吸附上述负电荷物质沉积而凝血。此外，离子因素、平滑肌收缩与高温因素也可能有关。

1.电凝法的优点

(1)定位精确。

(2)栓塞永久。

(3)无反流性误栓。

(4)不引入异物。

(5)可用于血小板减少或肝素化等。

2.电凝法的缺点

(1)阳极导丝易被腐蚀而断裂。

(2)所需通电时间难以预计。

(3)不锈钢微粒可能脱落。

(4)耗时。

(5)需特殊设备与阳极导丝。

(二)热造影剂注入法

热造影剂注入法即将加热到100 ℃的造影剂通过导管注入靶血管内,引起血管壁损伤,注入后1～5天有血栓形成,2周后出现机化,引起血管永久性闭塞。也可用等渗盐水、葡萄糖液加热后注入,应用造影剂的好处是可在透视监视下注入,避免过量。

(高　志)

第七节　经皮腔内血管成形术

一、历史和发展

经皮腔内血管成形术(percutaneous transluminal angioplasty,PTA)是经皮穿刺血管,置入导丝、球囊导管、支架等器械,再通动脉粥样硬化或其他原因所致的血管狭窄或闭塞性病变的介入治疗技术。

1964 年,Dotter 和 Judkins 采用 12 F 同轴导管系统,经预先穿过病变的导丝的引导,通过了动脉阻塞性和狭窄性病变,在阻塞的部位产生了一个开放的动脉内腔,从而里程碑式地宣告了经皮腔内血管成形术(PTA)的诞生。1974 年,Andreas Gruntzig 发明了聚氯乙烯制成的双腔球囊导管,它以小剖面的球囊导管带入较大剖面的球囊,借助球囊的均匀径向张力将狭窄的管腔扩开,随着这一技术的日趋成熟,PTA 技术在治疗血管阻塞和狭窄性疾病的应用越来越广泛。

在 20 世纪 80 年代后又陆续出现了几种新的血管成形技术,主要是粥样斑切除术、激光血管成形术、血管内支撑器及超声血管成形术等。一些日新月异的新血管影像技术,如血管镜、血管内超声和 CTA、MRA 等对于 PTA 的发展也起到越来越重要的指导和评价作用。现在 PTA 技术可用于全身动脉、静脉、人造或移植血管狭窄闭塞性疾病的治疗,成为此类病变治疗中不可或缺的重要治疗手段(图 3-9,图 3-10)。

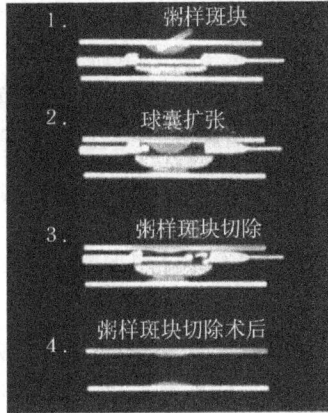

图 3-9　定向冠状动脉粥样斑块切除术

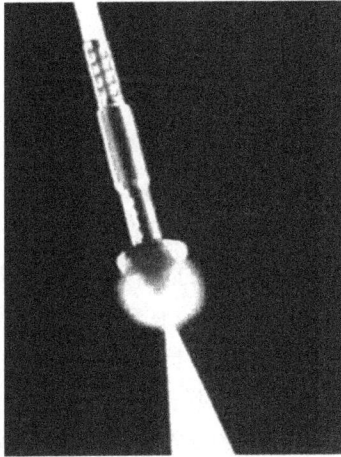

图 3-10　激光血管成形术

二、临床要点

PTA 的机制：充胀的球囊压力造成了狭窄区血管壁内、中膜局限性撕裂，血管壁中膜过度伸展以及动脉粥样斑断裂，从而导致血管壁张力减退和腔径的扩大。激光血管成形术、粥样斑切除术等是利用激光的汽化消融或者机械性内膜切除、吸收设备清除引起血管狭窄的斑块从而治疗血管狭窄、闭塞。PTA 的优点在于对患者创伤小，并发症少，见效快，操作较简便，一旦发生再狭窄可以重复 PTA 治疗。

三、适应症与禁忌症

PTA 原来主要用于肢体血管，以后扩展至内脏动脉，如肾动脉、冠状动脉，并且由动脉发展至静脉，如扩张治疗腔静脉狭窄；治疗人造血管、移植血管的狭窄或闭塞。在疾病的急诊介入治疗中，PTA 主要应用于各种原因所致的急性心血管、脑血管、主动脉、颈部血管、肢体血管、肾血管狭窄闭塞所致的急症治疗。

(一)适应证

(1)中等大小血管或大血管局限、孤立性狭窄。

（2）多发、分散的短段狭窄和闭塞：①动脉粥样硬化及大动脉炎引起的有血流动力学意义的血管狭窄或闭塞。②血管搭桥术后吻合口狭窄及移植血管狭窄。③血管肌纤维不良所致的局限性狭窄。④肾动脉狭窄所致的继发性高血压。⑤原发性下腔静脉膜性狭窄或节段性不完全梗阻。⑥血管移植术前病变血管扩张的辅助措施；或因缺血造成截肢，术前试行挽救肢体或降低截肢的水平。

（二）禁忌证

（1）碘过敏（对碘过敏患者，日前已可用 CO_2 行 DSA 造影）。

（2）严重心律失常，心功能不全。

（3）肝、肾功能不全，或凝血机制异常，凝血功能障碍和治疗后的凝血酶原时间 <40%。

（4）长段狭窄或闭塞、小血管病变、溃疡性狭窄或已有钙化的狭窄或闭塞病变。对肢体动脉而言，闭塞段血管长度超过 10 cm，或为钙化性狭窄，或伴外周小血管病变；对冠状动脉而言，多支病变，或血管腔内有 3 个月以内新鲜血栓，或溃疡性血管狭窄等。

（5）大动脉炎活动期。

四、器械要求和术前准备

（一）器械要求

PTA 技术主要使用各式各样的血管球囊成形导管。包括同轴球囊导管（双腔球囊导管）、快速交换球囊导管、切割球囊导管、激光、热球囊导管等。在 PTA 治疗过程中，能否顺利地操作并达到预期的治疗效果，选择合适的球囊导管至关重要。理想的球囊导管应具有良好顺应性，较小的直径有较大的球囊；球囊膨胀后其顺应性很低，有较强的径向张力及较快的充盈与排空速度。球囊导管可有不同的长度和直径，应根据病变的长度和管腔的直径选用，一般长度应超过狭窄段5～10 mm，直径为正常管腔的110%左右。球囊段有 2～3 个金属标记，表示球囊有效段的两端和中点，常用的球囊膨胀时可耐受 404～1 010 kPa。多数血管成形导管为 5 F，球囊直径为 4～8 mm，双腔型，中孔可通过导丝及注入造影剂，侧孔与球囊相通，可注入造影剂将其膨胀。冠脉与外周小血管的球囊成形导管一般为 3 F，球囊直径 2～6 mm（图 3-11）。

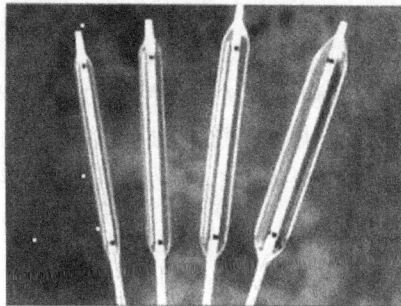

图 3-11　不同直径的球囊

为了减少并发症和预防再狭窄，从术前 3～5 天开始应用抗血小板聚集药物，如阿司匹林100～300 mg（1 次/天）、噻氯匹定 250 mg（2 次/天）或氯吡格雷 75 mg（1 次/天）。

（二）术前准备

介入治疗前应进行全面的体格检查，应进行包括超声、CT、MRI 等详尽的影像学检查，术前的血管造影检查能够提供更为详尽的病变血管解剖，因而是十分必要的。术前的实验室检查包括凝血参数、血小板计数、凝血酶原时间、部分凝血酶原时间和血清肌酐水平。当计划施行肾动脉和髂动脉的 PTA 时,因为存在血管破裂的危险性,推荐进行血型检查。

在 PTA 治疗之前,患者应禁食 8 小时。如果对肾动脉或下肢动脉施行 PTA 术,可在介入治疗之前口服的钙通道阻滞剂(硝苯地平 10 mg)防止动脉痉挛。

五、操作技术和注意事项

(一)操作技术

血管造影确定病变位、程度和侧支供血情况以及狭窄上下方的血压、血流动力学改变后,将造影导管换成球囊导管。将球囊置于狭窄区,球囊的中点应与狭窄的中点相吻合,用压力泵或手推稀释的造影剂充胀球囊。充胀的球囊作用于狭窄的血管,使之发生扩张。透视下显示狭窄段对球囊的压迹(蜂腰征),如压迹在球囊的有效扩张段,可继续加压注入,使压迹消失,一般每次扩张 15~30 秒,必要时可重复 2~3 次,将球囊用注射器抽瘪后,退出。扩张结束后,要复查血管造影,了解血管扩张情况,同时再次测量原狭窄区上下方的血压差以确定扩张治疗的效果。

(二)注意事项

导丝通过狭窄段为 PTA 治疗的关键。对完全性闭塞者,需先打通血管。所选球囊直径与狭窄段两端正常管径相当或稍大 1~2 mm,球囊长度应超过狭窄长度 1~2 cm。术中经导管注入 3 000~5 000 U 肝素行全身肝素化,同时术中给予 1 000 U/h 静脉滴注。治疗术中,在通过狭窄段时,动作轻柔,防止粗暴操作致使血管痉挛、夹层、穿孔、闭塞,导致 PTA 失败。

六、术后处理和疗效判断

(一)术后处理

一般处理同经血管介入治疗。因术中要用肝素抗凝,术后压迫止血时间应足够(15 分钟),无出血后方可加压包扎。术后继续全身肝素化 24~48 小时,现多使用低分子肝素,如速避凝 0.3~0.4 mL,2 次/天,皮下注射,注意检测出凝血时间,使 INR 值在正常的 1.5~2.5 倍,3 天后改服用阿司匹林、氯吡格雷、双嘧达莫等抗血小板药物 3~6 个月。以上处理供参考,应根据患者具体情况,个体化处理。

(二)疗效判断

疗效的评价包括血流动力学评估及临床治疗效果评价。成功的 PTA 治疗应是血流动力学、形态影像学得到改善及临床症状得到缓解。PTA 的近期和远期疗效均较好,髂、肾动脉的 PTA 成功率在 90% 以上,五年平均血管开放率在 70% 以上,冠状动脉单支病变 PTA 成功率在 90% 以上。影响疗效的因素中,除病变部位外,病变性质、病变的解剖与病理学特征、患者全身状况、设备情况以及术者经验等也是重要因素。例如,在肾动脉狭窄中,以纤维肌发育不良的疗效最好,扩张成功率在 90%~95%,临床上高血压治愈和改善率达 93%;其次为动脉粥样硬化症;而多发性大动脉炎的疗效较差。

七、并发症处理原则和预防

PTA 的并发症较少,发生率为 0.76%~3.3%,常见的有以下几种。

(一)穿刺部位血肿形成、出血

这是最常见的并发症,主要原因是术中使用肝素量较大,球囊导管的外径较粗,压迫止血不易充分。为预防该并发症发生,压迫止血必须充分,适当延长压迫时间;或留置导管鞘24小时,既可减少穿刺部位发生血肿的概率,又可以为术后急性血管闭塞的处理提供方便。出现小的血肿不需特殊处理,可自行吸收,较大的血肿影响肢体血液循环,则需外科行血肿清除及动脉穿刺口缝合。

(二)动脉痉挛

动脉痉挛在PTA操作过程中较常见,主要由于操作过程中导丝、导管对血管的刺激,尤其是在操作粗暴、选用器械不当的情况下会增加这种可能。动脉痉挛处理不当可导致血管闭塞,治疗无法完成,因此,在通过迂曲狭窄的血管段时,要求动作轻柔,避免暴力推送;出现动脉血管痉挛,可注入利多卡因2~3 mL或罂粟碱15~30 mg解除痉挛、扩张血管,如疑有血栓形成,可注入尿激酶溶栓。

(三)血管内膜损伤

因为球囊扩张本身就是一个对动脉的损伤的过程,所以,在PTA的操作过程中对血管内膜的损伤是难免的,尤其在动脉硬化的患者。严重的内膜损伤会导致内膜掀起形成夹层,严重的影响血流,甚至导致血管的穿孔。发生夹层或穿孔时,应立即将球囊扩张导管置病变处,充盈膨胀,然后置入血管内支架固定掀起的内膜或急诊外科手术修补治疗。

(四)球囊破裂

球囊破裂可造成动脉切割或急性血栓形成,甚至导致血管破裂,而需急诊手术治疗。术前需了解球囊导管的最大承受压力,术中扩张时最好使用压力表。球囊破裂如为纵向破裂,退管一般是安全的;如为横向破裂,破裂的远端球囊退出时可能折返,推出会有阻力,退出困难需用大血管鞘套取,退出时边退边旋转导管,使破裂顺一个方向有序地套入鞘内后取出。

(五)异位栓塞、远侧端血管闭塞

在PTA操作过程中,穿刺、血管扩张、导丝及导管对血管壁的损伤均可继发血栓形成,操作或经高压注射器造影可致血栓脱落,导致急性的血管闭塞。如出现急性的血管闭塞,可将导管头尽量靠近血栓形成部位灌注溶栓、抗凝药物:尿激酶100万~200万单位;同时给予肝素抗凝;局部溶栓无效,远端肢体可能由此产生缺血坏死。

(六)术后再狭窄

术后再狭窄是PTA治疗后存在的主要问题,PTA术后再狭窄多发生在PTA后数月至1年之内,平均发生率约为30%。主要原因:①PTA是一种损伤血管壁成分的机械治疗方法,术后必然会引起一系列修复反应,球囊扩张的结局具有两重性,内、中膜局限性撕裂造成了血管腔的扩大,血流灌注得以恢复;同时内、中膜撕裂也引起纤维组织增生导致再狭窄。②血管壁的弹性回缩和原有病变的进展导致再狭窄。

为了减少再狭窄,可采取三种措施。

1.改进设备

已研制成新型材料的球囊,可减少对血管的损伤。

2.药物治疗

减少、预防和治疗PTA进程中和PTA后出现的血管痉挛、血小板黏附、血栓形成和内膜纤维细胞增生。常用药物为阿司匹林、肝素、硝苯地平(心痛定)、硝酸甘油以及正在试用的前列腺环素、血栓素合成酶抑制剂等。

3.新技术的应用

经皮血管内支架植入术、超声血管成形术、激光血管成形术等。

八、结语

球囊血管成形术具有微创、并发症少、收效快、操作较简便、可重复性强等优点,在治疗血管阻塞和狭窄性疾病方面有着广泛的应用,但由于其术后再狭窄率较高,正逐渐被以血管内支架成形术、激光血管成形术、粥样斑切除术等为代表的新的血管成形技术所取代,现在更多的是作为血管内支架植入的前期准备和治疗得到应用。

（高　志）

第四章

头颈部DSA技术与介入治疗

第一节 颈部 DSA 造影技术

一、手术操作

（一）颈动脉

包括颈总动脉、颈内动脉、颈外动脉，应用 Seldinger 技术行股动脉穿刺，将所选用的单弯导管插至升主动脉弓，常规先行右侧颈动脉及分支的造影。转动导管，使导管的尖端向上，缓慢地向后拉，使导管尖端抵达无名动脉开口处，然后旋转导管使导管尖端指向内侧，继续推进使其进入右颈总动脉。转动 C 臂，使颈部成侧位像，将导管顶端插至第 4～5 颈椎平面时，根据造影目的将导管送入颈外或颈内动脉，然后注入少量对比剂，证实导管在靶血管后，透视下行造影定位，确认无误后即可造影。左颈总动脉自主动脉弓发出，其主干与主动脉弓约呈锐角，旋转导管使其尖端向上，然后缓慢向后拉动导管，使导管先端进入左颈总动脉开口，并利用回抽和推动等操作技巧，使导管进入左颈总动脉，采用同样的方法将导管送入颈外或颈内动脉进行相应的造影。由于血管扭曲，导管不能顺利进入无名动脉或颈总动脉，可用导丝引导。颈外动脉分支较多，常用超选择性插管进行造影。

（二）椎动脉

任何一侧椎动脉的造影均可获得椎-基底动脉血管像。左椎动脉的开口部和左锁骨下动脉的上行段平行，导管容易进入左椎动脉，也是常用左椎动脉插管造影的原因。将导管推进至主动脉弓部，使导管尖端指向外上方，直指左锁骨下动脉，略向上推进，并旋转导管 180°，使其尖端指向内上方进入左椎动脉，继续向前插进 3～4 cm，注射对比剂后证实为椎动脉，再进行造影位置的定位，即可造影。

右椎动脉因插管困难而较少应用，若有动静脉畸形或烟雾病者，或当左侧椎动脉狭窄、闭塞时，则行右椎动脉插管造影。导管经主动脉弓进入无名动脉后，转动导管使其尖端指向外上方插入右锁骨下动脉，再转动导管使其头端向上，略向后拉导管，使导管头端进入右椎动脉开口，注射对比剂后证实为椎动脉，继续向前插进 3～4 cm，再进行造影位置的定位，即可造影。

二、造影参数选择

对比剂常规选用 300～370 mgI/mL 非离子型对比剂,也可使用浓度为 50％～60％离子型对比剂。主动脉弓造影时,造影参数为:对比剂总量 30～35 mL,流率 18～20 mL/s,压限 600～900 PSI;颈内动脉造影时,对比剂用量 6～8 mL,流率 3～4 mL/s,压限 150～200 PSI;颈外动脉造影时,对比剂用量 5～6 mL,流率 2～3 mL/s,压限 150～200 PSI;超选择性颈外动脉分支造影时,对比剂用量 3～5 mL,流率 2～3 mL/s。椎动脉造影时,对比剂用量 5～7 mL,流率 3～4 mL/s,压限 150～200 PSI。

三、造影体位

颈内动脉造影常规摄取头颅侧位和头位(汤氏位),必要时加左右斜位。侧位为水平侧位,使两外耳孔重合,前颅底骨重叠;汤氏位,透视下观察要使双侧岩骨与眼眶内上缘重叠。颈外动脉造影取正侧位,必要时加左右斜位。椎动脉造影的常规体位是标准侧位和汤氏位。若颈内、外动脉分支不明显,可采用 15°～30°斜位来显示颈内、外动脉的根部。若要了解主动脉弓、头臂动脉、左颈总动脉及椎动脉的起始点分布情况,可采用主动脉弓造影,即左前 45°～60°斜位,可使主动脉弓、头臂干、左颈总动脉及椎动脉显示清晰。

(高　志)

第二节　图像处理与重建

一、3D-DSA 技术

三维旋转数字减影血管造影技术是利用血管造影机的 C 形臂快速旋转过程中对感兴趣区进行造影,再利用三维重建技术对血管进行重建的新技术。能提高动脉瘤的诊断准确性,特别是对瘤体形态、大小、瘤颈及与载瘤血管关系的显示优于 2D-DSA 和旋转 DSA,同时也提高动脉瘤、动脉狭窄和动静脉畸形在治疗时的准确性、安全性,缩短手术时间,减少患者和操作者的X线辐射剂量。3D-DSA 的主要重建技术如下。

(一)最大密度投影(MIP)

MIP 可 360°全方位旋转,血管影像清晰,原始信息丢失较少,主要用于血管直径和动脉瘤直径测量,可以较精确的显示血管之间的解剖关系,不会使微弹簧圈产生伪影,因此,对弹簧圈大小、形态的选择,尤其对第一个弹簧圈选择有重要意义,同时 MIP 还可以显示动脉瘤微弹簧圈栓塞后形成的钢圈与血液的界面,确认栓塞的程度与效果。

(二)表面阴影成像(SSD)

在 MIP 重建的基础上,设置适当的图像阈值而形成立体感较强的图像,主要用于整体血管三维重建,但若图像阈值设置不恰当,则会使细小的血管消失,使某些血管影像模糊;也有可能丢失一些重要的小血管或重建一些原来不存在的解剖关系,同时也有可能使弹簧圈产生伪影。选择适当的图像阈值,可以提高图像细节的分辨能力。

（三）容积再现（VRT）

它是血管壁在一定程度上透明化，使血管表面与深部结构同时立体地显示，血管图像清晰、逼真。可以发现血管内壁上的硬化斑块及透视出血管壁上动脉瘤或其分支的开口。

（四）仿真内窥镜（VE）

根据 3D 图像，选取病变血管，通过仿真内窥镜，可以观察血管腔内情况，显示动脉瘤瘤颈在载瘤动脉的开口，有无动脉瘤瘤腔内起源的正常动脉及其某些动静脉瘘的瘘口（图 4-1）。

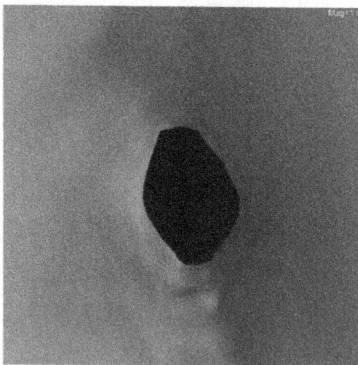

图 4-1　仿真内镜截图

（五）虚拟支架置入术

在有待进行支架置入的病变血管时，通过虚拟支架功能的运行，能形象地展示支架置入的效果，可清晰地模拟显示内支架置入后的情况，包括支架置入的位置、大小是否合适，支架贴壁情况，封闭部位是否合适等。如不合适可再次更换支架，直至欲置入支架十分适合时，再选择同样支架置入体内，使实际支架置入获得一个良好的治疗效果。另外，对于颅内动脉瘤，尤其是宽颈动脉瘤，既要置入支架同时又需要弹簧圈的栓塞，应用虚拟支架置入系统，除了可以显示支架置入后的情况外，还可以利用工作站的处理，清晰显示瘤腔的大小，这样更容易确定第一次微弹簧圈置入的大小，使微弹簧圈不因过小而不能充分成篮；也不因过大挤压支架使之变形。因此，利用虚拟支架系统可达到事半功倍的效果（图 4-2）。

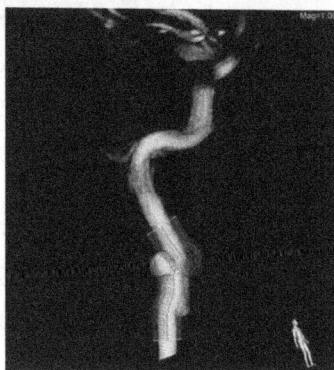

图 4-2　虚拟支架示意图

（六）重建缩放功能

3D 重建后有些细微病变不能显示清楚，可通过重建缩放功能获得满意的效果。重建缩放功能是当重建是以较小容积进行时，重建结果会扩大，容积显示表面大小则保持不变，又称新建重建。增加图像的容积，扩大图像细节，对动脉瘤表面上或膨大的血管团上的可疑血管能有效地甄别（图 4-3）。

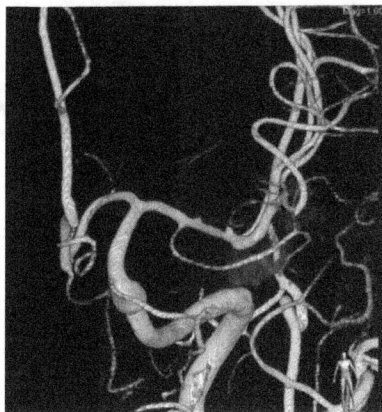

图 4-3 二次重建示意图

二、3D 路途功能

在旋转造影后,只要在 3D 状态,可以根据工作站选定的位置,进入 ACC 状,当你旋转某个需要的图像时,机器会自动旋转至相应的位置。采用 3D 路途,既可进行微导管及导丝的进入,又可以旋转 C 臂进行动态路途,为脑部血管病变的治疗提供方便。

三、C 臂 CT 功能

称类 CT 功能或血管 CT,是继普通 CT 之后的一种新技术,利用 C 臂的旋转,FPD 的数据采集,通过计算机对采集来的数据进行重建,将二维投影图像变换成三维目标图像,获得 CT 图像。在脑血管治疗中,有时会有动脉瘤的再次破裂、出血等意外情况的发生,在常规 DSA 的治疗中若出现此类事件的发生,必须把患者送入 CT 室进行 CT 扫描,来确定出血程度及采取相应的治疗措施,甚至中断治疗。采用类 CT 功能,即可在 DSA 检查或治疗中及时进行 CT 扫描,可快速获得结果,为治疗提供更大的保证。同时在每次治疗结束后,也可以进行 CT 扫描,确保治疗的安全性。

C 臂 CT 功能的应用既保证手术的安全又为并发症治疗赢得了时间,降低了并发症对脑组织的损害,是脑血管病变的介入治疗必须具备的功能(图 4-4)。

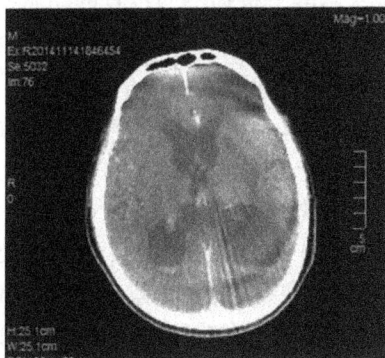

图 4-4 C 臂 CT 图

(高 志)

第三节　头颈部相关病变的介入治疗

一、颅内病变的介入治疗

(一)颅内血管病变

1.颅内动脉瘤

颅内动脉瘤未破裂时,可不出现蛛网膜下腔出血的一些临床症状,有些脑动脉瘤是在其他的检查中偶然被发现。当颅内动脉瘤破裂时,以蛛网膜下腔出血为主要临床症状,若不及时治疗则危及生命。动脉瘤的好发部位,主要在血管的分叉部、以粗血管分叉处最多。动脉瘤的治疗方法,以往以外科手术为主,采用阻断动脉瘤的血供,即用动脉夹对动脉瘤进行夹闭,对人体的损害比较大。随着神经介入技术水平的提高、介入材料的不断发展,越来越多的动脉瘤都趋向介入的微创手术。这就要求在DSA的造影中不但要发现动脉瘤的形态、大小、位置等,更重要的是要对瘤体与载瘤动脉的关系、瘤颈的大小,进行测量与评估,决定采用相应的手术。

临床上颅内出血的患者,先行CT、MRI检查,对蛛网膜下腔出血者行CTA、MRA进行初步诊断,最后行DSA检查。对蛛网膜下腔出血者行DSA检查时要进行多血管、多部位的造影,尤其对病变侧的血管,有时也要进行压颈试验,评价颅内动脉的交通情况。DSA的摄影关键是显示动脉瘤与载瘤动脉的关系,瘤体的形态、大小。对于动脉瘤大小的测定,可放入比例尺或采用标准钢球作为测量的校正值,但球的放置位置因X线放大率的不同而存误差。新的DSA设备中进行旋转造影并3D重建,采用3D图像的自身测量系统,其测量值会更为准确性。在常规的造影中,可采用蒙片的方式确定载瘤动脉、动脉瘤与骨的位置关系,有利于开放手术的定位。通过DSA检查既可明确动脉瘤的位置、形态、大小与方向,与载瘤动脉的关系,可以确定对动脉瘤的治疗方案,采用开放手术还是介入手术。若采用介入手术,则可在造影的同时直接进行手术。介入治疗的具体流程是:①疑有脑动脉瘤者先行CTA或MRA检查,既可进行预先诊断,也可以初步检查瘤体的位置、形态、大小,以及与载瘤动脉的关系。②全脑血管造影:进一步确诊,并确定治疗的方法。③栓塞治疗:在全身麻醉下根据不同位置的动脉瘤,将微导管超选择性进入动脉瘤内,依据瘤体形态、大小,选用不同形态与大小的弹簧圈,通过手控的方式将弹簧圈送入动脉瘤内进行栓塞治疗。最后通过造影确认栓塞的程度与效果。

颅内动脉瘤形态较多,大小不等,位置不同,不同部位的动脉瘤显示的角度、体位不同。下面对几种具有代表性的颅内动脉瘤病例做一简单介绍。

前交通动脉瘤造影与介入治疗:前交通动脉瘤在头位(汤氏位)上与大脑前动脉重叠,同时又是A_1与A_2的交界处,在侧位上与大脑中动脉重叠,需要通过正侧或斜位及瓦氏位将其显示出来。根据瘤体的偏向采用不同的倾斜方向与角度,一般斜位角度不宜太大,约15°。根据瘤体的指向不同,采用头位或足位,以显示瘤颈与载瘤动脉的关系,角度为20°~25°。通过旋转造影及3D重建,可显示动脉瘤与载瘤动脉的关系。

介入治疗:在造影的基础上,选择动脉瘤的最佳显示位置,依据瘤体的形态与大小选择相应的弹簧圈,进行动脉瘤的栓塞。栓塞后进行造影复查,评估栓塞的效果(图4-5)。

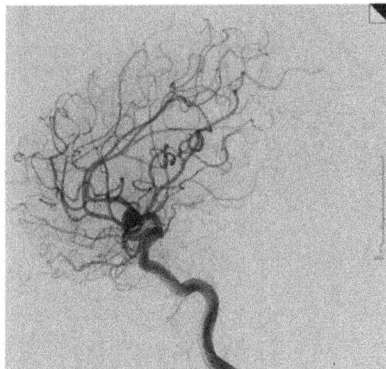

图 4-5 前交通动脉瘤

后交通动脉瘤造影与介入治疗：颈内动脉的后交通动脉瘤，在 DSA 检查中，多数在正位像与颈内动脉重叠，但大多数情况用侧位图像可以作出诊断。在标准侧位上可显示动脉瘤的颈部、后交通动脉分叉部及其他分支血管。若不能清晰显示时，可采用侧位加头位或足位及其它位置进行造影。有条件者应行旋转 DSA，通过 3D 成像，可充分显示动脉瘤的瘤颈与载瘤动脉的关系。

介入治疗：在造影的基础上，选择动脉瘤的最佳显示位置，依据瘤体的形态与大小选择相应的弹簧圈，进行动脉瘤的栓塞。栓塞后进行造影复查，评估栓塞的效果（图 4-6）。

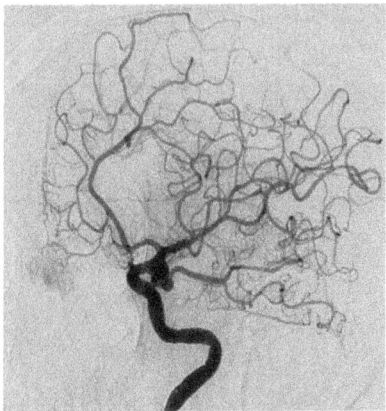

图 4-6 后交通动脉瘤

大脑中动脉分叉部动脉瘤造影与介入治疗：大脑中动脉分叉部的动脉瘤采用正位像可以显示出来，侧位像与大脑前动脉重叠，斜位更能显示瘤颈与载瘤动脉的关系，值得注意的是右（左）侧动脉瘤采用左（右）前斜位有时会取得更好的效果。由于大脑中动脉分叉部的动脉瘤在分叉血管处，血管容易相互重叠，不易显示瘤颈与载瘤动脉的关系，需进行多位置的摄影。若使用旋转 DSA 加 3D 重建，能明确地显示大脑中动脉及其末梢血管与动脉瘤的关系。

介入治疗：在造影的基础上，选择最佳显示位置，依据瘤体的形态、大小、瘤颈宽窄及载瘤血管的关系，选择相应的弹簧圈进行动脉瘤的栓塞。栓塞达到一定程度后进行造影，观察栓塞的情况，防止弹簧圈对载瘤动脉的影响。栓塞后进行造影复查，评估栓塞的效果（图 4-7）。

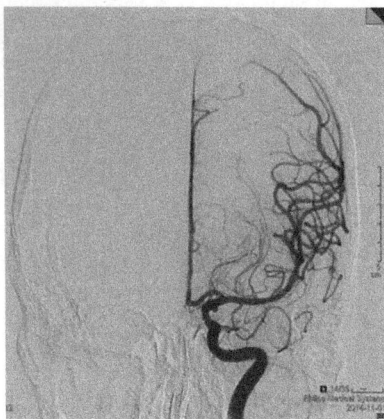

图 4-7　大脑中动脉瘤

　　基底动脉前端的动脉瘤造影与介入治疗：这部分的动脉瘤大多数发生在基底动脉前端与左右大脑后动脉交叉的部位，采用头位就可以观察到瘤体的形态。有些动脉瘤会向左或右进行偏离，要观察到瘤颈与载瘤动脉的关系，则需要头位加左右斜位（角度 10°～15°）。侧位上因与大脑后动脉的影像重叠，观察瘤颈较困难。有时采用标准头颅正位也可较好显示瘤体的形态，根据瘤体的指向不同，采用头位或足位，以显示瘤颈与载瘤动脉的关系，角度 10°～15°。通过旋转造影及 3D 重建，可显示动脉瘤与载瘤动脉的关系。

　　介入治疗：在造影的基础上，依据瘤体的形态与大小选择相应的弹簧圈，选择最佳位置进行动脉瘤的栓塞。栓塞后进行造影复查见图 4-8。

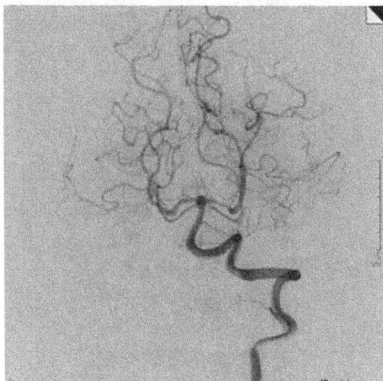

图 4-8　基底动脉瘤

　　2.脑动静脉畸形造影与介入治疗

　　脑动静脉畸形是一种先天性局部脑血管发生的变异，病变部位的动脉直接与静脉相接，形成了脑动、静脉之间的短路，产生一系列脑血流动力学上的改变，临床上可表现为反复的颅内出血、部分性或全身性抽搐发作、短暂脑缺血发作及进行性神经功能障碍等。脑动静脉畸形有供血动脉与引流静脉，其大小与形态多种多样。可发生于脑的任何部位，病灶左右侧分布基本相等。90％以上位于小脑幕上。动静脉畸形在 DSA 检查时，动脉与静脉的直接吻合易于发现，在血管造影的图形上可以看到异常的血管团，扩张的静脉。

　　为了明确畸形血管与周围血管的关系，DSA 检查时应分别进行颈内、颈外动脉和椎动脉造影。每次造影必须充分显示静脉的回流情况，以掌握畸形血管多支供血及多支分流情况，有利于介入治疗。摄影体位用颈动脉、椎动脉的常规造影体位,后颅窝处的病变追加头颅前后位。造影的关键是使动脉早期的图像显示清晰,同时要观察动脉期、实质期及静脉期,尤其动、静脉的交界处,畸形静脉的走向,分支血管的流向。也要对非畸形侧血管进行造影,观察畸形静脉的侧支情况,为介入治疗提供可靠的依据。

介入治疗:在全身麻醉下进行 DSA 造影,明确畸形团的位置、供血动脉数量及引流静脉的情况,选择最佳显示位置,根据畸形团不同的供血动脉,将微导管超选择性插入供血动脉,通过造影确认微导管的位置,注射对比剂核实畸形团供血状态,无误后再注入组织胶(目前多采用 onyx 或外科胶 G-NB-2)将畸形血管栓塞。大多情况下,需要进行多支畸形血管的栓塞,最后通过造影确认栓塞的程度与效果(图 4-9)。大多数 AVM 有较多动静脉沟通,不可能栓塞所有的供应动脉或瘘口,而且动脉栓塞不全者往往复发。有些 AVM 的栓塞,达不到对所有的畸形血管进行栓塞,仅做部分或大部分血管的栓塞,栓塞的程度因畸形团的大小不同而不同。

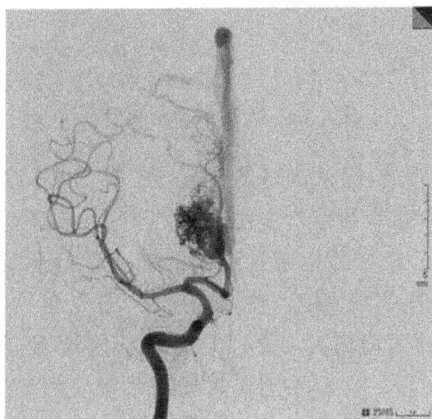

图 4-9　动静脉畸形

3.脑血管狭窄的造影与介入治疗

由于动脉硬化形成斑块,使脑部血管管腔变小,血流量减少,脑组织供血不足,产生一系列临床症状。这种狭窄常发生在脑部较大的动脉内,以大脑中动脉的 M1 段和大脑前动脉的 A1 段为多见,较小血管的狭窄在 DSA 的检查中一般难以显示。DSA 摄影的关键是注意观察动脉壁的不规整、狭窄、闭塞情况,采集其动脉期及静脉期的影像。发现狭窄的血管,应对狭窄段进行放大造影,有利于提高测量狭窄血管的长度、狭窄程度的精确度。

介入治疗:通过造影确认狭窄血管的长度、狭窄的程度,无症状的狭窄大于 75% 则需要治疗。测量病变血管的直径、狭窄的长度,选择相应的球囊扩张支架。将导管超选择性插入病变血管,再将带有支架的球囊送入病变部位,通过造影或在路途的标志下,打开球囊,释放支架。再次造影评估支架释放位置及血管再通的程度(图 4-10)。

4.硬脑膜动静脉瘘(DAVF)造影与介入治疗

硬脑膜动静脉瘘是硬脑膜内的动静脉沟通或动静脉瘘,是海绵窦、横窦、乙状窦等硬膜窦及其附近动静脉间的异常交通,为颅内外供血动脉与颅内静脉窦沟通,多见于成年人。硬脑膜动静脉瘘的供血动脉为颈内动脉、颈外动脉或椎动脉的脑膜支,血液分流入静脉窦。由于动脉血液直接流入静脉窦而导致静脉窦内血液动脉化及静脉窦内压力增高,从而使得脑静脉回流障碍甚至逆流,出现头痛、搏动性耳鸣、颅内压增高、脑代谢障碍、血管破裂出血等临床表现。进行 DSA 检查时,需要对颈外动脉、颈内动脉分别进行造影,必要时进行超选择性造影,明确主要的供血动脉及回流的静脉。

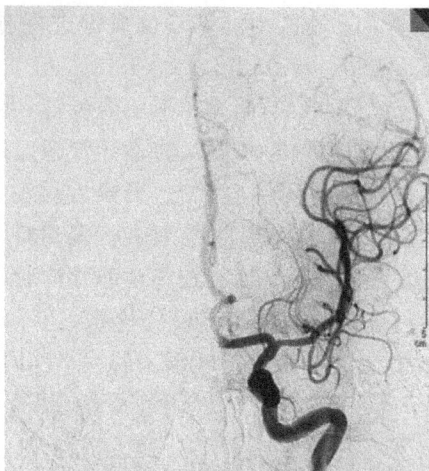

图 4-10　大脑中动脉狭窄

介入治疗:根据 DSA 检查情况,确认瘘口的位置,既可经动脉途径也可经静脉途径栓塞。经动脉栓塞是经股动脉穿刺插管,使导管进入供血动脉的主干,再超选择性插管,把微导管插至供血动脉远端近瘘口处进行栓塞。经静脉栓塞是经股静脉或颈静脉、经眼上静脉和术中穿刺静脉窦或引流静脉 3 种栓塞方法。采用"三明治"技术注射法,即先在导管中注满 5% 的葡萄糖,再用 1 mL 注射器抽取 0.9 mL 5% 的葡萄糖,0.1 mL 的 IBCA,使栓塞剂夹在 5% 的葡萄糖中注入畸形团中,防止栓塞剂在导管内凝固。目前采用液态栓塞系统(ONYX),在注射胶之前要确定导管先端是否在畸形团里,确认无误后进行注射。

先用 DMSO 封管后缓慢注入 Onyx 胶进行栓塞,边注射边进行观察,防止胶体向其他血管飘散导致非靶血管的闭塞。也可采用外科胶(G-NB-2)加碘油进行栓塞,但需要用 5% 的葡萄糖进行导管的冲洗,防止外科胶与血管黏合。注射完毕后应尽快撤出导管,防止导管被粘住拔不出来。再行造影复查,评估栓塞的程度与效果(图 4-11)。

5.海绵静脉窦瘘造影与介入治疗

这种疾病多由外伤引起,因外伤骨折导致颈内动脉在海绵静脉窦处发生破裂,与海绵静脉窦之间形成的动静脉瘘称为颈内动脉海绵静脉窦瘘(carotid cavernous fistula,CCF)。其症状为一侧的眼结膜充血及眼球突出,可闻及与心跳一致的血管杂音。DSA 检查需要对颈内、外动脉进行选择性血管造影,DSA 摄影的关键是显示动脉早期、静脉瘘口及静脉回流的图像。造影时采用常规对比剂的用量,颅内血管显影效果较差,甚至不能显示,因颈内动脉直接与海绵窦连接,对比剂因海绵窦的分流,进不了颈内动脉远端的分支,产生"偷流现象"。为了使颈内动脉的分支血管也能显示,对比剂用量要比常规剂量要大,其造影参数为:对比剂用量 10～12 mL,流率 8～10 mL/s,压限 200～300 PSI。采用旋转造影并 3D 重建,更能找出瘘口的位置(图 4-12)。

介入治疗:根据 DSA 检查情况,确认瘘口的位置。根据瘘口的大小选择相应大小的球囊。将球囊(balloon)装在导管前端,转动导管使球囊进入颈内动脉的瘘孔,由于动静脉在瘘口有压差,漂浮的球囊随血流易进入海绵静脉窦内。当球囊进入海绵静脉窦之后使之膨胀、堵住瘘孔,同时进行颈内动脉造影,确认堵塞的程度。一旦确认瘘孔被堵塞,则释放球囊,复查造影确认治疗效果(图 4-13)。一般采用球囊栓塞瘘口,或采用弹簧圈栓塞海绵窦瘘口,甚至可采用覆膜支架直接覆盖颈内动脉的破口,达到治疗的目的。

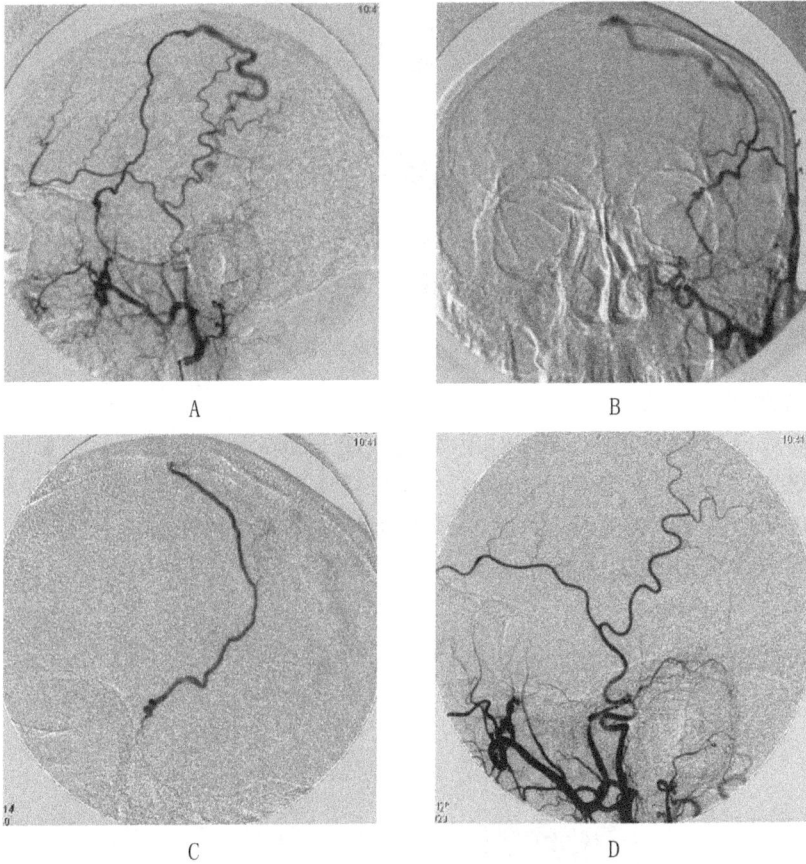

A

B

C

D

图 4-11 **硬脑膜动静脉瘘**

A.栓塞前侧位;B.栓塞前正位;C.栓塞中;D.栓塞后

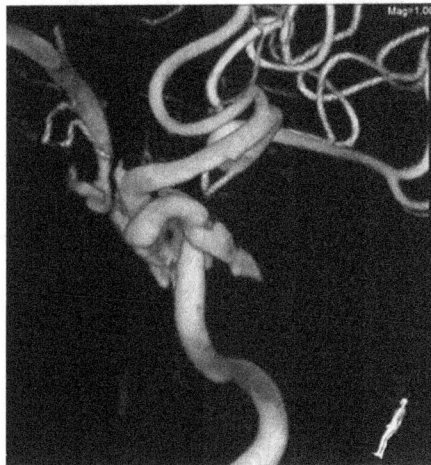

图 4-12 **海绵静脉窦瘘** 3D **图像**

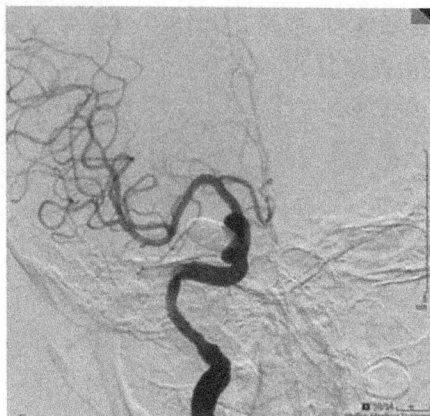

图 4-13　海绵静脉窦瘘

(二)颅内肿瘤

对颅脑肿瘤进行 DSA 检查时,必须对颈内动脉、颈外动脉和椎动脉分别造影,颈内动脉、椎动脉通常取常规体位。但后颅窝有肿瘤时,颈外动脉需正位造影,采用与椎动脉正位同样体位,更能将病变部位显示出来。根据肿瘤发生的部位,有时候也需要行椎动脉造影,多用患侧造影为好,尤其是恶性肿瘤应行多血管造影,了解肿瘤的分别情况。但后颅窝内有肿瘤时,也需进行双侧造影(图 4-14)。

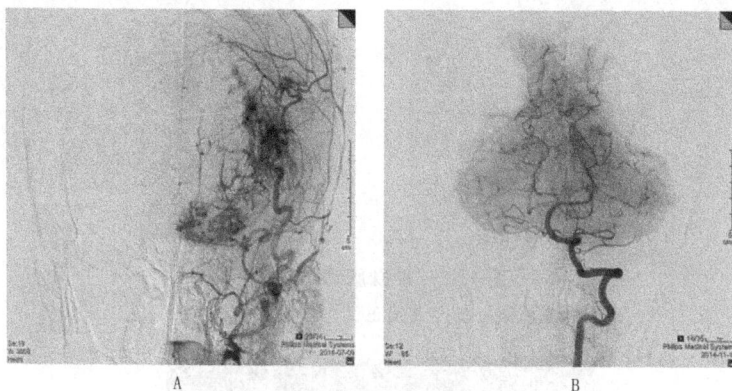

图 4-14　颅内肿瘤
A.恶性肿瘤;B.良性肿瘤

由于 CT、MRI 对颅内肿瘤的诊断有较大的价值,DSA 的检查具有创伤性,目前对于颅内肿瘤的诊断与治疗,采用介入手段相应较少。关于对比剂注入条件,只要不是特殊的狭窄及闭塞,采用常规的条件注入。为了使肿瘤染色明显,也可适当增加对比剂的总量,减少流速。各血管的注射参数见表4-1。

表 4-1　各血管的注射参数

部位	注射速率(mL/S)	注射总量(mL)	注射压力(PSI)
颈内动脉	3～7	9～12	200～300
颈外动脉	3～4	5～6	200～300
椎动脉	3～4	7～8	200～300

二、头颈部病变的造影与介入治疗

(一)鼻出血

多由鼻部外伤、鼻腔疾病、高血压、缺乏维生素 C 或 K 以及伤寒等急性传染病引起,血液从鼻孔流出而成鼻出血,鼻出血亦称为鼻流血。鼻出血量多时,又称为鼻洪或鼻大衄。也就是常见的出鼻血。常规治疗采用止血药,前后鼻孔填塞等对症治疗,若经保守治疗效果不佳者可采用介入栓塞治疗。即经皮股动脉穿刺导管插入靶血管,使用栓塞物质对靶血管进行栓塞,达到止血的治疗目的。

方法:采用 seldinger 技术进行股动脉穿刺,并置放 5F、6F 的动脉鞘,以导丝作向导将 5F 的单弯导管送入颈外动脉,先行颈外动脉造影,明确瘤体的供血情况,确认供血动脉,再行超选择性插管,使导管进入靶血管。当进入目标血管后,应先在导管内注入少量对比剂,证实导管的位置后方可进行造影。颈外动脉造影参数:8～10 mL,流率 2～3 mL/s,压限 200～300 PSI。颌动脉造影参数:5～6 mL,流率 2～3 mL/s,压限 200～300 PSI。确认出血或病变血管后才能注射栓塞剂进行栓塞。要考虑对侧是否有血供,需要对对侧进行同样的造影,必要时也进行栓塞。根据不同的病变性质采用相应的栓塞材料,如 PVA 颗粒、吸收性明胶海绵等。栓塞后 3～5 分钟进行造影复查,核实栓塞情况。若栓塞不满意,则加大栓塞剂再进行栓塞,当造影见到供血的血管断流时,栓塞成功(图 4-15)。

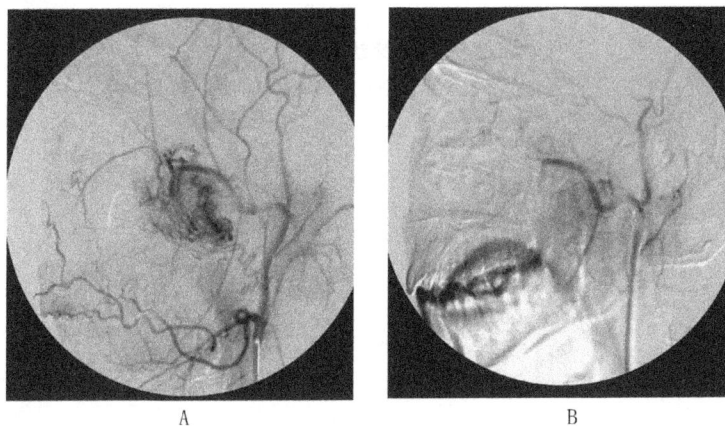

图 4-15　**鼻出血**
A.血管瘤;B.栓塞后

(二)颈部血管狭窄

颈内动脉系统病变导致脑缺血是以大脑半球和眼部症状为主,如对侧上肢、面部产生轻度偏瘫、失语,对侧偏身感觉障碍等;椎基动脉缺血,主要为脑干、小脑、大脑枕叶等产生一些相应症状;头臂动脉狭窄或闭塞产生脑和手臂缺血的一些症状。临床上多以彩色多普勒超声诊断为初步诊断,辅以 CTA 检查,确定病变的部位,血管狭窄长度及闭塞程度。

方法:DSA 为血管病变诊断的金标准,既可进行进一步的检查,同时可行血管的腔内治疗。采用 seldinger 技术进行股动脉穿刺,并置入 5F、6F 的动脉鞘,以导丝作向导将 5F 的单弯导管插入腹主动脉,继而进入胸主动脉,在升主动处进行主动脉弓的造影,以了解弓部各血管的供血情况,再将导管选择性的送入内、颈外及椎动脉进行造影,再行超选择性插管,使导管进入靶血管。行 DSA 造影,判断血管狭窄或闭塞的程度。一般行颈总动脉造影,造影参数:6～8 mL,流率 4～6 mL/s,压限 200～300 PSI。

介入治疗:通过造影确认狭窄血管的长度、狭窄的程度,测量病变血管的直径、狭窄的长度,选择相应的球囊扩张支架。为防止狭窄段血管内的斑块脱离进入颅内血管产生栓塞,在进行球囊扩张前,应先对颈内动脉远端进行保护,在进入球囊前,先在颈内动脉远端即狭窄段远端置入栓塞保护器并打开,防止因球囊扩张后动脉斑块脱落导致脑梗死,再行球囊扩张。通过精确定位后扩张球囊,释放支架。支架植入后再次行 DSA 检查,了解血管再通情况(图 4-16)。回收保护器,结束手术。

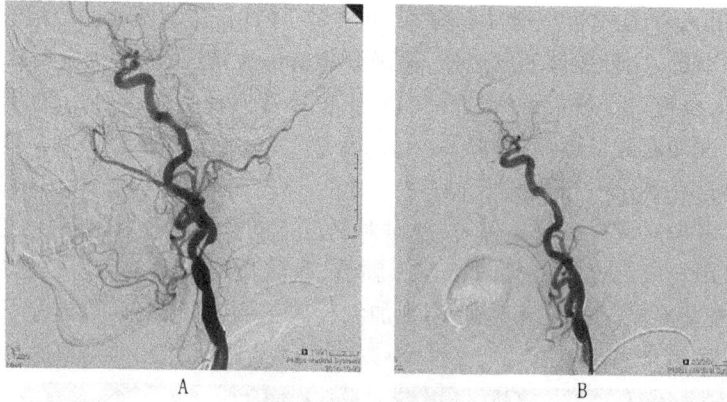

图 4-16　颈动脉狭窄
A.颈内动脉狭窄;B.狭窄治疗后

（高　志）

第五章

胸部疾病的X线诊断

第一节　气管与支气管疾病的 X 线诊断

一、气管与支气管炎

(一)概述

气管与支气管炎是由生物、物理、化学刺激或过敏等因素引起的气管与支气管黏膜炎症。临床症状主要为咳嗽和咳痰。可分为急性与慢性两种。

(二)局部解剖

气管起于环状软骨下缘(平第 6 颈椎体下缘),向下至胸骨角平面(平第 4 胸椎体下缘),分为左、右主支气管,其分叉处称气管杈。左主支气管细而长,嵴下角大,斜行。右主支气管短而粗,嵴下角小,走行较直。主支气管进入肺门后,左主支气管分上、下两支,右主支气管分上、中、下3 支,进入相应的肺叶,称肺叶支气管。肺叶支气管再分支即肺段支气管(图 5-1)。

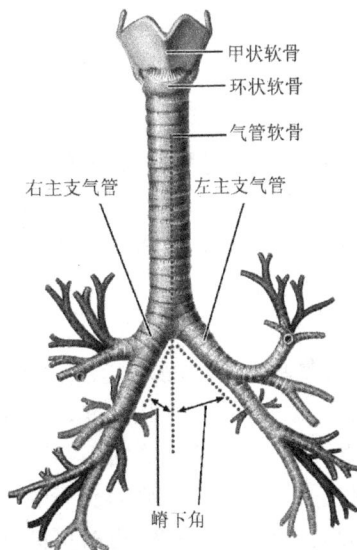

图 5-1　支气管树解剖图

（三）临床表现与病理基础

急性气管与支气管炎，起病急，通常全身症状较轻，可有发热。初为干咳或少量黏液痰，随后痰量增多，咳嗽加剧，偶伴血痰。听诊可闻及散在干、湿啰音，咳嗽后减少或消失。呼吸道表现在2～3周消失，如反复发生或迁延不愈，可发展为慢性支气管炎。慢性支气管炎以咳嗽、咳痰为主要症状，患者每年发病持续3个月，连续2年或2年以上，并除外引起慢性咳嗽、咳痰的其他疾病。急性气管与支气管炎：气管、支气管黏膜充血水肿，淋巴细胞和中性粒细胞浸润；同时可伴纤毛上皮细胞损伤脱落；黏液腺体肥大增生。

（四）X线表现

早期X线检查阴性，当病变发展到一定阶段，胸片上可出现某些异常征象，主要表现为肺纹理增多、增粗、增强、紊乱、扭曲及变形。由于支气管增厚，当其走行与X线垂直时可表现为平行的线状致密影，即"轨道"征。肺组织的纤维化表现为条索状或网状阴影。弥漫性肺气肿表现为肺野透亮度的增加，肋间隙增宽，心脏垂直，膈低平。小叶中心性肺气肿表现为肺透亮度不均匀，或形成肺大泡。肺组织的纤维化也可导致肺动脉压力过高，累及心脏，使肺动脉段隆凸、右心室肥厚增大（图5-2）。

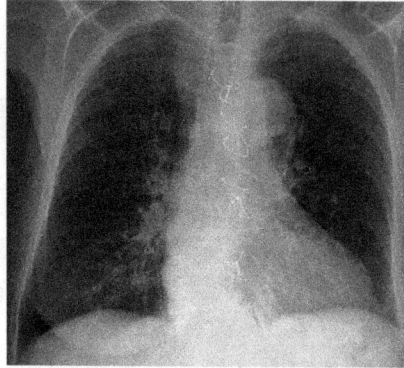

图5-2　支气管炎X线影像表现
双肺纹理增多、增强、增粗、紊乱

二、支气管扩张

（一）概述

支气管扩张为较常见的慢性呼吸道疾病，是指支气管管腔超过正常范围的永久性或不可逆转性改变。分先天性和继发性两种，以后者居多。继发性支气管扩张大多继发于急、慢性呼吸道感染和支气管阻塞后，反复发生支气管炎症、致使支气管壁结构破坏，引起支气管异常和持久性扩张。

（二）临床表现与病理基础

主要为慢性咳嗽、咳大量浓痰、反复咯血、反复肺部感染和慢性感染中毒症状等，其严重度可用痰量估计：轻度，<10 mL/d；中度，10～150 mL/d；重度，>150 mL/d。50%～70%的患者有程度不等的咯血，咯血量与病情严重程度、病变范围有时不一致。患者反复感染常表现为同一肺段反复发生肺炎并迁延不愈。早期或干性支气管扩张可无异常肺部体征，病变重或继发感染时常可闻及下胸部、背部固定而持久的局限性粗湿啰音，有时可闻及哮鸣音。支气管扩张常常是位于段或亚段支气管管壁的破坏和炎性改变，受累管壁的结构，包括软骨、肌肉和弹性组织破坏被纤维组织替代。

肉眼可见支气管壁明显增厚,伴有不同程度的变形,管腔可呈囊、柱状或梭状扩张。扩张的管腔内常有黏液充塞、黏膜明显炎症及溃疡,支气管壁有不同程度破坏及纤维组织增生。镜下可见支气管壁淋巴细胞浸润或淋巴样结节,黏液腺及淋巴细胞非常明显。支气管黏膜的柱状上皮常呈鳞状上皮化生。支气管壁有不同程度的破坏,甚至不能见到正常结构,仅见若干肌肉及软骨碎片。管壁上有中性粒细胞浸润,周围肺组织常有纤维化、萎陷或肺炎等病理基础。一般炎性支气管扩张多见于下叶。由于左侧总支气管较细长,与气管的交叉角度近于直角,因此痰液排出比右侧困难,特别是舌叶和下叶基底段更是易于引流不畅,导致继发感染,伴随支气管行走的肺动脉可有血栓形成,有的已重新沟通。支气管动脉也可肥厚、扩张。支气管动脉及肺动脉间的吻合支明显增多。病变进展严重时,肺泡毛细血管广泛破坏,肺循环阻力增加,最后可并发肺源性心脏病、甚至心力衰竭。

(三)X 线表现

支气管扩张在透视或平片肺部可无异常表现,有的表现为肺纹理增多、紊乱或呈网状、蜂窝状,还可见支气管管径明显增粗的双轨征或者不规则的杵状致密影。扩张的支气管表现为多发薄壁囊状空腔阴影,其内常有液平面。病变区可有肺叶或肺段范围肺不张,表现为密度不均的三角致密影,其内可见柱状、囊状透光区及肺纹理聚拢。继发感染时显示小片状和斑点状模糊影,或大片密度增高影,常局限于扩张部位。经治疗可以消退,易反复发作。因此,支扩、肺部感染、肺不张三者常并存,且互为因果(图 5-3)。

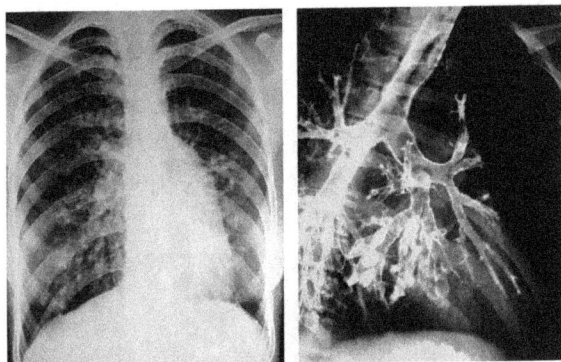

图 5-3　支气管囊状扩张 X 线影像表现

三、先天性支气管囊肿

(一)概述

先天性支气管囊肿是胚胎发育时期气管支气管树分支异常的罕见畸形,分为纵隔囊肿、食管壁内囊肿和支气管囊肿。可为单发或多发,大小可从数毫米至一厘米占据一侧胸廓的 $1/3 \sim 1/2$。纵隔支气管囊肿大多位于隆突附近,通过蒂与一侧支气管相连。通常为孤立性,多位于后纵隔,中纵隔次之,上纵隔最少。可因周围结构的压力产生症状。

(二)临床表现与病理基础

婴幼儿的纵隔囊肿可压迫大气道引起呼吸困难,哮鸣或持续性咳嗽,运动时明显加重。一些成人的纵隔支气管囊肿可长到很大而没有症状。出现的症状或体征大多数是由于继发感染引起,或者由囊肿压迫周围组织或器官引起。胚芽发育障碍发生在气管或主支气管分支阶段形成的囊肿。

位于纵隔内,称为支气管囊肿;发生在小支气管分支阶段的发育障碍形成的囊肿,多数位于肺组织内,称为肺囊肿。支气管肺囊肿多见于下叶,两肺分布均等;纵隔支气管囊肿大多位于隆突附近,通过蒂与一侧支气管相连通常为孤立性,后纵隔多见,中纵隔次之,上纵隔最少。囊肿为单房或多房,薄壁,内覆呼吸性上皮,通常充满黏液样物质。囊壁可含黏液腺、软骨、弹性组织和平滑肌。

(三)X 线表现

单发囊肿一般下叶比上叶多见,而多发囊肿可见一叶、一侧或者双侧肺。

1.含液囊肿

呈圆形、椭圆形或分叶状;高密度影,密度均匀,出血者可见钙化;边缘光滑锐利,有时囊壁可见弧形钙化,周围肺组织清晰;深呼、吸气相囊肿形态大小可改变;邻近胸膜无改变。

2.含气囊肿

薄壁环状透亮影,囊肿壁厚度 1 mm 左右;囊肿越大壁越薄;囊壁内外缘光滑且厚度均匀一致;透视下或呼吸相摄片,可见其大小和形态有改变;与支气管相通处活瓣性阻塞,则形成张力性含气囊,同侧肺纹理受压集中,且被推向肺尖或肋膈区,纵隔向健侧移位;有时含气囊肿可见有间隔,表现为多房性。

3.液气囊肿

囊肿内可见液气平面;感染后囊壁增厚;反复感染后囊壁可有纤维化改变;并发感染则在其周围可见斑片状浸润影,与周围肺组织发生粘连,可是其形态不规则;位于叶间胸膜附近的肺囊肿感染时,可见局部叶间胸膜增厚。

4.多发性肺囊肿

多见于一侧肺;多为含气囊肿,大小不等,占据整侧肺时,称为蜂窝肺或囊性肺;少数可见小的液平面,立位可见高低不平的多个液平面;囊壁薄而边缘锐利,感染后囊壁可增厚且模糊;通常伴有胸膜增厚;肺体积减小(图 5-4)。

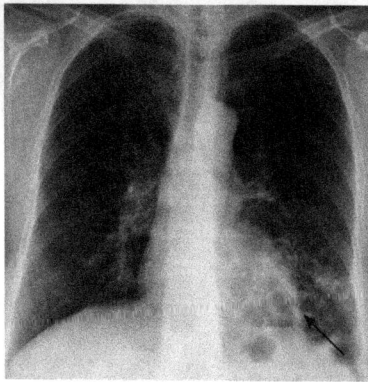

图 5-4　支气管囊肿 X 线影像表现
左下肺多发囊状影(箭头所示),内见液平

四、气管、支气管异物

(一)概述

气管、支气管异物为临床常见急症。异物可存留在喉咽腔、喉腔、气管和支气管内,引起声嘶、呼吸困难等,右支气管较粗短长,故异物易落入右主支气管。本病 75% 发生于 2 岁以下的儿童。

(二)临床表现与病理基础

异物所在部位不同,可有不同的症状。喉异物:异物进入喉内时,出现反射性喉痉挛而引起吸气性呼吸困难和剧烈的刺激性咳嗽。如异物停留于喉入口,则有吞咽痛或咽下困难。如异物位于声门裂,大者出现窒息,小者出现呛咳及声嘶、呼吸困难、喉鸣音等。如异物为小膜片状贴于声门下,则可只有声嘶而无其他症状。尖锐异物刺伤喉部可发生咯血及皮下气肿。气管异物:异物进入气道立即发生剧烈呛咳,并有憋气、呼吸不畅等症状。随着异物贴附于气管壁,症状可暂时缓解;若异物轻而光滑并随呼吸气流在声门裂和支气管之间上下活动,可出现刺激性咳嗽,闻及拍击音;气管异物可闻及哮鸣音,两肺呼吸音相仿。如异物较大,阻塞气管,可致窒息。此种情况危险性较大,异物随时可能上至声门引起呼吸困难或窒息。支气管异物:早期症状和气管异物相似,咳嗽症状较轻。植物性异物,支气管炎症多较明显即咳嗽、多痰。呼吸困难程度与异物部位及阻塞程度有关。大支气管完全阻塞时,听诊患侧呼吸音消失;不完全阻塞时,可出现呼吸音降低。

(三)X 线表现

气管、支气管异物在影像学中的具体表现,通常会和异物形状、异物大小以及异物性质、停滞时间、感染与否等因素息息相关。

1.直接征象

金属、石块及牙齿等不透 X 线的异物在 X 线胸片上可显影。根据阴影形态可判断为何种异物。正位及侧位胸片能准确定位。密度低的异物在穿透力强的正位胸片、斜位胸片及支气管体层片上引起气道透亮阴影中断;间接征象:非金属异物在 X 线上不易显示,根据异物引起的间接征象而诊断。

2.气管内异物

异物引起呼气性活瓣梗阻时,发生阻塞性肺气肿,使两肺含气增多。由于吸气时进入肺内的气体比正常情况少,胸腔负压增大,引起回心血量增多,故心脏阴影增大,同时膈肌上升。呼气时因气体不能排除,胸内压力增高,使心影变小,膈下降。这些表现与正常情况相反。

3.主支气管异物

一侧肺透光度增高:呼气性活瓣阻塞时患侧透明度升高,肺血管纹理变细;纵隔摆动:透视或者拍摄呼气、吸气相两张对比判断。呼气性活瓣阻塞时纵隔在呼气相向健侧移位,吸气时恢复正常位置。吸气性活瓣阻塞时纵隔在吸气相向患侧移位,呼气时恢复正常位置;阻塞性肺炎和肺不张:支气管阻塞数小时后可发生小叶性肺炎,较长时间的阻塞后发生肺不张。阻塞性肺炎表现为斑片状阴影,肺纹理增粗、密集、模糊。肺不张后,肺体积缩小,呈致密阴影。长期肺不张引起支气管扩张和肺纤维化,使阴影的密度不均匀;其他改变:肺泡因剧烈咳嗽时内压增高而破裂,肺间质内有气体进入发生间质性肺气肿,气体沿间质间隙进入纵隔而发生纵隔气肿,表现为纵隔旁带状低密度影,继之发生颈部气肿,面、头、胸部皮下气肿。气体从纵隔破入胸腔发生气胸。

4.肺叶支气管异物

早期为阻塞性肺炎,为反复发生或迁延不愈的斑片状阴影。发生肺不张后肺体积缩小、密度增高,病变发生在相应的肺叶内(图 5-5)。

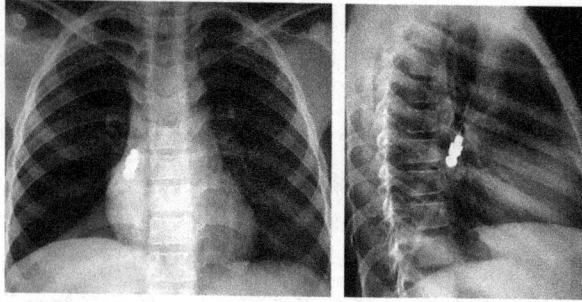

图 5-5　右侧中间段支气管异物 X 线影像表现

（桑桂萍）

第二节　胸膜疾病的 X 线诊断

一、胸膜炎

（一）概述

胸膜炎又称"肋膜炎"，是胸膜的炎症。胸膜炎是致病因素（通常为病毒或细菌）刺激胸膜所致的胸膜炎症。胸腔内可有液体积聚（渗出性胸膜炎）或无液体积聚（干性胸膜炎）。炎症消退后，胸膜可恢复至正常，或发生两层胸膜相互粘连。由多种病因引起，如感染、恶性肿瘤、结缔组织病、肺栓塞等。

（二）局部解剖

胸膜是衬覆于胸壁内面、膈上面、纵隔两侧面和肺表面等处的一层浆膜。被覆于胸壁内面、纵隔两侧面和膈上面及突至颈根部等处的胸膜部分称壁胸膜，覆盖于肺表面的称脏胸膜，两层胸膜之间密闭、狭窄、呈负压的腔隙称胸膜腔。壁、脏两层胸膜在肺根表面及下方互相移行，肺根下方相互移行的两层胸膜重叠形成三角形的皱襞称肺韧带。

壁胸膜依其衬覆部位不同分为以下 4 部分。

（1）肋胸膜是衬覆于肋骨、胸骨、肋间肌、胸横肌及胸内筋膜等诸结构内面的浆膜，其前缘位于胸骨后方，后缘达脊柱两侧，下缘以锐角反折移行为膈胸膜，上部移行为胸膜顶；膈胸膜覆盖于膈上面，与膈紧密相贴、不易剥离；纵隔胸膜衬覆于纵隔两侧面，其中部包裹肺根并移行为脏胸膜，纵隔胸膜向上移行为胸膜顶，下缘连接膈胸膜，前、后缘连接肋胸膜；胸膜顶是肋胸膜和纵隔胸膜向上的延续，突至胸廓入口平面以上，与肺尖表面的脏胸膜相对，在胸锁关节与锁骨中、内 1/3 交界处之间，胸膜顶高出锁骨上方 1～4 cm，经锁骨上臂丛麻醉或针刺时，为防止刺破肺尖，进针点应高于锁骨上 4 cm。

（2）脏胸膜是贴附于肺表面，并伸入至叶间裂内的一层浆膜。因其与肺实质连接紧密故又称肺胸膜。

（3）胸膜腔是指脏、壁胸膜相互移行，二者之间围成的封闭的胸膜间隙，左、右各一，呈负压。胸膜腔实际是个潜在的间隙，间隙内仅有少许浆液，可减少摩擦。

（4）胸膜隐窝是不同部分的壁胸膜返折并相互移行处的胸膜腔，即使在深吸气时，肺缘也达不到其内，故名胸膜隐窝。主要包括肋膈隐窝、肋纵隔隐窝和膈纵隔隐窝等。①肋膈隐窝左右各一，由肋胸膜与膈胸膜返折形成，是胸膜隐窝中位置最低、容量最大的部位。深度可达两个肋间隙，胸膜腔积液常先积存于肋膈隐窝。②肋纵隔隐窝位于心包处的纵隔胸膜与肋胸膜相互移行处，因左肺前缘有心切迹，所以左侧肋纵隔隐窝较大。③膈纵隔隐窝位于膈胸膜与纵隔胸膜之间，因心尖向左侧突出而形成，故该隐窝仅存在于左侧胸膜腔（图 5-6）。

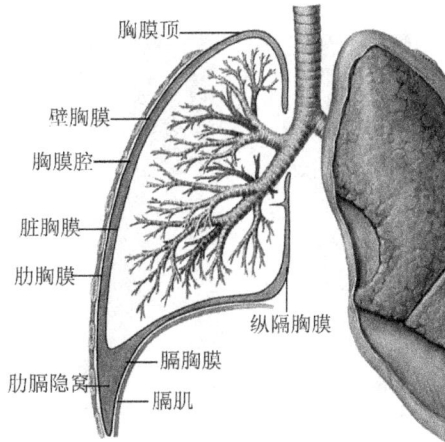

图 5-6　胸膜局部解剖图

(三)临床表现与病理基础

胸膜炎最常见的症状为胸痛。胸痛常突然出现，程度差异较大，可为不明确的不适或严重的刺痛，可仅在患者深呼吸或咳嗽时出现，亦可持续存在并因深呼吸或咳嗽而加剧。亦可表现为腹部、颈部或肩部的牵涉痛。胸膜炎是致病因素刺激胸膜所致的胸膜炎症，使胸膜充血、水肿，白细胞浸润并有多数内皮细胞脱落，胸膜面失去其原来的光泽。胸膜纤维蛋白渗出，致使胸膜增厚粗糙。

(四)X 线表现

急性期主要表现为胸腔游离积液或包裹性积液，部分患者并发支气管胸膜瘘则可见气液平面。积液量少时可见肋膈角变钝。慢性期主要表现为胸膜增厚、粘连，甚至钙化，使患侧肋间隙变窄，胸廓塌陷，纵隔移向患侧，横膈上升。胸膜钙化时在肺野边缘呈片状、不规则点状或条状高密度影。包裹性胸膜炎时，胸膜钙化可呈弧线形或不规则环形。

二、胸膜间皮瘤

(一)概述

胸膜间皮瘤为胸膜原发性肿瘤，是来源于脏层、壁层、纵隔或横膈四部分胸膜的肿瘤。国外发病率高于国内，各为 0.07%～0.11% 和 0.04%。死亡率占全世界所有肿瘤的 1% 以下。近年有明显上升趋势。50 岁以上多见，男女之比为 2∶1。与石棉接触有关。目前，恶性型尚缺乏有效的治疗方法。

(二)临床表现与病理基础

局限型者可无明显不适或仅有胸痛、活动后气促；弥漫型者有较剧烈胸痛、气促、消瘦等。患侧胸廓活动受限，饱满，叩诊浊音，呼吸音减低或消失，可有锁骨上窝及腋下淋巴结肿大。由于间皮瘤细胞形态的多样性,光镜下恶性间皮瘤组织学分型尚不统一。世界卫生组织曾将弥漫性恶性间皮瘤分为上皮型、肉瘤型和混合型。电镜检查示瘤细胞表面及瘤细胞内腔面有细长的蓬发样微绒毛,胞浆内丰富的张力微丝及糖原颗粒,有双层或断续的基底膜,瘤细胞间有较多的桥粒为恶性间皮瘤的超微结构特征。

(三)X 线表现

难以显示小的病灶,有时仅可见胸腔积液。病变较大时可以显示突入肺野的结节,呼吸时随肋骨运动(图 5-7)。

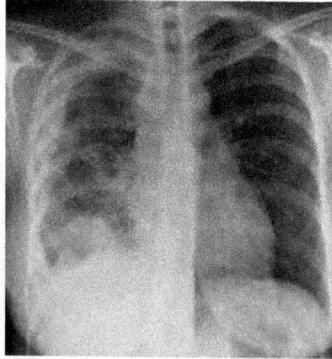

图 5-7　胸膜间皮瘤 X 线影像表现

三、气胸与液气胸

(一)概述

气胸是指气体进入胸膜腔,造成积气状态,称为气胸。通常分为三大类:自发性气胸、创伤性气胸和人工气胸。自发性气胸是由于肺部疾病使肺组织和脏层胸膜破裂,或由于靠近肺表面的微小泡和肺大疱破裂,肺和支气管内空气进入胸膜腔所致。液气胸则是指气胸的同时伴有胸腔内积水。

(二)临床表现与病理基础

起病大多急骤,典型症状为突发胸痛、继而胸闷或呼吸困难,并可有刺激性干咳。也有发病缓慢,甚至无自觉症状。部分患者发病前有用力咳嗽、持重物、屏气或剧烈活动等诱因,也有不少患者在正常活动或安静休息时发病。症状轻重取决于起病急缓、肺萎缩程度、肺原发疾病以及原有心肺功能状况等。胸体征视积气多少而定。少量气胸可无明显体征,气体量多时患侧胸部饱满,呼吸运动减弱,触觉语颤减弱或消失,叩诊鼓音,听诊呼吸音减弱或消失。肺气肿并发气胸患者虽然两侧呼吸音都减弱,但气胸侧减弱更明显。大量气胸时纵隔向健侧移位。右侧大量气胸时肝浊音界下移,左侧气胸或纵隔气肿时在左胸骨缘处听到与心跳一致的咔嗒音或高调金属音。当患者出现发绀、大汗、严重气促、心动过速和低血压时应考虑存在张力性气胸。

(三)X 线表现

可对气胸及液气胸作出诊断,并可判断肺组织被压缩的程度。气胸区无肺纹理,为气体密度。少量气胸时,气胸区呈线状或带状,可见被压缩肺的边缘,呼气时显示较清楚。大量气胸时,气胸区可占据肺野的中外带,内带为压缩的肺,呈密度均匀软组织影。同侧肋间隙增宽,横膈下降,纵隔向健侧移位,对侧可见代偿性肺气肿。

(桑桂萍)

第三节　肺部先天性疾病的 X 线诊断

一、先天性肺发育不全

(一)概述

肺先天性发育不全可根据其发生程度分为 3 类。①肺未发生:一侧或双侧肺缺如;②肺未发育:支气管原基呈一终端盲囊,未见肺血管及肺实质;③肺发育不全:可见支气管、血管和肺泡组织但数量和/或容积减少。患者可能伴发肺血管及其他畸形病变。先天性肺发育不全的主要原因可能是胸内肺生长发育的有效容量减少,最常见的原因是膈疝——一侧膈肌不能关闭,腹腔脏器疝入胸腔,从而影响肺的发育。

(二)局部解剖

肺位于胸腔内,在膈肌的上方、纵隔的两侧。肺的表面被覆脏胸膜,透过胸膜可见许多呈多角形的小区,称肺小叶,其发炎称小叶性肺炎。正常肺呈浅红色,质柔软呈海绵状,富有弹性。成人肺的重量约等于自己体重的 1/50,男性为 1 000~1 300 g,女性为 800~1 000 g。健康男性成人两肺的空气容量为 5 000~6 500 mL,女性小于男性。

两肺外形不同,右肺宽而短,左肺狭而长。肺呈圆锥形,包括一尖、一底、三面、三缘。肺尖钝圆,经胸廓上口伸入颈根部,在锁骨中内 1/3 交界处向上突至锁骨上方达 2.5 cm。肺底坐于膈肌上面,受膈肌压迫肺底呈半月形凹陷。肋面与胸廓的外侧壁和前、后壁相邻。纵隔面即内侧面与纵隔相邻,其中央有椭圆形凹陷,称肺门。膈面即肺底,与膈相毗邻。前缘为肋面与纵隔面在前方的移行处,前缘角锐利,左肺前缘下部有心切迹,切迹下方有一突起称左肺小舌。后缘为肋面与纵隔面在后方的移行处,位于脊柱两侧的肺沟中。下缘为膈面与肋面、纵隔面的移行处,其位置随呼吸运动而显著变化。

肺借叶间裂分叶,左肺的叶间裂为斜裂,由后上斜向前下,将左肺分为上、下两叶。右肺的叶间裂包括斜裂和水平裂,它们将右肺分为上、中、下三叶。肺的表面有毗邻器官压迫形成的压迹或沟。如:两肺门前下方均有心压迹;右肺门后方有食管压迹,上方是奇静脉沟;左肺门上方毗邻主动脉弓,后方有胸主动脉(图 5-8)。

(三)临床表现与病理基础

严重病例出生后即死亡。主要表现为呼吸困难,甚至呼吸窘迫,以及长期反复呼吸道感染,体检可见患侧胸廓塌陷,活动度减弱,叩诊呈浊音,听诊呼吸音减低或消失,患者可伴有其他先天性畸形的临床表现,如肾功能不全等。病情轻微者可能无明显临床症状仅于常规 X 线胸片检查时发现。

(四)X 线表现

肺的发育异常通常表现为患侧片状密度均匀密度增高影,无肺纹理,患侧膈肌抬高,肋间隙变窄,纵隔偏向患侧;健侧代偿性肺气肿,血管纹理增粗。按肺发育状况具体分为如下几种。①一侧肺不发育:患侧胸腔无含气肺组织及支气管影,纵隔向患侧移位,健侧肺代偿气肿或伴发肺纵隔疝;②一侧肺发育不全:患侧部分肺膨胀不全,或呈均匀致密影,纵隔向患侧移位;③肺叶发育不全:肺内密实影尖端指向肺门,支气管造影可见支气管扩张(图 5-9)。

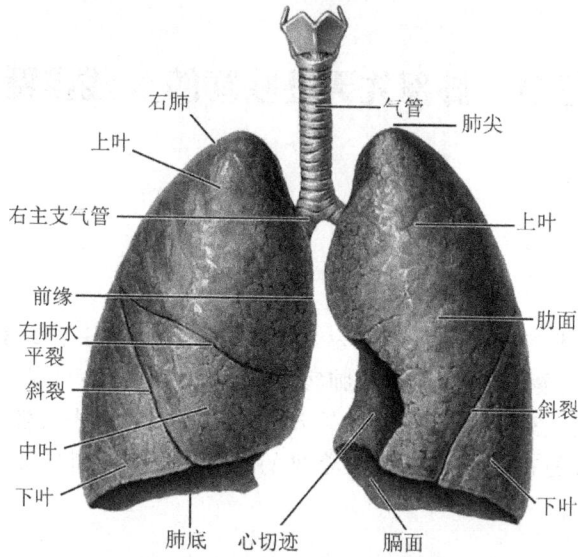

图 5-8　肺局部解剖

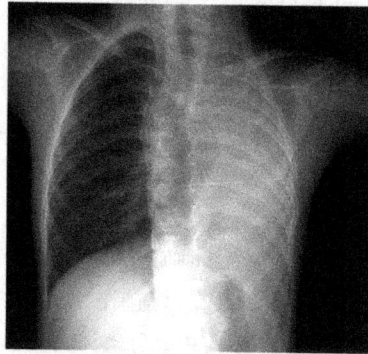

图 5-9　先天性肺发育不全 X 线表现

二、肺隔离症

(一)概述

肺隔离症是一种先天畸形,指没有功能的胚胎性、囊肿性肺组织从正常肺隔离出来。一般不与呼吸道相通连,供血动脉来自主动脉(胸主动脉或腹主动脉分支)。可分为两型:叶内型及叶外型,叶内型较多见,病肺与其邻近正常肺组织被同一脏层胸膜所覆盖,可发生在任何肺叶内,但多见于肺下叶。尤以左侧后基底段为多。叶外型较少见,病部位于其邻近正常肺组织的脏层胸膜外,多数位于左肺下叶与横膈之间。

(二)局部解剖

局部解剖同图 5-8。

(三)临床表现与病理基础

病肺初始阶段可不与正常支气管相通,可无任何症状,仅在 X 线检查时发现胸内有肿块状阴影。可出现咳嗽、咳痰、发热和反复肺感染等症状。肺隔离症是肺的发育畸形,部分肺组织与主体肺分隔,并形成无功能囊性肿块。可分为叶内型和叶外型两种,叶内型即病肺周围是正常肺组织,二者有共同的胸膜包裹,与正常支气管系统相通,并有来自体循环的异常动脉,本型约60％位于左侧,几乎均在下叶的后基底段。叶外型者病变部分有自身的胸膜,也有来自体循环的异常动脉,多在肺下韧带内,同时有肺动脉、肺静脉回流至奇静脉、半奇静脉和门脉系统,病变部位的支气管与正常的支气管不相通,故不具呼吸功能。

(四)X线表现

肺野下叶后基底段近脊柱旁圆形或类圆形密度增高影少数有分叶状,边界清晰,密度较均匀,常合并感染,与气道相通时可见囊状影像,可见气液平。胸片主要是发现病灶及位置(图 5-10)。

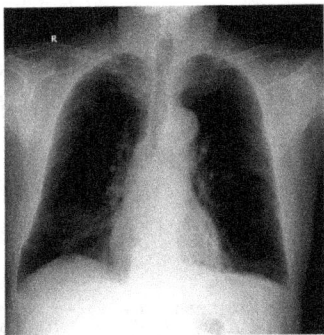

图 5-10　肺隔离症 X 线表现

(桑桂萍)

第四节　肺部感染性病变的 X 线诊断

一、大叶性肺炎

(一)概述

病原体先在肺泡引起炎症,经肺泡间孔向其他肺泡扩散,致使部分肺段或整个肺段、肺叶发生炎症改变。典型者表现为肺实质炎症,通常并不累及支气管。致病菌多为肺炎链球菌。

(二)局部解剖

局部解剖图同图 5-8。

(三)临床表现与病理基础

起病急骤,寒战、高热、胸痛、咳嗽、咳铁锈色痰。早期肺部体征无明显异常,重症者可有呼吸频率增快、鼻翼翕动、发绀等。实变期可有典型体征,如患侧呼吸运动减弱,语颤增强,叩诊浊音,听诊呼吸音减低,有湿啰音或病理性支气管呼吸音。

大叶性肺炎其病变主要为肺泡内的纤维素性渗出性炎症(图 5-11)。一般只累及单侧肺,以下叶多见,也可先后或同时发生于两个以上肺叶。典型的自然发展过程大致可分为 4 个期。充血水肿期:主要见于发病后 1～2 天。肉眼观,肺叶肿胀、充血,呈暗红色,挤压切面可见淡红色浆液溢出。镜下,肺泡壁毛细血管扩张充血,肺泡腔内可见浆液性渗出物,其中见少量红细胞、嗜中性粒细胞、肺泡巨噬细胞。渗出物中可检出肺炎链球菌,此期细菌可在富含蛋白质的渗出物中迅速繁殖。红色肝变期:一般为发病后的 3～4 天进入此期。肉眼观,受累肺叶进一步肿大,质地变实,切面灰红色,较粗糙。胸膜表面可有纤维素性渗出物。镜下,肺泡壁毛细血管仍扩张充血,肺泡腔内充满含大量红细胞、一定量纤维素、少量嗜中性粒细胞和巨噬细胞的渗出物,纤维素可穿过肺泡间孔与相邻肺泡中的纤维素网相连,有利于肺泡巨噬细胞吞噬细菌,防止细菌进一步扩散。灰色肝变期:见于发病后的第 5～6 天。肉眼观,肺叶肿胀,质实如肝,切面干燥粗糙,由于此期肺泡壁毛细血管受压而充血消退,肺泡腔内的红细胞大部分溶解消失,而纤维素渗出显著增多,故实变区呈灰白色。镜下,肺泡腔渗出物以纤维素为主,纤维素网中见大量嗜中性粒细胞,红细胞较少。肺泡壁毛细血管受压而呈贫血状态。渗出物中肺炎链球菌多已被消灭,故不易检出。溶解消散期:发病后 1 周左右,随着机体免疫功能的逐渐增强,病原菌被巨噬细胞吞噬、溶解,嗜中性粒细胞变性、坏死,并释放出大量蛋白溶解酶,使渗出的纤维素逐渐溶解,肺泡腔内巨噬细胞增多。溶解物部分经气道咳出,或经淋巴管吸收,部分被巨噬细胞吞噬。肉眼观,实变的肺组织质地变软,病灶消失,渐近黄色,挤压切面可见少量脓样混浊的液体溢出。病灶肺组织逐渐净化,肺泡重新充气,由于炎症未破坏肺泡壁结构,无组织坏死,故最终肺组织可完全恢复正常的结构和功能。

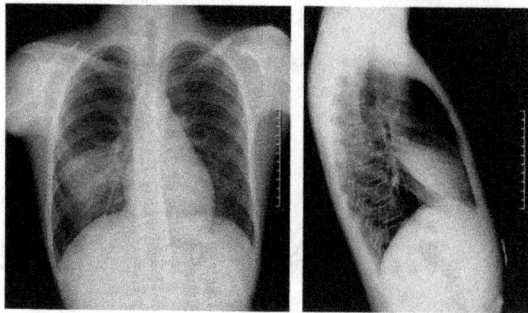

图 5-11 大叶性肺炎 X 线影像表现
可见大片状高密度影

二、支气管肺炎

(一)概述

病原体经支气管入侵,引起细支气管、终末细支气管及肺泡的炎症,常继发于其他疾病。其病原体有肺炎链球菌、葡萄球菌、病毒、肺炎支原体以及军团菌等。

(二)临床表现与病理基础

主要为发热、咳嗽、呼吸困难和发绀,全身中毒症状,肺部可闻及中、小湿啰音等。重症者,以上症状体征明显加重,可有呼吸衰竭,心力衰竭,中毒性脑病、脱水性酸中毒、中毒性肠麻痹,中毒性肝炎,还可并发脓胸、脓气胸、肺脓肿、肺大泡和败血症等。

病理可分为一般性和间质性两大类。一般性支气管肺炎主要病变散布在支气管壁附近的肺泡,支气管壁仅黏膜发炎。肺泡毛细血管扩张充血,肺泡内水肿及炎性渗出,浆液性纤维素性渗出液内含大量中性粒细胞、红细胞及病菌。病变通过肺泡间通道和细支气管向周围邻近肺组织蔓延,呈小点片状的灶性炎症,而间质病变多不显著。有时小病灶融合起来成为较大范围的支气管肺炎,但其病理变化不如大叶肺炎那样均匀致密。后期在肺泡内巨噬细胞增多,大量吞噬细菌和细胞碎屑,可致肺泡内纤维素性渗出物溶解吸收、炎症消散、肺泡重新充气。间质性支气管肺炎主要病变表现为支气管壁、细支气管壁及肺泡壁的发炎、水肿与炎性细胞浸润,呈细支气管炎、细支气管周围炎及肺间质炎的改变。蔓延范围较广,当细支气管壁上细胞坏死,管腔可被黏液、纤维素及破碎细胞堵塞,发生局限性肺气肿或肺不张。病毒性肺炎主要为间质性肺炎。但有时灶性炎症侵犯到肺泡,致肺泡内有透明膜形成。晚期少数病例发生慢性间质纤维化,可见于腺病毒肺炎。

(三)X线表现

支气管肺炎又称小叶性肺炎,其典型X线表现为:病变多见于两肺中下肺野的内、中带;病变具有沿支气管分布的特征,多呈斑点及斑片状密度增高影,边界不清,可以融合呈大片状,液化坏死后可见空洞形成。当支气管堵塞时,可有节段性肺不张形成。支气管肺炎吸收完全,肺部组织可完全恢复,久不消散的则会引起支气管扩张等(图5-12)。

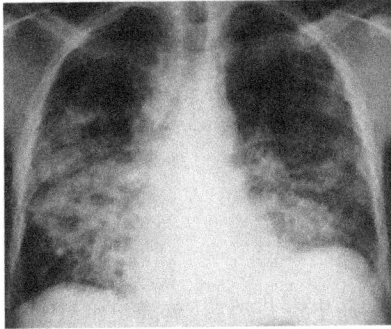

图5-12　支气管肺炎X线影像表现
右中下肺及左下肺见斑片状密度增高影,边界不清

三、间质性肺炎

(一)概述

以弥漫性肺实质、肺泡炎和间质纤维化为病理基本改变,以活动性呼吸困难、X线胸片示弥漫阴影、限制性通气障碍、弥散功能降低和低氧血症为临床表现的不同类疾病群构成的临床病理实体的总称。炎症主要侵犯支气管壁肺泡壁,特别是支气管周围血管周围小叶间和肺泡间隔的结缔组织,而且多呈坏死性病变。

(二)临床表现与病理基础

起病常隐匿,病程发展呈慢性经过,机体对其最初反应在肺和肺泡壁内表现为炎症反应,导致肺泡炎,最后炎症将蔓延到邻近的间质部分和血管,最终产生间质性纤维化,导致瘢痕产生和肺组织破坏,使通气功能降低。继发感染时可有黏液浓痰,伴明显消瘦、乏力、厌食、四肢关节痛等全身症状,急性期可伴有发热。

可分为四期:一期,肺实质细胞受损,发生肺泡炎;二期,肺泡炎演变为慢性,肺泡的非细胞性和细胞性成分进行性地遭受损害,引起肺实质细胞的数目、类型、位置和/或分化性质发生变化,肺泡结构的破坏逐渐严重而变成不可逆转;三期,间质胶原紊乱,肺泡结构大部损害和显著紊乱,镜检可见大量纤维组织增生;四期,肺泡结构完全损害,代之以弥漫性无功能的囊性变化。不能辨认各种类型间质性纤维化的基本结构和特征。

(三)X线表现

病变分布广泛,多好发于两肺门及肺下野,且两肺同时受累,多见于支气管血管周围间质,呈纤细条索状密度增高影,走行僵直,可相互交织成网格状。病变也可呈细小结节影,大小一致,分布不均,通常不累及肺尖和两肺外带。由于其炎性浸润,可使肺门影增大,密度增高。病变消散较慢,部分消散不完全的可导致慢性肺间质性纤维化或支气管扩张(图 5-13)。

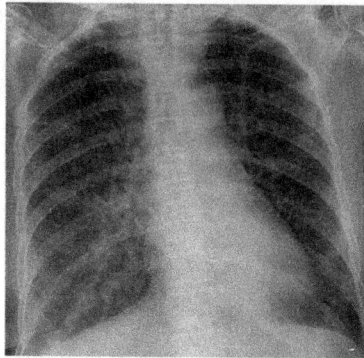

图 5-13　**间质性肺炎 X 线影像表现**
双肺可见纤细条索状密度增高影,走行僵直

四、真菌性肺炎

(一)概述

引起原发性真菌性肺炎的大多是皮炎芽生菌、荚膜组织胞浆菌或粗球孢子菌,其次是申克孢子丝菌、隐球菌、曲菌或毛霉菌等菌属。真菌性肺炎可能是抗菌治疗的一种并发症,尤其见于病情严重或接受免疫抑制治疗以及患有艾滋病而致防御功能下降的患者。

(二)临床表现与病理基础

常继发于婴幼儿肺炎、肺结核、糖尿病、血液病等,滥用抗生素和激素等是主要诱因。具有支气管肺炎的各种症状和体征,但起病缓慢,多在应用抗生素治疗中肺炎出现或加剧,可有发热,咳嗽剧烈,痰为无色胶冻样,偶带血丝。肺部听诊可有中小水泡音。其病理改变可由过敏、化脓性炎症反应或形成慢性肉芽肿。

(三)X 线表现

肺曲菌球是肺曲菌病的最具特征的表现,多位于肺部空洞或空洞内的圆形类圆形致密影,大小在 3~4 cm,密度一般均匀,边缘光整,可部分钙化,其位置可以改变。在曲球菌与空洞壁之间有时可见新月形空隙,称为空气半月征。如支气管黏液阻塞支气管可引起远侧肺组织的实变和不张,病灶坏死可形成脓肿,少数可见空洞形成,侵袭性曲菌病主要表现为单侧或双侧肺叶或肺段的斑片样致密影(图 5-14)。

五、过敏性肺炎

(一)概述

过敏性肺炎是一组由不同致敏原引起的非哮喘性变应性肺疾病,以弥漫性间质炎为其病理特征。过敏性肺炎是由于吸入含有真菌孢子、细菌产物、动物蛋白质或昆虫抗原的有机物尘埃微粒(直径<10 μm)所引起的变态反应,因此又称为外源性变应性肺泡炎。

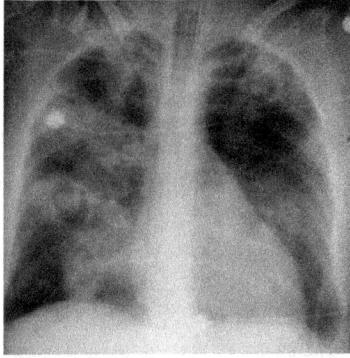

图 5-14 真菌性肺炎 X 线影像表现

双肺可见片状高密度影,其内可见空洞及空洞内可
见类圆形致密影,密度尚均匀,可见空气半月征

(二)临床表现与病理基础

于接触抗原数小时后出现症状:有发热、干咳、呼吸困难、胸痛及发绀。少数患者接触抗原后可先出现喘息、流涕等速发变态反应,4~6 小时后呈Ⅲ型反应表现为过敏性肺炎。肺部可有湿啰音,多无喘鸣音,无实化或气道梗阻表现。

病理表现为亚急性肉芽肿样炎症,有淋巴细胞、浆细胞、上皮样细胞及朗格汉斯巨细胞浸润等,以致间质加宽。经过慢性病程后出现间质纤维化及肺实质破坏,毛细支气管为胶原沉着及肉芽组织堵塞而闭锁。持续接触致敏抗原后可发生肺纤维性变,严重时肺呈囊性蜂窝状。

(三)X 线表现

急性早期 X 线胸片可以不显示明显异常。曾有报道病理活检证实有过敏性肺炎,但 X 线胸片完全正常。另有 26 例临床症状典型的蘑菇肺仅 8 例显示 X 线胸片异常。另一组报道107 个农民肺 99 例(93%)X 线胸片有弥漫性肺部阴影。阴影的多少与肺功能、BAL、临床症状严重程度不一定相平行。X 线胸片表现多为两肺弥散的结节。结节的直径从 1 mm 至数个毫米不等,边界不清,或呈磨玻璃阴影。有的阴影为网状或网结节型,病变分布虽无特殊的倾向但肺尖和基底段较少。细网状和结节型多为亚急性表现。Fraser 等曾见到农民肺、蘑菇肺和饲鸽者肺,急性期在暴露于重度抗原后短时内两下肺泡样阴影比较常见。肺泡样阴影常为闭塞性细支气管炎的小气道闭塞,所致肺泡内的内容物形成密度增加的影像。弥漫性网状或网状结节状阴影的持续存在再加上急性加重期的腺泡样阴影(图 5-15)。

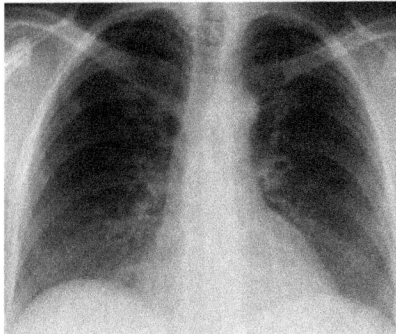

图 5-15 过敏性肺炎 X 线影像表现

两中下肺的磨玻璃影

六、肺脓肿

(一)概述

肺脓肿是多种病原菌感染引起的肺组织化脓性炎症,导致组织坏死、破坏、液化形成脓肿。以高热、咳嗽、咳大量脓臭痰为主要临床特征。常见病原体包括金黄色葡萄球菌、化脓性链球菌、肺炎克雷伯菌和铜绿假单胞菌等。

(二)临床表现与病理基础

吸入性肺脓肿起病急骤,畏寒、高热,体温达 39～40 ℃,伴有咳嗽、咳黏液痰或黏液脓性痰。炎症累及壁层胸膜可引起胸痛,且与呼吸有关。病变范围大时可出现气促。此外还有精神不振、全身乏力、食欲缺乏等全身中毒症状。如感染不能及时控制,可于发病后 10～14 天,突然咳出大量脓臭痰,偶有中、大量咯血而突然窒息致死。血源性肺脓肿多先有原发病灶引起的畏寒、高热等感染中毒症的表现。经数天或数周后才出现咳嗽、咳痰,痰量不多,极少咯血。慢性肺脓肿患者常有咳嗽、咳脓痰、反复发热和咯血,持续数周到数月。可有贫血、消瘦等慢性消耗症状。肺部体征与肺脓肿的大小和部位有关。早期常无异常体征,脓肿形成后病变部位叩诊浊音,呼吸音减低,数天后可闻及支气管呼吸音、湿啰音;随着肺脓肿增大,可出现空瓮音;病变累及胸膜可闻及胸膜摩擦音或呈现胸腔积液体征。慢性肺脓肿常有杵状指(趾)。

病理表现为肺组织化脓性炎症、坏死,形成肺脓肿,继而坏死组织液化破溃到支气管,脓液部分排出,形成有气液平的脓腔,空洞壁表面常见残留坏死组织。病变有向周围扩展的倾向,甚至超越叶间裂波及邻接的肺段。若脓肿靠近胸膜,可发生局限性纤维蛋白性胸膜炎,发生胸膜粘连;如为张力性脓肿,破溃到胸膜腔,则可形成脓胸、脓气胸或支气管胸膜瘘。肺脓肿可完全吸收或仅剩少量纤维瘢痕。若支气管引流不畅,坏死组织残留在脓腔内,炎症持续存在,则转为慢性肺脓肿。脓腔周围纤维组织增生,脓腔壁增厚,周围的细支气管受累,致变形或扩张。

(三)X 线表现

急性化脓性炎症阶段,表现为大片的致密影,密度均匀,边缘模糊,如有坏死液化则密度可减低,坏死物排出后空洞形成,可见液平面,如病变好转,则显示脓肿空洞内容物及液平面减少甚至消失,愈合后可不留痕迹,或仅少许条索影。病程较快的患者,由于坏死面积较大可见肺组织体积减小。病程较慢者空洞周围纤维组织增生,空洞壁也更为清晰,肺脓肿邻近胸膜可增厚,也可形成脓胸或脓气胸(图 5-16)。

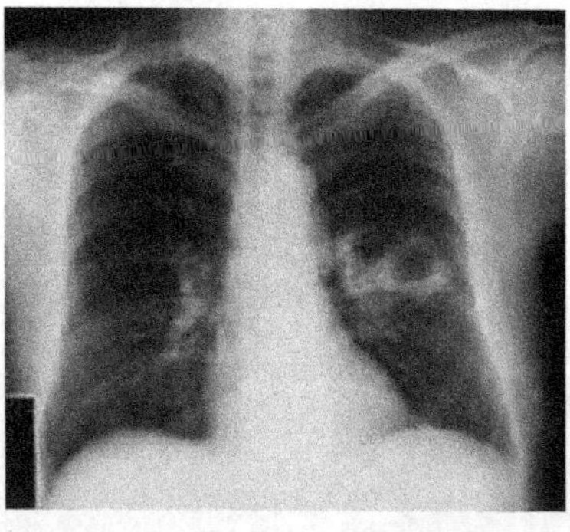

图 5-16　肺脓肿 X 线影像表现
左中肺脓肿空洞,其内可见液平面,边缘模糊

七、肺结核

(一)概述

肺结核是由结核分枝杆菌引发的肺部感染性疾病,是严重威胁人类健康的疾病。结核分枝杆菌的传染源主要是排菌的肺结核患者,通过呼吸道传播。健康人感染此菌并不一定发病,只有在机体免疫力下降时才发病。临床分型如下。

(1)原发性肺结核:多见于年龄较大儿童。婴幼儿及症状较重者可急性起病,高热可达39~40 ℃;可有低热、食欲缺乏、疲乏、盗汗等结核中毒症状。少数有呼吸音减弱,偶可闻及干性或湿性啰音。

(2)血行播散型肺结核:起病急剧,有寒战、高热,体温可达40 ℃以上,多呈弛张热或稽留热,血沉加速。亚急性与慢性血行播散性肺结核病程较缓慢。

(3)浸润型肺结核:多数发病缓慢,早期无明显症状,后渐出现发热、咳嗽、盗汗、胸痛、消瘦、咳痰及咯血。

(4)慢性纤维空洞型肺结核:反复出现发热、咳嗽、咯血、胸痛、盗汗、食欲缺乏等,胸廓变形,病侧胸廓下陷,肋间隙变窄,呼吸运动受限,气管向患侧移位,呼吸减弱。

(二)临床表现与病理基础

可出现呼吸系统症状和全身症状。呼吸系统症状主要为咳嗽咳痰、咯血、胸痛、呼吸困难等;全身症状为结核中毒症状,发热为最常见症状,多为长期午后潮热,部分患者有倦怠乏力、盗汗、食欲缺乏和体重减轻等。

1.原发性肺结核

结核分枝杆菌经呼吸道进入肺后,最先引起的病灶称原发灶,常位于肺上叶下部或下叶上部靠近胸膜处,病灶呈圆形,约1 cm大小。病灶内细菌可沿淋巴道到达肺门淋巴结,引起结核性淋巴管炎和肺门淋巴结结核。肺原发灶、结核性淋巴管炎、肺门淋巴结结核合称为原发复合征,是原发性肺结核的特征性病变。

2.血行播散型肺结核

由结核分枝杆菌一次大量侵入引起,结核分枝杆菌的来源可由肺内病灶或肺外其他部位的结核灶经血播散。这些部位的结核分枝杆菌先进入静脉,再经右心和肺动脉播散至双肺。结核在两肺形成1.5~2 mm大小的粟粒样结节,这些结节病灶是增殖性或渗出性的,在两肺分布均匀、大小亦较均一。

3.浸润型肺结核

多见于外源性继发型肺结核,即反复结核菌感染后所引起,少数是体内潜伏的结核分枝菌,在机体抵抗力下降时进行繁殖,而发展为内源性结核,也有由原发病灶形成者,多见于成年人,病灶多在锁骨上下,呈片状或絮状,边界模糊,病灶可呈干酪样坏死灶,引发较重的毒性症状,而成干酪性(结核性)肺炎,坏死灶被纤维包裹后形成结核球。经过适当治疗的病灶,炎症吸收消散,遗留小干酪灶,钙化后残留小结节病灶,呈现纤维硬结病灶或临床痊愈。有空洞者,也可经治疗吸收缩小或闭合,有不闭合者,也无存活的病菌,称为"空洞开放愈合"。

4.慢性纤维空洞型肺结核

由于治疗效果和机体免疫力的高低,病灶有吸收修补、恶化进展等交替发生,单或双侧,单发或多发的厚壁空洞,常伴有支气管播散型病灶和胸膜肥厚,由于病灶纤维化收缩,肺门上提,纹理呈垂柳状,纵隔移向病侧,邻近肺组织或对侧肺呈代偿性肺气肿,常伴发慢性气管炎、支气管扩张、继发肺感染、肺源性心脏病等;更重使肺广泛破坏、纤维增生,导致肺叶或单侧肺收缩,而成"毁损肺"。

(三)X线表现

1.原发型肺结核(Ⅰ型肺结核)

多见于儿童,少数见于青年,常无影像学异常。如果发生明显的感染,常常表现为气腔实变阴影(图5-17),累及整个肺叶。原发性肺结核患者可发生胸腔积液,常仅表现为胸腔积液而无肺实质病变。淋巴结增大常发生于儿童原发性肺结核感染。有时可侵及肺门淋巴结(图5-18)和纵隔淋巴结,尤其好发于右侧气管旁区域,可增大。淋巴结增大在成人原发性肺结核中罕见,除非是免疫功能低下的患者。原发复合征:即是肺部原发灶,局部淋巴管炎和所属淋巴结炎三者的合称,X线表现多为上叶下部及下叶后部靠近胸膜处的云絮状或类圆形高密度灶,边缘可模糊不清。如有突出于正常组织轮廓的肿块影,多为肺门及纵隔肿大的淋巴结。典型的原发复合征显示为原发灶,淋巴管炎与肿大的肺门淋巴结连接在一起,形成哑铃状,此种征象已不多见。

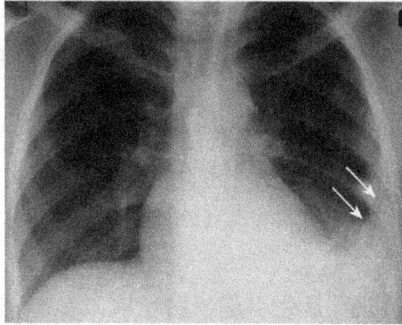

图5-17 原发性肺结核X线影像表现

胸部正位片可见左肺下叶实变,伴左侧少量胸腔积液(箭头)

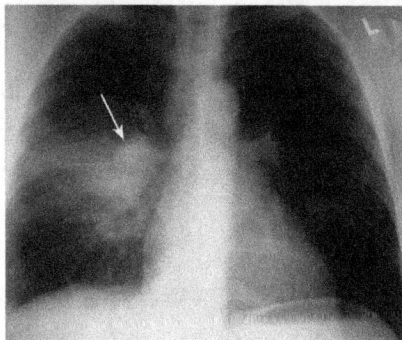

图5-18 原发性肺结核淋巴结增大X线影像表现

胸部正位片显示右肺门淋巴结增大(箭头)伴肺内实变及轻度气管旁淋巴结增大

2.胸内淋巴结结核

按病理改变分型为炎症型和结节型。炎症型多为从肺门向外扩展的高密度影,边缘模糊,与周围组织分界不清,亦可成结节状改变。结节型多表现为肺门区域突出的圆形或卵圆形边界清楚的高密度影,右侧多见。如气管旁淋巴结肿大可表现为上纵隔影增宽,如呈波浪状改变,则为多个肿大的淋巴结。对于一些隐匿于肺门阴影中或是气管隆嵴下的肿大淋巴结,通过行CT扫描可清楚地显示其大小及形态。

3.血行播散型肺结核（Ⅱ型肺结核）

急性粟粒性肺结核X线表现：典型病灶分布特点为"三均匀"，即广泛均匀分布于两肺的粟粒样的结节状高密度灶，大小为1～2 mm，部分呈磨玻璃样改变，病灶晚期可见融合。CT扫描尤其是高分辨率CT扫描可清晰显示弥漫性的粟粒性病灶，并可观察病灶有无渗出。

4.亚急性或慢性血行播散型肺结核

X线表现为"三不均匀"，即双肺多发大小不一，密度不均的渗出增殖灶和纤维钙化，钙化灶多见于肺尖和锁骨下，渗出病灶多位于其下方，病灶融合可产生干酪性坏死形成空洞和支气管播散。（图5-19、图5-20）。

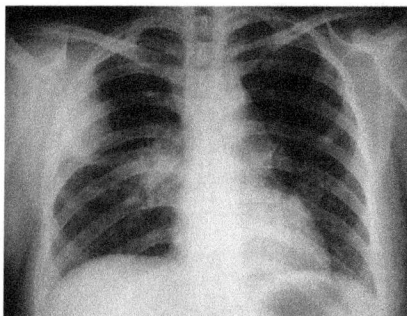

图5-19　右侧原发性肺结核综合征X线影像表现

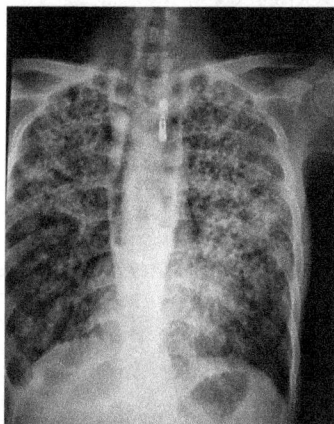

图5-20　双肺急性粟粒型肺结核伴椎旁脓肿X线影像表现

5.慢性血行播散型肺结核

病变类似于亚急性血行播散型肺结核表现，只是大部分病变呈增殖性改变，病灶边缘基本清晰，纤维索条状影更明显，或者病灶钙化更多见，胸膜增厚和粘连更显著等。同时，两肺纹理增粗紊乱更明显。

6.继发型肺结核（Ⅲ型肺结核）

浸润型肺结核：病变多局限于肺的一部，以肺尖、锁骨上、下区及下叶背段为多见；X线片上的征象多样，一般为陈旧性病灶周围出现渗出性病灶表现为中心密度较高而边缘模糊的致密影；新渗出性病灶表现为小片状云絮状影，范围较大的病灶可波及一个肺段或整个肺叶浸润；空洞常表现为壁薄、无内容物或很少液体；渗出、增殖、播散、纤维化、空洞等多种性质的病灶同时存在，活动期的肺结核易沿着支气管向同侧或对侧播散。

7.干酪性肺炎

似大叶性肺炎,显示一片无结构的、密度较不均匀的致密影,可累及一肺段或肺叶,密度较一般性肺炎高;干酪样坏死灶中心发生溶解、液化并可经支气管排出,出现虫蚀样空洞或无壁空洞;下肺野及对侧肺野可见沿支气管分布的小斑片状播散灶。

8.结核瘤

大多为孤立性球形病灶,多发者少见。多位于上叶尖后段和下叶背段。形态常为圆形或椭圆形,有时可见分叶(几个球形病灶融合在一起形成),一般 2~3 cm。其内可见点状钙化、层状钙化影;结核瘤中心的干酪改变可以液化而形成空洞,常为厚壁性;结核瘤附近肺野可见有散在的结核病灶,即"卫星病灶"。

9.慢性纤维空洞型肺结核

两上肺野广泛的纤维索条状病灶及新旧不一的结节状病灶;可见形状不规则的纤维性空洞,少有液气面;同侧或对侧可见斑片状播散病灶,密度可低可高甚至钙化;纵隔气管向患侧移位,同侧肺门影上移,其肺纹理拉长呈垂直走向如垂柳状,患侧胸部塌陷;常伴有胸膜肥厚粘连,无病变区呈代偿性肺气肿(图 5-21、图 5-22)。

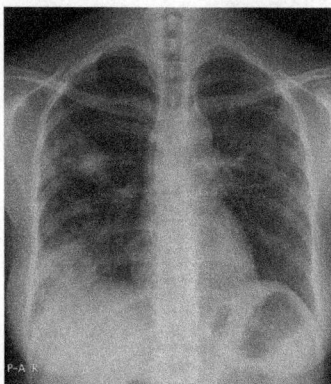

图 5-21 右侧浸润型肺结核 X 线影像学表现

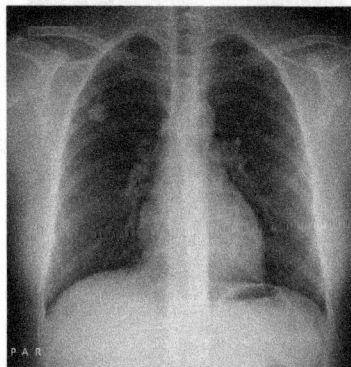

图 5-22 右上肺结核球 X 线影像学表现

10.结核性胸膜炎

结核性胸膜炎多表现为单侧及双侧的胸腔积液。当积液量>250 mL 以上时,立位胸片检查则可发现。X 线表现为两次肋膈角变钝,呈内低外高的弧形液体阴影。叶间裂积液表现为沿叶间裂走向的梭行高密度影,积液量较多时可呈圆形或卵圆形。包裹性积液表现为突向肺野内的扁丘状及半圆形密度增高影,边界清楚。

八、肺炎性假瘤

(一)概述

肺炎性假瘤是肺内良性肿块,是由肺内慢性炎症产生的肉芽肿、机化、纤维结缔组织增生及相关的继发病变形成的肿块,并非真正肿瘤。它是一种病因不清的非肿瘤性病变。

(二)临床表现与病理基础

肺炎性假瘤患者多数年龄在 50 岁以下,女性多于男性。1/3 的患者没有临床症状,仅偶然在 X 线检查时发现,2/3 的患者有慢性支气管炎、肺炎、肺化脓症的病史,以及相应的临床症状,如咳嗽、咳痰、低热,部分患者还有胸痛、血痰,甚至咯血,但咯血量一般较少。

肺炎性假瘤的病理学特征是组织学的多形性,肿块内含有肉芽组织的多寡不等、排列成条索的成纤维细胞、浆细胞、淋巴细胞、组织细胞、上皮细胞以及内含中性脂肪和胆固醇的泡沫细胞或假性黄瘤细胞。肺炎性假瘤一般位于肺实质内,累及支气管的仅占少数。绝大多数单发,呈圆形或椭圆形结节,一般无完整的包膜,但肿块较局限、边界清楚,有些还有较厚而缺少细胞的胶原纤维结缔组织与肺实质分开。

(三)X 线表现

病变形态不一,大小不等,多<5 cm,位于肺的表浅部位,一般为中等密度影,密度可均匀,硬化血管瘤型可见斑点状钙化影,有假性包膜时,病变边界清楚,乳头状增生型多见,有的肿块由于不规则可表现为分叶状。无假性包膜时,边界模糊,以组织细胞增生型多见。有的炎性假瘤甚至表现为周围型肺癌的毛刺样改变(图 5-23)。

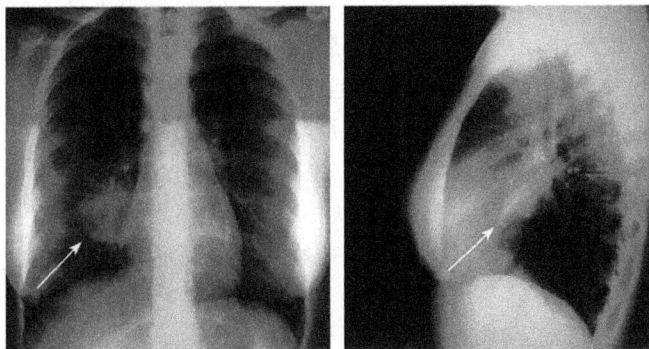

图 5-23　肺炎性假瘤 X 线影像表现
右肺中叶软组织肿块,边缘见毛刺(箭头)

九、慢性肺炎

(一)概述

慢性非特异性炎症,可分为原发性慢性肺炎和急性肺炎演变而来,促成慢性肺炎的因素有营养不良、佝偻病、先天性心脏病或肺结核患儿发生肺炎时,易致病程迁延;病毒感染引起间质性肺炎,易演变为慢性肺炎;反复发生的上呼吸道感染或支气管炎以及慢性鼻窦炎均为慢性肺炎的诱因;深入支气管的异物,特别是缺乏刺激性而不产生初期急性发热的异物(如枣核等),因被忽视而长期存留在肺部,形成慢性肺炎;免疫缺陷小儿,包括体液及细胞免疫缺陷,补体缺乏及白细胞吞噬功能缺陷皆可致肺炎反复发作,最后变成慢性;原发性或继发性呼吸道纤毛形态及功能异常亦可致肺慢性炎症。

(二)临床表现与病理基础

慢性肺炎的特点是周期性的复发和恶化,呈波浪形。由于病变的时期、年龄和个体的不同,症状多种多样。在静止期体温正常,无明显体征,几乎没有咳嗽,但在跑步和上楼时容易气喘。在恶化期常伴有肺功能不全,出现发绀和呼吸困难等。恶化后好转很缓慢,经常咳痰,甚至出现面部水肿、发绀、胸廓变形和杵状指(趾)。

炎症病变可侵及各级支气管、肺泡、间质组织和血管。特别在间质组织的炎症,每次发作时都有所进展,使支气管壁弹力纤维破坏,终因纤维化而致管腔狭窄。同时,由于分泌物堵塞管腔而发生肺不张,终致支气管扩张。由于支气管壁及肺泡间壁的破坏,空气经过淋巴管散布,进入组织间隙,可形成间质性肺气肿。局部血管及淋巴管也发生增生性炎症,管壁增厚,管腔狭窄。

(三)X 线表现

1.肺纹理增强

支气管壁和支气管周围组织的细胞浸润和结缔组织增生以及小叶间隔的细胞浸润和结缔组织增生是肺纹理增强的病理基础。在胸片上前者表现为走行紊乱的不规则线条状阴影,可伴有血管的扭曲移位及全小叶肺气肿。

2.结节和斑片状阴影

气管周围的渗出与增生改变的轴位影像和腺泡病变表现为结节影。支气管的狭窄扭曲可导致小叶肺不张或盘状肺不张。小叶肺不张呈斑片状阴影,盘状肺不张呈条状阴影。

3.肺段、肺叶及团块阴影

慢性炎症局限于肺叶或肺段时则呈肺叶肺段阴影,肺叶肺段阴影可体积缩小。由于合并支气管扩张、肺气肿、肺大泡或小脓肿、肺大泡或小脓腔,肺叶或肺段阴影的密度可不均匀。在支气管体层片或支气管造影片上可见支气管扩张。但支气管狭窄或阻塞较少见。有时在肺叶肺段阴影内可见团块状阴影,其病理基础为脓肿或炎性肿块。肺叶阴影多见于右中叶慢性炎症。其他肺叶较少见,肺段阴影较常见。呈团块阴影的慢性肺炎,其大小从不到 3 cm 至大于 10 cm,肿块边缘较清楚,周围可见不规则索条状阴影,在团块内有时可见 4~6 级支气管扩张。炎性肿块阴影在正侧位胸片上各径线差有时较大,例如在正位胸片上呈圆形,在侧位胸片上呈不规则形状或椭圆形,此点有利于与周围型肺癌鉴别。

4.蜂窝状及杵状影

含空气的囊状支气管扩张可呈蜂窝状阴影、含有黏液的支气管扩张可表现为杵状阴影,其特点为与支气管走行方向一致。

5.肺气肿征象

弥漫性慢性肺炎可合并两肺普遍性肺气肿。而局限性慢性肺炎常与瘢痕旁肺气肿并存,因此慢性肺炎区的密度不均匀。有时慢性肺炎还可与肺大泡并存。

6.肺门团块状阴影

肺门区炎性肺硬化可表现为边缘不整齐、形态不规则类圆形团块状影,此时常需与肺癌鉴别。有时慢性肺炎还可伴有肺门淋巴结增大。但较少见。有时可见肺门部淋巴结肿大(图 5-24)。

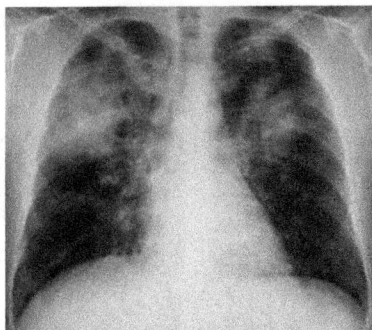

图 5-24 慢性肺炎 X 线影像表现

十、放射性肺炎

(一)概述

放射性肺炎是肺组织接受一定剂量的电离辐射后所导致的急性炎性反应,目前对该病的基础及临床研究不多,缺乏严格的诊断标准,治疗多数为对症处理、长期大剂量皮质激素治疗等。停止放疗后多数患者可以缓慢恢复,也有部分患者逐步发展成放射性肺纤维化,严重者会导致患者呼吸衰竭而死亡。

(二)临床表现与病理基础

放射性肺炎通常发生于放疗后 3 个月内,如果照射剂量较大或同时接受了化疗等,或者遗传性放射损伤高度敏感的患者,放射性肺炎也可能发生于放疗开始后 2~3 周内。肺癌患者接受放疗后 70% 以上会发生轻度的放射性肺损伤,多数无症状或症状轻微,仅有 10%~20% 的患者会出现临床症状。放射性肺炎的临床症状没有特异性,通常的临床表现为咳嗽、气短、发热等,咳嗽多为刺激性干咳,气短程度不一,轻者只在用力活动后出现,严重者在静息状态下也会出现明显呼吸困难。部分患者可以伴有发热,甚至发生在咳嗽气短等症状出现前,多在 37~38.5 ℃,但也有出现 39 ℃ 以上高热者。放射性肺炎的体征不明显,多无明显体征,部分患者会出现体温升高、肺部湿啰音等表现。放射性肺炎临床症状的严重程度与肺受照射的剂量及体积相关,也和患者的个体遗传差异相关。

电离辐射导致放射性肺炎的靶细胞包括 Ⅱ 型肺泡细胞、血管内皮细胞、成纤维细胞以及肺泡巨噬细胞等。Ⅱ 型肺泡细胞合成和分泌肺泡表面活性物质,维持肺泡表面张力,接受电离辐射后,Ⅱ 型肺泡细胞胞质内 Lamellar 小体减少或畸形,肺泡细胞脱落到肺泡内,导致肺泡张力变化,肺的顺应性降低,肺泡塌陷不张。血管内皮细胞的损伤在照射后数天内就可以观察到,毛细血管内皮细胞超微结构发生变化,细胞内空泡形成、内皮细胞脱落,并可以发生微血栓形成、毛细血管阻塞,最终导致血管通透性改变,肺泡换气功能受损。肺泡巨噬细胞及成纤维细胞在接受电离辐射损伤后也会出现相应的变化,促进和加重放射性肺炎的发生。

(三)X 线表现

其表现取决于放射线照射的部位、照射的方向、照射野及照射量。乳腺癌术后放射照射所引起的放射性肺炎病灶多位于第 1~2 肋间。肺癌放疗后引起的放射性肺炎发生在原发病灶所在的肺叶,食管癌于恶性淋巴瘤放疗后引起的放射性肺炎位于两肺内带。放射性肺炎的 X 线表现:急性期:通常表现为大片状高密度阴影,密度较均匀,边缘较模糊;慢性期:由于病灶纤维结缔组织增生明显,原来的大片状阴影范围缩小,病灶较前密度增高而不均匀,可见网状及纤维索条状阴影。大范围的慢性放射性肺炎体积缩小可伴纵隔向患侧移位,同侧胸膜肥厚粘连,胸廓塌陷变形,膈升高(图 5-25)。

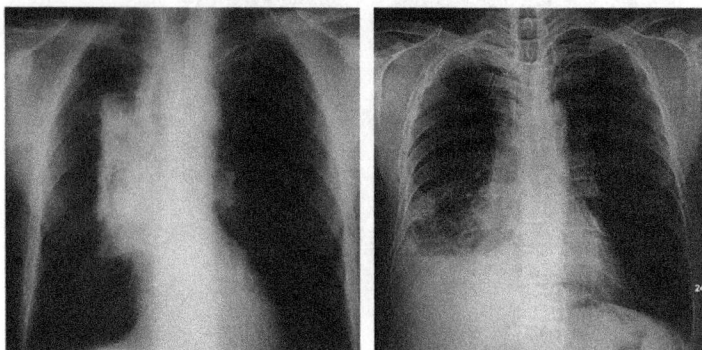

图 5-25 放射性肺炎 X 线影像表现

十一、特发性肺间质纤维化

(一)概述

特发性肺间质纤维化是一种原因不明,以弥漫性肺泡炎和肺泡结构紊乱最终导致肺间质纤维化为特征的疾病,按病程有急性、亚急性和慢性之分,临床更多见的是亚急性和慢性型。现认为该病与免疫损伤有关。预后不良,早期病例即使对激素治疗有反应,生存期一般也仅有 5 年。

(二)临床表现与病理基础

通常为隐匿性起病,主要的症状是干咳和劳力性气促。随着肺纤维化的发展,发作性干咳和气促逐渐加重。进展的速度有明显的个体差异,经过数月至数年发展为呼吸衰竭和肺心病。起病后存活时间为 2.8~3.6 年。通常没有肺外表现,但可有一些伴随症状,如食欲缺乏,消瘦等。体检可发现呼吸浅快,双肺底可闻及吸气末期 Velcro 啰音。晚期可出现发绀等呼吸衰竭和肺心病的表现。50% 以上患者有杵状指(趾)。

特发性肺纤维化的病理改变与病变的严重程度有关。主要特点是病变在肺内分布不均一,肺泡壁增厚,伴有胶原沉积、细胞外基质增加和灶性单核细胞浸润。炎症细胞不多,通常局限在胶原沉积区或蜂窝肺区。肺泡腔内可见到少量的 II 型肺泡上皮细胞聚集。可以看到蜂窝肺气囊、纤维化和纤维增殖灶。

(三)X 线表现

1.磨玻璃样影及实变影

病变早期,两下肺后外基底段部位可见小叶状轻度密度增高影;其内可见含气支气管影,支气管血管树增粗。实变影可相互融合成肺段甚或肺叶实变。

2.线状影

表面与胸膜面垂直的细线形影,长 1~2 mm,宽约 1 mm,多见于两肺下叶,也可见其他部位。两肺中内带区域的小叶间隔增厚则表现为分枝状细线形影。

3.胸膜下弧形线影

表现为胸膜下 0.5 cm 以内的与胸壁内面弧度一致的弧形线影,长 5~10 cm,边缘较清楚或较模糊,多见于两下肺后外部。

4.蜂窝状影

表现为数 1 mm 至 2 cm 大小不等的圆形或椭圆形含气囊腔,壁较薄而清楚,与正常肺交界面清楚。主要分布于两肺基底部胸膜下区。

5.小结节影

在蜂窝、网、线影基础上,可见少数小结节影,边缘较清楚,并非真正的间质内结节,而是纤维条索病变在横断面上的表现,或相互交织而成。

6.肺气肿

小叶中心性肺气肿表现为散在的、直径 2~4 mm 的圆形低密度区,无明确边缘,多见于肺部外围,但随病变发展可逐渐见于肺中央部。有时胸膜下可见直径 1~2 cm 大小的圆形或椭圆形肺气囊。

7.支气管扩张

主要为中小支气管扩张,多为柱状扩张,可伴支气管扭曲、并拢。

十二、肺结节病

(一)概述

肺结节病是一种病因未明的多系统多器官的肉芽肿性疾病,近来已引起国内广泛注意。常侵犯肺、双侧肺门淋巴结、眼、皮肤等器官。其胸部受侵率达 80%~90%。本病呈世界分布,欧美国家发病率较高,东方民族少见。多见于 20~40 岁,女略多于男。病因尚不清楚,部分病例呈自限性,大多预后良好。

(二)临床表现与病理基础

早期结节病的症状较轻,常见的呼吸道症状和体征有咳嗽、无痰或少痰,偶有少量血丝痰,可有乏力、低热、盗汗、食欲缺乏、体重减轻等。病变广泛时可出现胸闷、气急,甚至发绀。后期主要是肺纤维化导致的呼吸困难。肺部体征不明显,部分患者有少量湿啰音或捻发音。

结节病的病理特点是非干酪样坏死性类上皮肉芽肿。肉芽肿的中央部分主要是多核巨噬细胞和类上皮细胞,后者可以融合成朗格汉斯巨细胞。周围有淋巴细胞浸润,而无干酪样病变。

(三)X 线表现

有 90% 以上的患者伴有 X 线胸片的改变,而且常是结节病的首次发现。

1.纵隔、肺门淋巴结肿大

纵隔、肺门淋巴结肿大为结节病最常见表现,为唯一异常表现。多组淋巴结肿大是其特点,其中两侧肺门对称性淋巴结肿大且状如土豆,多为本病典型表现,其肿大淋巴结一般在 6~12 个月期间可自行消退,恢复正常;或在肺部出现病变过程中,开始缩小或消退;或不继续增大,为结节病的发展规律。

2.肺部病变

肺部病变多发生在淋巴结病变之后。最常见的病变为两肺弥漫性网状结节影,但肺尖或肺底少或无。结节大小不一,多为 1~3 mm 大小,轮廓尚清楚。其次为圆形病变,直径 1.0~1.5 cm,密度均匀,边缘较清楚,单发者类似肺内良性病变或周围型肺癌,多发者酷似肺内转移瘤。此外为阶段性或小叶性浸润,类似肺部炎性病变,一般伴或不伴胸腔内淋巴结病变。少数表现为单纯粟粒状颇似急性粟粒型肺结核。以纤维性病变为主,不易与其他原因所致的肺纤维化区别,且可引起多种继发性改变。

3.胸膜病变

胸膜渗液可能为胸膜脏、壁层广泛受累所致。肥厚的胸膜为非干酪性肉芽肿。

4.骨骼病变

较少见,约占全部结节病的10%。骨损害一般限于手、足的短管状骨,显示小囊状骨质缺损并伴有末节指(趾)变细、变短(图5-26)。

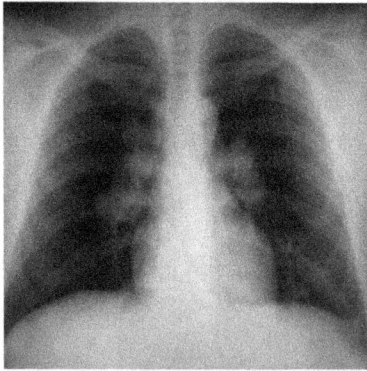

图 5-26　肺结节病 X 线影像表现

两侧纵隔、肺门淋巴结肿大

十三、硅肺

(一)概述

硅肺是由长期吸入石英粉尘所致的以肺部弥漫性纤维化为主的全身性疾病,是我国目前常见的且危害较为严重的职业病。目前是职业病中发病率最高的病种之一,也是12种尘肺中较重的一种。

(二)临床表现与病理基础

硅肺的早期可能没有自觉症状,或症状很轻。Ⅱ、Ⅲ期硅肺患者多有症状,但症状轻重和X线胸片改变的程度不一定平行,在有肺部并发症时,症状加重。早晨咳嗽较重,无痰或有少量黏液痰。肺内有并发感染时,则痰量增多,或有脓性痰。单纯硅肺多无胸痛或有轻微胸痛,一旦有明显胸痛应考虑有肺内感染或并发肺结核的可能。胸膜摩擦音常是并发肺结核的征象。早期硅肺气短不明显,晚期硅肺并发肺结核、肺气肿时,气短明显。早期患者一般状态尚好,晚期则营养欠佳。晚期患者,特别是并发肺结核或肺部感染时,肺部可听到呼音,也可出现发绀。

硅肺基本病变是矽结节形成,眼观矽结节呈圆形灰黑色、质韧、直径 2～3 mm。在人体,最早的改变是吸入肺内的粉尘粒子聚集并沉积在相对固定的肺泡内,巨噬细胞及肺泡上皮细胞(主要是Ⅱ型)相继增生,肺泡隔开始增厚。聚集的细胞间出现网织纤维并逐渐转变成胶原纤维,形成矽结节。典型矽结节,结节境界清晰,胶原纤维致密扭曲排列或呈同心圆排列,纤维间无细胞反应,出现透明性变,周围是被挤压变形的肺泡。

(三)X 线表现

1.圆形小阴影

圆形小阴影是硅肺最常见和最重要的一种 X 线表现形态,其病理变化以结节型硅肺为主,呈圆形或近似圆形,边缘整齐或不整齐,直径<10 mm;不规则形小阴影多为接触游离二氧化硅含量较低的粉尘所致,病理基础主要是肺间质纤维化。表现为粗细、长短、形态不一的致密阴影。

之间可互不相连,或杂乱无章的交织在一起,呈网状或蜂窝状;致密度多持久不变或缓慢增高。早期也多见于两肺中下区,弥漫分布,随病情进展而逐渐波及肺上区(图5-27)。

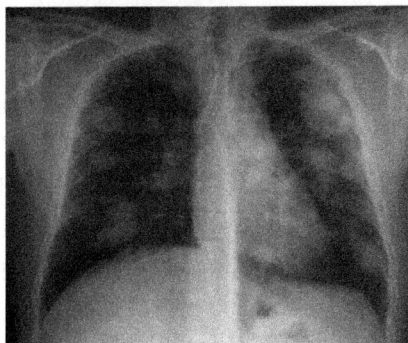

图 5-27　硅肺 X 线影像表现
两肺散在类圆形结节影,边界尚清

2.大阴影

长径超过 10 mm 的阴影,为晚期硅肺的重要 X 线表现,边界清楚,周围有明显的肺气肿;多见于两肺上、中区,常对称出现;大阴影长轴多与后肋垂直,不受叶间裂限制。

3.胸膜变化

胸膜粘连增厚,先在肺底部出现,可见肋膈角变钝或消失;晚期膈面粗糙,由于肺纤维组织收缩和膈胸膜粘连,呈"天幕状"阴影。

4.肺气肿

多为弥漫性、局限性、灶周性和泡性肺气肿,严重者可见肺大泡。

5.肺门和肺纹理变化

早期肺门阴影扩大,密度增高,有时可见淋巴结增大,包膜下钙质沉着呈蛋壳样钙化,肺纹理增多或增粗变形;晚期肺门上举外移,肺纹理减少或消失。

（桑桂萍）

第五节　肺实质性病变的 X 线诊断

一、肺水肿

(一)概述

肺水肿是指由某种原因引起肺内组织液的生成和回流平衡失调,使大量组织液在很短时间内不能被肺淋巴和肺静脉系统吸收,从肺毛细血管内外渗,积聚在肺泡、肺间质和细小支气管内,从而造成肺通气与换气功能严重障碍。在临床上表现为极度的呼吸困难,端坐呼吸,发绀,大汗淋漓,阵发性咳嗽伴大量白色或粉红色泡沫痰,双肺布满对称性湿啰音。肺水肿分为心源性和非心源性两大类。本病可严重影响呼吸功能,是临床上较常见的急性呼吸衰竭的病因。

(二)局部解剖

局部解剖同图5-8。

(三)临床表现与病理基础

肺水肿间质期,患者常有咳嗽、胸闷,轻度呼吸浅速、急促,查体可闻及两肺哮鸣音。肺水肿液体渗入肺泡后,患者可表现为面色苍白,发绀,严重呼吸困难,咳大量白色或血性泡沫痰,两肺满布湿啰音。

肉眼可见肺表面苍白,含水量增多,切面有大量液体渗出。显微镜下观察,可将其分为间质期、肺泡壁期和肺泡期。间质期是肺水肿的最早表现,液体局限在肺泡外血管和传导气道周围的疏松结缔组织中,支气管、血管周围腔隙和叶间隔增宽,淋巴管扩张。液体进一步潴留时,进入肺泡壁期。液体蓄积在厚的肺泡毛细血管膜一侧,肺泡壁进行性增厚。发展到肺泡期时,可见充满液体的肺泡壁丧失了环形结构,出现褶皱。无论是微血管内压力增高还是通透性增加引起的肺水肿,肺泡腔内液体的蛋白均与肺间质内相同,提示表面活性物质破坏,而且上皮丧失了滤网能力。

(四)X线表现

间质性肺水肿X线主要表现肺静脉影增粗,肺门影变大、变模糊,可见Kerley氏线征,肺叶间裂增厚等;肺泡性肺水肿表现为两肺可见大片状模糊影,多位于肺中心部或基底部,及可见"蝶翼"征,可伴少量胸腔积液,肺泡性肺水肿病变动态变化大。急性呼吸窘迫征引起的肺水肿X线表现通常为散在片状模糊影,随病变发展融合成大片毛玻璃样影或实变影,广泛肺影密度增高称为"白肺",对复张性肺水肿、神经性肺水肿结合病史即可做诊断(图5-28)。

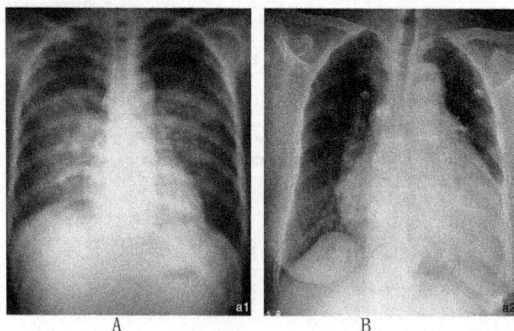

图5-28 肺水肿X线表现
A.肺泡性肺水肿X线表现"蝶翼"征;B.间质性肺水肿X线表现

二、肺气肿

(一)概述

肺气肿是指终末细支气管远端的气道弹性减退,过度膨胀、充气和肺容积增大或同时伴有气道壁破坏的病理状态。按其发病原因肺气肿有如下几种类型:老年性肺气肿,代偿性肺气肿,间质性肺气肿,灶性肺气肿,旁间隔性肺气肿,阻塞性肺气肿。

(二)局部解剖

局部解剖同图5-8。

(三)临床表现与病理基础

临床表现症状轻重视肺气肿程度而定。早期可无症状或仅在劳动、运动时感到气短,随着肺气肿进展,呼吸困难程度随之加重,以至稍一活动甚或完全休息时仍感气短。此外尚可感到乏力、体重下降、食欲缺乏、上腹胀满。除气短外还有咳嗽、咳痰等症状。典型肺气肿者胸廓前后径增大,呈桶状胸,呼吸运动减弱,语音震颤减弱,叩诊过清音,心脏浊音界缩小,肝浊音界下移,呼吸音减低,有时可听到干、湿啰音,心率增快,心音低远,肺动脉第二心音亢进。

肺气肿按解剖组织学部位分为肺泡性肺气肿和间质性肺气肿。肺泡性肺气肿按发生部位又可细分为腺泡中央型、腺泡周围型、全腺泡型肺气肿。腺泡中央型指肺腺泡中央区的呼吸细支气管呈囊状扩张,肺泡管及肺泡囊无明显改变,腺泡周围型则是肺泡管及肺泡囊扩张,而呼吸细支气管未见异常改变,从呼吸细支气管至肺泡囊及肺泡均扩张即是全腺泡型肺气肿。肺内陈旧瘢痕灶邻近发生的瘢痕旁若肺气肿囊腔超过 2 cm,累及小叶间隔称为肺大泡。间质性肺气肿是因肺内压骤然升高,气体从破裂的肺泡壁或支气管管壁进入肺间质,在肺膜下或下叶间隔内形成小气泡形成,气泡可扩散至肺门、纵隔,甚至颈胸部皮下软组织内。

(四)X线表现

X线主要表现为肺野扩大,肺血管纹理变疏、变细,肺透亮度增加,肋间隙增宽,纵隔向一侧偏移,横膈下移,心缩小等,侧位像显示胸腔前后径增大(图 5-29)。

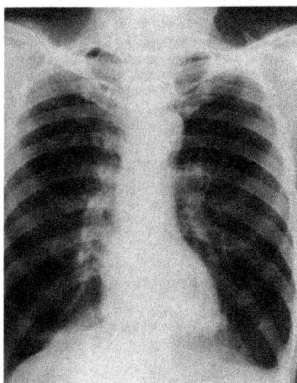

图 5-29　肺气肿 X 线表现

三、Wegener 肉芽肿

(一)概述

Wegener 肉芽肿是一种坏死性肉芽肿性血管炎,属自身免疫性疾病。该病在 1931 年由 Klinger 首次描述,在 1936 年由 Wegener 进一步作了病理学的描述。该病男性略多于女性,从儿童到老年人均可发病,未经治疗的 Wegener 肉芽肿病死率可达 90％以上,经激素和免疫抑制剂治疗后,Wegener 肉芽肿的预后明显改善。尽管该病有类似炎性的过程,但尚无独立的致病因素,病因至今不明。

(二)局部解剖

局部解剖同图 5-8。

(三)临床表现与病理基础

Wegener 肉芽肿临床表现多样,可累及多系统。典型的 Wegener 肉芽肿有三联征:上呼吸道、肺和肾病变。可以起病缓慢,持续一段时间,也可表现为快速进展性发病。病初症状包括发热、疲劳、抑郁、食欲缺乏、体重下降、关节痛、盗汗、尿色改变和虚弱。其中发热最常见。大部分患者以上呼吸道病变为首发症状。通常表现是持续地流鼻涕,而且不断加重。肺部受累是本病基本特征之一,约 50％的患者在起病时即有肺部表现,总计 80％以上的患者将在整个病程中出现肺部病变。胸闷、气短、咳嗽、咯血以及胸膜炎是最常见的症状,及肺内阴影。大部分病例有肾脏病变,出现蛋白尿,红、白细胞及管型尿,严重者伴有高血压和肾病综合征,终可导致肾衰竭,是

Wegener 肉芽肿的重要死因之一。

全身系统和脏器均可受累,病理特点:呼吸道上部(鼻,鼻窦炎,鼻咽部,鼻中隔为主)或下部(气管,支气管及肺)坏死性肉芽肿性病变,小血管管壁纤维素样变,全层有单核细胞,上皮样细胞和多核巨细胞浸润,病变严重时可侵犯骨质引起破坏。肺部可见空洞形成。肉芽肿也见于上颌骨、筛骨眼眶等处,广泛的血管炎引起的梗死及溃疡造成鞍状鼻畸形,眼球突出等。肾脏病变呈坏死性肾小球肾炎的改变。全身性灶性坏死性血管炎,主要侵犯小动脉、细动脉、小静脉、毛细血管及其周围组织,血管壁有多形核细胞浸润,纤维蛋白样变性,肌层及弹力纤维破坏,管腔中血栓形成,管壁坏死,形成小动脉瘤,出血等。

(四)X 线表现

肺野内单发或多发大小不等类圆形影或团状影,少数为粟粒型。多分布于两肺中下野及肺尖部。球形病灶可出现肉芽肿坏死、液化而形成空洞,厚薄不规则,可为单房或多房。肺浸润病变多表现大小不一边缘模糊斑片状影。以上表现可同时存在,可伴有胸腔积液、肺不张、肺梗死或气胸等(图 5-30)。

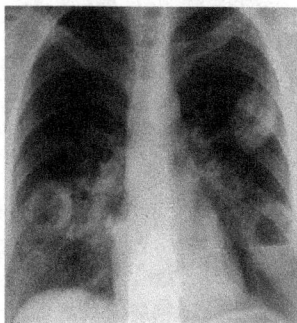

图 5-30　Wegener 肉芽肿 X 线表现

四、肺泡蛋白质沉积症

(一)概述

肺泡蛋白质沉积症(pulmonary alveolar proteinosis,PAP)是以肺泡和细支气管腔内充满 PAS 染色阳性,来自肺的富磷脂蛋白质物质为其特征。好发于青中年,男性发病率约 3 倍于女性。病因未明,可能与免疫功能障碍(如胸腺萎缩、免疫缺损、淋巴细胞减少等)有关。

(二)局部解剖

局部解剖同图 5-8。

(三)临床表现与病理基础

发病多隐袭,典型症状为活动后气急,以后进展至休息时亦感气急,咳白色或黄色痰、乏力、消瘦。继发感染时,有发热、脓性痰。少数病例可无症状,仅 X 线有异常表现。呼吸功能障碍随着病情发展而加重,呼吸困难伴发绀亦趋严重。

肉眼肺大部分呈实变,胸膜下可见黄色或黄灰色结节,切面有黄色液体渗出。镜检示肺泡及细支气管内有嗜酸 PAS 强阳性物质充塞,是Ⅱ型肺泡细胞产生的表面活性物质磷脂与肺泡内液体中的其他蛋白质和免疫球蛋白的结合物,肺泡隔及周围结构基本完好。电镜可见肺泡巨噬细胞大量增加,吞噬肺表面活性物质,胞浆肿胀,呈空泡或泡沫样外观。

(四)X线表现

典型表现为从两肺弥漫且基本对称的由肺门向外放散的弥漫细小的羽毛状或结节状阴影,呈"蝶翼"状,类似肺泡性肺水肿;可表现两肺弥漫性颗粒状致密影,融合成斑片状,边缘模糊;可因支气管沉积物阻塞表现节段性肺不张、肺气肿等(图 5-31)。

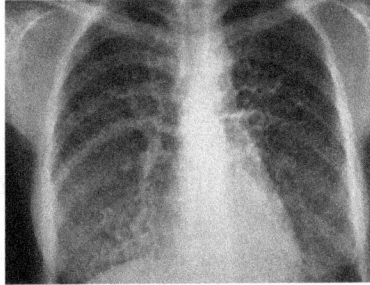

图 5-31　肺泡蛋白沉积症 X 线表现

(桑桂萍)

第六节　肺部肿瘤的 X 线诊断

一、肺癌

(一)概述

肺癌发生于支气管黏膜上皮称支气管肺癌。肺癌一般指的是肺实质部的癌症,通常不包含其他肋膜起源的中胚层肿瘤,或者其他恶性肿瘤如类癌、恶性淋巴瘤,或是转移自其他来源的肿瘤。特指来自支气管或细支气管表皮细胞的恶性肿瘤,占肺实质恶性肿瘤的 90%～95%。肺癌目前是全世界癌症死因的首位,而且每年人数都在上升。而女性得肺癌的发生率尤其有上升的趋势。本病多在 40 岁以上发病,发病年龄高峰在 60～79 岁。种族、家属史与吸烟对肺癌的发病均有影响。

肺癌起源于支气管黏膜上皮局限于基底膜内者称为原位癌,可向支气管腔内或邻近的肺组织浸润生长并可通过淋巴血行或经支气管转移扩散。生长速度和转移扩散的情况与肿瘤的组织学类型分化程度等生物学特性有一定关系。

右肺多于左肺,上叶多于下叶,从主支气管到细支气管均可发生。起源于主支气管肺叶支气管的肺癌位置靠近肺门者称为中央型肺癌;起源于肺段支气管以下的肺癌位置在肺的周围部分者称为周围型肺癌。

(二)临床表现与病理基础

临床表现按部位可分为原发肿瘤、肺外胸内扩展、胸外转移和胸外表现四类。原发肿瘤引起的症状和体征主要为咳嗽、血痰或咯血、气短或喘鸣、发热、体重下降等;肺外胸内扩展引起的症状和体征主要为胸痛、声音嘶哑、咽下困难、胸腔积液、上腔静脉阻塞综合征、Horner 综合征等;胸外转移至中枢神经系统可引起颅内压增高,精神状态异常等,转移至骨骼可引起骨痛和病理性骨折等,转移至胰腺,表现为胰腺炎症状或阻塞性黄疸;胸外表现,指肺癌非转移性胸外表现,或称为副癌综合征,主要表现为肥大性肺性骨关节病、异位促性腺激素、分泌促肾上腺皮质激素样物、分泌抗利尿激素、神经肌肉综合征、高钙血症、类癌综合征等。

肺癌按病理组织学可分为非小细胞癌和小细胞癌两类。非小细胞癌包括鳞状上皮细胞癌、腺癌、大细胞癌等；小细胞癌包括燕麦细胞型、中间细胞型、复合燕麦细胞型。

（三）X线表现

在大体病理形态上，肿瘤的发生部位不同，其X线平片表现亦不同。中央型肺癌X线胸片显示肺门肿块阴影，边缘清楚。若支气管被肿块阻塞，可引起相应肺段肺气肿、肺不张、肺炎，称为"肺癌三阻征"。中央型肺癌转移到邻近肺门淋巴结引起肺门阴影增大，若侵犯到膈神经可导致横膈的矛盾运动。周围型肺癌X线表现为肺内结节阴影，肿瘤密度一般较均匀，亦可发生钙化或形成空洞。肿瘤边缘多分叶不光滑，呈"分叶征""毛刺征"。若肿瘤侵犯邻近脏层胸膜，可表现为"胸膜凹陷征"。周围型肺癌转移常表现为肺内多发结节阴影。弥漫型肺癌表现为双肺多发弥漫结节或斑片状影像，结节呈粟粒大小至1 cm不等，以两肺中下部较多（图5-32、图5-33）。

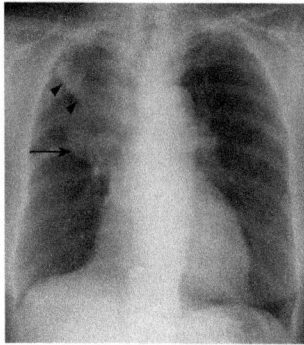

图5-32 **中央型肺癌X线影像表现**
右肺门淋巴结增大，右上肺不张

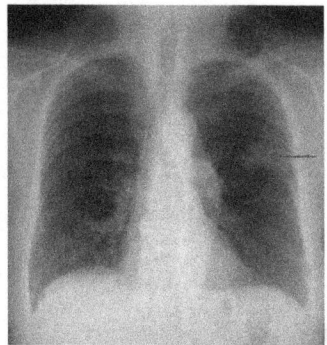

图5-33 **周围型肺癌X线影像表现**
左上肺均匀结节影

二、肺转移瘤

（一）概述

原发于身体其他部位的恶性肿瘤经血道或淋巴道转移到肺称为肺转移瘤。据统计在死于恶性肿瘤的病例中，20%～30%有肺转移。恶性肿瘤发生肺转移的时间早晚不一，大多数病例在原发癌出现后3年内发生转移，亦有长达10年以上者，但也有少数病例肺转移灶比原发肿瘤更早被发现。转移到肺的原发恶性肿瘤多来自乳腺、骨骼、消化道和泌尿生殖系统。

（二）临床表现与病理基础

症状轻重与原发肿瘤的组织类型、转移途径、受累范围有密切关系。多数病例有原发癌的症状。早期肺转移多无明显的呼吸道症状。肺部病变广泛，则可出现干咳、痰血和呼吸困难等。病理表现与原发肿瘤的组织类型相关。以血行转移多见，即肺内或肺外肿瘤细胞经腔静脉回流至右心从而转移到肺内，癌细胞浸润并穿过肺小动脉及毛细血管壁，在邻近肺间质及肺泡内生长形成转移瘤；淋巴道转移前期类似血行转移，瘤细胞穿过血管壁累及支气管血管周围淋巴管，并在内增殖形成转移瘤；胸膜、胸壁或纵隔内肿瘤还可直接向肺内侵犯。

（三）X线表现

原发性恶性肿瘤向肺内转移的途径有血性转移、淋巴转移及直接侵犯，转移方式不同其X线胸片表现亦不同。血行转移表现为两肺多发结节及肿块阴影、边缘清楚，以两中下肺野常见。也可表现为单发的结节及肿块,也有的表现为多发空洞影像,成骨肉瘤与软骨肉瘤的转移可有钙化。淋巴道转移表现为网状及多发细小结节阴影,若小叶间隔增生可见"Kerley B 线"。纵隔、胸膜、胸壁向肺内直接侵犯表现为原发肿瘤邻近的肺内肿块(图 5-34)。

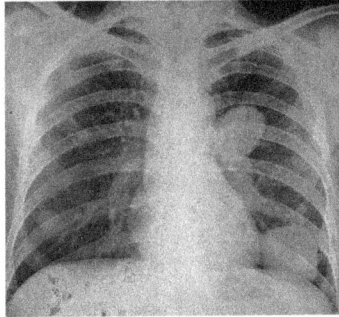

图 5-34 肺转移瘤 X 线影像表现

三、肺错构瘤

(一)概述

肺错构瘤的来源和发病原因尚不十分清楚,比较容易被接受的假说认为,错构瘤是支气管的一片组织在胚胎发育时期倒转和脱落,被正常肺组织包绕,这一部分组织生长缓慢,也可能在一定时期内不生长,以后逐渐发展才形成瘤。错构瘤大多数在 40 岁以后发病这个事实支持这一假说。常无临床表现,多为体检时影像学检查偶然发现。合理手术是最佳治疗方法,预后良好。

(二)临床表现与病理基础

错构瘤的发生年龄多数在 40 岁以上,男性多于女性。绝大多数错构瘤(80%以上)生长在肺的周边部,紧贴于肺的脏层胸膜之下,有时突出于肺表面,因此临床上一般没有症状,查体也没有阳性体征。只有当错构瘤发展到一定大小,足以刺激支气管或压迫支气管造成支气管狭窄或阻塞时,才出现相应等临床症状。

(三)X 线表现

根据肿瘤的发生部位,错构瘤可分为周围型及中央型。周围型错构瘤发生于肺段以下支气管与肺内,主要由软骨组织构成。中央型错构瘤发生于肺段及肺段以上支气管,主要由脂肪组织构成。周围型错构瘤表现为肺内的孤立结节,边缘清楚,无分叶,部分病变内会有爆米花样钙化。中央型错构瘤阻塞支气管引起阻塞性肺炎或肺不张,表现为斑片状模糊阴影或肺叶、肺段的实变、体积缩小(图 5-35)。

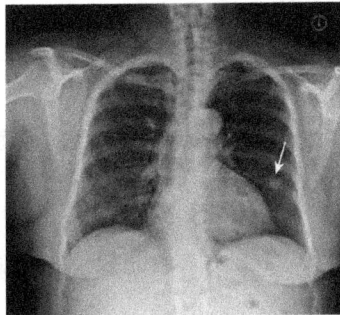

图 5-35 肺错构瘤 X 线表现
左上肺结节,边界清楚,无分叶(箭头)

(桑桂萍)

第六章

胸部疾病的CT诊断

第一节 先天性气管-支气管异常的CT诊断

一、先天性气管瘘

单纯的先天性气管瘘少见,多数为合并食管闭锁伴食管气管瘘。

(一)影像检查方法的选择

主要影像检查方法为胸部X线检查、支气管造影及CT检查。胸部X线检查是基本的检查方法,支气管镜或支气管造影可确诊,但均为有创性。螺旋CT为无创检查方法,应作为首选。

(二)影像与病理

气管瘘分先天性和后天性。先天性气管瘘病因不明,现多认为是正常气管发育受损所致,主要为气管食管瘘,且伴或不伴有食管闭锁。后天性气管瘘多为气管胸膜瘘,是因气管或肺部手术后造成。

(三)影像诊断要点及比较影像学

1.胸部X线检查

胸部X线检查不能显示气管瘘,但能发现肺部病变,表现为两肺不同程度的炎症。

2.支气管造影

转动患儿体位或呛咳时对比剂可通过瘘管到达气管外,可确诊。

3.CT表现

CT平扫后处理技术如表面重建和多平面重建(MPR)可显示气管瘘。

4.比较影像学

胸部X线检查可显示肺部病变,对本病确诊帮助不大。螺旋CT为首选检查方法,可通过多平面重建及仿真内镜直接显示气管瘘。

(四)影像与临床

患者表现为反复呛咳、吐沫、肺炎。食管闭锁患儿如果胃肠道充气,考虑有气管食管瘘存在。

二、先天性气管支气管狭窄

先天性气管狭窄是因气管软骨发育异常或胚胎期前肠分隔气管与食管过程异常引起,常伴有食管发育异常。病变可为气管纤维性狭窄形成隔膜,或是气管软骨环发育不全或畸形引起,亦可是大血管畸形所形成的血管环压迫气管引起局部狭窄。

(一)影像检查方法的选择

胸部 X 线检查尤其是 CR 和 DR 可显示气管大小和形态,但对支气管显示不够清楚,对先天性气管狭窄的诊断有一定价值,但对支气管狭窄诊断帮助不大;同时可发现肺部的继发改变如炎症、肺不张等。螺旋 CT 扫描及后处理技术如多平面重建、三维重建及仿真内镜能准确显示支气管气管狭窄的部位、程度、范围及与邻近组织的关系,可明确诊断,是本病首选影像学检查方法。

(二)影像与病理

气管狭窄可以是局限性的,或是弥漫性的。局限性气管狭窄多位于下 1/3 处,病变段管腔可呈漏斗状向心性狭窄,或呈新月形偏心性狭窄,也可为纤维索带。弥漫性气管狭窄累及整个气管,且由上向下逐渐加重,气管分叉位置偏低。先天性支气管狭窄原因不明,常见发生于主支气管,也可仅发生在肺叶支气管。

(三)影像诊断要点及比较影像学

1.胸部 X 线检查

(1)先天性气管狭窄,表现为两肺程度不等肺气肿,如肺部感染,则肺内有斑片状致密影,缺乏特征性。侧位片可显示狭窄段的气管,严重者管腔直径可小于 5 mm。

(2)先天性主支气管狭窄,患侧肺呈气肿表现;肺叶支气管狭窄引起相应肺叶炎性病变,且反复出现,或持续存在肺不张。

2.CT 表现

轴位上可见病变段气管内径变小,<10 mm,甚至于不到 5 mm,新生儿<3 mm。气管环完整,管壁通常无增厚。应当注意气管纤维性狭窄或闭锁形成气管内隔膜,CT 平扫轴位有时也难以显示,应结合仿真内镜,判断管腔是否阻塞。

3.比较影像学

胸部平片简便易行,较为清晰显示气管,但对支气管显示欠佳,对肺部病变显示较好。CT扫描能直接显示气管支气管形态,准确测量冠状径及矢状径,多平面重建及表面遮盖法重建可清楚显示狭窄气管、支气管的程度、范围及与邻近组织的关系。

(四)影像与临床

临床表现差异较大,轻者常无临床症状。严重的气管狭窄表现为出生后呼吸困难、持续性喘憋及上呼吸道反复感染;支气管狭窄重者则表现为呼气和吸气时喘息,下呼吸道反复感染。

(五)鉴别诊断

(1)气管外肿物及血管畸形压迫引起的气管狭窄,CT 平扫及增强可明确诊断。

(2)结核性支气管狭窄患者年龄较小,结核菌素试验阴性可排除结核病。

(3)其他病因所致的气管狭窄,如白喉感染引起炎症后纤维化、化学腐蚀及气管切开引起肉芽组织增生和瘢痕挛缩,导致气管狭窄。CT 扫描显示此类狭窄病变范围较广,且管腔宽窄不一。

三、气管性支气管

气管性支气管为气管分支发生异常,被认为起源于气管的右上叶支气管,发病率为 0.1%~2%。

(一)影像检查方法的选择

螺旋 CT 扫描是首选检查方法,其后处理技术即多平面重建、最小密度投影、容积重组、表面阴影成像和 CT 仿真内镜可清楚显示气管及两侧主支气管的形态及分支。而胸部 X 线检查虽可显示气管及主支气管及肺部改变,但难以发现气管性支气管。

(二)影像与病理

病因目前尚无定论,假设性理论有复位学说、迁移学说和选择学说,分成额外型和移位型,额外型为正常支气管分支都存在,移位型为正常的支气管分支部分缺如。

(三)影像诊断要点及比较影像学

1.CT 表现

CT 表现为直接开口于气管侧壁,由内向外走行的低密度气管影,部分可伴气管狭窄。异常的支气管开口多在距气管隆嵴 20 mm 以内,右侧多见,常单独一支,也可双侧。

2.比较影像学

胸部 X 线检查对本病诊断无帮助。胸部 CT 气道后处理重建即最小密度重建、表面遮盖法重建、仿真内镜能较好地显示气管及两侧主支气管的形态,尤其是最小密度重建图像操作简单,不仅可显示支气管的形态,并可同时看到肺野情况,有无感染和/或肺不张等。

(四)影像与临床

临床上通常无症状,部分患儿可因反复性右上叶肺炎或支气管扩张而偶然发现。部分可有喘息、反复感染、气管插管并发症。

(五)鉴别诊断

本病需与支气管桥相鉴别,支气管桥与左主支气管形成的气管分叉常被误认为气管隆嵴。

四、气管、支气管软化症

气管、支气管软化是引起呼吸道阻塞的发育异常之一,为呼吸道管腔纵行弹性纤维的萎缩或气道软骨结构被破坏所致的管腔狭窄塌陷。

(一)影像检查方法的选择

CT 能清楚显示气管、支气管形态和大小,尤其是动态呼气相 CT 扫描对本病诊断有重要意义,为本病首选影像学检查方法。胸部 X 线检查尤其是侧位片不仅能显示气道管径变化,而且能显示肺部病变,为本病最基本检查方法。支气管造影能显示气管支气管的形态及大小,但有较大危险性,且敏感性不高,一般不用于本病诊断。

(二)影像与病理

气管支气管软化主要表现为呼气时气管冠状径减小,是由呼吸道管腔纵行弹性纤维萎缩或气道软骨结构破坏引起管腔过度塌陷,中心气道膜部无力。本病病因不明,可以是先天性或获得性。病变可为部分或整个气管,也可累及主支气管。

(三)影像诊断要点及比较影像学

1.X 线表现

肺部表现可正常、感染或肺不张,部分患儿有充气过度。透视下可有气道阻塞现象,即纵隔摆动或心影大小随呼吸改变反常,即吸气时心影增大,呼气时心影变小。

2.CT 表现

主要表现为呼气时气管过度塌陷,气管或支气管横断面积减少 50% 以上,气管可呈新月形、军刀状,管壁无增厚和钙化,内壁光整;肺内除炎性病变外,可有气体滞留。

3.比较影像学

胸部平片有时可直接显示气管管腔塌陷,同时显示继发的肺部表现。CT扫描不仅能显示病变范围,还能直接显示气管、支气管和准确测量冠状径及矢状径,尤其是动态呼气相CT扫描可客观反映气道的改变,为临床提供确切的诊断依据。

(四)影像与临床

临床表现多种多样,取决于年龄和病变程度。先天性气管支气管软化症多在6个月内发病,表现为喘鸣、阵发性发绀和发作性呼吸困难,反复咳嗽,随活动增多而明显,或伴发感染时加重。年龄较大的患儿以慢性咳嗽为主,咳嗽呈突发的、较深的金属音样干咳或阵咳,多在夜间熟睡时突然发作。轻、中度患儿以喘息和咳嗽为主,重者以反复感染、肺不张和呼吸困难为主。

(五)鉴别诊断

本病需同喉软骨软化症鉴别,后者为喉软骨松弛引起吸气时喉腔狭窄,临床表现为吸气性喘鸣。CT扫描显示管腔内径可以鉴别。

五、先天性支气管囊肿

先天性支气管囊肿属肺前肠发育畸形,是因胚胎期支气管由实心索状演变成中空管状组织过程中发生障碍所致,索状的支气管一段或多段与肺芽分离,分离的远端中空支气管形成盲囊,囊内细胞分泌黏液积聚形成囊肿。

(一)影像检查方法的选择

胸部X线检查简便、价格便宜,是本病诊断和鉴别诊断的重要依据。CT检查不仅能显示病变的部位、形态、大小、密度及与周围组织器官的关系,而且可较准确测定CT值,对判断病变的性质有较大帮助,是较理想的检查方法。MR对病变的定位较CT更准确,显示囊肿大小及周围脏器受压情况更加清楚,尤其是可更清楚地显示囊内的不同组织成分,应作为普通X线和CT检查的补充。

(二)影像与病理

本病一般分为纵隔型、肺内型和异位型。肺内型又称先天性肺囊肿,单侧多见,可单发,也可多发。组织学上囊壁含腺体、软骨和平滑肌,内衬呼吸上皮。囊肿可为单房或多房,一般不与支气管相通,感染后可与支气管连通,囊内液体可经支气管排出,并有气体进入囊内,使囊肿为含气/气液囊肿或活瓣性张力性气囊肿。

(三)影像诊断要点及比较影像学

1.胸部X线检查

含液囊肿表现为圆形或椭圆形致密影,密度均匀,边缘光滑、清晰。含气囊肿为薄壁圆形透亮影,内可有液平面,囊壁较薄,多为1~2 mm,囊肿大小和形态可随呼吸改变。如与支气管相通,且呈活瓣性阻塞,则为张力性囊肿,此时囊肿体积较大,占位效应明显,压缩周围肺组织,纵隔向健侧移位。合并感染时囊壁增厚模糊,囊内液体增加,周围有炎性浸润病灶。感染控制后囊肿恢复原形态大小,或与周围肺组织粘连而形态不规则。

2.CT表现

平扫病灶多为圆形,也可为葫芦状、长条状或不规则形,CT值随着其成分不同而不同,含液囊肿如无感染,CT值近似水样密度,较易诊断。若合并出血或囊内蛋白质胶冻样成分含量多,可呈软组织样密度,CT 值为 20～30 Hu。囊壁可有点状或弧线状钙化,尤以弧线状最具特征性。病变周围可有局限性肺气肿。增强扫描示囊壁可轻到中度的强化。如合并感染,囊壁强化明显。

3.MRI 表现

根据囊内成分不同,MRI 可有 3 种信号。如囊肿内含有单纯液体,呈均匀一致 T_1WI 低信号,T_2WI 高信号;在 T_1WI 和 T_2WI 均呈高信号,表示囊内含有蛋白质或胆固醇成分,或合并囊内出血;如果反复感染和出血,T_1WI 和 T_2WI 信号则不均匀,有时可见气液平面。

4.比较影像学

胸部 X 线检查简便易行,但易误诊和漏诊,诊断价值有限,可用于病变的发现和随访。CT 扫描有助于确定囊肿所在肺叶、段,显示其与气道关系,通过测定 CT 值进一步明确性质。MRI 也可根据囊内信号不同,进一步提示囊内组成。

(四)影像与临床

多数在婴儿期发病,临床症状的轻重与囊肿大小、位置和继发感染有关。小的囊肿可无临床症状,较大的囊肿可出现相应的压迫症状,如呼吸困难或喘鸣。合并继发感染则有发热、咳嗽、脓痰等症状。张力性囊肿一旦破裂,可出现胸痛、胸闷、气急等自发性气胸征象。少数患者有咯血。

(五)鉴别诊断

肺部的囊性病变种类较多,包括先天性和获得性。

1.肺大疱

肺大疱多见于慢性支气管炎的患者,少数为先天性的。肺大疱多发生于肺尖、肺底及肺外带胸膜下,壁菲薄,一般无气液平面,有感染病史。有时两者很难区别。

2.先天性肺囊性腺瘤样畸形

先天性肺囊性腺瘤样畸形呈多发囊状或囊实性改变,也可见单发薄壁囊肿,也无异常血供,与支气管囊肿有时难以鉴别。

3.张力性气胸

单发巨大张力性肺囊肿胸部 X 线检查难以显示菲薄囊壁,两者均为肺野透亮度增高,内无肺纹理影,需要鉴别。后者为胸腔积气,以压缩肺移向肺门为特点。

4.肺脓肿

支气管囊肿继发感染时,囊壁变厚,边缘模糊,腔内有液气平面,周围有炎性病灶,类似肺脓肿。但后者壁更厚,周围的炎性病变更明显,内壁不光整,如及时治疗肺脓肿病灶逐渐缩小完全吸收消散,而支气管囊肿感染好转后含气空腔仍存在。

(李修光)

第二节　获得性气管-支气管异常的 CT 诊断

一、气管插管后狭窄

气管插管后狭窄为气管插管后发生的并发症,是气管狭窄最常见的原因。

(一)影像检查方法的选择

X线片尤其是颈部侧位片可作为本病的筛选方法。多层螺旋CT气管、支气管三维重建可显示气管插管后引起狭窄的部位、形态、范围及内部特征,是较准确的无创性的诊断方法。

(二)影像与病理

气管切开位置一般位于第2～3软骨环。插管后可因压迫血管导致气管软骨缺血性坏死,48小时组织学有炎症反应,7天后有浅表气管炎及黏膜溃疡,1～2周可有深溃疡及软骨暴露,进一步发展软骨遭受破坏。愈合期肉芽组织及纤维组织增生导致气管狭窄。

(三)影像诊断要点及比较影像学

1.X线检查

颈侧位片可显示颈段局部气管前壁内陷,气管狭窄。

2.CT检查

气管前壁和/或两侧壁内陷使管腔呈三角形或漏斗状,狭窄部位常在声门下区,狭窄段一般长1～4 cm,管壁轻度到显著的增厚。

3.比较影像学

颈部侧位片可显示气管狭窄,CT检查可更好地显示狭窄范围。

(四)影像与临床

临床症状与气管狭窄程度成正比,患儿有气管插管的病史,在拔除气管插管后出现上呼吸道阻塞症状,表现为气促、喘鸣、进行性呼吸困难,可有反复肺部感染。

(五)鉴别诊断

气管插管后狭窄有明确的病史,病变常位于颈段气管,与其他原因导致的气管狭窄较易鉴别。若仅从影像学上观察,需与气管肿瘤相鉴别。气管肿瘤造成的管腔狭窄常为偏心性的,腔内可见软组织肿块。

二、急性支气管炎

急性支气管炎是支气管黏膜的急性炎症,病原体是各种病毒或细菌或其合并感染。

(一)影像检查方法的选择

急性支气管炎一般不需要影像学检查,胸部X线检查是为观察肺部有无并发炎症,或有无肺气肿、肺不张等继发改变。

(二)影像与病理

病变的气管、主支气管和肺叶支气管黏膜充血、水肿及渗出,泌物增多且黏度增高,妨碍黏膜上纤毛运动,继而纤毛上皮细胞脱落,黏膜下层白细胞浸润。

(三)影像诊断要点及比较影像学

1.X线表现

胸部X线检查可无阳性发现,或两肺纹理增多、增粗、模糊,肺门影浓密,结构模糊,小儿常伴有肺气肿或肺不张。

2.比较影像学

胸部X线检查为本病基本检查方法,主要是为了观察肺部并发症。

(四)影像与临床

本病是小儿最常见的呼吸道疾病之一。起病前有上呼吸道感染的症状如鼻塞、喷嚏,部分有咳嗽、咳痰、胸痛,发热。一般无肺部体征,肺部听诊偶有干、湿啰音。

三、支气管哮喘

支气管哮喘是由多种细胞(包括炎性细胞、气道结构细胞)和细胞组分参与的气道慢性炎症性疾病,为儿童期最常见的慢性疾病,且近年来有明显上升趋势。

(一)影像检查方法的选择

首次因喘息就诊的患儿应行胸部 X 线检查检查,以除外肺部先天性或感染性疾病,如需要可行 CT 检查,明确病变性质。对已确诊支气管哮喘的患儿无须进行 X 线检查。长期哮喘的儿童应行 HRCT 扫描,观察肺间质病变情况,评估预后。

(二)影像与病理

哮喘发作期气道黏膜中有大量炎症细胞浸润,以嗜酸性粒细胞浸润为主。气道上皮损伤、脱落,纤毛细胞损伤脱落,甚至坏死。气道壁增厚,黏膜水肿,胶原蛋白沉着。支气管黏膜下黏液腺增生,杯状细胞肥大、增生,气道黏液栓形成。

(三)影像诊断要点及比较影像学

1.X 线检查

大多数缓解期哮喘儿童胸部 X 线检查正常,少数为肺纹理增多。哮喘发作期,多表现为肺纹理增多和肺气肿,部分病例肺内可见片状致密影。如黏液嵌塞支气管可引起肺不张。少数严重者可并发纵隔气肿。

2.比较影像学

胸部 X 线检查检查可了解肺部病变及并发症,CT 检查尤其是 HRCT 可进一步明确肺间质性改变。

(四)影像与临床

反复发作喘息、咳嗽、气促、胸闷,多与接触变应源、冷空气、物理、化学性刺激、呼吸道感染及运动等有关,肺部可闻及哮鸣音。

(五)鉴别诊断

(1)气道异物:患者异物吸入史,有纵隔摆动。

(2)气管狭窄、软化临床易与支气管哮喘相混淆。两者胸部 X 线检查表现相似,如均可正常或肺气肿、肺不张,CT 检查可鉴别。

(3)支气管淋巴结结核

常易与支气管哮喘相混淆。前者临床上有结核中毒症状,胸部 X 线检查可发现肺内原发病灶或肺门淋巴结肿大。CT 检查可显示纵隔内肿大淋巴结及其钙化。

四、气道异物

气道异物好发于 3 岁以下幼儿。异物按是否透 X 线分为不透X线异物和透 X 线异物。

(一)影像检查方法的选择

胸部 X 线检查与透视相结合,是诊断和随访气道异物最简便、快捷的方法,胸部 X 线检查应包括呼、吸两相。透视可动态反复观察,对判断纵隔摆动有重要价值。CT 扫描横断面及后处理技术如 MPR、仿真内镜可直接显示气道内的异物影,明确诊断,且定位准确,对支气管镜检查具有重要指导价值,是首选检查方法。应当注意的是必须同时用肺窗和纵隔窗仔细观察,因对于植物类的异物肺窗显示清楚,纵隔窗易漏诊;高密度异物如骨块、金属异物纵隔窗显示清楚,肺窗易漏诊。

(二)影像与病理

异物进入气道引起不同程度的气道阻塞,同时损伤和刺激局部黏膜,引起充血、水肿、渗出、肉芽组织及纤维组织增生,加重气道阻塞和损伤,12～48小时后可发生较重的炎性改变。异物引起气道不全阻塞时,吸气时气道增宽,气体通过,呼气时气道变窄,异物将气道完全阻塞,产生气流能进不能出,引起阻塞性肺气肿。异物如在吸气时随气流向下移动,阻塞气道,呼气时异物上移,气流能出不能进,引起阻塞性肺不张。异物将气道完全阻塞,肺内气体吸收发生肺不张。

(三)影像诊断要点及比较影像学

1.X线表现

(1)直接征象:对金属或碎骨头、鱼刺类不透X线的异物,通过胸部正侧位呼吸两相检查或透视能够准确定位。如异物在气管内,且为片状可扁平状时,正侧位胸部X线检查上分别呈矢状面和冠状面,与食管异物相反。

(2)间接征象:X线不能直接显示透X线异物,只能根据异物引起气道阻塞的间接X线征象推断异物部位以确定诊断。①气管异物:主要嵌于声门下,侧位片可直接显示颈段气管内声门区异物轮廓,相应气管变窄。透视下心影大小随呼吸变化异常是诊断气管异物最重要的间接征象,表现为吸气相心影增大呼气相心影缩小。②支气管异物:阻塞性肺气肿最为常见。肺气肿范围有助于异物定位诊断,单侧性肺气肿应警惕存在支气管异物。肺不张,患侧全肺、肺叶或肺段密度增高,严重者纵隔向患侧移位。纵隔摆动为单侧支气管异物最重要、最常见的X线征象。不论是吸气性活瓣阻塞还是呼气性活瓣阻塞,吸气时纵隔均向患侧移位,即吸气时纵隔向哪侧移位,异物就在哪侧。必须注意纵隔摆动征象无特异性,凡是气道阻塞造成两侧胸腔内压差加大者均可出现此征象,如气道炎症分泌物淤积、肺门淋巴结肿大压迫相应支气管等。肺部感染,表现为密度不均匀的斑片影。对于难治的肺部感染,特别是合并局部肺气肿,应考虑有气道异物的可能,必须透视观察有无纵隔摆动。

部分患者可有患侧胸腔积液、纵隔疝,少数有气胸、纵隔气肿及皮下气肿。

2.CT表现

(1)直接征象:显示异物及其所在位置,异物呈不同形状的软组织密度影,所在管腔气柱中断或狭窄,仿真内镜见局部管腔变窄或完全闭塞。

(2)间接征象:包括阻塞性肺气肿、阻塞性肺炎、肺不张、横膈双边征、纵隔双边影。横膈双边征表现为横膈影上方另有一与其平行的浅淡条带影,在冠状位上易于观察。纵隔双边影表现为纵隔影外缘另有一与其平行的浅淡条带影,左侧较明显,是纵隔摆动在CT上的表现。

3.比较影像学

胸部X线检查可直接显示不透X线异物,但对于气管内或较小的不透光异物可能漏诊。透X线异物通过气道阻塞的间接征象基本判断病变部位,应重视透视下观察心、肺、横膈的动态变化。对轻度纵隔摆动有时难以发现,常需要让患儿做深呼吸(或哭泣)及仔细观察才能发现。CT检查对本病诊断非常重要,可直接显示不同密度的异物,定位准确,确诊率高。

(四)影像与临床

临床表现取决于异物的性质、部位和气道阻塞程度。异物吸入气管时首先引起刺激性呛咳、喘鸣、发绀及呼吸困难等。异物可随呼气向上移动撞击声门下部,环甲区触诊有撞击感,听诊有气管拍击声。异物进入支气管后症状有所缓解,伴发支气管炎或肺炎时有咳嗽、发热等感染表现。

(五)鉴别诊断

患儿有明确异物吸入史及典型临床症状,通过 X 线和 CT 检查,可及时确诊及定位。对于异物史不明确而出现上述气道异物的间接 X 线征象者,需与各种气管、支气管疾病相鉴别。

五、支气管扩张症

支气管扩张症是指各种因素引起支气管内径持久不可逆的增宽和变形,少数为先天性的,多数为继发性的。先天支气管发育障碍是由于软骨发育不全或弹力纤维不足,局部管壁较薄或弹性较差,生后受呼吸活动影响形成支气管扩张。继发性的主要原因是肺部的感染、阻塞和牵拉,且互相影响,促使支气管扩张的发生和发展。

(一)影像检查方法的选择

胸部 X 线检查可显示支气管扩张所引起的肺部改变,如肺纹理增粗、轨道征或囊状影,但特异性不高。支气管造影对支气管显示好,属侵入性检查,对比剂不易排除,滞留肺泡内可形成机化性病灶。CT 可显示胸部 X 线检查的"盲区",清楚显示支气管,尤其是 HRCT,可显示支气管扩张的部位、范围及程度,还能显示肺小叶中央终末细支气管扩张及周围小叶实质炎变等细节,取代传统支气管造影,是筛查和诊断支气管扩张首选的检查方法。

(二)影像与病理

支气管扩张根据形态分为 3 种:①柱状型,扩张的支气管失去正常由粗逐渐变细的移行过程,远端支气管径与近端相似,甚至比近端还粗。②静脉曲张状型,支气管管壁有局限性收缩,呈不规则串珠状。③囊状型,支气管末端明显扩张呈囊状,多个扩张的囊腔似葡萄串,是最严重的一种类型。

(三)影像诊断要点及比较影像学

1.胸部 X 线检查

(1)正常或肺纹理增多、增粗、紊乱、模糊。柱状型可见管状透明影呈双轨征或环状影,粗细不规则,如有分泌物潴留,表现为杵状增粗致密影。囊状型显示为多个圆形或卵圆形壁薄囊状影,直径为 5~30 mm,分布不均匀,可呈蜂窝状。如囊腔内有液气平面常提示合并感染。

(2)继发肺部感染:多呈斑片状密度增深影,边缘模糊。病变吸收缓慢,有时可在同一区域反复出现。

(3)肺不张:往往与支气管扩张同时存在,互为因果。肺不张可以出现在肺叶、肺段或肺亚段,表现为三角形、线样或盘状密度增深影,邻近的肺组织有代偿性肺气肿。

2.支气管造影

(1)柱状型:表现为病变的支气管呈柱状增粗,失去正常由粗逐渐变细的移行过程,或远端反较近端粗。

(2)静脉曲张型:支气管管腔形态不规则,粗细不一呈串珠状,似曲张的静脉。

(3)囊状型呈囊状,大小不一,对比剂可进入囊内,囊内形成液平面,较多的囊聚集在一起呈葡萄串或蜂窝状。

3.CT 表现

CT 表现取决于支气管的走行方向与扫描层面的关系、支气管内有无黏液栓、支气管扩张的类型和是否合并感染。

（1）柱状型：扩张的支气管增粗，胸膜下30 mm的肺周部内可见到支气管，比相伴行的动脉影粗，可见"印戒征"，即环状的支气管断面与相邻的圆形血管影形成特征性征象。

（2）静脉曲张状型：管壁局限性收缩造成边缘不规则呈串珠状。

（3）囊状型：呈多发环状含气的空腔，边缘光滑，呈散在或簇状分布的葡萄串样排列，腔内可有液气平面。

（4）其他征象：包括病变部位的支气管聚拢及扭曲，管壁增厚，管腔增宽，可有肺不张或反复同一部位的肺实变或浸润。

4.比较影像学

胸部X线检查对本病的诊断价值有限，确诊需支气管造影或CT检查尤其是HRCT。HRCT能取代大部分支气管造影检查或作为支气管造影前的筛选，其敏感性接近支气管造影。

（四）影像与临床

主要表现为慢性咳嗽和咳痰，痰液呈黏液或脓性，可痰中带血或有咯血。咯血多为成人，小儿少见。呼吸道反复感染，发生急性感染时有发热、咳嗽加剧、痰量增加。早期体征多不明显，继发感染时病变部位叩诊可呈浊音，肺底常有湿啰音，或有呼吸音减低或管状呼吸音，部分有杵状指。

（五）鉴别诊断

当患者有反复咳嗽、咳痰、肺部感染的病史，通过CT检查，一般可得出诊断，诊断时需判断是否为继发性支气管扩张，并且判断病因。

六、闭塞性细支气管炎

闭塞性细支气管炎是由小气道炎症病变引起的慢性气流阻塞的临床综合征。病变部位累及细支气管和肺泡小管，肺实质几乎不受累。

（一）影像检查方法的选择

胸部X线检查可观察肺内的改变如透明肺等，是最基本的影像检查方法。薄层CT或HRCT比胸部X线检查更具有特征性，是进一步检查的首选方法。

（二）影像与病理

本病主要累及终末或呼吸性细支气管，病理学特征为细支气管及其周围炎症和纤维化，小气道的破坏和瘢痕形成，导致管腔狭窄、闭塞，管腔内无肉芽组织，肺泡正常。

（三）影像诊断要点及比较影像学

1.胸部X线检查

无明显特异性改变，可为：①表现正常；②肺透光度增加，肺纹理增多，模糊；③病变肺段的实变或不张；④斑片状肺泡浸润影，呈磨玻璃样，边缘不清；⑤正常或体积较小的单侧透明肺。

2.HRCT

（1）支气管壁增厚和/或支气管扩张，前者为本病的直接表现，后者出现于病程稍晚阶段。

（2）"马赛克灌注征"，表现为片状分布肺密度减低区域合并血管管径的减小，为间接表现。

（3）呼气时的气体滞留征，是间接表现。

（4）肺实变或肺不张。

（5）黏液栓。

3.比较影像学

本病的 X 线表现多数无特异性,诊断不敏感。薄层 CT 或 HRCT 在病变密度、范围、分布明显优于胸部 X 线检查,可提示本病的诊断。

(四)影像与临床

急性感染或急性肺损伤患者 6 周后出现反复或持续气促、喘息或咳嗽、喘鸣,运动耐受性差,重者可有三凹征,对支气管扩张剂无反应,可闻及喘鸣音和湿啰音。

(五)鉴别诊断

闭塞性细支气管炎初期的影像学表现与普通毛细支气管炎或病毒性肺炎难以区别,但前者影像学表现迁延不愈,且随呼吸道感染而加重。

(李修光)

第三节　中毒性肺水肿的 CT 诊断

中毒性肺水肿是由吸入高浓度刺激性气体所致的呼吸系统损害的疾病之一。其病理特征是肺间质和肺泡腔液体积聚过多。若不及时抢救或救治不当,可导致急性呼吸窘迫综合征 ARDS 和急性呼吸衰竭,是职业性中毒的常见急症之一。

一、作用机制

高浓度刺激性气体烟雾吸入后,直接损伤肺泡上皮细胞及表面活性物质,致肺泡表面张力增加,肺泡萎陷,液体渗出增加,肺泡壁通透性增加,水分进入肺泡。

毒物直接破坏肺毛细血管内皮细胞,致内皮细胞间裂隙增宽,液体渗出。此外进入血液循环中的毒物、炎症介质、缺氧、神经体液反射等因素,致毛细血管痉挛或扩张,使渗出增加,导致肺间质水肿;肺淋巴循环受阻,肺动脉高压和静脉回流受阻,影响肺内液体排出。

二、病理过程

由肺毛细血管渗出到肺组织的液体首先出现于肺间质,若程度较轻,则表现为间质性肺水肿。反之则逐渐扩展至肺泡,形成肺泡性肺水肿。可分为四个阶段:液体积聚于细支气管和小血管周围的结缔组织内;肺泡间隔肿胀;液体积聚于肺泡角;肺泡水肿。

三、临床过程与分期

临床上可分为四期。

(1)刺激期:吸入刺激性气体后短时间内发生呛咳、流涕、咽痛、胸闷、头晕、恶心、呕吐等。

(2)潜伏期:一般为 2～6 小时,病情越重者本期越短。本期内病情相对稳定,患者自觉症状减轻。但肺部病变可继续发展。

(3)肺水肿期:患者突然出现进行性加重的呼吸困难,咳嗽并咳出大量泡沫血痰,发绀、烦躁、大汗淋漓,双肺布满湿啰音。胸部影像学检查可见肺水肿表现。该期尚可并发自发性气胸、纵隔及皮下气肿及肝、肾、心等器官损害及酸中毒和继发肺部感染等。

(4)恢复期:经正确救治,无严重并发症,肺水肿可在 2～3 天内得到控制,症状、体征逐渐消失,肺部影像学表现约在一周恢复正常。

四、CT 表现

(1)潜伏期:在潜伏期末可无明显异常或仅见肺纹理增多模糊,双肺磨玻璃影(图 6-1)。

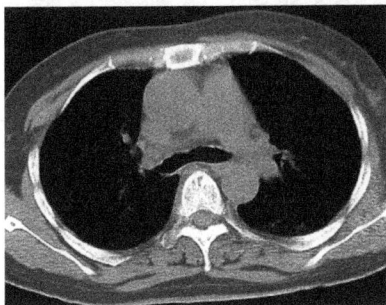

图 6-1　中毒性肺水肿潜伏期

患者为苯中毒潜伏期,双肺弥漫性磨玻璃影,密度较淡,边缘模糊

(2)肺水肿期:至肺水肿期,可见双肺野内弥漫性成团、成片样絮状高密度影,边缘模糊,呈中央型分布,越往中央密度越高,越往周边密度越淡,病变以双中下肺野为主,而肺尖及外带较清晰。双侧胸腔可有少量积液。可有纵隔气肿和颈部及腋窝的皮下气肿(图 6-2)。

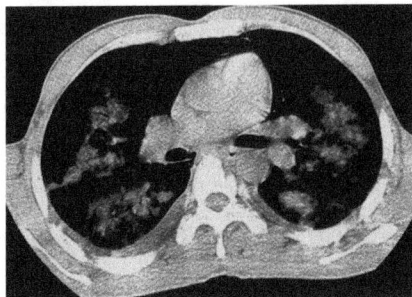

图 6-2　中毒性肺水肿的肺水肿期

双肺多发片样絮状高密度影,轮廓模糊。呈中央分布

(3)恢复期:双肺野内弥漫性成团、成片样絮状高密度影开始吸收,密度逐渐变淡,而渐变为密度极淡的毛玻璃影,一般 7 天左右基本消失。双侧少量胸腔积液、纵隔气肿和颈部及腋窝的皮下气肿一般需10～15 天才能吸收(图 6-3,图 6-4)。

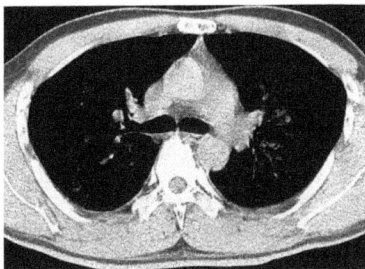

图 6-3　中毒性肺水肿恢复初期表现

中毒性肺水肿开始恢复,双肺呈团的絮状影变淡,周围呈磨玻璃影

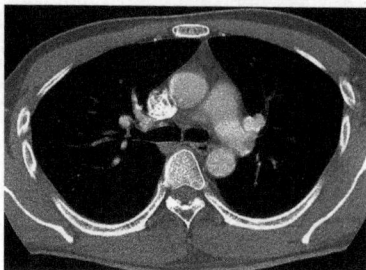

图 6-4　中毒性肺水肿恢复期

与图 6-4 为同一患者,双肺多发的絮状影已吸收,双肺表现为正常

（李修光）

第四节　肺癌的 CT 诊断

一、发病率

肺癌是严重威胁人类健康和生命的恶性肿瘤,也是世界上发病最多的恶性肿瘤之一。

自 1990 年以来,全世界肺癌病例以 20％的速度递增(男性为 17％,女性为 27％)。肺癌发病的趋势与地区内吸烟人数的趋势密切相关,美国和北欧、西欧地区男性吸烟人数已经从高峰下降,其男性肺癌发病也呈减缓趋势;发达国家女性因吸烟导致肺癌发病率和死亡率增高,而发展中国家因为女性吸烟稀少,故发病率低。受国内吸烟人群数量越来越庞大等肺癌危险因素和人口增长与老龄化的双重因素的影响,中国肺癌发病率显著增加,成为中国最常见、增幅最大的恶性肿瘤之一。

导致肺癌发生有两大危险因素——吸烟和空气污染。75％～90％肺癌和吸烟相关。烟叶中含有多种致癌物。吸烟与肺鳞状细胞癌、小细胞癌的相关性比与肺腺癌的相关性更强,而暴露在香烟环境中,即吸二手烟者承担的肺癌患病风险也和低剂量吸烟者相当。空气污染是导致肺癌的第二个危险因素,空气污染主要存在于室内,由建筑物内部逐渐释放而出,包括一些放射性物质。室内空气污染作为肺癌危险因素和吸烟具有协同作用。

二、病理学分类

按照组织解剖学对肺癌分类,能更方便临床诊断和治疗的需要。

(一)按解剖部位分

1.中央型肺癌

中央型肺癌指发生于肺段和肺段以上支气管的肺癌,约占所有肺癌的 3/4,以鳞状上皮细胞癌和小细胞癌多见。

2.周围型肺癌

周围型肺癌指发生在段支气管以下的肺癌,约占肺癌的 1/4,以腺癌多见。

3.弥漫型肺癌

癌组织沿肺泡管、肺泡弥漫浸润生长,累及部分肺叶或在肺内呈散在分布的多发结节。

(二)按组织学分

肺癌组织学分类有两大类:小细胞肺癌(small cell lung cancer,SCLC)和非小细胞肺癌(non small cell lung cancer,NSCLC),后者包括鳞状上皮细胞癌、腺癌、大细胞癌和鳞腺癌。

1.非小细胞肺癌

非小细胞肺癌占肺癌总数的75%左右,各型细胞分期、治疗相似,但是组织类型和临床表现各有差异。

(1)鳞癌:最常见的肺癌,占整个肺癌的30%,好发于50岁以上的男性,一般有吸烟史,血行转移发生晚,因而手术切除效果好,约占肺癌手术切除病例的60%。肿瘤多数起源于段和亚段支气管黏膜,形成肿块,堵塞管腔。肿块中央易发生坏死,空洞多见。多数鳞癌为中等分化或低分化。

(2)腺癌:第二常见肺癌,占整个肺癌的25%,女性多于男性,早期就可以侵犯血管和淋巴管,引起远处转移,累及胸膜。腺癌主要起源于小支气管的黏液腺体,因此,3/4以上的腺癌发生于肺的周边,生长速度比较缓慢,约50%为孤立性肺结节,空洞少见。

在诊断上,肺腺癌常常需要与来自其他脏器(如肠道、乳腺、甲状腺和肾脏)的转移性腺癌相鉴别。肺腺癌也常发生于原先肺有损伤的区域,即所谓的瘢痕癌。

(3)大细胞癌:一种高度恶性的上皮肿瘤,多位于肺的周边实质,占整个肺癌的15%。大细胞癌中有10%左右鳞状分化,80%左右腺样分化,而与鳞癌和腺癌难以区分。

(4)腺鳞癌:明确的腺癌和鳞癌结构混杂或分别存在于同一肿块内。

2.小细胞肺癌

小细胞肺癌常见于较为年轻的男性,是肺癌中恶性程度最高的。肿瘤早期就发生血行和淋巴转移,肿瘤浸润性强,生长速度快,多数位于大的支气管,表现为中央型肺癌,在支气管黏膜下层呈浸润性生长,引起管腔狭窄。小细胞肺癌对放、化疗敏感。

三、临床表现

除定期查体发现的肺癌者外,大多数肺癌患者在就诊时已经出现临床表现。其临床表现有肺癌原发肿瘤引起的刺激性咳嗽、持续性咳嗽、肺不张、咯血、胸闷、气促等;肿瘤在胸内蔓延可导致的胸痛、呼吸困难、声音嘶哑、上腔静脉阻塞、心包积液、胸腔积液等;肺癌远处转移导致的相应表现及非转移性肺外表现(包括内分泌异常、神经肌肉疾病、皮肤病变和全身性症状等)。

四、肺癌分期

肺癌的分期和患者的治疗方案选择、预后密切相关。无论临床诊断还是影像学诊断,都必须把分期诊断涵盖其中,才是完整的诊断。目前普遍采用的是国际抗癌联盟(UICC)公布的肺癌国际分期标准。肺癌国际分期标准主要适用于非小细胞肺癌。小细胞肺癌由于通常不以手术作为首选,较多采用放疗,因此,以癌症是否局限于一个放射治疗照射野,分为局限期和广泛期。

五、治疗和预后

肺癌的治疗方法和其他实体肿瘤一样,包括手术治疗、放疗、化疗,近年来还有生物靶点治疗。

(1)非小细胞肺癌的治疗:①外科治疗,对肺癌根治治疗,目前主要采用以手术为主的综合治疗。对 T_1N_0、T_2N_0 肺癌采用外科根治术,5 年生存期可达到 80%;对 T_1N_1 和 T_2N_1 期采用根治性切除并纵隔淋巴结清扫,5 年生存率为 15%～20%;T_3N_0 期肺癌的 5 年生存率为 30%～50%;如果术前已经明确是 N_2 期或 N_3 期患者,不主张手术。②对于不能外科治疗的行化疗、放疗、分子靶向治疗等。对于局部广泛期肺癌患者,放化疗联合已经成为规范治疗方案。

（2）小细胞肺癌是一种恶性程度较高的肿瘤,绝大多数患者于确诊时已伴有淋巴结或远处转移,且无手术治疗的指征。不利的预后因素包括广泛期疾病、LDH 值升高、不良的行为状态评分、体重下降与男性性别。局限期小细胞肺癌的治疗应采用化疗联合同期胸部放射的治疗方案。广泛期疾病以全身化疗为主。即便对于老年或行为状态评分较差的患者,联合化疗仍值得推荐。治疗后肿瘤达完全缓解者应接受预防性全颅放疗,以降低颅脑转移率。

六、原发性肺癌 CT 表现

按原发性支气管肺癌的 CT 表现可分为周围型肿瘤(起自肺门以远的支气管肿瘤)和位于中央支气管树的中央型肿瘤(起自与肺门密切相关的支气管)两种。

(一)周围型肺癌

约 40% 支气管肺癌起源于肺段以后的支气管,其大小各异,但如小于 1 cm 时,胸部 X 线检查上不易发现,而 CT 因其分辨率较高,可检出较小的病灶,并可准确评价其大小和形态。

1.大小、形态和边缘

除了某些肺泡细胞癌或发生于间质纤维化区的周围性肺癌外,一般都表现为圆形或卵圆形,是影像学上成人孤立性肺结节诊断中的难题之一。在大于 20 mm 的孤立性肺结节中,恶性肿瘤的患病率达到 85%,如小于 5 mm 则恶性肿瘤的机会小于 1%,6～10 mm 的结节 24% 为恶性结节,而 11～20 mm 的结节,33% 为恶性结节。由于肿瘤各部分的生长速度不一,可出现分叶状边缘,在生长较慢处呈脐样切迹或凹陷,曾有学者把无钙化的孤立性肺结节的边缘形态在 CT 上分为 4 类:1 型为边缘锐利、光滑;2 型为中度光滑伴有一些分叶状;3 型为不规则起伏或轻度毛刺状;4 型为明显的不规则和毛刺状。

CT 上的结节-肺界面对良、恶性的区别也有帮助。88%～94% 的原发性肺癌可见到毛刺状边缘,表现为自结节向周围放射的无分支的细短线影,近结节端略粗,以在 HRCT 上所见最好。病理上,为结节中的促结缔组织增生反应引起的向周围肺野内放射的纤维性线条。在恶性结节中它也可以是肿瘤直接向邻近支气管血管鞘内浸润或局部淋巴管扩张的结果,但它在 HRCT 上难以和由纤维性反应引起的毛刺区别,毛刺状边缘无完全的特异性,因为在慢性肺炎或肉芽肿中有时也能见到(图 6-5)。

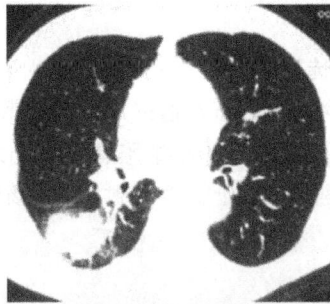

图 6-5　肺癌患者的横断面 CT 图(一)

患者男性,67 岁,右下叶腺癌。肿瘤边缘呈分叶状,有细毛刺,为 4 型边缘

2.密度

在 Zuirewich 等报道的 68 例恶性结节中,80%呈不均匀密度,CT 上表现为钙化、磨玻璃影、小泡样低密度区、空气支气管征、明显的空洞或无空洞的肿瘤坏死。

(1)钙化:在病理上,肺癌内可见钙化,钙化可由于肿瘤坏死区的营养不良或肿瘤本身的原因而致,后者可见于黏液性腺癌。但除了在肺标本上,肺癌中的钙化很少能在胸部 X 线检查上检出,而薄层 CT 在钙化的检出上较标准胸部 X 线检查敏感。据报告胸部 X 线检查在恶性结节中钙化的检出率仅 0.6%～1.3%,但在 CT 上其钙化检出率可达 13.4%,几乎为胸部 X 线检查的 10 倍。6%～10%的肺癌在 CT 上可仅用肉眼即见到其内部的钙化,在有疑问者中则可用测量结节或肿块内的衰减值,以确定其有无钙化,许多学者采用的区分钙化和非钙化的衰减值为 200 Hu。

肺癌中的钙化多数表现为结节或肿块内偏心性的针尖状或云雾状钙化。不常出现大块钙化区,钙化仅占据结节的一小部分,常在 10%以下(图 6-6)。非小细胞肺癌或小细胞肺癌都可发生钙化,钙化与细胞类型也无关,虽然小的周围型肺癌可发生针尖状钙化,但大多数发生钙化的肺癌直径都大于 5 cm。

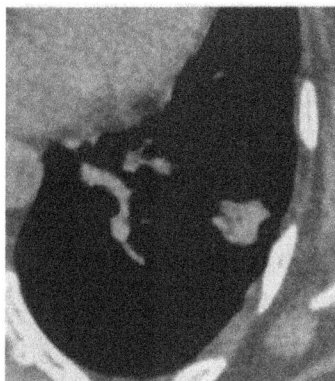

图 6-6 肺癌患者的横断面 CT 图(二)

患者男性,56 岁,鳞腺癌。CT 纵隔窗,肿瘤内可见支
气管充气征、空泡征及小于 10%面积的钙化

(2)磨玻璃影成分:虽然大部分非钙化的周围型肺癌是实心的,即肿瘤表现为软组织密度,但有些可出现全部或局灶性磨玻璃影密度,前者称为非实心结节,后者为部分实心结节。在一项 233 例孤立性肺结节的研究中,19%结节内有磨玻璃影成分,其中 34%为恶性结节,而实心结节中仅 7%为恶性结节。部分实心结节中的恶性率为 63%,非实心结节中的恶性率为 18%,大于 1 cm 的部分实心结节中的恶性率很高。Jang 正式报道 4 例有磨玻璃影的肺泡细胞癌,在病理上磨玻璃影处为非黏蛋白性肺泡细胞癌,而在实心处为黏蛋白性肺泡细胞癌。其中 2 例正电子发射断层显像(PET)阴性,可能与肺泡细胞癌中有新陈代谢活力的肿瘤细胞较少有关。此种磨玻璃影中多伴支气管充气征,据此可和其他呈磨玻璃影病变区别。在肺泡细胞癌中磨玻璃影范围越大则生长越慢、预后越好。Kim 报道了有磨玻璃影的 132 例肺泡细胞癌和 92 例腺癌,肺泡细胞癌的磨玻璃影范围比腺癌大(29%：8%),无淋巴结或远处转移者的磨玻璃影范围大,提示磨玻璃影范围越大预后越好(图 6-7)。

(3)空泡征:空泡征表现为结节内 1～2 mm 的点状低密度透亮影。病理上,小泡样低密度区在有些病例中为小的未闭合的含气支气管,在细支气管肺泡癌中也可为伴有乳头状肿瘤结构的小含气囊样间隙。小泡样低密度区可见于50%的细支气管肺泡癌病例中,较其他恶性病变多见,也可偶见于良性结节中。

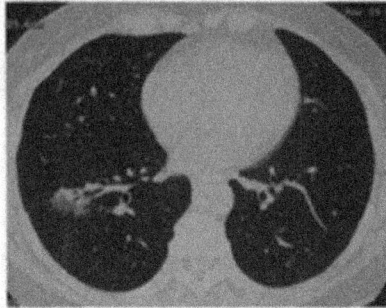

图 6-7　肺癌患者的横断面 CT 图(三)

患者女性,70 岁,右下叶结节。边缘有分叶,80%为磨玻璃影
组成,并牵拉斜裂,手术病理为细支气管肺泡癌

(4)空气支气管征:当在 CT 上见到一支气管直接进入结节或在结节内包含有支气管时称为支气管征或支气管充气征。表现为上、下层连续的长条状或分支状小透亮影。Kuriyama 曾对良、恶性结节各 20 个的 HRCT 表现进行了这方面的观察,结果发现 65%的恶性结节内均可见通畅的支气管或细支气管,管径正常或稍扩张;而良性结节中仅 1 例(5%)有支气管征。但局限性机化性肺炎可能是一个例外,因为其中 50%的病灶可见支气管征。在恶性结节中,则以腺癌出现支气管征的病例为多。

(5)空洞:指在结节内有较大而无管状形态的低密度透亮影,在 CT 图像上应大于 5 mm 或相应支气管的 2 倍,而且与上、下层面支气管不相连的圆形或类圆形低密度透亮影(图 6-8、图 6-9);病理上为结节内坏死液化并已排出;肿瘤性空洞多为厚壁空洞,壁不规则,可有壁结节;壁厚≤4 mm 者倾向于良性,≥15 mm 者倾向于恶性。在 HRCT 上见到有明显的空洞的结节或肿块者,几乎都是恶性的,其中腺癌要较鳞状细胞癌为多。

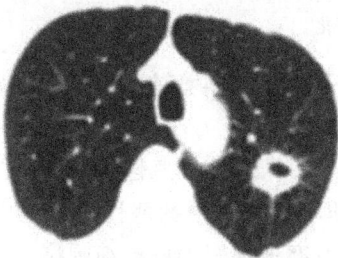

图 6-8　肺癌患者的横断面 CT 图(四)

患者男,66 岁,左上叶鳞状细胞癌。边缘呈分叶状,有较长的
毛刺,内有空洞,本例还有弥漫性肺小叶型肺气肿

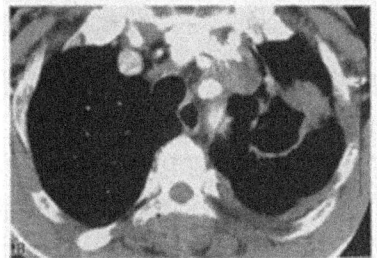

图 6-9　肺癌患者的横断面 CT 图(五)

3.结节和胸膜的关系

位于肺周围的孤立性肺结节和邻近的胸膜之间可见所谓"胸膜尾征",它表现为从结节外缘走向胸膜的三角形或放射状线条影,也称"兔耳征"或胸膜皱缩。在病理上,是结节的一种促结缔组织反应而形成的结缔组织带牵扯胸膜向内(图 6-10);"胸膜尾征"最常见于恶性结节中。在 Zwirewich 的85 个恶性结节中,58%(49 个)可见,而 Kuriyama 的 18 例周围型小肺癌中 78%

(14 例)可见。它们绝大多数见于腺癌和细支气管肺泡癌(63.3%～78.6%)中,少数见于鳞状细胞癌和类癌中,但从未见于转移瘤中。要注意 27% 的良性结节也可见到"胸膜尾征",特别是结核和机化性炎症,这说明在 HRCT 上见到的该种征象对恶性结节来说并不是特异性的;如仅见局部胸膜增厚、粘连,也有结节和胸膜间的条状连接,但无胸膜皱缩是为胸膜反应,可为炎症纤维化或肺肿瘤对胸膜的侵犯。

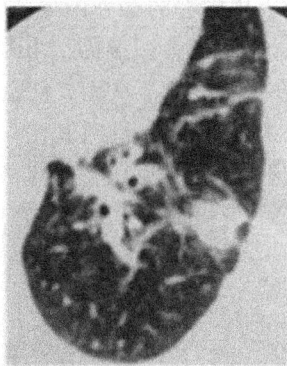

图 6-10　肺癌患者的横断面 CT 图(六)

肺窗图像,结节外缘和胸膜之间可见胸膜尾征,还有血管向肿瘤集中征

4.生长速度

大多数肺癌的体积倍增(或直径增加 26%)的时间为 1～18 个月,其中细支气管肺泡癌、黏液表皮样癌和囊腺癌生长较慢。在一项研究中,未分化癌的平均倍增时间为 4.1 个月,鳞状细胞癌为 4.2 个月,腺癌为 7.3 个月。

5.增强扫描

对无钙化的肺内孤立性结节的增强扫描研究中,注射对比剂前后结节 CT 衰减值和密度形态学上的改变对鉴别结节的良、恶性上有重要价值。

(1)增强后 CT 衰减值的改变:Swensen 等曾报告对 163 例肺内孤立性结节的测量结果,111 例恶性结节注射对比剂前后 CT 衰减值均较平扫时增加 20～108 Hu,中位数为 40 Hu,

而 43 例肉芽肿和 9 例良性病变仅增加 4～58 Hu,中位数为 12 Hu。Yamashita 等报告对 32 例孤立性肺结节的增强结果,平扫时恶性结节和结核球的 CT 值均在 18～20 Hu,无明显区别,而错构瘤仅在 1 Hu 左右。注射对比剂后恶性结节 CT 值增加 25～56 Hu,平均 40 Hu±10 Hu,而结核球 CT 值增加低于 12 Hu,平均 3 Hu±6 Hu。4 例错构瘤中 3 例仅平均增加 2 Hu±4 Hu,但另 1 例却增加 71 Hu,后者根据其 CT 值不能与癌区别。恶性结节注射对比剂后 CT 值逐渐升高,根据时间-衰减曲线大部分在注射后 2 分钟达到峰值。也有报告 61% 在注射后 5 分钟达到峰值者,若以注射对比剂后 CT 值增强≥20 Hu 为诊断恶性结节的阈值,其灵敏度为 100%,特异性为 76.9%,阳性预期值为 90.2%,阴性预期值为 100%,正确性为 92.6%,这种阈值在肉芽肿疾病发生率较高的地区中更有价值。但在 Swensen 的资料中,也有 9%(15 例)的结节(6 例恶性,9 例良性)增强在 20 Hu±5 Hu 范围内,因此,增强在 20 Hu 左右的病例其诊断可靠性减少,故他们认为若增强在 16～24 Hu 时仍应视为不定性结节。若≥25 Hu 时则可诊断为恶性结节,此时应进一步做经皮针吸活检,经支气管镜活检,直至开胸探查等有创性检查。若增加仅≤15 Hu 则可在临床密切观察下做定期 X 线复查。

从增强后的时间-密度曲线研究中可知:恶性结节的曲线上升速率较快,达到峰值后曲线维持在较高值;炎性结节的曲线上升更快,峰值更高,但达峰值后下降较快;良性结节的曲线低平或无升高。目前,多数学者认为增强≤20 Hu者高度提示良性,20～60 Hu提示恶性,＞60 Hu以炎症结节可能大。

(2)增强后的密度形态学改变:根据注射后肉眼观察到的密度改变,Yamashita等把孤立性肺结节分为4型:中央增强型,增强位于占结节60%的中央部;周围增强型;完全增强型,结节的周围及中央部均见增强;包囊增强型,仅周围部的最外围增强,此型结节常在注射后早期表现无增强,而在延迟扫描中出现包囊增强。完全增强型多提示为肺癌,周围增强型和包囊增强型见于结核球及大的错构瘤,该两型在CT值的测量中常呈无或仅轻度增强,因为测量时多取结节中央部之故。肺癌有大面积坏死时也可呈周围增强型,此时其CT值增强可小于20 Hu。因此,直径大于3 cm的结节做增强扫描时可出现不规则增强的形态学表现(图6-11)。

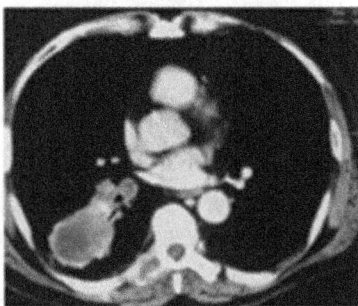

图6-11　肺癌患者的横断面增强CT图(一)

患者男,62岁,右下叶鳞癌。增强CT见肿瘤呈周围强化

(二)中央型肺癌

中央型肺癌最常见的CT表现为病变侧伴支气管管腔变窄或阻塞的肺门部软组织肿块和肿块远侧的肺不张和实变。

1.肺门部肿块

肺门部肿块是中央型肺癌的直接征象,肿块可来自肿瘤本身、因转移而肿大的肺门淋巴结和肿瘤周围的实变或炎症。肿块的边缘不规则,与纵隔之间分界不清,如肺门部肿块的边缘分叶状愈明显,则愈可能有肿大的淋巴结。肿块的密度一般较均匀,呈软组织密度(图6-12)。

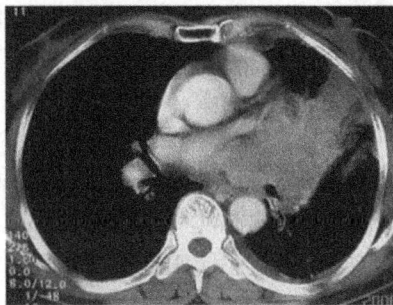

图6-12　肺癌患者的横断面增强CT图(二)

早期病例在肿块内或其内侧的支气管管壁内缘呈不规则的高低不平,以后管壁增厚,发生不同程度的管腔狭窄,但导致管腔完全阻塞者不多。此时,多可见管壁周围有肿块形成。

中央型肺癌可直接侵犯纵隔胸膜及各种纵隔器官和组织,如心脏、大血管、气管、食管和脊柱。如仅见到上述器官的轮廓线中断,只能假定上述器官有侵犯,而仅有的较可靠的纵隔侵犯的诊断征象是由于肿瘤蔓延而致的纵隔脂肪线的消失。胸膜或心包积液并不是胸膜浸润的可靠征象，而完整的纵隔边缘也不足以除外早期的肿瘤浸润。CT 和手术对比的结果显示，在 CT 上肿瘤和纵隔面的接触未超过 3 cm 时常仍可切除，但这常需用薄层 CT 来证实。

2.肿块远侧的肺不张和实变

支气管狭窄、闭塞后将发生一系列继发性改变，如阻塞性肺气肿、阻塞性肺炎、阻塞性肺不张和支气管扩张等，它们并无特征性，是中央型肺癌的间接表现。

大支气管阻塞可导致肺不张和支气管和/或肺内分泌物的潴留，由于鳞状细胞癌较常见，并且起源于中央气道者也较多，因此是最容易发生肺不张和实变的肺癌类型。由于存在侧支通气，这种阻塞后的改变可以是完全的或不完全的，它们都在 CT 上形成致密影，呈斑片状或均匀性密度增高，常伴有肺容积缩小（图 6-12）。虽然支气管充气征在胸部 X 线检查上不易见到，但在 CT 上的检出比胸部 X 线检查多，特别在治疗后，肿瘤有缩小时。在肿瘤远侧的气道可因黏液潴留而扩张，CT 上表现为致密的不张区内出现分支状、结节状的低密度结构，为支气管充液征，在增强扫描后更明显。

当中央型肺癌合并阻塞性肺不张或实变时，要明确肿瘤的大小有困难，在 CT 平扫时，肿瘤和非肿瘤的肺不张或实变的密度相似，要区别两者是困难的，而在初次诊断时了解肿瘤的位置和大小对肿瘤的处理又是很重要的。快速系列增强扫描有帮助，但要注意扫描的速度和时间，在肺动脉期扫描时肿瘤的强化程度小，而远端的肺不张则呈明显的均匀强化，从而可区分两者。

（三）肺门纵隔淋巴结转移

无论是中央性或周围性肺癌在发展过程中会发生肺门和/或纵隔淋巴结转移而致的淋巴结肿大。在初次诊断肺癌时，常已有肺门或纵隔淋巴结转移，特别在腺癌和小细胞癌中。肿瘤直径大于 3 cm（T_2）时淋巴结转移的发生率要比较小的肿瘤为多，原发肿瘤的位置越靠中央淋巴结受侵的机会也越多。淋巴结的转移常有一定的顺序，首先到同侧的段、叶间或叶淋巴结（N_1），以后到达同侧纵隔淋巴结（N_2）；但 33％病例可见转移到纵隔淋巴结，而无肺门淋巴结转移，跳跃转移到对侧纵隔淋巴结（N_3）者也不少见。

当肺癌尚局限于胸部时，有无纵隔淋巴结转移是决定大部分患者最后结果的最重要的指征。如对侧纵隔淋巴结被累及（N_3），已不能手术；在有症状的同侧纵隔淋巴结被侵犯时（N_2），手术也可能是不合适的；在手术中发现有 N_2 淋巴结的预后要比术前 CT 或纵隔镜已发现有 N_2 者为佳，其 5 年生存率可达 30％。

七、转移性肺癌 CT 表现

直径大于 6 mm 的血源性肺转移瘤可在胸部 X 线检查上发现，但 CT 的灵敏度更高，CT 可显示直径大于 2 mm 的胸膜下转移瘤，而在中央肺部则需要直径大于 4 mm 时才能检出。

（一）多发性血源性肺转移瘤

在一个有已知肿瘤病例中，CT 见到多发性软组织密度的肺结节时常表明为肺转移瘤。结节的大小不一，自几毫米至几厘米，位于肺周围部者较多。边缘多清楚、光滑（图 6-13），少数来自腺癌的转移瘤可表现为边缘不规则或边缘模糊。在一篇报告中，30％～75％的转移瘤可见肺血管直接进入转移瘤内，但在 CT 与病理的对照研究中，其检出率小于 20％，薄层 CT 在该征象的检出上较可靠。约 5％的肺转移瘤发生空洞，常见于来自宫颈癌、结肠癌和头颈部癌（图 6-14）。空洞和转移瘤的大小无关，可能和原发肿瘤的病理过程有关，如鳞状细胞癌中的角蛋白液化和腺癌中的黏蛋白/类黏蛋白变性。来自头颈部鳞癌的空洞性转移瘤可很小,壁很薄,可同时有实心结节。钙化见于成骨肉瘤和软骨肉瘤的病例中,偶见于来自产生黏液的肿瘤,如结肠或乳腺癌。

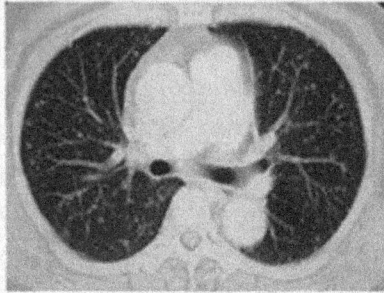

图 6-13　肺癌患者的横断面 CT 图(七)

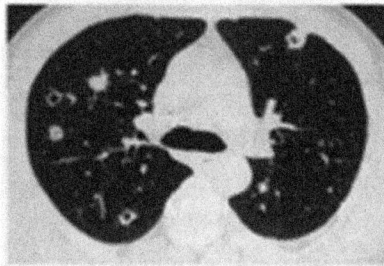

图 6-14　直肠癌肺转移患者的横断面 CT 图

患者男,70 岁,直肠癌患者的胸部 CT,见两肺血源性转移瘤,大小不一,有空洞,也有实心结节

(二)孤立性肺转移瘤

在一项有胸外恶性肿瘤一年后肺内出现孤立性结节的报告中,63％为原发瘤,25％为转移瘤。65％鳞癌者、50％腺癌者的孤立性肺结节为原发瘤,而肉瘤者则几乎都为转移瘤。Quint 等报告在原发为头颈、膀胱、乳腺、宫颈、胆管、食管、卵巢、前列腺或胃等癌中的孤立性肺结节多为原发瘤(转移:原发=25～26:3～8);在原发为涎腺、肾上腺、结肠、腮腺、肾、甲状腺、胸腺、子宫等癌中两者概率相似(转移:原发=13:16);而原发为黑色素瘤、肉瘤、睾丸癌者中则多为转移瘤(转移:原发=23:9)。

孤立性肺转移瘤的 CT 表现和良性结节十分相似,多数为直径小于 2 cm、边缘光滑的圆形结节,有时可呈卵圆形。60％位于胸膜下,25％位于肺周围部,2/3 位于两侧下叶。有时可见到结节-血管征,即在转移性结节和相邻动脉分支之间有相连(图 6-15)。另一个有助于与良性结节区别的征象是转移性结节远侧的低密度区,这可能是由于转移瘤阻塞了肺血管造成了其远侧血流灌注不良,良性结节中无此征象。少数孤立性转移瘤的边缘有分叶和毛刺,多来自腺癌的转移,和原发性肺腺癌不易区别。

八、鉴别诊断

原发性肺癌的 CT 表现,特别是其中的周围性肺癌要和许多肺内孤立性肺结节鉴别,纵隔内的转移性淋巴结肿大要和各种肺门和/或纵隔淋巴结肿大的病变相鉴别。

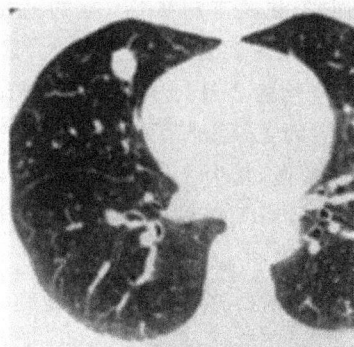

图 6-15 结肠癌肺转移患者的横断面 CT 图

患者男,60 岁,结肠癌病例肺内边缘光滑的孤立性转
移瘤,病理证实,在 HRCT 上,可见血管进入结节内

(一)孤立性肺结节的鉴别

1.结核球

约 60%的孤立性肺结节是肉芽肿,可发生于任何年龄组的病例中。据统计,在年龄小于35 岁的患者的孤立性肺结节中 90%为肉芽肿。肉芽肿多由结核、组织胞浆菌病及球孢子菌病所致,在中国大多数的肉芽肿为结核性。直径≥2.0 cm 的类圆形纤维干酪灶称为结核球,≤2.0 cm 者称为结核结节。结核球的内容物多为凝固状的干酪坏死,有时有钙化,周围有厚约 1 mm 的纤维包膜。

结核球或结核结节在 CT 平扫上显示直径为 0.5～4 cm,或更大些的圆形或卵圆形病变,大多位于上叶,右侧多于左侧。典型的结核球边缘光滑、锐利(图 6-16),但少数也可模糊,甚至呈分叶状,90%的病例其周围可见到卫星灶,发生空洞者也不少见,空洞多呈偏心性,裂隙状或新月状。结核的重要特征是经常发生钙化,各种良性钙化形态如弥漫性、靶心性、点状、爆米花状及层状等,均可见于结核球中,尤其层状或全部钙化几乎是结核球的特征性表现,经常伴有肺门淋巴结钙化。

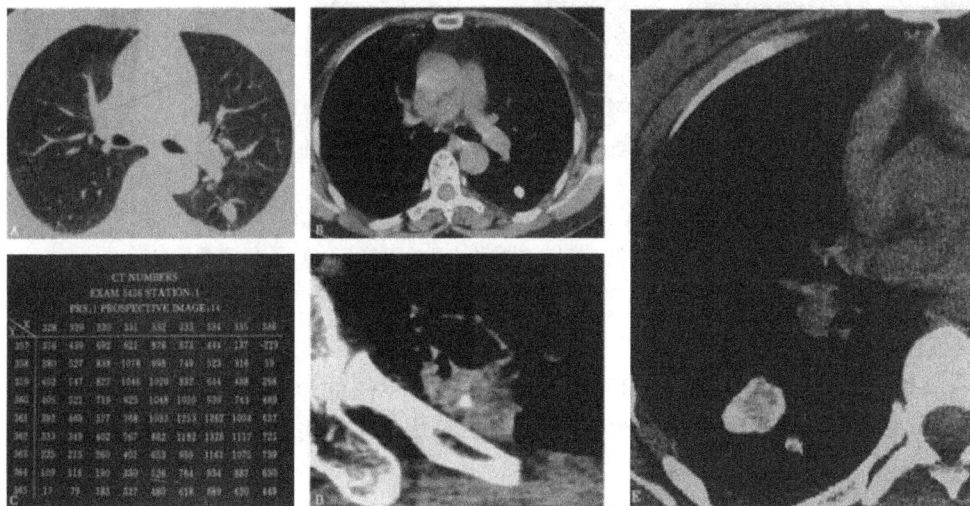

图 6-16 结核球患者的横断面 CT 图

A.左下叶背段结核球,CT 肺窗示病灶呈结节状,边缘较光滑;B.纵隔窗,结节呈弥漫性全钙化;C.为上述病灶的像素 CT 值分析,多在 300 Hu 以上;D.左下叶结核球,CT 平扫纵隔窗示病灶边缘不规则,内部见靶心钙化;E.右下叶结核球,CT 平扫纵隔窗见病灶边缘呈环状钙化,周围有小的钙化卫星灶

此外,多数的结核球有胸膜粘连带,也是本病在 CT 上的另一重要特征。结核球在 CT 上可保持几个月或几年不变,偶有进行性增大者。通常,病变越大,其活动性可能越大。在增强扫描时结核球 CT 值增加常低于 12 Hu,平均为 3 Hu±6 Hu。结核球在增强扫描后的形态学表现上也有较特征性的表现,Murayama 等曾对 12 例经手术切除的无钙化结核球进行了 CT 增强类型的观察,发现 7 例(58%)呈环状边缘增强,其中 2 例为不完全的环状增强;2 例(17%)于结节中央部可见弧线状增强;其余 3 例(25%)为无特异性的增强,其中 2 例呈部分增强,1 例为均匀增强。

结核球主要和周围型肺癌鉴别。周围型肺癌的形态不规则,边缘毛糙,有分叶,而且多为深分叶,并可见毛刺,可有空泡征和支气管充气征,但钙化少见;而结核球边缘多光整,空洞多呈偏心性,钙化常见,周围多有卫星灶等可资鉴别,如有困难可做增强扫描,结核球多无强化或呈边缘强化,而肺癌多为均匀或不均匀强化,强化幅度多在 20 Hu 以上。

2.错构瘤

错构瘤是最常见的肺部良性肿瘤,占手术切除的肺结节病例中的 6%～8%,仅次于肺癌和肉芽肿病(结核球)。起源于支气管的未分化间质细胞,由间质和上皮组织混合组成,有不同程度钙化和骨化的软骨、脂肪或黏液瘤样结缔组织。

CT 表现为肺内结节或肿块,呈圆形或类圆形,77%的直径在 3 cm 以下,但也可达 10 cm以上,边缘光滑,可有分叶,密度均匀,内部可有钙化或代表脂肪的低密度区。CT 诊断标准:①结节直径小于2.5 cm;②边缘光滑;③结节内含有 CT 值在−40～−140 Hu 的局灶性脂肪区,或有与脂肪共存的 CT 值大于 170 Hu 的钙化(图 6-17)。有时分叶较深,可误诊为肺癌,但后者除有分叶外,常有细短毛刺和棘状突起,胸膜凹陷,结节内有时有支气管充气征或空泡,有利于鉴别诊断。

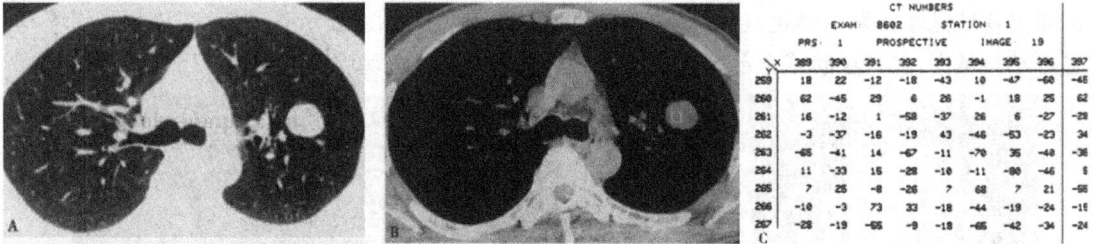

图 6-17　错构瘤患者的横断面 CT 图

患者男,45 岁,无症状。图 A 为左肺上叶直径 2 cm 结节,边缘光滑;图 B 为纵隔窗,
见结节密度均匀,取小区域为兴趣区,测量其内部像素的 CT 值;图 C:兴趣区内有
15 个像素的 CT 值在−40～−140 Hu 之间,提示有脂肪存在,手术证实为错构瘤

3.炎性假瘤

本病的细胞成分多样,病程长短不一,临床上有多种不同的命名,但本质上并非是真正的肿瘤,而是一种非特异性的慢性炎症性增生,其病理基础是肺实质炎性增生性瘤样肿块,属于不吸收或延迟吸收的肺炎。

在 CT 表现上具有良性病变的征象,但无特征性。大多呈圆形或类圆形的结节或肿块,直径 2～6 cm,多在 3 cm 以内,但少数可达 10 cm 以上,多位于肺周围部或紧贴胸膜,并可与其发生粘连,边缘较清楚或毛糙,分叶少见,邻近胸膜常有尖角样胸膜反应。密度较均匀,偶有钙化,少数病例可出现洞壁光滑的空洞或支气管充气征。平扫时 CT 值略高,增强时呈不均匀的明显增强,部分病例不强化或仅有边缘强化。纵隔内多无淋巴结肿大,此点有助于良性病变的诊断。

随访中肿瘤可长期无变化或缓慢增大,如边缘出现分叶、毛刺等征象时要想到恶变的可能。

4.局限性机化性肺炎

本病为不吸收或延迟吸收的肺炎,占全部肺炎的5%～10%。病理上可见肺泡和呼吸细支气管内的炎性渗出物机化,并有炎性细胞浸润,是不可逆的病变。

根据Kokno的经验,本病变位于肺周围部,39%和胸膜相接,44%直径小于2 cm,大部分(72%)呈卵圆形、梭形或梯形,呈圆形者仅28%,94%边缘清楚而不规则,50%病例可见胸膜尾征和空气支气管征,56%病灶周围有卫星灶,在随访中3/4病例病灶有缩小、密度减低或消失(图6-18)。

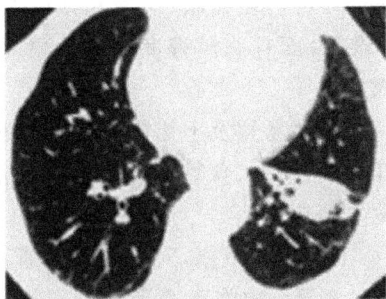

图 6-18 机化性肺炎患者的横断面CT图

患者男,45岁,左肺下叶内前基底段,斜裂下梭形结节,内有大小不
等的低密度影,并可见胸膜尾征。手术证实为机化性肺炎

本病病灶边缘不规则,病灶内有空气支气管征等常难以与肺癌鉴别,但本病位于肺周围部胸膜下,呈卵圆形、梭形或梯形的形态,病灶周围有卫星灶等特征有助于本病的诊断,如不能肯定,应及早进行肺活检,必要时,可在较短间隔期(3～4周)后复查,观察病灶有无缩小。

5.真菌病

多种真菌可在肺部形成病灶,其中较常见的有曲霉菌、毛霉菌、白色念珠菌、隐球菌和组织胞浆菌等。它们大多是继发在全身性疾病、机体免疫力下降的基础上,导致肺部真菌病的发生。

各种肺部真菌感染在CT上多无特征性表现,不能加以区分,也难以和其他病因所致的肺炎、结核、肿瘤或脓肿相鉴别。常见的CT表现有呈累及多个肺段或肺叶的炎症性改变,边缘模糊,内可有空洞形成;肺内单个或多个结节也不少见,大小不一,多位于肺的中外带,边缘多较模糊,有的结节边缘围绕以磨玻璃影,出现所谓"晕征",是病变累及小肺动脉导致出血性梗死的结果;当多个结节增大融合时可形成肿块,其边缘可呈分叶状,有的周围也有"晕征",肿块内部密度均匀或不均匀,有坏死液化时出现空洞,一般空洞内壁较光滑,厚薄不一。真菌感染还可引起肺门和/或纵隔淋巴结肿大、胸腔积液、胸膜增厚,甚至肋骨破坏等。

孤立性真菌感染所致的结节或肿块须与周围型肺癌、结核球、炎性假瘤等鉴别。周围型肺癌多有分叶或毛刺的边缘,一般周围无"晕征",有胸膜尾征等,较易鉴别。结核球的边缘清晰,较光滑,周围有卫星灶,内部密度较高,多有钙化等也常可与之鉴别。

(二)肺门和/或纵隔淋巴结肿大的鉴别

许多其他疾病,包括肺癌以外的肿瘤、感染、结节病和反应性增生等都可引起纵隔和肺门淋巴结肿大,需要和肺癌转移所致的肿大淋巴结鉴别。在肿瘤中包括恶性淋巴瘤、转移瘤、白血病等。转移瘤常来自支气管、食管和乳腺,如原发肿瘤位于胸外时,则多来自肾、睾丸和头颈部。感染中最常见者为结核和真菌,后者常见者为组织胞浆菌病和球孢子菌病;结节病是又一种经常引起淋巴结肿大的原因。淋巴结肿大还可见于其他各种疾病:硅沉着病、肺尘埃沉着症、石棉沉着病、巨大淋巴结增生症、淀粉样变、慢性肺铍沉积症、坏死性肉芽肿性血管炎、多发性骨髓瘤、组织细胞增生症、严重的肺静脉压力增高和药物引起的淋巴结病等。反应性过度增生是淋巴结对肺感染、细胞碎屑和异物反应性改变,是一种急或慢性、非特异性的炎症过程,产生了淋巴结的炎症和过度增生。它们见于肺感染、支气管扩张和各种急、慢性间质性肺病等的淋巴引流区。

1.淋巴瘤

恶性淋巴瘤是淋巴过度增生病中的一部分,现在一般把恶性淋巴瘤分为霍奇金淋巴瘤(HD)和非霍奇金淋巴瘤(NHL)两种,它们在临床、病理和预后上均有所不同,在HD中可见到Reed-Sternberg细胞,而NHL中没有,而且恶性程度较HD高,预后差。每种又根据组织学改变分为几个型,它们都可累及胸部。

上纵隔淋巴结肿大是HD的标志,最易累及上纵隔和气管旁淋巴结链,不累及肺门淋巴结者也很少见,其他区的淋巴结——隆突下、膈上、食管旁和乳内等区的发生率依次下降。在治疗前淋巴结很少钙化,在治疗后则可发生钙化。

广泛的纵隔淋巴结肿大可造成上腔静脉阻塞,对食管或气管的压迫。病变还可累及肺部及胸膜,但检出率要较淋巴结者为少。NHL的临床表现和病理特征都较HD复杂。病变在全身较为广泛,仅40%累及胸部,在全部NHL中10%仅累及纵隔。

在病理上一般先根据病变的大体表现分为低、中、高三个等级,然后再分为10类,一般NHL在发现时要较HD为严重,但它不像HD那样,解剖部位的分期并不重要,而是其病理组织学改变和肿瘤的大小更重要。

在CT表现上,虽然两种淋巴瘤在全身分布可不一样,但在胸内淋巴结的表现是相似的。典型表现为两侧但不一定是对称的肺门淋巴结肿大,一侧肺门淋巴结肿大者非常少见。纵隔中气管旁淋巴结和隆突下淋巴结受累者至少和气管支气管淋巴结一样多或还要多,累及前纵隔和胸骨后淋巴结者也不少,当它们很大时,甚至可直接破坏胸骨,当肺部有病变时都有纵隔淋巴结肿大。但在NHL的组织细胞亚型可仅有肺部改变而无淋巴结肿大。在淋巴瘤中增大的淋巴结可呈散在状或融合成块,边缘清楚或模糊,大多数病例中增大的淋巴结在增强扫描中有增强,大部分为轻度或中度增强,小部分可增强达50 Hu以上,后者多为霍奇金淋巴瘤,但也有不增强者。

20%病例的淋巴结内有低密度囊状坏死区,在治疗后淋巴结有缩小时,囊状坏死区可继续存在。治疗前淋巴结内有钙化者很少见,在经化疗或放疗后淋巴结内可发生钙化,呈不规则、蛋壳状或弥漫性。

在与肺癌转移而致的肺门和/或纵隔淋巴结肿大的鉴别上肿大淋巴结的位置很重要,肺癌转移而致的肿大淋巴结的分布位置多沿原发肺癌的淋巴转移的途径发生,常有肺门淋巴结肿大,至晚期才有对侧纵隔或肺门淋巴结肿大,而此时肺内的原发病灶多已较明显;而淋巴瘤者肺内可无原发病灶,其肿大的淋巴结多为两侧对称,好融合成片,淋巴结之间的界线消失,不易分出该组中的每个淋巴结,增强扫描时为中度增强,较肺癌所致者为低,这些均有助于鉴别。

2.结节病

结节病也是一种常引起肺门和纵隔淋巴结肿大的全身疾病,淋巴结肿大是结节病最常见的胸部表现,发生于75%~80%的患者中。

两侧对称的肺门淋巴结肿大伴有气管旁淋巴结肿大是结节病的典型表现,右侧气管旁淋巴结比左侧者发生率高。病变淋巴结的大小各异,肿大的肺门淋巴结的边缘清楚,常呈分叶状。两侧对称分布是结节病的又一大特点(图 6-19),因为在其他淋巴结肿大的病变,如结核、淋巴瘤和转移瘤中很少是两侧对称的。纵隔内的肿大淋巴结常多区同时发生,可累及前、中和后纵隔等各区淋巴结,在 CT 上 25%～66%累及前纵隔,但都伴有其他区的淋巴结肿大,如仅为前纵隔淋巴结肿大,强烈提示为结节病以外的疾病,特别是淋巴瘤;结节病的淋巴结可发生钙化,在 CT 上的检出率为 44%～53%,钙化仅发生在有病变的淋巴结内,是纤维组织营养不良的表现,而与高钙血症或合并结核无关。钙化可发生于任何区的淋巴结中,但以肺门和气管旁为多见。钙化的形态也无特异性,但有的表现为蛋壳状钙化较有特异性,因为它仅见于结节病和硅沉着病中,偶见于结核中。在增强扫描中淋巴结多为中度的弥漫性增强,很少有呈环状强化者。

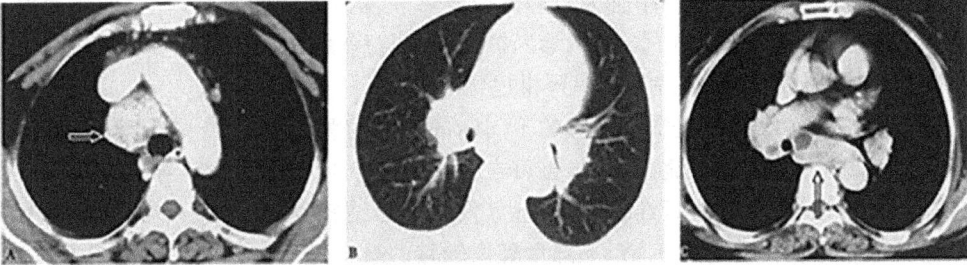

图 6-19　结节病横断面 CT 图

患者女,53 岁,结节病。增强 CT 纵隔窗见右气管旁(4R 区)淋巴结肿大(图 A 箭头),增强后呈弥漫性强化,CT 值较高,达 80 Hu。图 B 为图 A 的向下层面,见两侧叶间区(11 区)淋巴结肿大,气管旁＋两侧肺门淋巴结增大是结节病的典型表现。图 C 为图 B 的增强 CT 纵隔窗,除 11 区淋巴结肿大外,还可见隆突下(7 区)淋巴结肿大,并有囊变(箭头)

在与肺癌转移而致淋巴结肿大的鉴别上,淋巴结的位置仍很重要,虽然有些结节病病例肺内可见到大小不等的结节或肿块,但其肿大淋巴结的位置和肺内病变无肯定的关系;结节病中的肿大淋巴结虽然也可以长得很大,但常仍可见到各个淋巴结的边缘,肿大淋巴结可发生钙化,增强扫描时多为中、高度增强,较肺癌转移者稍高;而肺癌转移所致的淋巴结肿大可发生融合,并很少发生钙化;大多数结节病患者在第一次检查时淋巴结已达最大的大小,在以后的 3～6 个月内减小,2/3 在 1 年后不再可见,仅 6%在 2 年后仍可见但也有减小,淋巴结逐渐缩小,这也有助于和纵隔淋巴瘤或转移瘤鉴别。

3.纵隔淋巴结结核和真菌感染

纵隔和/或淋巴结结核多见于儿童的原发性结核中,近年来随着抗结核药物的滥用和艾滋病的流行,成人中继发结核性纵隔淋巴结炎也不少见,以中老年人和免疫损害者为多见患者多无症状或有因肿大的淋巴结压迫邻近纵隔组织而引起相应的症状。

在 CT 上,几乎各区的淋巴结都可以被累及,但 60%左右位于右气管旁上区(2R 区),20%左右位于右气管旁下区(4R 区)和主-肺动脉窗区(5 区)内。淋巴结的大小对判断病变的活动性上有一定意义,Moon 等认为活动性者和非活动性者的平均长径分别为 2.8 cm 和 2.1 cm。平扫时淋巴结的密度对诊断也有重要意义,有学者认为直径大于 2 cm 的淋巴结在平扫上呈中央相对低密度区时表明病变为干酪坏死期。增强 CT 扫描对本病的诊断和鉴别诊断有决定性意义。在增强时,85%～100%的活动性者的淋巴结呈明显环形强化(CT 值 101～157 Hu),而中央区密度较低(CT 值 40～50 Hu),当有液化时 CT 值将更低,有的淋巴结的边缘较模糊也提示病变有淋巴结外蔓延。上述表现经抗结核治疗后有明显好转或完全消失,证实为活动性病变。非活动性者则在增强扫描时呈均匀状,而无边缘环状强化、中央低密度的表现。

本病虽然肺内常无实质性活动病变,但67%可见肺内有陈旧性结核病变。

在纵隔淋巴结结核与肺癌转移而致的淋巴结肿大的鉴别上,平扫时淋巴结中央低密度和增强扫描时典型的边缘环形增强有重要意义。特别是边缘环形增强在肺癌转移而致者中不多见,但CT并不是经常都能区别它们。MRI可能有用,如肿大淋巴结在MRI的 T_1 和 T_2 权重像上都呈低信号强度而考虑为炎性肿块时,必须考虑纵隔淋巴结结核的可能。

真菌感染中常见者为组织胞浆菌病和球孢子菌病,它们在我国较少见,当组织胞浆菌病累及肺和/或纵隔及胸外组织时,常见纵隔淋巴结肿大,表现为伴或不伴有肺部改变的一侧或两侧肺门淋巴结、纵隔淋巴结或肺内淋巴结肿大。肺部改变可表现为局灶性肺炎、一个或多个结节,可出现空洞或钙化,在无肺部改变的本病中,诊断需结合流行病学、临床材料和实验室资料。

4.肺癌以外的其他胸部恶性肿瘤的纵隔淋巴结转移

(1)食管癌:食管淋巴管构成围绕食管的不间断的致密的黏膜下丛,上2/3食管淋巴管向头侧引流,下1/3的淋巴管向下引流至腹部,也可在多水平上直接和邻近的胸导管交通,作为这种广泛引流系统的结果,常发生跳跃性转移,在远处发生淋巴结转移,而不累及中间的淋巴结。上中部食管的播散常累及气管旁淋巴结,下部食管癌转移的最常见淋巴结为胃小弯和胃左动脉淋巴结(胃肝韧带淋巴结)。

食管癌因纵隔淋巴结转移而出现肿大时,其肿大程度可能较因肺癌而转移者为小,Schroder对1 196个因食管癌而切除的淋巴结的研究中表明,129个(10.8%)为恶性,其大小和转移无明显相关。无转移淋巴结平均直径为5 mm,转移淋巴结平均直径为6.7 mm,仅12%转移淋巴结直径大于10 mm。但Dhar报道直径小于10 mm的转移淋巴结的预后要较大于10 mm者为好。由于食管癌病例发现有纵隔淋巴结肿大时,其进食困难的症状多已较明显,在临床上和肺癌淋巴结转移的区别一般不困难。

(2)恶性胸膜间皮瘤:恶性胸膜间皮瘤起自脏层和膈肌胸膜,其自然的播散是通过脏层胸膜到肺,局部扩张到胸壁和膈肌。上中部前胸膜淋巴引流到内乳淋巴结,下部胸膜淋巴引流到膈肌周围淋巴结。后胸膜淋巴引流到胸膜外淋巴结,后者位于脊柱旁邻近肋骨头的胸膜外脂肪内。膈肌胸膜有丰富的淋巴管网络,沟通胸腔和腹腔。膈肌的前部和侧方淋巴管引流入内乳和前纵隔淋巴结,后部膈肌淋巴管引流到主动脉旁和后纵隔淋巴结。后纵隔淋巴管再向上引流和中纵隔淋巴管交通,也可向下引流到胃肝韧带和腹腔动脉淋巴管。

恶性胸膜间皮瘤的纵隔淋巴结转移可表现为累及一侧肺门或支气管肺淋巴结,也可累及隆突下和同侧纵隔淋巴结,严重时累及对侧纵隔或内乳淋巴结。此时胸膜间皮瘤的结节或肿块多已十分明显(图6 20)。

5.肺尘埃沉着症

在长期吸入生产性粉尘的工人中也会发生肺门和纵隔淋巴结的变化,表现为淋巴结的肿大和/或钙化(图6-21)。有学者报道的100例煤工肺尘埃沉着病的CT检查中,83%淋巴结有肿大,88%有淋巴结钙化。在有大块纤维化的Ⅲ期肺尘埃沉着病患者中的肿大淋巴结检出率较无大块纤维化的Ⅰ、Ⅱ期肺尘埃沉着病明显增多。此时,要和肺癌所致者鉴别,除肺尘埃沉着病的大块纤维化的CT表现和肺癌有不同外,肺尘埃沉着病中的肿大淋巴结较小,以直径在1.5 cm以下者为多,而且钙化的发生率高,有助于鉴别。

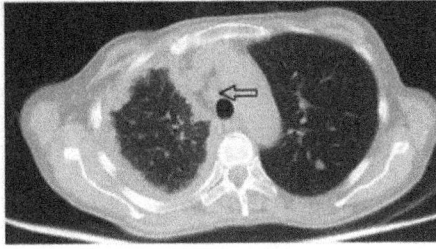

图 6-20　胸膜间皮瘤

患者女,58 岁,胸膜间皮瘤。右侧胸膜呈典型的环状增厚,表面高低不平。纵隔内可见右下气管区(4R 区)淋巴结肿大(箭头)

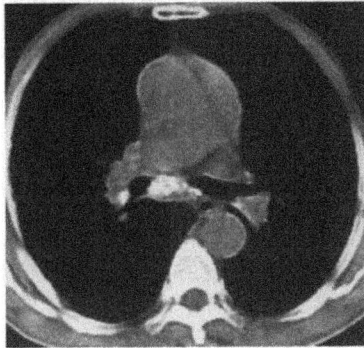

图 6-21　肺尘埃沉着病患者横断面 CT

隆突下(7 区)淋巴结肿大,并有大量钙化

6.巨大淋巴结增生症

本病原因不明,在青年人(平均 33 岁)中多见。它也可为多灶性累及胸内、外淋巴结,以在纵隔内最多见。

在组织学上,它分为两型:透明血管型(90％)和浆细胞型。前者的 CT 表现为纵隔或肺门部有一侧或两侧软组织密度肿块,边缘清楚,可有分叶,有时可十分巨大,并发生钙化,肿块可延伸至颈部或腹膜后。平扫时的 CT 值为 43～55 Hu,平均 47 Hu,在增强扫描时肿块有非常明显的增强,CT 值可达125 Hu,平均 90 Hu,在动态扫描中可见从周边到中央的逐渐强化,这有助于鉴别诊断。鉴别诊断中要包括各种在增强扫描中有强化的病变,如结节病、结核病、血管成免疫性淋巴结病和血管性转移瘤,特别是来自肾细胞癌、甲状腺乳头状癌和小细胞肺癌者。

(李修光)

第五节　肺气肿的 CT 诊断

肺气肿是常见病,在成人尸检中几乎都能见到。在生前取得肺组织做病理检查有困难,只能依赖胸部 X 线检查和肺功能检查做出间接的诊断。但除非是严重的患者,这两者对肺气肿的诊断均不很敏感。CT 特别是 HRCT 能在肺小叶水平上显示肺气肿的病理解剖,为生前诊断肺气肿创造了非常有利的条件。

虽然肺气肿是慢性阻塞性肺疾病（COPD）中的一种常见病因，但它的定义是根据其形态学表现而不是其功能异常。肺气肿的定义是终末细支气管远端气腔的持久性异常增大，并伴有壁的破坏。所谓的气腔增大是指与正常肺的气腔大小比较而言。肺气肿患者中的气道阻塞性功能异常是呼气时气道萎陷所致，而后者在很大程度上是肺实质破坏，气道失去支持的结果。

一、病理表现

根据肺破坏区的解剖分布，通常把肺气肿从病理上分为以下4型。

（一）小叶中心型肺气肿

也有人称其为腺泡中心型肺气肿或近侧腺泡肺气肿，但以小叶中心型肺气肿最为普遍接受。本型肺气肿早期改变为位于小叶中央的2、3级呼吸细支气管扩张，而小叶的周围部分肺泡囊、肺泡管和肺泡不受累。这种选择性的肺破坏导致正常肺和气肿样肺呈特征性的并列状，即破坏区周围常常绕以正常肺，形成病理标本上肉眼可见的"气肿腔"。当病变进展时，病灶互相融合，累及全小叶甚至肺段，此时很难与全小叶肺气肿区分。但是，除非是最严重的病例，小叶中心型肺气肿在肺内是不均匀的，除了较大范围已融合的病灶外，常可以发现还有早期的局灶性气肿腔存在。小叶中心型肺气肿是最常见的肺气肿，病变多发生于两肺上、中部，特别是上叶尖、后段和下叶背段。大部分患者均有长期、大量的吸烟史并合并慢性支气管炎。在成人吸烟者的尸检中半数都可发现有小叶中心型肺气肿。

（二）全小叶型肺气肿

本型也称为非选择性肺气肿，因为病变是均匀的，无选择地累及整个肺小叶，即病变涉及终末细支气管以下的全部气道。扩张的气道使原来较大的肺泡管和肺泡之间的正常区别消失了。全小叶型肺气肿是肺气肿中最重要的类型，因为它常较严重，在肺内分布范围较广而导致患者的肺功能丧失。虽然病变在两肺内弥漫分布，但以下叶及前部为多。有的患者有家族史，并有 α_1-抗胰蛋白酶缺乏，导致由白细胞携带的蛋白水解酶逐渐破坏肺组织，由于下叶血流量较多，故本型肺气肿亦以下叶为最多见。

（三）间隔旁肺气肿

本型也称远侧腺泡肺气肿、局限性肺气肿等。病变选择性地累及小叶的远侧部分，因此特征性地位于胸膜下区、肺周围部的小叶间隔旁。本型肺气肿的病理过程还不清楚。通常把直径超过2 cm的间隔旁肺气肿称作肺大疱，它们常位于肺尖，但也可位于肺内其他部位，可逐渐增大，并可形成自发性气胸。但肺大疱并不是间隔旁肺气肿的同义词，其他各型肺气肿也可见到肺大疱。偶尔，间隔旁肺气肿可十分大，造成邻近的肺不张，而产生呼吸困难等症状。

（四）瘢痕旁型或不规则型肺气肿

本型肺气肿指在肺瘢痕区周围发生的气腔增大和肺破坏，如见于肺结核、弥漫性肺纤维化、肺尘埃沉着病尤其是发生团块和进行性大块纤维化时。不规则型肺气肿一词强调了本型肺气肿的病变和肺小叶或腺泡的任何部分没有肯定的关系。在肺纤维化区域，本型肺气肿常和细支气管扩张共存，形成所谓"蜂窝肺"。

在病理标本上可用计点法或与标准片比较来估计肺气肿的范围，病变占全肺的1%～5%者为极轻度，5%～25%者为轻度，25%～50%者为中度，大于50%者为重度。病变范围小于25%者常无症状，大于25%者有COPD的临床症状。

二、临床及肺功能表现

早期病例其临床症状和体征可不明显,典型者有咳嗽、咳痰、气短,在发病过程中常有反复呼吸道感染并逐渐加重,后期发生低氧血症和高碳酸血症,并可发生肺源性心脏病。

肺功能检查对估计病变的严重程度及预后有很大意义。一般通过第一秒用力呼气容积(FEV_1)和FEV_1与肺活量(FVC)或用力肺活量的比例减少来确定有无气道阻塞性异常。

三、影像学表现

(一)胸部 X 线检查

胸部 X 线检查是肺气肿诊断重要的方法,早在 20 世纪 30 年代中期即已完整地叙述了肺气肿在胸部 X 线检查上的表现:主要为肺膨胀过度和血管改变。

1.提示为肺膨胀过度的征象

(1)正位片上从右膈顶至第一肋骨结节间的距离,若大于 29.9 cm,则 70% 病例的肺功能有异常改变。

(2)膈肌低位,右膈位于或低于第 7 前肋。

(3)膈肌变平,若正位片上右膈顶至右肋膈角和右心肋角连线的最大垂直距离大小于 2.7 cm,则 2/3 病例的肺功能有阻塞性改变,其中 80% 皆为中至重度异常。侧位上则可见前肋膈角大于 90°,膈顶至前、后肋膈角连线的最大垂直距离小于 1.5 cm 或膈肌翻转。

(4)胸骨后间隙增宽,侧位片上从胸骨角下 3 cm 至升主动脉前缘的水平间距大于 2.5 cm。

2.血管改变

血管改变包括周围血管纹理变细和减少,由于肺大疱或肺气肿区所致的肺血管移位,血管分支角度增宽,边支减少及血流再分配(表现为由气肿区血管减少而非气肿区代偿性血管增粗和增多)。肺血管纹理稀疏、变细虽也反映了肺组织的破坏,但无特异性,且在诊断中的主观性较强。此时还要注意胸部 X 线检查的投照质量,在过度曝光胸部 X 线检查上的肺纹理稀少可被误解为肺气肿表现,此外,肺血栓栓塞、心源性肺动脉高压、伴空气潴留的支气管内黏液嵌塞等都可在胸部 X 线检查上呈现肺血管纹理减少,但它们常无肺气肿时肺大小和形态的改变。

上述征象中以肺高和膈肌变平最有用。将上述两大改变结合起来要比仅用其中一项征象来诊断的正确性高。但上述各种征象都是肺气肿的间接征象,也无特异性,也并不能在每例肺气肿患者中都出现。轻度的小叶中心型或全小叶型肺气肿很少能在胸部 X 线检查上被认识。在胸部 X 线检查上出现肺大疱是肺气肿诊断中仅有的特征性征象,它表现为增大的气腔,直径在 1 cm 以上,内无肺纹理,和周围肺实质间有细而锐利的细线,它常见于肺气肿,代表了肺组织的破坏,但它并不能反映肺内全面的肺气肿改变,而且肺大疱也可出现在和肺气肿无关的病例中,此时,肺内无其他肺气肿的影像表现。胸部 X 线检查表现很难区分是小叶中心型还是全小叶型肺气肿。但若在肺水肿、肺炎或肺出血患者的致密影区内出现散在的透亮区时要考虑合并有小叶中心型肺气肿,若患者系成年吸烟者,可能性更大。此外,也曾提出有的患者表现为肺纹理增加、边缘模糊,而肺过度膨胀并不明显,也很少有肺大疱者,病理证实此种肺纹理增加型肺气肿的表现是支气管壁增厚和血管增粗及血流再分配混合所致,同时也常有严重的小叶中心型肺气肿。

(二)CT

CT 的出现戏剧性地改变了肺气肿的诊断,使得可以在任何临床表现出现以前检出解剖性的肺气肿。在 CT 和 HRCT 上肺气肿的特征是出现无壁的异常低密度区。HRCT 由于较高的分辨率可以显示常规 CT 所不能发现的肺气肿,从而可以更好地评定病变的范围和严重程度。根据病变无明显的壁,可以与淋巴管肌瘤病中的含气囊肿或纤维化中的蜂窝鉴别。

1.各型肺气肿在 HRCT 上的表现

(1)小叶中心型肺气肿:直径大于 1 cm、周围为正常或几乎正常肺的低密度区为本型肺气肿在常规 CT 上的主要表现。这种局灶性低密度区多位于肺的非周围部,除非病变进展,才见于肺的周围部。轻度至中度的小叶中心型肺气肿在 HRCT 上的特征性表现是直径几毫米的小圆形低密度区,无可见的壁,聚集在小叶中心附近。病理证实这种低密度区相当于小叶中心处的肺破坏区。它的这种小叶中心分布在常规 CT 上是不能辨认的。当病变进展到重度肺气肿时,破坏区发生融合,这种病灶在小叶中心分布,不再能从 HRCT 或病理上辨认。有时称此种肺气肿为融合性肺气肿。在弥漫性融合性小叶中心型肺气肿中,由于周围缺乏并列的正常肺做密度上的对比,而使得病灶显得不那样低密度。此时,肺血管纹理稀疏形成小叶中心型肺气肿的另一种 CT 征象。

(2)全小叶型肺气肿:本型肺气肿的特征是肺小叶的一致性破坏,导致较大范围的异常低密度区,如小叶中心型肺气肿那样的直径几毫米的小圆形低密度区在全小叶肺气肿中未见到过。在严重的全小叶型肺气肿中,由于广泛的肺破坏,表现为病变区内血管纹理变形、稀疏,形成弥漫性的"简化肺结构",即肺野内仅剩下由血管、小叶间隔和支气管等组成的肺内支持性结构,是容易和正常肺实质区分的。这种血管异常改变仅在肺组织有明显破坏时才有明确的表现。因此,轻度甚至中度的本型肺气肿常难以在 CT 上被确认。如前所述,全小叶型肺气肿在下叶最严重。

(3)间隔旁型肺气肿:由于本型肺气肿多发生于胸膜下、小叶间隔旁及血管和支气管周围,故特别适用 CT 诊断。它的典型 CT 表现为肺周围部局限性低密度区。HRCT 可检出位于胸膜下的直径 0.5～1.0 cm 的小的间隔旁型肺气肿,对检出位于肺实质深部的直径 2 cm 的局限性肺气肿也有满意的对比度。间隔旁型肺气肿可散在分布于其他为正常的肺野内,也可与全小叶型或小叶中心型肺气肿共存。特别是小叶中心型肺气肿也可向脏胸膜方向延伸,因此,当在其他层面上的非周围部肺野内有小叶中心型的小圆形低密度区存在时,则此时的肺周围部的局限性低密度区很可能就是小叶中心型肺气肿的一部分。

(4)瘢痕旁型或不规则型肺气肿:本型肺气肿常见于局灶性瘢痕附近、弥漫性肺纤维化及肺尘埃沉着病特别是在融合性团块和进行性大块纤维化中。当 CT 上有可见的肺内纤维灶时,认识本型肺气肿是容易的,常规 CT 上就可发现纤维化周围直径 1.5 cm 的本型肺气肿,但当它与仅在显微镜下才能见到的肺纤维化共存时,其 CT 表现难以和小叶中心型肺气肿区别。

2.根据 HRCT 上肺气肿的严重度和支气管壁表现的 COPD 分型

COPD 是 种综合征,包含了以慢性气流阻塞为共同特征的不同的肺气肿、小气道病变和细支气管炎等的一组疾病。文献上还有根据它们的 HRCT 表现分为下列 3 型:①气道型,无或仅有少许肺气肿[CT 上的肺部低衰减区(LAA)<25%],有或无支气管壁增厚;②肺气肿型,有肺气肿(LAA>50%),无支气管壁增厚;③混合型,有肺气肿及支气管壁增厚。气道型和肺气肿型比较:前者多为不吸烟者,弥散能力高,肺过度充气少,对支气管扩张剂有较大的可恢复性。

(三)CT 和病理、胸部 X 线检查的比较

应用以上叙述的诊断标准作出肺气肿的 CT 诊断是可靠的。HRCT 表现和病理表现的对照研究证实在肺气肿的范围上两者间的相关系数为 0.85～0.91,是较为理想的。Foster 等的小叶

中心型肺气肿的常规 CT 和病理比较中发现两者诊断一致者为 84%,CT 的假阴、阳性各为 8%,较胸部 X 线检查和病理对照的结果有显著的提高。当应用 HRCT 后,它与病理的符合率又有进一步提高,在 Hruban 的 20 例尸检材料的 HRCT 和病理比较中,15 例病理为小叶中心型肺气肿者,HRCT 均做出同样诊断,其中包括 4 例病理上为轻度肺气肿者,在 5 例病理上无小叶中心型肺气肿者中 HRCT 上 4 例正常,1 例将肺尖部陈旧性结核灶周围的瘢痕性肺气肿误为小叶中心型肺气肿。Kuwano 等发现在 HRCT 中,层厚 1 mm 的 CT 图像对检出肺气肿的低密度区效果好,它更正确地反映了肺气肿的病理,而层厚 5 mm 的图像对评价血管纹理的分布较好,但在早期肺气肿的诊断中检出低密度区要比评价血管纹理的分布重要得多。因此,做层厚 1～2 mm 的 CT 扫描在早期肺气肿的诊断上是很重要的。胸部 X 线检查和尸检的对照结果表明,轻度肺气肿时胸部 X 线检查常正常,中度和重度肺气肿也分别仅 41% 和 67% 可从胸部 X 线检查上加以诊断。因此,可以认为胸部 X 线检查在肺气肿的诊断上是不敏感的。当比较胸部 X 线检查和 CT 在肺气肿诊断上的价值时,可以发现 CT 不仅较胸部 X 线检查的诊断敏感性为高(CT 能较胸部 X 线检查提高 28%～38% 的肺气肿检出率),还较胸部 X 线检查有更高的诊断特异性,HRCT 在正常人和因其他原因在胸部 X 线检查上呈现肺过度充气的患者中也较少出现假阳性。CT 对检出位于肺尖、膈上或较小的肺大疱较胸部 X 线检查有较大的优越性。

(四)CT 和肺功能的比较

肺气肿患者的肺功能改变表现为气道阻塞和弥散功能降低,较胸部 X 线检查要敏感。但上述改变在其他病因引起的 COPD 中也可存在,不能加以鉴别,而且据估计肺组织要破坏达 30% 以上时,才能出现肺功能改变,因此,肺功能正常时也不能除外肺气肿。虽然肺功能检查较胸部 X 线检查在肺气肿的诊断上有较高的敏感性,但不少报告研究了 CT 和肺功能检查在肺气肿定性和定量诊断上的关系,几乎一致肯定它们之间存在相当密切的关系。在肺功能检查中依赖 FEV_1/FVC 来反映气道有无阻塞,用一氧化碳弥散功能(DLCO)来反映肺泡毛细血管膜表面区域的减少程度。Goddard、Bergin、Sakai 等先后报告 CT 上见到肺气肿严重程度和肺功能检查之间有密切的阳性关系。随着 CT 上肺气肿严重度的增加,DLCO 和 FEV_1 均同步发生变化。Sanders 和潘纪成等都曾报告在肺功能诊断为肺气肿的患者中,91%～96%CT 上都有肺气肿的证据,说明 CT 在肺气肿的检出上至少和肺功能有相似的敏感性。更加重要的是在无肺功能改变的患者中,66.7%～69% 在 CT 上发现有肺气肿的征象。Omori 等也曾对 615 例 40～69 岁低剂量肺癌普查中的男性病例进行了 CT 和肺功能检出肺气肿的比较,在 380 例吸烟者中有 116 例在 CT 上显示有肺气肿,而其中 91 例(78%)的肺功能正常。因此,CT 在检出轻度肺气肿上较肺功能检查有更大的敏感性。Gurney 在比较 HRCT 和肺功能的结果中,也发现在肺功能正常者中 40% 在 HRCT 上有肺气肿。他还发现在这些病例中肺气肿多位于上肺部,因而认为上肺部是一沉默区,在该区可发生较广泛的肺破坏而无肺功能异常,也不出现症状。这使得好发于上肺部的小叶中心型肺气肿的临床诊断更为困难,对这些肺气肿的诊断目前只有依赖 HRCT。

(五)CT 诊断肺气肿的限度

虽然 HRCT 对肺气肿的诊断有很高的敏感性和特异性,但它仍有一定限度。Miller 曾报告 27 例 HRCT 和病理的对照研究,在病理上 4 例小叶中心型肺气肿,2 例轻至中度全小肺型肺气肿在 CT 上未见到肺气肿征象。在回顾性的对比研究中发现:直径小于 0.5 mm 或面积小于 $0.25 mm^2$ 的局灶性破坏区无论在 1.5 mm 或 10 mm 层厚的 CT 上均不能被发现。因此,可以得出以下结论:CT 特别是 HRCT 是当今诊断早期肺气肿的最敏感的无创性方法,但对最早期的肺气肿仍是不敏感的,也不能除外肺气肿。

(六)肺气肿的 CT 定量诊断

CT 可对肺气肿做出定性诊断,还可对它的分布范围和严重度做出正确的定量诊断。

1.视觉定量

对 CT 上所见到的肺气肿区用一种简单的视觉(肉眼)分级系统加以定量。Bergin 首先报告了 32 例肺气肿的视觉定量和病理所见的关系,结果显示在 CT 定量和病理估计之间有良好的相关,也和 DLco、FEV_1、FEV_1/FVC 等肺功能参数之间密切相关。计分时左右侧分别计分,每层面上的肺气肿区范围分为 0～4 级,0＝正常,1＝肺气肿区<25％,2＝肺气肿区占 25％～50％,3＝肺气肿区占 50％～75％,4＝肺气肿区>75％;严重度分为 0＝无肺气肿,1＝有<5 mm 的低密度区,2＝<和>5 mm 的低密度区共存,3＝弥漫性低密度区,无正常肺插入或呈融合性低密度区。各层面范围和严重度得分乘积的总和即为该例全肺肺气肿的得分,总分为 120 分,如除以层面数则为该例的肺气肿平均得分,<8 分为轻度肺气肿,8.1～16 分为中度肺气肿,16.1～24 分为重度肺气肿。Sanders 等用相似的方法对 60 例男性肺气肿者进行了胸部 X 线检查、CT、肺功能的比较,结果认为 CT 较胸部 X 线检查在肺气肿和肺功能参数之间有更好的相关。Eda 曾用相似的方法于吸气末和呼气末 CT 上,并取得呼气末得分和吸气末得分的比值(E/I),结果显示两者的得分和 E/I 比都和 FEV_1、FEV_1/FVC 和 VC 有良好的相关,而 E/I 比和 RV/TLC％有更好的相关,有学者认为肺气肿区得分反映的是肺气肿程度,而 E/I 比反映的是空气潴留,有利于区别在呼气 CT 上难以区分的肺气肿或空气潴留。

2.数字定量诊断

除上述用视觉读片方法来得出肺气肿的 CT 诊断外,还可以利用测量像素的 CT 值来作肺气肿的 CT 数字定量诊断。早先是测定每层层面的平均 CT 值,Rosenblum 报告正常人吸气末的全肺平均 CT 值为－813 Hu±37 Hu。我国正常成人为－816 Hu±26 Hu,其值由上肺区至下肺区形成一个下降的梯度。由于肺部 CT 值是由血液、组织和空气三者的衰减值综合形成的,因此,若局部或普遍的远端气腔增大和/或组织有破坏,如在肺气肿中那样,则空气和血液之比将增大,形成－1 000～－900 Hu 范围内的 CT 值。由于在 10 mm 层厚的深吸气末的 CT 扫描上肺的平均衰减值为－850～－750 Hu,在大于 2 个标准差以外的近－900 Hu 处被视为是肺气肿的阈值。现在,大多数 CT 扫描机都具有选择性的使在一定范围内 CT 值的像素更明亮或用一种、多种假彩色的后处理软件,当把被选择的 CT 值限定在－1 000～－900 Hu内时即可将空气样密度的肺气肿区域检出。Müller 首先报道用密度屏蔽的方法,使小于－910 Hu 像素增亮,从而将肺气肿区域画出来,并计算位于该阈值以下像素的面积及其所占全肺野面积的比例,即像素指数(PI)。通过每层层面上肺气肿区域和正常肺区的比例计算,可得到该患者肺气肿范围的定量诊断,其结果与肺气肿的病理级别间是密切相关的,这种方法得到不少学者的支持。

Kinsella 也证实了密度屏蔽定量诊断的结果与肺功能检查的结果也是密切相关的。但这种用手工方法计算的定量诊断太费时间,不实用。后来,Archer 在上述像素 CT 值分析的基础上,发展了一种在 CT 层面上自动计算肺容积和肺气肿所占百分比的系统,大大地缩短了所需时间,其结果与用手工计量者无显著差异。由于 CT 值的测定受多种因素影响,如扫描机型、扫描技术、层厚、呼吸状态等,究竟以何种阈值来分割有无肺气肿尚无一致的意见,其范围为－960～－900 Hu,也曾提出了诊断不同严重度肺气肿的阈值,如阈值－960 Hu 用于严重的肺气肿,而阈值－856 Hu 则用于轻度肺气肿;用薄层 CT 和锐利算法重组时的阈值为－950 Hu,在呼气 CT 上则以－910 Hu 与病理的相关最好。目前似乎视－950 Hu 为在 HRCT 上诊断肺气肿范围的有效阈值者较多,它和肺功能参数之间有良好的相关。如前所述,需要注意的是在用定量技术进行肺气肿的检出和定量时,选择作为肺气肿增亮区的肺密度值范围可能随 CT 扫描机而异,因此要首先决定每架 CT 机区分正常肺和气肿性肺之间的阈值。其次还要注意一些扫描技术包括层厚和是否用造影剂增强,都可以影响测量的 CT 值。如 Adams 等发现利用薄层 CT 扫描会使 CT 值为－1 000～－900 Hu 的区域从厚层的占平均 9.6％增加到 16.1％,而用造影剂增强后其面积从增强前的 8.9％降为 3.3％。肺气肿的 CT 值定量诊断由于消除了在视觉读片时的主观解释上的差异,也解决了用不同窗条件时 CT 表现上的差异,在肺气肿的流行病学和纵向研究上是十分重要的。但 Stem 指出,在临床实践中,对 CT 图像直接观察进行视觉上的分级和上述较复杂的定量方法的结果几乎是同样正确的。

(七)HRCT 诊断肺气肿的临床适应证

虽然 CT 是最敏感的生前诊断肺气肿的方法,但由于其成本较高,在临床实践中结合病史、肺功能改变及胸部 X 线检查上的肺容积增加和肺破坏的表现,还是多利用胸部 X 线检查作出肺气肿的日常诊断。但在一些早期肺气肿的患者中,常无胸部 X 线检查及阻塞性肺功能改变,却可有气短或肺弥散功能异常,难以和间质性肺病或肺血管病区别,此时在 HRCT 上若可见有明显的肺气肿,则可避免做进一步的活检。由于 HRCT 在肺气肿的分型和定量诊断上的作用,它对肺移植术、肺大疱切除术及严重肺气肿患者的肺减容术的术前评定都有很大价值。

（张　涛）

第六节　胸膜肿瘤的 CT 诊断

一、胸膜脂肪瘤

胸膜脂肪瘤是一种少见的胸膜肿瘤,CT 表现有特征,一般诊断并不难。起于胸膜间皮层下,部位较局限,生长缓慢,突入胸膜腔内。

(一)临床表现

患者常无明显的临床表现,通常是因胸部其他疾病做检查时无意中发现。

(二)CT 表现

胸壁弧形影向胸腔内突出,椭圆形阴影。密度较淡、均匀、边锐,紧贴于胸壁,边界清晰锐利。纵隔窗上可能见不到。肺窗示胸膜下见梭形影,以宽基底部与胸膜相贴(图 6-22A),边缘锐利,CT 值可为－100 Hu 左右;病灶密度均匀,与胸部皮下脂肪密度相等(图 6-22B)。CT 因有良好的密度分辨率可直接测出其脂肪密度,结合常规纵隔窗无异常发现,而肺窗病灶明显,一般可做出诊断(图 6-23)。

CT 检查胸膜脂肪瘤几乎不必与其他疾病疾病。

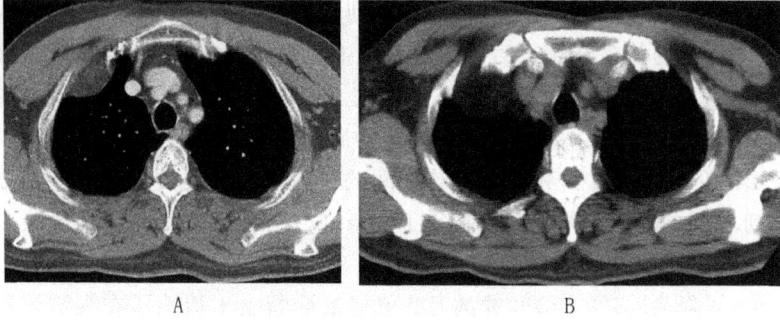

图 6-22　右侧胸膜脂肪瘤

A.右前上胸膜见一梭形包块影,宽基底与胸膜相连,肺野侧边缘光整,密度低;B.右侧前上胸膜包块影,胸壁弧形影向胸腔内突出,椭圆形阴影,密度较淡、均匀,紧贴于胸壁,边界清晰锐利

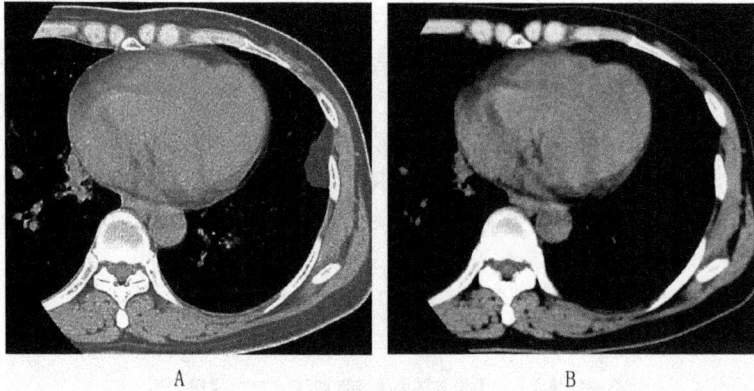

图 6-23　左侧胸膜脂肪瘤

A.肺窗可见左侧胸壁宽基底与胸膜相连的结节影,跨斜裂;B.纵隔窗见包块密度低,而且均匀

二、局限性胸膜纤维瘤

局限性胸膜纤维瘤是胸膜较为常见的肿瘤之一,有别于弥漫性胸膜间皮瘤。

(一)病理表现

局限性胸膜纤维瘤起源于间皮下纤维组织,多源于脏层胸膜,突入胸膜腔生长,也有学者认为多数来源于小叶间隔的间质细胞或来源于肺组织。50%以上的肿瘤带蒂,也有无蒂而附着于胸膜表面者。

局限性胸膜纤维瘤患者可有 Poland 综合征,Poland 综合征在临床上表现为胸大肌缺损及同侧短指(趾)并指(趾)畸形,有学者认为同时出现局限性胸膜纤维瘤和 Poland 综合征可能与中胚层发育异常有关。

部分学者认为有良、恶性之分,但是并未得到多数人的认可。

(二)临床表现

局限型胸膜纤维性肿瘤可发生于任何年龄,男女发病机会相当。本病发病率低,无特异症状,术前易误诊。临床症状有胸痛、胸闷、咳嗽,肿瘤增大到一定程度压迫周围组织器官引起相应症状,少数可伴肺源性骨关节病、杵状指、低血糖。

(三)CT表现

CT平扫多表现为密度均匀、边界光整、紧临胸壁的孤立性椭圆形肿块。肿块边缘与胸壁交角多数为钝角(图6-24)。

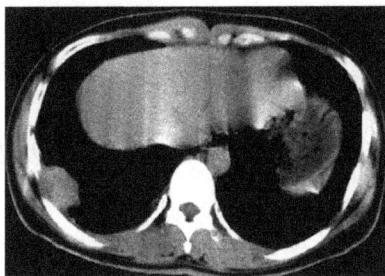

图6-24 右侧胸膜纤维瘤
右侧胸膜紧贴胸壁的包块影,边缘光整,密度均匀

CT增强扫描示肿块强化较显著,可均匀也可不均匀,CT值为35~65 Hu,肿块内可见簇状小血管影,向外压迫推移周围组织结构。部分病例可见肿瘤与胸膜之间的蒂,为位于肿瘤与胸膜之间的小结节影,强化较肿瘤组织更明显(图6-25)。

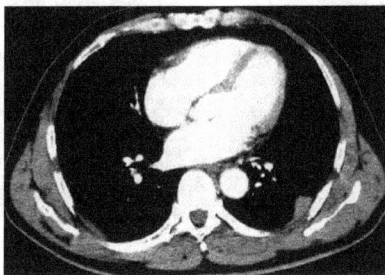

图6-25 左侧胸膜纤维瘤
左侧胸膜包块影,增强扫描强化均匀,与胸膜为钝角相连

(四)鉴别诊断

(1)有胸大肌缺损及同侧短指(趾)并指(趾)畸形,高度支持局限性胸膜纤维瘤的诊断。

(2)CT片上发现肿瘤与胸膜之间的蒂,有利于局限性胸膜纤维瘤的诊断。蒂内含有较粗的血管,CT轴位图像上于肿瘤边缘可见一结节状影,增强扫描后结节影内有明显的血管强化表现。

(3)必要时需做胸膜穿刺活检,以明确诊断。

三、胸膜间皮瘤

胸膜间皮瘤为胸膜原发性肿瘤,是一种少见肿瘤,据报道占肿瘤的0.04%左右,但近年其发病率有逐年增加趋势。其发病与石棉的关系已被证实,长期接触石棉的人比一般人的发病数高300倍,从接触石棉到发现间皮瘤长达20~40年。临床上分为弥漫型及局限型。弥漫性绝大多数是恶性。

(一)病理表现

WHO曾将弥漫性恶性间皮瘤分为上皮型、肉瘤型和混合型。Adams等根据胸膜尸检材料将该瘤分为上皮样型、腺管乳头状型、肉瘤样型、黏液样型、硬纤维瘤样型及混合型。细胞学检查常查不到恶性瘤细胞,但可见到大量间皮细胞。胸液透明质酸酶常增高。超微检查瘤细胞表面及瘤细胞内腔面有细长的蓬发样微绒毛,胞浆内丰富的张力微丝及糖原颗粒,有双层或断续的基底膜,瘤细胞间有较多的桥粒为弥漫性胸膜间皮瘤的超微结构特征。

(二)临床表现

胸膜皮瘤发病年龄为 40～70 岁,男性 2 倍于女性,右胸腔比左胸腔常见。常见症状为咳嗽、胸痛、呼吸困难,部分患有可有杵状指、肺性肥大性骨关节病。50％的患者有大量胸腔积液,胸痛并不随胸腔积液的增多而减轻,胸液 50％为血性,较为黏稠,为渗出液,细胞总数和白细胞不多。

(三)CT 表现

(1)局限性胸膜间皮瘤表现为胸膜的局限性结节影,宽基底与胸膜相连,肿瘤与胸膜大多成钝角。密度均匀,边缘光整(图 6-26A)。少数有胸腔积液。局限性胸膜间皮瘤多位于侧胸膜,呈丘状或卵圆形软组织密度肿块(图 6-26B)。病灶边缘光整与胸膜外脂肪分界清楚。较大肿块内可有坏死、囊变或出血区(图 6-26C)。增强扫描,肿瘤呈均匀性显著强化,瘤体较大者可呈不均匀性强化或周边为均匀性强化,极少伴胸腔积液或胸膜增厚。

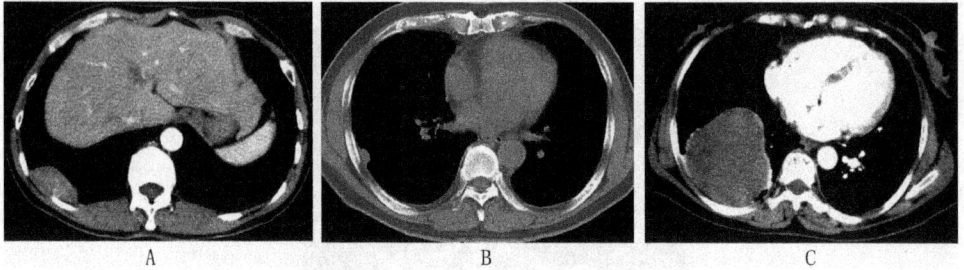

图 6-26　局限性胸膜间皮瘤

A.右侧胸膜包块影,宽基底与胸膜相连,密度均匀,边缘光整;B.右侧胸膜小结节

影,边缘光整;C.右侧下部胸膜间皮瘤,呈囊性,且与胸膜为锐角相连

(2)弥漫性胸膜间皮瘤显示胸膜呈弥漫性增厚,并可见到有结节样肿块,比较多的累及横膈胸膜和纵隔胸膜面。肺容量明显缩小(图 6-27)。也可为多发的胸膜"D"字形结节影。常有胸腔积液。单侧弥漫性结节状胸膜肥厚伴大量胸腔积液,增厚的胸膜厚度在 1 mm 以上。纵隔固定使有病侧胸腔变小,也有的侵犯胸壁组织(图 6-28)。

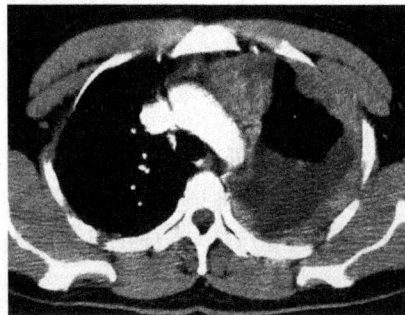

图 6-27　弥漫性胸膜间皮瘤

左侧胸膜弥漫性增厚,并成结节状,左侧胸腔积液

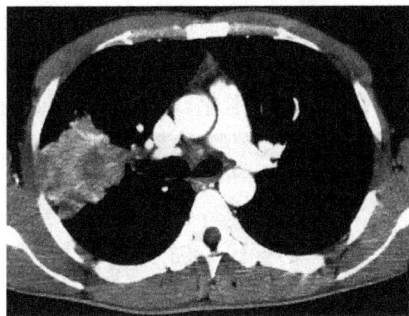

图 6-28　似肺癌的胸膜间皮瘤
右肺叶间裂胸膜间皮瘤,形态不规则,密度不均,容易与肺癌混淆

(四)鉴别诊断

需要与恶性间皮瘤鉴别的病主要有以下几种。

1.结核性胸膜炎

(1)临床表现:结核性胸膜炎患者常有少量胸液时可出现胸痛,当出现大量胸液时胸痛减轻,抗结核治疗胸痛可以消除,而间皮瘤患者有大量胸腔积液时,胸痛仍存在,胸膜增厚。

(2)CT表现:结核性胸膜炎是以胸膜增厚为主,很少有胸膜结节影。陈旧性结核性胸膜炎还有胸廓塌陷。相邻肺组织有纤维条索状影。弥漫性胸膜间皮瘤以胸膜的结节包块多见,一般胸膜增厚较结核性胸膜炎更厚。不伴胸廓塌陷。

2.肺癌

(1)临床表现:出现咯血或痰中带血的症状支持肺癌的诊断,因为胸膜间皮瘤不侵犯肺内支气管。

(2)肺癌常可以找到肺内病灶支持。广泛胸膜增厚伴结节影胸膜间皮瘤较胸膜转移瘤多见。另外胸膜间皮瘤与胸膜多为广基底钝角接触,胸膜转移瘤多为锐角接触。弥漫性胸膜间皮瘤侵犯膈或纵隔胸膜多见。

3.间皮细胞增生

两者鉴别较困难,前者为良性过程,可达10年以上,少数病例可自愈,病理显示间皮细胞核仁不显著,染色质无过度染色,缺乏有丝分裂呈良性细胞表现。

与其他原因引起的恶性胸腔积液比较,几乎所有的恶性间皮瘤在首诊时均有症状(其他原因的恶性胸腔积液患者约25%在首诊时无症状),主要表现为胸痛、呼吸困难和咳嗽。

四、胸膜神经鞘膜瘤

神经鞘膜瘤好发于四肢及躯干等体表面,据报道发生在胸部占肿瘤的2.3%～6.6%,发生在胸膜神经鞘膜瘤发生率非常低,容易误诊。

(一)起源

胸膜神经鞘膜瘤多起源于脊神经,病灶多见于后纵隔脊椎旁区。少数来源于肋间神经、迷走神经和膈神经。

(二)CT表现

在后胸壁病灶呈孤立结节影,边界光滑、密度均匀、类圆形致密阴影。软组织肿块,紧贴外侧胸壁,平扫CT值为10～35 Hu。肺组织明显受压(图6-29)。多发肿块型,一侧或双侧胸膜多发包块影,结节影,密度均匀,边缘不规则。常伴有胸腔积液(图 6-30)。肺、支气管明显压迫。肺浸润,呈小斑状影或多发粟粒状影。肋骨受压变形,可伴骨质破坏,可有胸腔积液。病灶边缘较光整或边缘毛糙。病灶呈网格样强化,不均匀强化,内有不规则囊性区域。

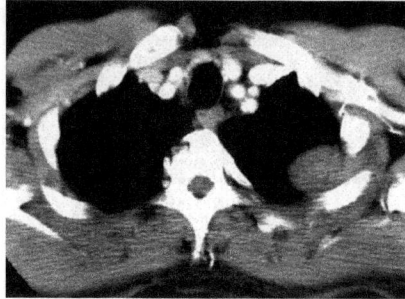

图 6-29　孤立性胸膜神经鞘膜瘤

左侧胸腔靠近侧胸膜处结节影,边缘光整,密度不均

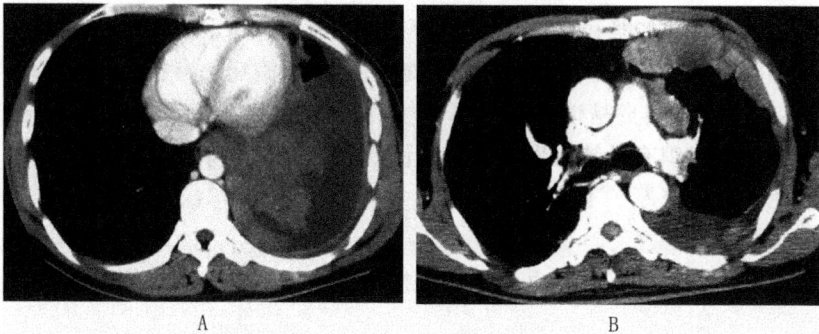

图 6-30　多发肿块性胸膜神经鞘膜瘤

A.左侧胸腔见靠近胸膜处,尤其是靠近纵隔胸膜多发包块影,边缘不规则,左
侧胸腔积液;B.左侧胸膜多发包块影,结节影,形态不规则。左侧胸腔积液

(三)鉴别诊断

1.与胸膜间皮瘤鉴别

(1)良性胸膜间皮瘤:病程进展慢,密度均匀,边缘光整,与良性胸膜神经鞘膜瘤难以鉴别。

(2)恶性胸膜间皮瘤:病程发展快,临床表现重。CT 表现一侧广泛胸膜增厚,一般厚度超过 1 cm,并有多发胸膜结节影。增强扫描密度不均,但是与胸膜神经鞘膜瘤的不规则强化有不同,胸膜间皮瘤的不规则强化多为条形,与胸膜面平行,而恶性胸膜神经鞘膜瘤的不规则强化多为其内的液性类圆形囊性低密度影。

2.胸膜转移瘤

(1)肺癌胸膜转移常可以找到肺癌的依据,肺内包块影或支气管阻塞,淋巴结增大等。

(2)胸膜转移瘤分为胸膜小结节转移和广泛胸膜转移,小结节胸膜转移容易与神经鞘膜瘤区别,仅仅为胸膜上的散在小结节影。广泛胸膜转移,表现为不规则增厚的胸膜与多发胸膜肿块影共存。

3.胸膜神经鞘膜瘤的良恶性鉴别

CT 鉴别胸膜神经鞘膜瘤的良恶性有很大的局限性,以下供鉴别时参考。

(1)增强扫描肿瘤内密度不均,有囊性低密度影多为恶性,密度均匀多为良性。

（2）有肺内浸润的多为恶性,恶性胸膜神经鞘膜瘤可以表现为,肺内小斑状影,多发粟粒状影浸润。

（3）有相邻肋骨骨质破坏的为恶性胸膜神经鞘膜瘤。

（4）出现胸腔中到大量积液的多为恶性胸膜神经鞘膜瘤。

五、胸膜淋巴瘤

胸膜淋巴瘤和淋巴瘤胸膜浸润并非十分少见的疾病,据报道淋巴瘤的胸膜侵犯占淋巴瘤的7％～30％。其中原发于胸膜的淋巴瘤较少见,全身淋巴瘤尤其肺内淋巴瘤的胸膜浸润较多见。

（一）病理

最多累及脏层胸膜,也有部分累及到壁层胸膜。镜下见一些小型类圆恶性肿瘤细胞,细胞大小不均,核大,圆或不规则圆形,染色质组粒状,核仁显露不一,1～2个,浆少,多淡蓝色,无颗粒,偶见少数小空泡。

（二）临床表现

胸痛,不规则高热。感到胸隐痛,经止痛治疗无缓解。数月后可以出现胸痛加重。呈刀割样,不规则高热,体温有时自降至正常,数天后又上升。偶有咳嗽,咳少许黏液痰。有大量胸腔积液时可有呼吸困难、端坐呼吸。

（三）CT 表现

1.原发胸膜淋巴瘤

主要表现为由胸膜突向肺内的结节或沿胸膜浸润生长的斑片影,或结节与斑片影共存（图 6-31A）。胸膜局限增厚,厚处均超过 1.0 cm。呈厚薄不均的饼状,胸腔积液。极少数还出现胸壁肿胀、肋骨破坏、心包积液（图 6-31B）。

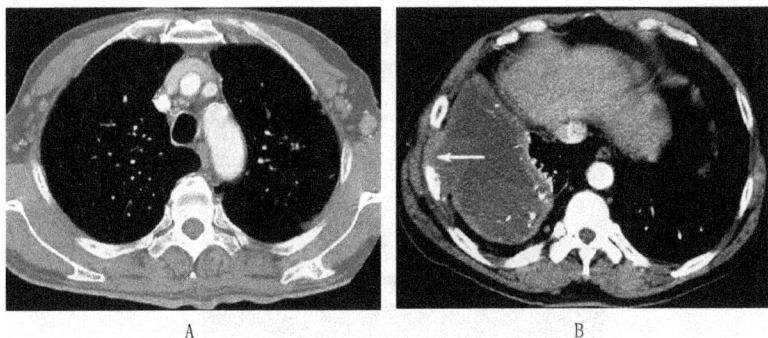

图 6-31　胸膜淋巴瘤

A.左侧胸膜多发小结节影,大小不均,边缘光整,双侧腋窝淋巴结增大；B.右侧胸腔积液,胸膜有结节样增厚,并有右侧胸壁侵犯及肋骨破坏(箭头所指)

2.淋巴瘤胸膜浸润

淋巴瘤胸膜浸润是其他部位的淋巴瘤表现加胸膜增厚伴结节影,胸腔积液。如肺内淋巴瘤浸润胸膜,表现为肺内包块影、斑片状影、小点状影及纵隔双侧肺门淋巴结增大,同时伴有胸膜结节影、饼状影、胸腔积液。

（四）鉴别诊断

1.与胸膜间皮瘤鉴别

胸膜间皮瘤可发生于任何部位的胸膜,以弥漫性病变多见,一般不伴纵隔及肺门淋巴结肿大。其 CT 表现为胸膜常普遍受累,脏、壁层胸膜彼此粘连,呈波浪状增厚及结节,患侧肺常被包裹,体积缩小。而胸膜淋巴瘤呈不均匀的局部胸膜增厚,伴有程度不等的占位效应,胸廓较少塌陷。受累的脏、壁层胸膜可为胸腔积液分离,且脏层胸膜受累更多见。

2.与胸膜转移瘤鉴别

胸膜转移瘤常发生在肺癌、乳癌或侵袭性胸腺瘤对胸膜的直接浸润,原发肿瘤易于确定。而远处肿瘤胸膜转移常伴有相邻的肋骨破坏,这与胸膜淋巴瘤不同。

3.与良性病变的胸膜增厚鉴别

良性病变的反应性胸膜炎常不累及纵隔胸膜。慢性胸膜炎症性改变往往出现胸膜的纤维性收缩,CT 显示患侧胸膜增厚、胸腔狭小、胸廓塌陷。胸膜淋巴瘤不会导致显著的胸廓塌陷,相反,还可能有局部占位效应出现。

六、黏膜相关性淋巴瘤胸膜浸润

黏膜相关性淋巴瘤胸膜浸润是一种罕见疾病,属于非霍奇金淋巴瘤在胸膜上的一种侵犯。

(一)一般表现

黏膜相关性淋巴瘤属非霍奇金淋巴瘤的一个亚型,有病程长、进展慢、发病率低、全身症状少等特点,约占同期淋巴瘤的 5%,据报道,肺部黏膜相关淋巴瘤占全部淋巴瘤的 10%。自然病程 4~6 年,治疗后可达 7~12 年,对治疗敏感,但难以获得长期缓解及治愈。淋巴瘤累及胸膜多由淋巴管浸润。

(二)CT 表现

胸膜局限性结节影,有的呈"D"型表现。边缘光整,密度均匀,也有少数表现为密度欠均匀。周围胸膜轻度增厚。胸腔积液少见。经随访观察变化不大(图 6-32)。

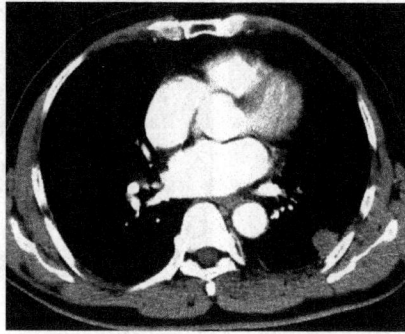

图 6-32　黏膜相关性淋巴瘤胸膜浸润
左侧胸膜见一"D"形结节影,密度不均,边缘清晰

(三)鉴别诊断

黏膜相关性淋巴瘤胸膜浸润依靠影像学诊断与鉴别诊断非常困难,一般结合临床表现及较长时间的 CT 随访观察,提出可能诊断。确诊依靠胸膜穿刺活检,甚至开胸胸膜活检。

七、胸膜转移瘤

胸膜转移瘤是较长见的胸膜病变,其中孤立性胸膜转移瘤是胸膜转移瘤中的一种表现形式,容易与胸膜的其他肿瘤混淆,有时还需要与肺部肿瘤鉴别。

(一)病因

乳腺癌和支气管癌最常引起胸膜转移性肿瘤。据报道乳腺癌占胸膜转移瘤的20％～50％，支气管癌占胸膜转移瘤的10％～45％。大约有20％的胸膜转移瘤不能寻找到原发癌的来源。

(二)CT 表现

1.胸膜包块影或结节影

表现为孤立性椭圆形、圆形、扁丘状胸膜肿块(图6-33A)。CT 发现相邻肋骨破坏及胸壁深部软组织浸润。甚至出现巨大包块影，与肺内巨大包块影需要鉴别(图6-33B、C)。

2.环绕性胸膜增厚

结节样胸膜增厚厚度＞1 cm，瘤样胸膜增厚、纵隔胸膜受累及纵隔淋巴结肿大为恶性胸膜病变较具特征的征象。如果出现胸腔积液，在积液里看到壁层胸膜上结节影、饼状影是胸膜转移瘤的有力证据(图6-33D)。

3.胸膜上小点状影

胸膜出现小点状影，分布不均。胸膜有粘连。部分合并有胸腔积液(图6-33E)。

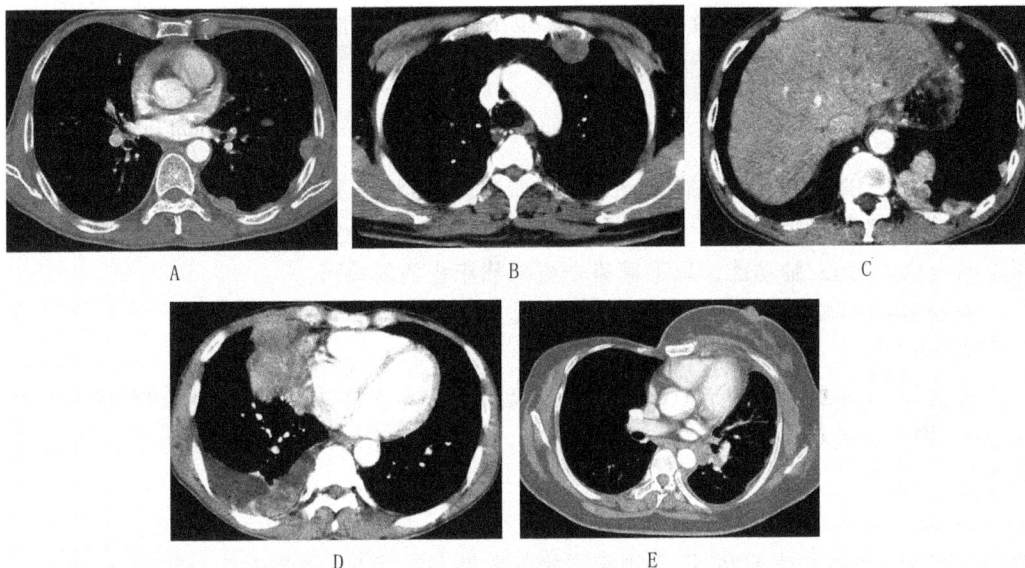

图6-33　胸膜转移瘤

A.左侧胸膜多发小结节状影，呈椭圆形、圆形、扁丘状，与胸膜相交为钝角；B.左侧前胸膜见一结节影，扁丘状，与胸膜呈钝角；C.左侧胸膜包块影，形态不规则，大小不均，有强化；D.右侧胸膜饼状影、包块影，右侧胸腔少许积液；E.右侧乳腺术后，左侧胸膜小结节影转移

(三)鉴别诊断

1.与胸膜间皮瘤鉴别

对于胸膜转移瘤与弥漫型胸膜间皮瘤，许多学者认为大多数病例在影像学上都不易鉴别。我们认为胸膜面上各自分离的多个小结节状阴影以转移瘤可能性大；单发胸膜肿瘤，伴胸壁软组织及肋骨受侵多见于转移瘤。胸膜弥漫性增厚呈驼峰样大结节状阴影提示为弥漫型胸膜间皮瘤。恶性胸膜间皮瘤远处转移较少见。

2.孤立性胸膜转移瘤的鉴别

孤立型胸膜转移瘤鉴别依据原发灶的帮助及恶性肿瘤的治疗病史。必要时需要胸膜穿刺。

3.与良性胸膜增厚的鉴别

线状粘连增厚和钙化,胸膜穿刺活检未见肿瘤细胞,CT追踪观察胸膜增厚无明显变化,多为良性病所见。胸膜弥漫性增厚伴结节样或瘤样增厚提示恶性,而均匀性弥漫性增厚,厚度<1 cm则不易鉴别良恶性。单纯胸腔积液而无胸膜增厚,不能除外恶性病变。应查找原发灶,或进一步做胸腔积液细胞学检查明确诊断。

(张 涛)

第七节 胸壁疾病的 CT 诊断

胸壁由皮肤、浅筋膜、深筋膜、胸上肢肌、胸廓、肋间组织及胸内筋膜等共同构成,因此胸壁主要包含皮肤、脂肪、肌肉、血管、神经等软组织及肋骨、胸骨的骨性结构。胸壁疾病包括畸形、外伤、感染、肿瘤及术后改变等。

一、畸形

胸壁畸形主要由胸廓的骨性结构畸形所致,如鸡胸、桶状胸及胸廓不对称等,其病因可为先天性,亦可为后天各种原因所致,一般轻度的胸廓畸形对人体的生理功能影响不大,但严重胸廓畸形可不同程度影响心、肺功能。以下简略介绍与临床相关的畸形。

(一)鸡胸和漏斗胸

1.病因及病理

造成鸡胸、漏斗胸这两种畸形原因:先天发育异常、营养不良及继发于胸腔内的疾病。严重的鸡胸、漏斗胸可引起心、肺受到不同程度的压迫,引起心脏移位,影响肺通气功能,还易发生呼吸道感染等病症。

2.CT 表现

鸡胸在 CT 上表现胸骨前突,可合并相连接的前肋呈反弓形,胸前壁呈楔状凸起,胸廓的前后径比左右径还长,状如禽类胸廓。漏斗胸在 CT 上表现为胸骨凹陷畸形,相连接的肋骨弓形程度增大,状如漏斗。

(二)桶状胸和扁平胸

1.病因

桶状胸可由慢性支气管炎、哮喘等疾病形成的肺气肿所致,扁平胸可因先天发育形成,也可为慢性消耗性疾病所致,如肺结核等。

2.CT 表现

桶状胸表现为胸廓的前后径增长,有时超过左右径,以中下前肋为主的肋间隙加宽,整个胸廓呈圆桶形(图 6-34)。扁平胸表现为胸部的前后径不到左右径的一半,呈扁平状,且颈部细长、锁骨突出。

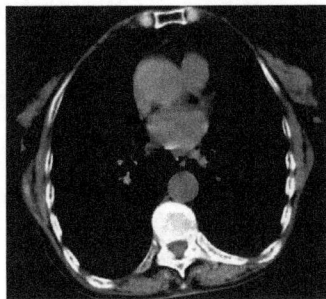

图 6-34　桶状胸

前后径明显增大,前后径大于左右径,胸似桶状

胸廓畸形常伴有其他疾病,因此在通过 CT 发现胸廓畸形的同时,还应密切注意肺、心脏等部位表现。另外,胸廓为肋骨、胸骨和胸椎之间的连接共同构成的统一体,当其中某一骨性结构畸形时,常伴有其他骨性结构改变,因此,观察 CT 表现时,需结合 X 线片进行全面观察。

二、外伤

胸部损伤根据是否穿破胸膜分为闭合性和开放性两类,而表现在胸壁损伤主要为骨性结构和软组织损伤,如肋骨、胸骨骨折及软组织血肿等。临床上无论是闭合性损伤还是开放性损伤,胸腔内、纵隔内脏器受损及合并腹部脏器损伤形成胸腹联合伤时都是临床急症。因此 CT 观察胸壁外伤的同时必须注意肺内、纵隔及腹腔等变化,如皮下积气、胸腔积液、气胸、间质性肺气肿、心包积液、腹内游离气体等征象。CT 还可有发现因外伤残留在胸壁的异物,并且可有观察到异物是否损伤纵隔内重要脏器(图 6-35)。另外,应用 CT,特别是螺旋 CT 的重建技术对诊断胸骨骨折、细微的肋骨骨折及肋软骨骨折较 X 线片有明显优势(图 6-36)。

三、感染

胸壁感染包括非特异性感染和特异性感染,特异性感染包含结核、真菌感染,非特异性感染为一般统称的化脓性感染。

(一)胸壁结核

胸壁结核是胸壁常见疾病,根据中华医学分会结核病学会最新分类法,胸壁结核归类于肺外结核。

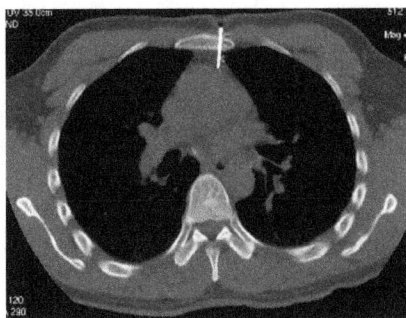

图 6-35　胸壁异物

高密度条形异物穿过胸骨,进入前纵隔,紧贴升主动脉

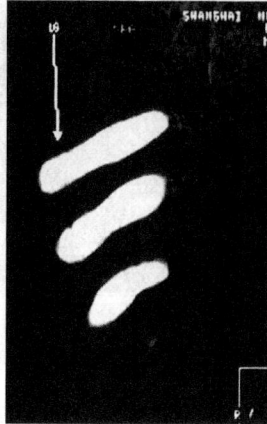

图 6-36 肋骨外伤

CT 矢状面重建可有清楚地看到肋骨的骨折线

1.病因

胸壁结核原发少见,主要继发于肺、胸膜及纵隔淋巴结等结核,但胸壁结核并非和肺、胸膜及纵隔淋巴结结核呈同步性,有相当一部分胸壁结核患者其肺内病灶已吸收或趋于吸收。其主要感染途径如下。

(1)淋巴道播散:为最常见的感染途径,结核菌由肺、胸膜及纵隔淋巴结等原发灶经淋巴道感染胸壁组织,以胸骨旁、肋间为主的淋巴丰富区最易累及。早期病变局限于胸壁淋巴结,以后可蔓延侵犯周围软组织、骨质。

(2)血行播散:体内原发病灶的结核菌播散至胸壁上血供丰富的胸骨、肋骨骨松质内,导致结核性骨髓炎,而后引起骨质破坏,病灶破溃侵入软组织。

(3)直接侵犯:肺、纵隔结核病灶穿破胸膜后直接侵犯胸壁,或是结核性脓胸破溃,病灶累及胸壁,此种形式常有肺、纵隔、胸腔结核病灶与胸壁病灶的相互连接。

2.病理

胸内结核以淋巴、血行播散和直接侵犯累及胸壁淋巴结及胸壁各层组织,包括骨骼和软组织,形成无痛性冷脓肿并可导致骨质破坏;胸壁结核脓肿以起源于胸壁深处的淋巴结较多,经穿透肋间肌蔓延至胸壁浅部皮下层,往往在肋间肌层里外各有一个脓腔,中间有孔道相通,形成葫芦状。有的脓肿穿透肌间隙之后,因重力坠积作用,逐渐向外向下沉降至胸壁侧面或上腹壁,脓肿穿透皮肤可形成窦道。

3.临床表现

本病常见于 35 岁以下的青年人,以男性为多。大多患者全身症状不明显,若原发结核病灶尚有活动,则可有低热、盗汗等低毒症状。早期,患者只有不痛、不热、不红的冷脓肿,因此又称为无痛性寒性脓肿,按之有波动,少数患者可出现轻微疼痛。随着病灶继续发展,脓肿穿破皮肤,排出水样混浊脓液,无臭,可伴有干酪样物质,如经久不愈,可形成溃疡、窦道。如合并非特异性感染时,可出现急性炎症症状。

4.CT 表现

(1)病变早期可只显示软组织增厚,后可形成软组织肿块,提示冷脓肿形成。淋巴道播散是其主要的感染方式,因此肿块常位于肋间及胸骨旁,其形态各异,常表现为梭形、圆形及椭圆形,内可伴钙化(图 6-37,6-38)。淋巴道播散形成的冷脓肿,边缘较光整,但也可侵及胸腔、周围骨质而边缘模糊;血行播散和直接侵犯形成的冷脓肿,软组织肿块常边缘模糊(图 6-39)。平扫 CT 可示肿块中心区为低密度液化区,周围为稍低于肌肉密度的软组织块影。增强 CT 见周围软组织密度可强化,中心区的液性密度不强化。这种表现有一定特征性,但亦见于真菌感染或肿瘤伴坏死改变。

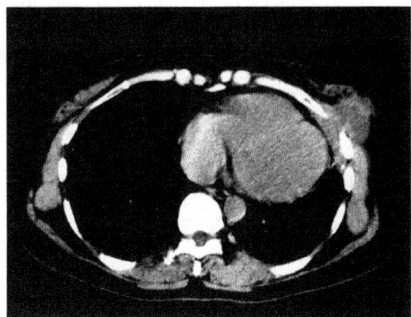

图 6-37　冷脓肿(一)

左侧胸壁包块影,与胸腔相通,局部的胸膜增厚

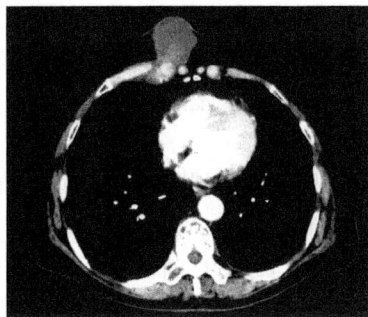

图 6-38　冷脓肿(二)

右侧胸壁包块影,密度不均,边缘光整

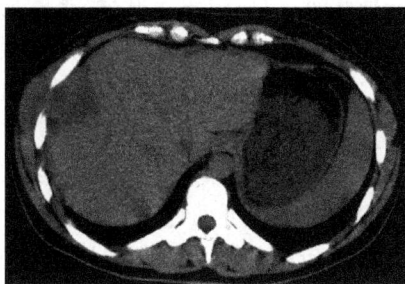

图 6-39　胸壁结核

右侧胸壁受结核直接侵犯,肿胀,肌间隙模糊

(2)胸壁结核通常可伴脓肿相邻的骨质呈溶骨性改变。病变部位一般在肋软骨处、肋骨或胸骨肋骨连接处。淋巴道播散形成的冷脓肿常为先出现肿块,后有骨质破坏;血行播散者先出现骨质破坏,后出现肿块;直接侵犯者,一般先出现肿块,后有骨质破坏,但亦可软组织肿块及骨质破坏同时出现。

(3)发现胸壁结核的同时,应密切注意肺、胸膜及肺门纵隔淋巴结情况。胸壁结核患者肺内、胸膜病变常常较轻,常可表现为肺内趋于陈旧性的条索影、钙化等病变,胸膜上常只表现为胸膜增厚粘连,伴部分钙化。如为直接侵犯形成的胸壁结核,肺内、胸膜病灶较严重,并清晰可见与胸壁病灶相连。胸壁结核常合并淋巴结结核,因此肺门纵隔、腋窝、锁骨上窝、颈部等部位淋巴结肿大情况需密切关注。

(二)其他胸壁感染

胸壁其他感染形成的脓肿主要包括化脓性感染和真菌感染,CT 表现与胸壁结核类同,结合临床病史后一般可明确诊断。胸壁化脓性软组织脓肿多为胸部手术继发,原发性胸壁化脓性软组织脓肿有典型的红、肿、热、痛及全身中毒症状。胸壁真菌感染少见,临床上常有明显的免疫缺陷提示。

四、肿瘤

胸壁肿瘤包括原发性和继发性,其中以继发性多见,包括各类恶性肿瘤经血行、淋巴道转移至胸壁及肺癌、乳癌、胸膜间皮瘤等胸部恶性肿瘤直接侵犯胸壁。胸壁肿瘤按组织成分不同又可分为软组织源性肿瘤和骨源性肿瘤。

(一)原发性软组织肿瘤

按组织不同可分为:①脂肪组织肿瘤;②纤维组织肿瘤;③肌肉组织肿瘤;④脉管组织肿瘤;⑤神经组织肿瘤;⑥其他肿瘤。

1.脂肪组织肿瘤

胸壁常见脂肪组织肿瘤主要为良性的脂肪瘤及恶性的脂肪肉瘤。

(1)脂肪瘤:一种由成熟脂肪细胞组成的良性肿瘤,是最常见的良性脂肪组织肿瘤,也是最常见的胸壁原发性软组织肿瘤。

病理:外观为扁圆形或分叶状,有包膜,质地柔软,切面色淡黄,似正常的脂肪组织。肿瘤大小不一,直径由数厘米至数十厘米不等,常为单发,亦可为多发。镜下结构与正常脂肪组织的主要区别在于有包膜。瘤组织分叶、大小、形态不规则,并可有不均等的纤维组织间隔存在。

临床表现:脂肪瘤可发生于任何年龄,但以中青年好发,男性居多。在胸壁常见的部位为前胸壁皮下组织,亦可发生于肌间内及胸膜外。临床上生长缓慢,一般无明显症状,但也有引起局部疼痛者,肿块质地柔软,似面团状,深部脂肪瘤体积增大时,可压迫神经产生相应的症状。肿瘤很少恶变,手术易切除。

CT表现:胸壁脂肪瘤在CT上表现典型,多呈均匀低密度影,CT值常在-50 Hu以下,部分肿瘤内可见少许线网状纤维分隔,少数肿瘤内可见钙化。发生于皮下的脂肪瘤由于相邻组织的关系,肿瘤常可见边界锐利清晰的薄层包膜,CT增强后包膜可有强化,肿瘤较大时可引起相邻骨质吸收。肿瘤形态上可因发生部位不同有所差异:发生于皮下者病灶较小时常呈圆形,肿瘤增大时因胸廓受限常呈扁圆形(图6-40);发生于胸膜外者在CT横断面可呈上下肋骨间隙中的哑铃形、葫芦形的脂肪密度肿块,一部分在肋间肌下,另一部分突向胸腔,肋间隙可扩大,这一点与胸膜脂肪瘤有不同,胸膜脂肪瘤很少突向胸壁(图6-41);发生于肌内的胸壁脂肪瘤形态各异,因胸壁的肌肉多为阔肌,其在CT横断面上多呈条梭形(图6-42)。

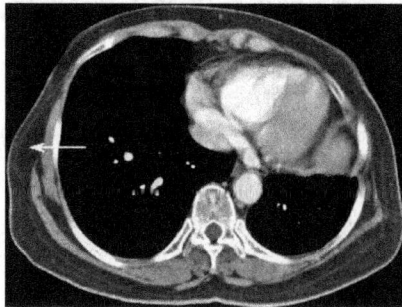

图6-40　胸壁脂肪瘤(一)

右侧胸壁皮下内见扁圆形低密度影,密度均匀,
边缘清晰,外缘可见薄层包膜(箭头所指)

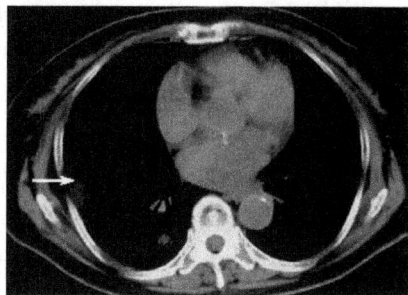

图 6-41　胸壁脂肪瘤(二)

右侧肋间肌内侧脂肪膨鼓,呈葫芦
状,部分病灶突入胸腔(箭头所指)

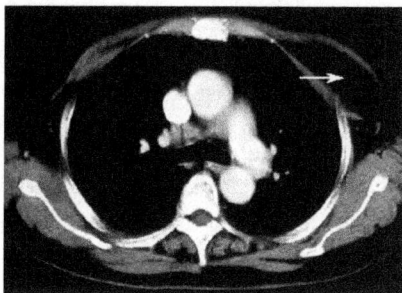

图 6-42　胸壁脂肪瘤(三)

左侧胸壁梭形低密度影,位于胸大
肌与胸小肌之间(箭头所指)

(2)脂肪肉瘤:一种由不同分化程度和异型性的脂肪细胞组成的恶性肿瘤,是最常见软组织肉肿瘤之一。

病理:肿瘤呈结节状或分叶状,肿瘤境界清楚,可有假包膜,发生在胸壁的脂肪肉瘤体积常不大。肿瘤切面观因组织学类型不同有较大差异。分化良好的脂肪肉瘤可类似脂肪瘤;黏液脂肪肉瘤则呈黏液样或胶样;分化差的脂肪肉瘤可呈鱼肉样或脑髓样,常伴出血、坏死和囊性变。镜下脂肪肉瘤形态多种多样,最主要的是在肿瘤组织中有胞浆空泡的脂肪母细胞。

临床表现:脂肪肉瘤主要发生于成年人,发病高峰年龄在 40~60 岁,很少发生在儿童,男性稍多于女性。主要发生在大腿及腹膜后,位于胸壁的发生率较低。胸壁脂肪肉瘤临床表现主要为病灶压迫、浸润周围组织引起的疼痛、触痛或功能障碍。

CT 表现:胸壁脂肪肉瘤在 CT 典型表现为肿瘤内部密度显著不均匀,可见低密度的脂肪密度组织和不规则的软组织密度影混合存在,如软组织成分较多时,CT 上很难显示脂肪组织密度。肿瘤较大时,肿瘤内部出现出血、坏死或囊变时,软组织密度内可见液性坏死区。肿瘤包膜不清,边界毛糙模糊,相邻骨质可有侵犯破坏。增强 CT 扫描可见肿瘤内的软组织成分有强化。一般,脂肪肉瘤与脂肪瘤 CT 图像鉴别较容易,而且胸壁脂肪肉瘤肿瘤生长部位较深,很少发生在皮下,临床上肿瘤增大相对较快,但部分分化良好的脂肪肉瘤与脂肪瘤非常相似,需通过组织病理学检查确诊。

2.纤维组织肿瘤

纤维组织主要由细胞(成纤维细胞、脂肪细胞及未分化间充质细胞等)、纤维(胶原纤维、弹性纤维及网状纤维)和基质组成,它们在多种因素作用下,可发生多种增生性瘤样病变及肿瘤,根据细胞分化和成熟程度、肿瘤的生物学行为,可分为良性、纤维瘤病和恶性三类。良性病变主要包括纤维瘤、瘢痕疙瘩及弹性纤维瘤等;恶性病变包括纤维肉瘤、黏液纤维肉瘤及炎症型纤维肉瘤等;纤维瘤病生物学特性介于良、恶性之间,其常成浸润性生长,具有低度恶性,但极少转移。

胸壁纤维组织肿瘤主要来源于胸壁皮下组织、筋膜、肌腱和韧带等,发生在胸壁的纤维瘤病少见,以下简述较常见的几种肿瘤。

(1)纤维瘤和纤维肉瘤。①病理:纤维瘤镜下主要有分化成熟的成纤维细胞、纤维细胞及数量不等的胶原纤维构成。纤维肉瘤镜下可见有不同程度核分裂的瘤细胞及胶原纤维组成,肿瘤内瘤细胞和胶原纤维的比例决定其恶性程度,胶原纤维成分越少,肿瘤恶性程度越高。②临床表现:胸壁纤维瘤男女均可发病,可发生于成人和儿童,临床多表现为胸壁深部单个或多个圆形、椭圆形无痛结节或肿块,生长缓慢,如短期增大明显,应考虑恶变。纤维肉瘤多发生于四肢,发生于胸壁少见,其发生年龄多见于成年,男性多见,临床上早期生长缓慢,肿瘤较小呈结节状,一般无症状,后肿瘤可迅速增大,可出现疼痛、皮肤溃疡等,肿瘤术后易复发,较少有转移。③CT表现:纤维瘤和纤维肉瘤CT平扫病灶密度均可与肌肉密度相同或稍高或稍低于肌肉密度(图6-43)。纤维瘤密度多均匀,少数不均匀,内少见坏死、钙化、囊变及出血,而纤维肉瘤密度多不均匀,内可见斑点样钙化、坏死、囊变及出血。纤维瘤边缘多光整,境界多较清,而纤维肉瘤边缘多不光整,境界模糊。纤维瘤增强CT可有轻度强化或不强化,而纤维肉瘤有不规则、不均匀强化(图6-44)。当肿瘤较大时,纤维瘤和纤维肉瘤均可引起周围组织受压、移位、变形及骨质破坏,但胸壁纤维肉瘤易侵犯胸腔、纵隔,CT上可伴随胸腔积液等征象,并且其骨质破坏呈浸润性,不同于纤维瘤的压迫性骨质吸收。

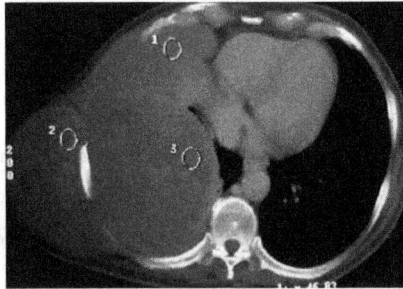

图6-43 胸壁纤维肉瘤(一)

右侧胸壁巨大包块影,占据胸腔内外,CT平扫,其密度与肌肉相同

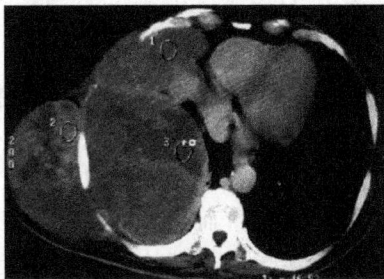

图6-44 胸壁纤维肉瘤(二)

与图6-43为同一患者,增强扫描,密度不均,内有不规则坏死灶

CT上纤维肉瘤常随肿瘤增大,肿瘤坏死、囊变及出血出现瘤内低密度区机会也增高,但部分纤维肉瘤基质内含黏液样物质的特殊类型,如黏液纤维肉瘤、低度恶性纤维黏液样肉瘤,肿瘤一般密度不均,低于肌肉密度,肿瘤较小时内部便可出现低密度区(图6-45)。

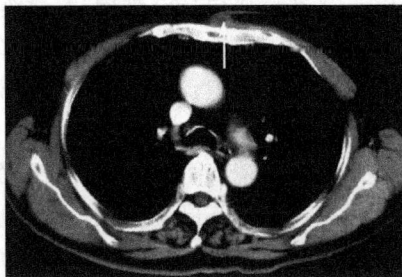

图6-45 胸壁黏液型纤维肉瘤

胸骨前见一结节影,增强扫描密度不均,内可见低密度区

（2）弹性纤维瘤：弹性纤维瘤是一种富含大量弹性纤维的瘤样病变。绝大多数发生于50岁以上老年人，而且女性占大多数。本病有特征性发生部位，为背部肩胛下区及侧胸壁，因此胸壁弹性纤维瘤不少见。胸壁弹性纤维瘤CT多表现为侧胸壁上肌肉密度肿块影，边缘不光整，境界不清，内可出现条状脂肪密度影。

（3）瘢痕疙瘩：瘢痕疙瘩是真皮和皮下的纤维组织增生性病变，常在皮损后出现，如注射、手术、接种及昆虫叮咬等，瘢痕体质者容易出现，但少数患者无明显损伤史，而胸壁瘢痕疙瘩常出现于胸部手术后，其CT表现为胸壁表浅部形态不规则的肌肉密度影或稍高于肌肉密度，边缘不清，境界模糊，常伴有胸部手术痕迹。

3.纤维组织细胞肿瘤

纤维组织细胞肿瘤是以成纤维细胞和组织细胞为基本细胞成分，且可能起源于原始间叶细胞的一组软组织肿瘤，根据其细胞分化及生物学特性可分为良性、中间型及恶性三类，良性如纤维组织细胞瘤、网状组织细胞瘤及黄色瘤等，此类肿瘤细胞分化良好，手术切除后不复发也无转移；中间型如非典型纤维黄色瘤、巨细胞成纤维细胞瘤及丛状纤维组织细胞瘤等，它们具有局部浸润性，手术切除后易复发，但极少转移；恶性纤维组织细胞瘤恶性程度极高，手术切除后极易复发，转移常见。胸壁纤维组织细胞肿瘤CT表现类似于其他软组织肿瘤。以下简单阐述恶性纤维组织细胞瘤。

恶性纤维组织细胞瘤（malignant fibrous histiocytoma，MFH）：肿瘤呈结节状或分叶状鱼肉样肿块，大小差异较大，胸壁MFH一般不是很大。肿瘤境界较清，可有假包膜。镜下可见多形性和组织结构多样性特点的瘤细胞，主要包括成纤维细胞、组织细胞、巨细胞、黄色瘤细胞和炎症细胞，细胞形态复杂、奇异。

（1）病理：恶性纤维组织细胞瘤是中老年人最常见的多形性软组织肉瘤，其发病年龄大多数在40岁以上，男性多于女性，好发于四肢、躯干、腹膜后及头颈部。临床上主要表现为局部肿块，肿瘤一般生长较慢，有文献认为接触放射线史者可继发恶性纤维组织细胞肿瘤。MFH属于高度恶性肿瘤，术后复发率可达80%，转移常见，最主要为血行转移，因此胸壁恶性纤维组织细胞瘤肺内转移率很高。

（2）临床表现：胸壁恶性纤维组织细胞瘤可发生于胸壁任何部位，肿瘤形态不规则，可呈分叶状，边缘不光整，境界模糊，密度常为肌肉密度或稍高于肌肉密度，内密度不均匀，可见钙化、坏死、囊变及出血。增强CT可见肿瘤不规则强化。由于胸壁骨性组织密集及组织厚度不大，肿瘤常常早期侵犯骨质、胸腔及纵隔（图6-46），肿瘤可早期转移至肺内，因此观察胸部CT时应密切注意肺部改变。

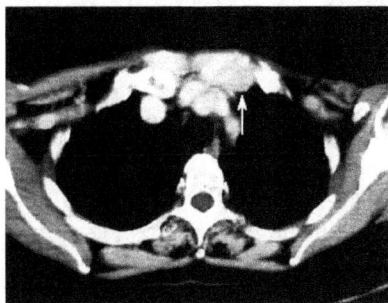

图6-46　胸壁恶性纤维组织细胞瘤
左侧胸锁关节见一肿块影，侵犯胸骨。箭头所指

4.神经组织肿瘤

胸壁神经组织肿瘤以良性的神经鞘瘤、神经纤维瘤、恶性神经鞘瘤和恶性神经纤维瘤为主,它们主要来源于肋间神经。另外,周围型神经纤维瘤病可出现胸壁多发软组织结节、肿块。

(1)神经鞘瘤、神经纤维瘤:神经鞘瘤由施万细胞发生,其可发生于颅神经、脊神经及周围神经,颅内主要发生于听神经。神经纤维瘤发生在颅内少见,主要发生在周围神经部位。胸壁神经鞘瘤和神经纤维瘤主要发生于胸壁周围神经中的肋间神经。神经鞘瘤和神经纤维瘤任何年龄均可发生,神经鞘瘤好发于 30~50 岁,神经纤维瘤好发于 20~30 岁,二者男性发病率均稍高于女性。胸壁神经鞘瘤和神经纤维瘤临床上多表现为胸壁上缓慢生长的无痛肿块,较表浅的肿瘤可见局部皮肤有少量色素沉着。

临床表现:胸壁神经鞘瘤和神经纤维瘤 CT 平扫均可表现为边缘光整、境界清晰的稍低于肌肉密度肿块,增强 CT 软组织密度均可强化(图 6-47)。神经鞘瘤易出现囊变、出血及坏死,因此常可表现为低密度肿块,肿瘤内可出现钙化,神经纤维瘤很少出现囊变、出血及坏死,一般不出现钙化,如肿瘤内出现低密度区,提示恶变可能。因胸壁神经鞘瘤和神经纤维瘤主要来源于肋间神经,CT 表现上肿瘤大多生长于肋间,相邻肋骨可见压迫性骨质吸收,随着肿瘤体积增大易突入胸腔(图 6-48,图 6-49),CT 上常与胸膜、肺内肿块较难鉴别。

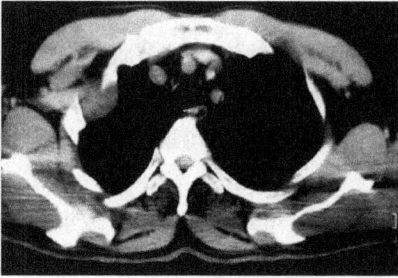

图 6-47　胸壁神经鞘膜瘤
右侧胸壁肋间隙见一结节影,密度均匀,边缘光整

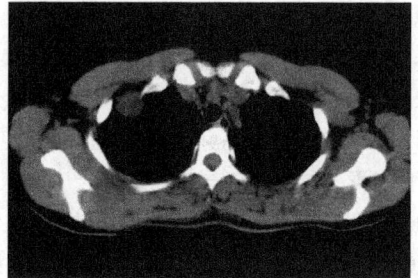

图 6-48　胸壁神经纤维瘤(一)
右侧胸壁肋间隙见一结节影,突入胸腔,密度均匀,边缘光整

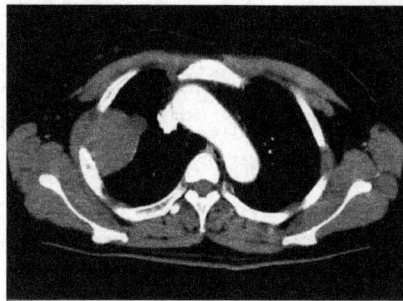

图 6-49　胸壁神经纤维瘤(二)
右侧胸壁包块影,突入胸腔,并有胸壁肌肉增厚

(2)恶性神经鞘瘤(malignant peripheral nerve sheath tumor,MPNST)、恶性神经纤维瘤病理上肿瘤界限不清,没有包膜,浸润生长,或呈多结节状,伴有出血、坏死和囊性变。组织学上如见神经鞘瘤结构,诊断为恶性神经鞘瘤,如见神经纤维瘤结构,则诊断为恶性神经纤维瘤。

病理:本病可以是原发或者是神经鞘瘤、神经纤维瘤恶变而来,有学者认为神经鞘瘤恶变少见,而神经纤维瘤恶变可达 20% 以上。任何年龄都可发生。此类肿瘤大多是低度恶性的肿瘤,局部浸润和复发。少数病例恶性程度高,浸润明显,可见远处转移。

临床表现:胸壁恶性神经鞘瘤和恶性神经纤维瘤平扫 CT 可表现为胸壁单发或多发的等于或低于肌肉密度占位,境界大多较清,内可见坏死、囊变、出血及钙化,增强 CT 可见不规则强化。肿瘤可侵犯肋骨、胸腔,出现骨质破坏及胸腔积液等。

(3)神经纤维瘤病:神经纤维瘤病是一种人类常染色体显性遗传性疾病,30%~50%的病例有家族史,其特征为皮肤色素沉着和多发性神经纤维瘤。根据肿瘤发生部位可分三型:①中枢型,常并发神经胶质瘤和脑膜瘤。②周围型,以皮肤多发神经纤维瘤最突出。③内脏型,较少见,为内脏及自主神经系统的肿瘤。

临床表现:本病是一种慢性进行性疾病,男性发病率约为女性 2 倍。在婴儿的早期患者除皮肤有咖啡斑外,其他症状很少;随着年龄增长症状逐渐增多,主要表现为皮肤色素斑和多发性神经纤维瘤,超过 20 岁的患者可恶变。临床上,咖啡斑为本病的一个重要体征,为有诊断意义的皮损之一;皮肤肿瘤,即发生于皮肤及皮下的多发性神经纤维瘤,在儿童期即可出现,到青春期后明显发展,好发于躯干、四肢及头部;50%的患者有神经系统的症状;骨、肾上腺、生殖系统及血管也可发生肿瘤而引起相应的症状,如骨质破坏、高血压等。

CT 表现:CT 平扫肿瘤可呈肌肉密度或低于肌肉密度、境界清晰的结节、肿块。增强 CT 肿瘤可轻度强化或不强化。该病可出现全身多发肿瘤,因此胸部 CT 发现胸壁肿瘤后,应行全身CT 扫描,可发现其他部位肿瘤。如有恶变倾向时,肿瘤可侵犯肌群、骨质、胸腹膜及纵隔等,能发现多部位相应的改变(图 6-50~图 6-55)。

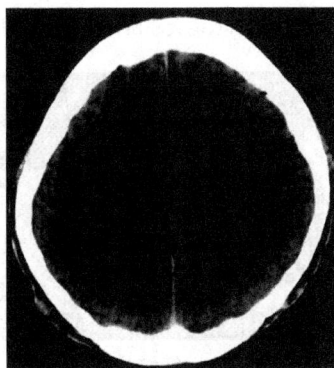

图 6-50 神经纤维瘤病(一)
头颅皮下多发小结节影

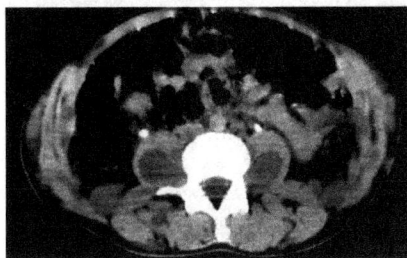

图 6-51 神经纤维瘤病(二)
与图 6-50 为同一患者,双侧腰大肌及双侧皮下多发结节影

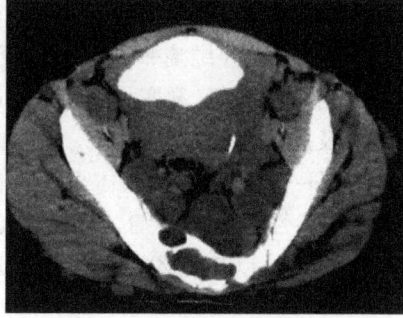

图 6-52　神经纤维瘤病（三）

与图 6-51 为同一患者，盆腔内多发包块，膀胱侵犯，骶骨骨质破坏，双侧皮下多发结节影

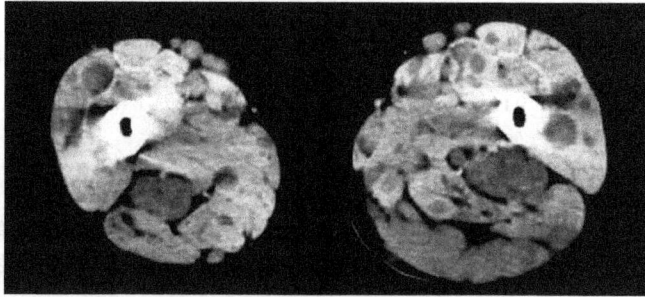

图 6-53　神经纤维瘤病（四）

与图 6-52 为同一患者，双侧大腿肌内多发不规则结节影

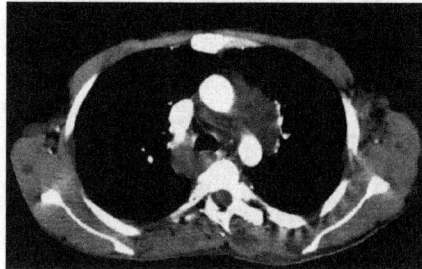

图 6-54　神经纤维瘤病（五）

与图 6-53 为同一患者，纵隔及双侧胸壁多发结节影

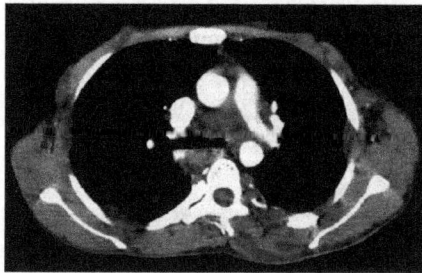

图 6-55　神经纤维瘤病（六）

与图 6-54 为同一患者，双侧胸壁多发结节、胸膜结节、纵隔结节影

5.脉管组织肿瘤

脉管组织包括血管和淋巴管,绝大多数脉管组织肿瘤起源于血管,以下简述起源于血管及血管周围组织的胸壁软组织肿瘤。

(1)分类:①起源于血管的肿瘤,临床类型常见有良性的毛细血管瘤和海绵状血管瘤,中间型的血管内皮瘤,恶性的血管肉瘤。②起源于血管周围组织的肿瘤,临床类型主要包括良性血管外皮瘤和球瘤及恶性血管外皮瘤和恶性球瘤。

(2)临床表现:毛细血管瘤和海绵状血管瘤好发于婴幼儿,浅表的肿瘤肤色上可有不同程度表现,触之一般柔软;深部的肿瘤多呈胸壁上皮下结节,触之较软。血管内皮瘤好发于中青年,多表现为胸壁皮下单发或多发结节,手术切除后可复发,但不转移。胸壁血管肉瘤,主要为皮肤血管肉瘤及乳腺血管肉瘤,好发于老年人,一般质地较硬。

起源于血管周围组织的肿瘤:好发于成年人,一般处于胸壁深部,血管外皮瘤体积较大,而球瘤体积较小,生长缓慢或不生长,发生恶变时体积可明显增大,其中恶性血管外皮瘤恶性程度极高,早期可转移,而恶性球瘤恶性程度低,手术切除可治愈,一般不发生转移。

(3)CT表现:一般胸壁浅部血管瘤形态各异,深部胸壁血管瘤多呈圆形、类圆形或不规则形,平扫CT密度多低于肌肉密度,内可见钙化。典型血管瘤特征性表现为增强CT可见明显强化或瘤内、瘤周可见明显增粗的血管影,但部分实质性血管瘤,特别是起源于血管周围组织的肿瘤强化不一定明显(图6-56)。当病灶体积较大,边缘不光整,境界模糊,内呈实质性低密度,增强CT可见不规则强化(图6-57),病灶侵犯周围组织,应考虑恶性。

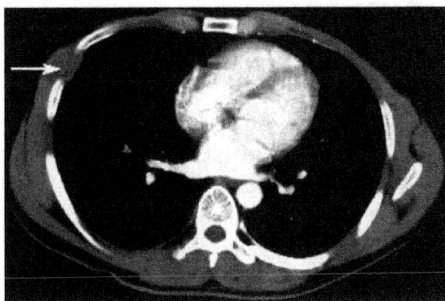

图 6-56　胸壁血管瘤
右侧胸壁结节影,增强扫描无明显强化,箭头所指

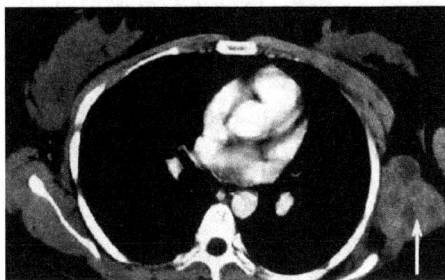

图 6-57　胸壁恶性血管外皮瘤
左侧腋窝肿块影,增强扫描密度不均匀,箭头所指

6.肌肉组织肿瘤

胸壁肌肉组织肿瘤主要分为起源于皮肤竖毛肌的平滑肌源性肿瘤和起源于骨骼肌的横纹肌

源性肿瘤,发生于胸壁不多见。

良性肿瘤 CT 上一般呈边缘光整,境界清晰的圆形、类圆形结节,平扫 CT 密度一般低于肌肉密度,增强 CT 可有轻度强化。恶性肿瘤 CT 上一般呈边缘不光整、境界模糊、形态不规则的肿块,平扫 CT 密度呈不规则低密度肿块,内可见钙化、坏死等,增强后可有不规则强化,并常可见侵犯周围组织及远处转移表现。

7.其他肿瘤

(1)原发性软组织恶性淋巴瘤:本病指原发于结缔组织、脂肪及骨骼肌内的恶性淋巴瘤,少见,多发生于老年人,好发于四肢及胸腹壁。发生于胸壁的原发性软组织恶性淋巴瘤 CT 表现无明显特征性(图 6-58),可侵犯胸腔及周围组织(图 6-59)。

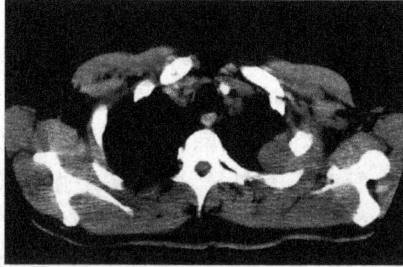

图 6-58 原发性软组织恶性淋巴瘤(一)

左侧胸壁结节影,边缘光整

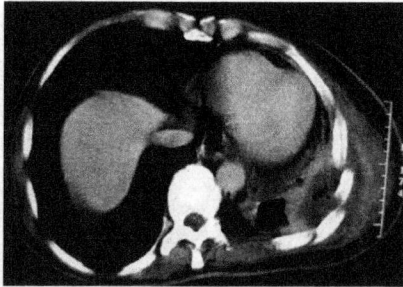

图 6-59 原发性软组织恶性淋巴瘤(二)

左侧胸壁包块影,密度不均,胸壁明显肿胀,并侵犯胸腔

(2)皮样囊肿:皮样囊肿好发于前下纵隔,胸壁皮样囊肿罕见(图 6-60)。

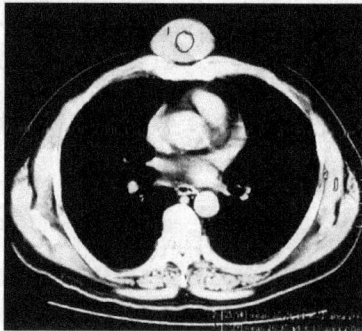

图 6-60 胸壁皮样囊肿

前胸壁圆形软组织密度影,密度均匀,边缘光整

(二)原发性骨源性肿瘤

胸壁骨性组织包括肋骨、胸骨及胸椎,一般胸椎归于脊椎部分讨论,在此只讨论肋骨和胸骨原发性肿瘤。胸壁骨性组织原发性肿瘤发生率远远低于转移性肿瘤,并且大部分发生于肋骨,而胸骨原发性肿瘤少见,但其大多数为恶性。以下简述几种胸壁原发性骨源性肿瘤。

1.骨软骨瘤

骨软骨瘤是最常见的良性骨肿瘤,又称外生骨疣,在胸壁常发生在肋骨上,常沿肋骨体的前、后侧面或近前端出现特征性骨疣,带蒂的骨疣可深入胸腔或胸壁软组织,CT检查对其定位及相邻组织的改变较X线检查有优势。

2.软骨瘤

软骨瘤根据发生部位可分为内生性、外生性和皮质旁三种类型,好发于四肢短骨,发生在肋骨和胸骨少见。

CT上肿瘤常呈边缘锐利的分叶状骨性肿瘤,CT检查对肿瘤内钙化提示较X线检查更加清晰,特别是内生性软骨瘤内的沙粒状钙化,外生性软骨瘤的特征性改变为软骨帽,CT可更清晰提示肿瘤恶变时的肿瘤内软组织成分增多及周围组织改变。

3.骨化性纤维瘤

骨化性纤维瘤的肿瘤结构如纤维瘤,内可有不同量的骨组织。青年人好发,为肋骨常见原发性骨肿瘤,常发生在肋骨前段。

CT上肿瘤可呈肋骨膨胀性改变,皮质变薄,边缘可锐利,亦可模糊,主要为低密度的软组织影,可伴条状、点状及网状致密影(图6-61)。

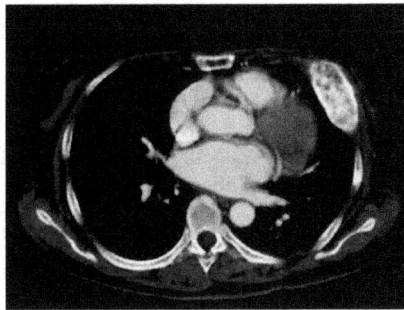

图6-61 胸壁骨化性纤维瘤
左侧肋骨明显膨胀性改变,骨皮质变薄,内小斑状影

4.骨囊肿

骨囊肿多发生于四肢长骨,发生在短骨及扁骨少见,多发生于青少年,常伴病理性骨折。本病多为单房性,但也可为多房性,在胸壁上常发生于肋骨前端。

CT上呈各种形状膨胀性改变,内可见液性密度区(图6-62),多房者内见分隔的骨嵴(图6-63)。

5.骨髓瘤

骨髓瘤可多发,亦可单发,好发于成年人,男性较女性多见,多累及扁平骨,因此胸壁骨髓瘤受累较多见。临床上常继发贫血、消瘦、骨痛及全身衰竭,半数病例尿液中可见本周蛋白。CT上可见胸骨、肋骨内多个囊性溶骨性破坏区,肿瘤较大时可突破骨皮质,产生病理性骨折。

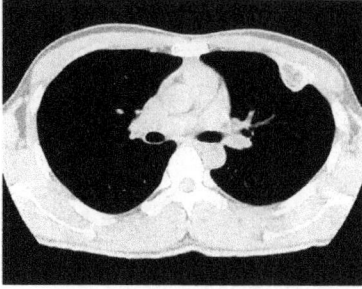

图 6-62　胸壁骨囊肿(一)

双侧肋骨前端膨胀性改变,内有液性密度影

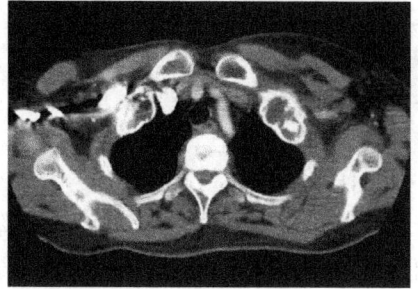

图 6-63　胸壁骨囊肿(二)

双侧肋骨前端膨胀,其内结构不规则

6.尤文肉瘤

尤文肉瘤为一种圆细胞骨瘤,发病高峰在 10～20 岁,男性比女性多见,肋骨、胸骨可被累及。临床类似急性骨髓炎、多发性骨髓瘤。CT 上主要呈溶骨性改变,在确定病变范围方面更有帮助。

7.骨肉瘤

骨肉瘤主要发生于青少年,男性居多,最多见于四肢长骨,发生在胸壁骨肉瘤罕见,CT 上表现为浸润性骨破坏,伴有软组织肿块,与其他胸壁恶性肿瘤鉴别难,CT 检查主要观察肿瘤范围、周围组织及胸部转移灶。

(三)继发性胸壁肿瘤

继发性胸壁肿瘤占胸壁肿瘤的大多数,包括软组织源性和骨源性,可有全身恶性肿瘤转移至胸壁,多见于肺癌、乳癌、甲状腺癌及前列腺癌,亦可由肺癌、乳癌、胸膜间皮瘤、纵隔恶性肿瘤及肝癌等直接侵犯胸壁。

继发性胸壁肿瘤 CT 表现多样,大多数与其他原发性肿瘤难以鉴别,需紧密结合临床病史,另需观察肿瘤范围、分布、周围组织及原发肿瘤等情况。继发性胸壁肿瘤,如为远处转移,可呈单发或多发大小不等结节、肿块,可分布于胸壁各层,若肿瘤较大时可侵犯周围骨质,形成溶骨性骨破坏;如为相邻部位的恶性肿瘤直接侵犯,形成软组织肿块常同时发生相邻骨质破坏。继发性胸壁骨源性肿瘤,以肋骨最为多见,可单发亦可多发,呈溶骨性、成骨性及混合性(图 6-64),其中大多数为溶骨性和混合性,少数为成骨性如前列腺癌转移,转移瘤多伴软组织密度肿块(图 6-65,图 6-66),肿瘤较大时与继发性胸壁软组织源性肿瘤难以鉴别。

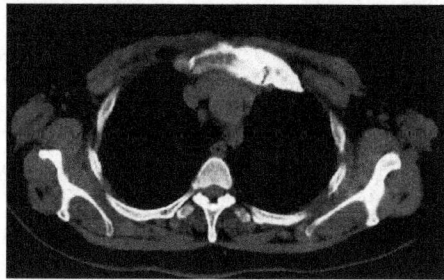

图 6-64　胸壁转移瘤(一)

胸骨及左侧肋软骨骨质增白,结构不规则

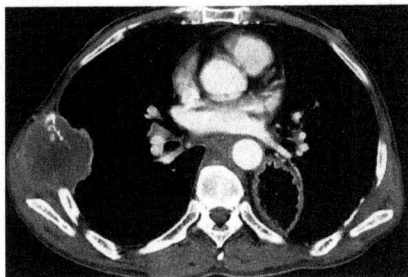

图 6-65　胸壁转移瘤(二)
胃癌术后右侧胸壁转移包块影,邻近肋骨骨质破坏

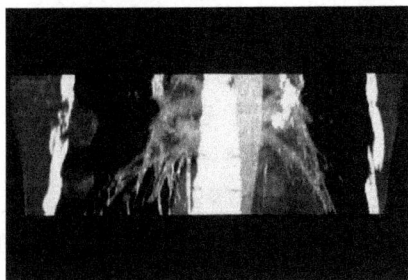

图 6-66　胸壁转移瘤(三)
与图 6-65 为同一患者,MIP 重建,右侧胸壁两个包块影,邻近肋骨骨质破坏

五、术后表现

　　肺、纵隔内脏器术后,CT 可发现胸壁各组织不同程度改变。胸壁软组织可出现不同程度受损,但部分微创手术胸壁软组织受损不一定能发现,如胸腔镜下手术。骨组织受损,其中肺部手术常伴单个、多个肋骨体部缺损,手术相邻部位的部分肋骨可出现因手术引起的医源性骨折,纵隔各内脏手术常伴胸骨受损。肺部术后,常可见术侧胸廓畸形、缩小,部分可出现健侧胸廓因健肺代偿性气肿而扩大。在创伤较大的胸部手术,如胸改术、开窗术,以上改变更加明显,并可伴有其他表现,如胸改后胸壁上可见不同物质的填充物,开窗术后可见胸壁部分缺损,胸腔与外界相通。

六、皮下气肿

　　胸壁皮下气肿可为自发性,亦可为医源性。胸壁皮下气肿由各类气胸突破纵隔胸膜,或纵隔气肿破裂进入胸壁皮下引起,先累及颈面部,接着累及双侧腋窝,严重者可累及腹壁,CT 表现为前上、侧胸壁皮下疏松组织内见弥漫的条状、线状及片状气影,一般为双侧对称。医源性及外伤性皮下气肿,为外伤、胸腔闭式引流术及肺穿刺术等致肺内气体进入胸壁皮下,皮下气肿一般较局限,CT 上表现为局部皮下可见少许点状、条状气影。另外高张性肺大疱误行胸腔闭式引流术或高压性气胸胸腔闭式引流不当,肺内高压的气体进入胸壁,皮下气肿范围可较大,甚至可表现如胸壁皮下气肿由各类气胸突破纵隔胸膜,或纵隔气肿破裂进入胸壁皮下引起的皮下气肿,但一般患侧较重。

七、CT 在胸壁疾病诊断方面的优劣

　　CT 对胸壁软组织的分辨率要远高于 X 线检查,通过测定病变的 CT 值可分辨气性、脂性、

囊性、钙化及实质性等密度，另通过增强 CT 可提供病变血供情况，可初步对病变进行定性。与 MRI 比较，CT 对组织分辨率要差，除脂肪源性、血管性等少数表现典型的软组织病变有直接定性能力，对其他很多软组织肿瘤性质较难确定，需通过组织活检进行确诊，但对钙化的检出，CT 效果优于 MRI。

CT 对胸壁骨性病变的诊断能力是 MRI 无法比拟的。CT 较 X 线检查图像更加清晰，内部结构观察得更加细致。胸壁软组织肿瘤均可引起相邻骨质改变，而 CT 可分辨出大部分骨质改变为受压吸收还是侵犯、破坏。CT 对胸骨、胸锁关节显示要明显优于 X 线检查。虽然目前螺旋 CT 可制作出各种三维图像，但这些三维骨性图像分辨率仍低于 X 线检查，对诸多骨肿瘤定性能力低于 X 线片。

CT 横断面图像可清晰将胸壁各组织清晰分开，不产生组织重叠现象，对病变定位能力较 X 线平片有优势，MRI 可显示各方位图像，其对胸壁组织的定位能力较 CT 更有优势。另外，常规 CT 对肋骨扫描表现为分节性，还可因为容积效应出现各种伪影，不利于观察，只有通过对病变肋骨行倾斜角度扫描，才能使同一肋骨在同一平面显示。

对胸壁软组织是否侵犯胸腔或肺内肿瘤是否侵犯胸壁，常仅凭胸膜外脂肪线改变情况来判断，而 MRI 对这方面较 CT 有优势。因胸壁疾病常和肺部疾病同时存在，而 MRI 对肺部成像有明显缺陷，因此 CT 对全面观察病变较 MRI 有优势。

综上所述，对胸壁疾病的影像学检查方法除 CT、X 线检查和 MRI 外，还包括超声检查和放射性核素检查，它们各有优缺点，在胸壁疾病影像学诊断上应进行综合评估。

（张　涛）

第七章

腹部疾病的CT诊断

第一节　肝脏疾病的 CT 诊断

一、肝囊肿

(一)病理和临床概述

肝囊肿是比较常见的良性疾病,根据发病原因不同,可将其分为非寄生虫性和寄生虫性肝囊肿。非寄生虫性又分为先天性和后天性(如创伤、炎症性和肿瘤性,又称为假性囊肿)。以先天性肝囊肿最常见,为起源于肝内迷走的胆管或因肝内胆管和淋巴管在胚胎期发育障碍所致。本病可单发或多发,肝内两个以上囊肿者称为多发性肝囊肿。整个肝脏由大小不等的囊肿组成,又称为多囊肝,通常并存肾、胰腺、脾、卵巢及肺等部位囊肿。临床一般无表现,巨大囊肿可压迫肝和邻近脏器产生相应症状(图 7-1)。

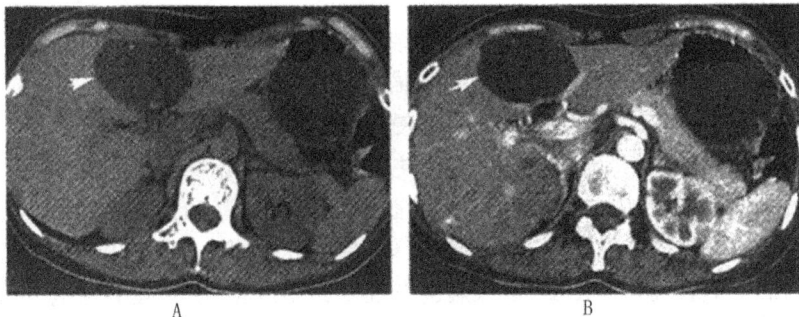

图 7-1　肝囊肿
A.CT 平扫可见左侧肝叶呈低密度囊性改变,张力较高;
B.CT 增强扫描可见左侧肝叶囊性病变未见强化

(二)诊断要点

CT 上表现为单个或多个、圆形或椭圆形、密度均匀、边缘光滑的低密度区。合并出血或感染时密度可以增高。增强后囊肿不强化。

(三)鉴别诊断

与囊性转移瘤、肝棘球蚴囊肿相比,肝囊肿无强化,密度均匀可鉴别。

(四)特别提示

肝囊肿的诊断和随访应首选B超检查,其敏感度和特异性高。对于疑难病例,可选用CT检查或MRI检查。其中MRI检查对小囊肿的准确率最高,CT检查因部分容积效应有时不易区分囊性或实质性。

二、肝内胆管结石

(一)病理和临床概述

我国肝内胆管结石发病率约16.1%,几乎全是胆红素钙石,由胆红素、胆固醇、脂肪酸与钙盐组成。肝内胆管结石可为双侧肝内胆管结石,也可限于左肝或右肝内胆管。肝内胆管结石的形成与细菌感染、胆汁滞留有关。肝内胆管结石与肝内胆管狭窄、扩张并存较多见,因此有胆汁的滞留。狭窄于两侧肝管均可见到,以左侧多见,也可见于肝门左、右肝管汇合部。主要临床表现:①患者疼痛不明显,发热、寒战明显,周期发作;②放射至下胸部、右肩胛下方;③黄疸;④多发肝内胆管结石者易发生胆管炎,急性发作后恢复较慢;⑤肝大、肝区叩击痛;⑥多发肝内胆管结石者,多伴有低蛋白血症及明显贫血;⑦肝内胆管结石广泛存在者,后期出现肝硬化、门静脉高压。

(二)诊断要点

(1)单纯肝内胆管结石或伴肝外胆管结石、胆囊结石,按结石成分CT表现可分5种类型。高密度结石、略高密度结石、等密度结石、低密度结石、环状结石。胆石的CT表现与其成分有关,所以,CT可以提示结石的类型。肝内胆管结石主要CT表现为管状、不规则高密度影,典型者在胆管内形成铸型结石,密度与胆汁相比以等密度到高密度不等,以高密度为多见。结石位于远端较小分支时,肝内胆管扩张不明显;结石位于肝内较大胆管者,远端小分支扩张。

(2)肝内胆管结石可以伴感染,主要有胆管炎、胆管周围脓肿形成等。CT表现为胆管壁增厚,有强化;对胆管周围脓肿,CT可以表现为胆管周围可见片状低密度影或呈环形强化及延迟强化等表现。

(3)肝内胆管结石伴胆管狭窄,CT可以显示结石情况及逐渐变细的胆管形态。

(4)肝内胆管结石伴胆管细胞癌,CT增强扫描可以在显示肝内胆管结石外及扩张胆管的同时,对肿块的位置、大小、形态及其对周围肝实质侵犯情况精确分析,动态增强扫描有特异性的表现。依表现分两型,即肝门型和周围型。肝门型主要表现:占位近侧胆管扩张,70%以上可显示肿块,呈中度强化。局限于腔内的小结节时,可以显示胆管壁增厚和强化,腔内软组织影和显示中断的胆管。动态增强扫描其强化方式呈延迟强化,具有较高的特异性。周围型病灶一般较大,在平扫和增强扫描中都表现为低密度,多数病例有轻度到中度强化,以延迟强化为主,常伴有病灶内和/或周围区域胆管扩张。

(三)鉴别诊断

肝内胆管结石容易明确诊断,主要需要将肝内胆管结石伴间质性肝炎与胆管细胞癌相鉴别。

(四)特别提示

肝内胆管结石的影像检查一般首选B超,CT和MRI是胆系结石检查的重要补充,B超检查胆系结石有困难时可采用CT(图7-2)和MRI,也可采用PTC、IRCP、MRCP检查。

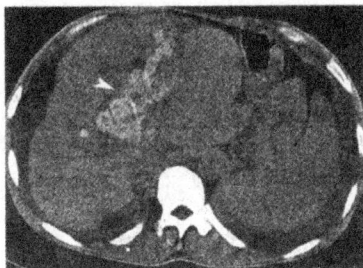

图 7-2　肝内胆管结石

CT 显示左肝内胆管内多发结节状高密度灶,肝内胆管扩张,肝脾周围少量积液

三、肝脏挫裂伤

(一)病理和临床概述

肝脏由于体积大、肝实质脆性大、包膜薄等特点,在腹部受到外力撞击时容易产生闭合伤,多由高处坠落、交通意外引起。临床表现为肝区疼痛,严重者出现失血性休克。

(二)诊断要点

1.肝包膜下血肿

包膜下有镰状或新月状等低密度区,周围肝组织弧形受压。

2.肝实质血肿

肝内有圆形、类圆形或星芒低密度灶。

3.肝撕裂

肝撕裂表现为多条线状低密度影,边缘模糊(图 7-3)。

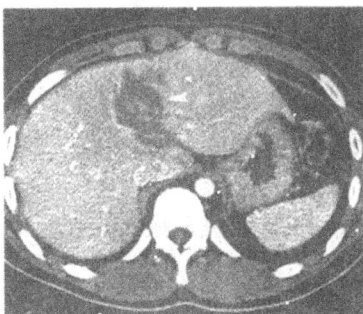

图 7-3　肝挫裂伤

CT 显示肝左叶内片状低密度灶,边缘模糊,增强扫描内部轻度不均质强化

(三)特别提示

CT 检查能准确判断肝外伤的部位、范围,肝实质损伤和大血管的关系,腹腔积血的量,为外科决定手术或保守治疗提供重要依据。

四、肝脏炎性病变肝脓肿

(一)病理和临床概述

肝脓肿是肝内常见炎性病变,分细菌性、阿米巴性、真菌性、结核性等,以细菌性、阿米巴性肝脓肿多见。肝脓肿病理改变可分为 3 层结构,中心为组织液化坏死,中间为含胶原纤维的肉芽组织构成,外周为移行区域,为伴有细胞浸润及新生血管的肉芽组织。临床表现为肝大、肝区疼痛、发热及白细胞计数升高等急性感染表现。

(二)诊断要点

平扫肝实质圆形或类圆形低密度病灶,中央为脓腔,密度均匀或不均匀,CT 值高于水低于肝,有时可见积气或液平面。脓腔壁为较高密度环状阴影,急性期可见壁外水肿带,边缘模糊。增强扫描脓肿壁明显环状强化,中央坏死区无强化,典型称"双环"征,代表强化脓肿壁及水肿带。

"双环"征和脓肿内积气为肝脓肿特征性表现(图 7-4)。

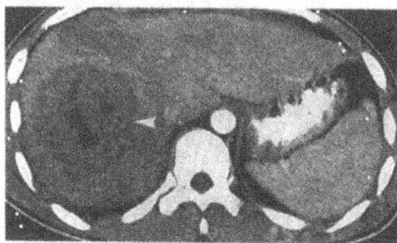

图 7-4　肝脓肿

CT 检查显示肝右叶类圆形混杂密度团块,增强扫描脓肿壁见环状
强化,外缘见晕征,中心区域低密度脓腔未见强化

(三)鉴别诊断

与肝癌、肝转移瘤相比,典型病史及"双环"征有助于诊断肝脓肿。

(四)特别提示

临床起病急,进展快有助于肝脓肿诊断,不典型病例需随访观察。

五、肝硬化

(一)病理和临床概述

肝硬化是以肝脏广泛纤维结缔组织增生为特征的慢性肝病,正常肝小叶结构被取代,肝细胞坏死、纤维化,肝组织代偿增生形成再生结节,晚期肝脏体积缩小。引起肝硬化主要原因有乙肝、丙肝、酗酒、胆道疾病、寄生虫等。患者早期无明显症状,后期可出现腹胀、消化不良、消瘦、贫血及颈静脉怒张、肝大、脾大、腹水等症状。

(二)诊断要点

(1)肝叶比例失调,肝左叶尾叶常增大,右叶萎缩,肝裂增宽,肝表面凹凸不平,表面呈结节状,晚期肝硬化体积普遍萎缩。

(2)肝脏密度不均匀,肝硬化再生结节为相对高密度,动态增强扫描见强化。

(3)脾大(>5 个肋单位),脾静脉、门静脉扩张及侧支循环建立,出现胃短静脉、胃冠静脉及食管静脉曲张,部分患者见脾、肾分流。

(4)腹水,表现为腹腔间隙水样密度灶。少量腹水常积聚于肝、脾周围,大量腹水时肠管受压聚拢,肠壁浸泡水肿(图 7-5)。

(三)鉴别诊断

增强扫描示肝内结节明显强化及门脉癌栓,甲胎蛋白(AFP)显著升高等征象均有助于肝癌诊断。

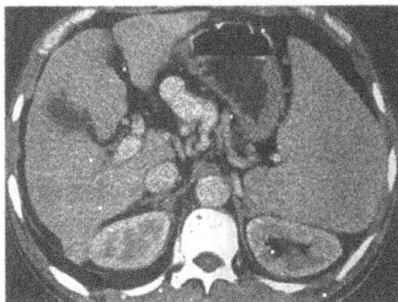

图 7-5　肝硬化

CT 检查显示肝脏体积缩小,肝叶比例失调,脾大,门静脉扩张伴侧支血管形成

(四)特别提示

CT 可直观显示肝脏形态和轮廓改变,观察肝密度改变,可初步判断肝硬化程度。同时可全方位显示肝内血管,为经颈静脉肝内门腔内支架分流术(TIPSS)手术的操作进行导向。

六、脂肪肝

(一)病理和临床概述

脂肪肝为肝内脂类代谢异常,诱发甘油三酯和脂肪酸在肝内聚积、浸润和变性,分局灶性脂肪浸润及弥漫性脂肪浸润两种。常见原因有肥胖、糖尿病、肝硬化、激素治疗及化疗后等。临床表现为肝大、高脂血症等症状。

(二)诊断要点

(1)局灶性脂肪浸润,表现为肝叶或肝段局部密度减低,密度低于脾脏,无占位效应,其内见血管纹理分布。

(2)弥漫性脂肪浸润,表现为全肝密度降低,肝内血管异常清晰(图 7-6)。

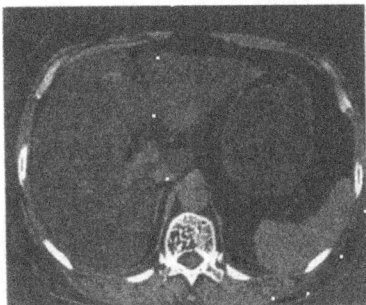

图 7-6　脂肪肝

CT 检查显示肝脏平扫密度均匀性减低,低于脾脏密度,肝内血管纹理异常清晰

(3)常把肝/脾 CT 比值作为脂肪肝治疗后的观察指标。

(三)鉴别诊断

与肝癌、血管瘤、肝转移瘤相比,局限性脂肪肝或弥漫性脂肪肝中残存肝岛有时呈圆形或类圆形,易误诊为肿瘤或其他病变。增强扫描表现、无占位效应、无门静脉阻塞移位征象,可作为鉴别诊断依据。

(四)特别提示

对于肝岛、局灶性脂肪浸润及脂肪肝基础上伴有病变的检查,MRI 具有优势。

七、肝细胞腺瘤

(一)病因病理及临床表现

肝细胞腺瘤与口服避孕药或合成激素有关,肿瘤由分化良好、形似正常的肝细胞组织构成,无胆管,表面光滑,有完整假包膜。本病主要见于年轻女性,多无症状,停用避孕药肿块可以缩小或消失。

(二)诊断要点

平扫为圆形低密度块影,边缘锐利。少数为等密度,增强扫描动脉期较明显强化。有时肿瘤周围可见脂肪密度包围环,为该肿瘤特征。

(三)鉴别诊断

(1)肝癌:与肝细胞癌相比腺瘤强化较均匀,无结节征象。

(2)局灶性结节增生:中央瘢痕为其特征。

(3)血管瘤:可多发。

(四)特别提示

肝腺瘤在 CT 上与其他实质性肿瘤表现相似,不易进行定性诊断。若患者有长期口服避孕药史,可供诊断参考。

八、肝脏局灶性结节性增生

(一)病因病理及临床表现

肝脏局灶性结节性增生(FNH)病变常为单发,易发生于肝包膜下,边界多清晰,但无包膜,其病理表现为实质部分由肝细胞、库普弗细胞、血管和胆管等组成,肝小叶的正常排列结构消失;肿块内部有放射性纤维瘢痕,瘢痕组织内包含一条或数条供血滋养动脉为其病理特征。本病多见于年轻女性,通常无临床症状。

(二)诊断要点

平扫表现为等或略低密度,中央瘢痕为更低密度;动态增强扫描 FNH 表现基本恒定,表现为动脉期明显均匀强化(中央瘢痕除外),程度强于肝细胞肝癌及海绵状血管瘤,门脉期强化程度降低,略高于正常肝组织,中央瘢痕一般延时强化(图 7-7)。

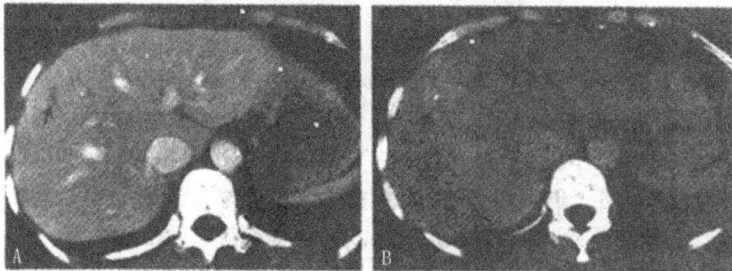

图 7-7　肝局灶性结节增生

CT 检查显示增强扫描肝右前叶类圆形团块强化,中央星芒瘢痕延迟期强化

(三)鉴别诊断

本病主要与肝细胞肝癌鉴别,FNH 无特殊临床症状,中央瘢痕为其特征。

(四)特别提示

CT可动态反映病灶血供特点,定性能力强。对于不典型者,以放射性核素扫描和MRI检查意义大。

九、血管平滑肌脂肪瘤

(一)病因病理及临床表现

血管平滑肌脂肪瘤(HAML)是一种较为少见的肝脏良性间叶性肿瘤,由血管、平滑肌和脂肪3种成分以不同比例组成。随着病理诊断水平的不断提高,近年来对其报道逐渐增多,但由于该瘤的形态学变异多样化,因此大多数病例易误诊为癌、肉瘤或其他间叶性肿瘤。

(二)诊断要点

HAML病理成分的多样化导致临床准确诊断HAML存在一定困难。根据3种组织成分的不同比例将肝血管平滑肌脂肪瘤分4种类型。

(1)混合型,各种成分比例基本接近(脂肪含量10%～70%)。混合型HAML是HAML中常见的一种类型,CT平扫为含有脂肪的混杂密度,各种成分的比例相近,增强扫描动脉期软组织成分有明显强化,多数能持续到门静脉期,病灶中心或边缘可见高密度血管影(图7-8A～B)。

(2)平滑肌型,脂肪含量<10%,根据其形态分为上皮样型、梭形细胞型等。动脉期及门静脉期强化都略高于周围肝组织,但术前准确诊断困难(图7-8C～E)。

(3)脂肪型(脂肪含量≥70%),脂肪型HAML影像学表现相对有特征性,脂肪影是其特征性CT表现之一。其他成分的比值相对较少。因此在CT扫描时发现有低密度脂肪占位则高度怀疑HAML(图7-8F)。

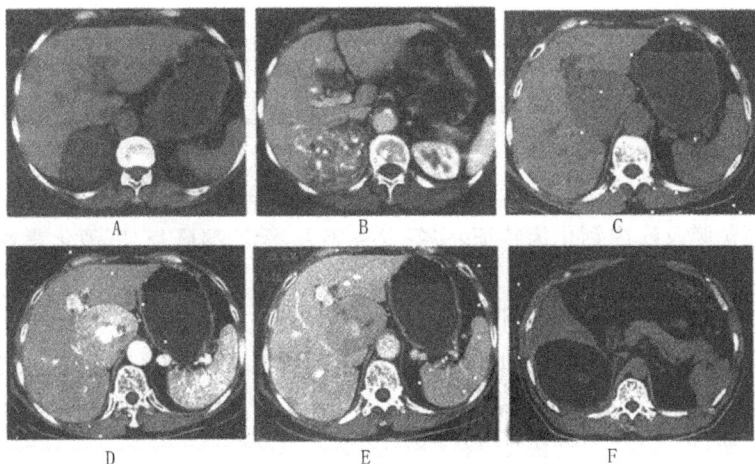

图7-8 肝脏血管平滑肌脂肪瘤

A～B.混合型:可见脂肪低密度及软组织影,增强的血管影;C～E.上皮样型:实质内未见明显脂肪密度,中央可见粗大畸形的血管影,增强扫描为"快进快出"模式;F.脂肪型:大部分为脂肪密度

(4)血管型,血管型HAML诊断依靠动态增强扫描。发现大多数此类的HAML在注射对比剂后40秒病灶达到增强峰值,延迟期(>4分钟)病灶仍然强化,强化方式酷似血管瘤,造成鉴别诊断困难,主要靠病灶内含有脂肪及中心高密度点状血管影加以区分。

(三)鉴别诊断

脂肪型HAML首先要与肝脏含脂肪组织的肿瘤鉴别:①脂肪瘤及脂肪肉瘤,CT值多在

—60 Hu 以下,而且无异常血管及强化组织,脂肪肉瘤形态不规则,边缘不光滑;②肝局灶性脂肪浸润,常呈扇形或楔形,无占位表现,其内有正常血管穿过;③肝癌病灶内脂肪变性,分布弥散,界限不清,伴有液化坏死和血管侵犯,有肝硬化和甲胎蛋白水平升高;④髓源性脂肪瘤,由于缺乏血供,血管造影呈乏血供或少血供。

平滑肌型 HAML 需要与肝癌、血管瘤、腺瘤等相鉴别:①肝细胞癌,增强扫描"早进早出",动脉期多为明显强化,呈高密度,但门静脉期及平衡期强化不明显,密度相对低于周围正常肝组织。肝血管平滑肌脂肪瘤的软组织成分在门静脉期仍呈稍高密度,尤其对于脂肪成分少的 HAML 容易误诊为肝癌。②肝脏转移瘤或腺瘤,鉴别诊断主要依赖于病史,瘤内出血、坏死有助于鉴别肝腺瘤。③血管型平滑肌脂肪瘤的强化方式和血管瘤的强化方式相似,在平衡期仍然为较高密度。肝血管瘤由扩张的血管及血窦组成,血窦内衬内皮细胞,有厚薄不一的纤维隔,其血供特点为"快进慢出",在增强扫描时强化密度与肝动脉相近,动脉期、门静脉期均多为明显强化,而平衡期多为稍高密度。较大的肝血管瘤内可有纤维化,呈低密度,与肝血管平滑肌脂肪瘤内含脂肪的低密度明显不同,因而鉴别诊断主要依靠 HAML 内有脂肪成分及中心血管影。

(四)特别提示

动态增强多期扫描可充分反映 HAML 的强化特征,有助于提高 HAML 诊断的准确性,但是对不典型病灶必须结合临床病史和其他影像检查方法,CT 引导下抽吸活检对诊断 HAML 很有帮助。少脂肪的 HAML 可以行 MRI 同相位、反相位扫描。

十、肝脏恶性肿瘤

(一)肝癌

1.病因病理及临床表现

肝癌是成人最常见的恶性肿瘤之一,肝癌患者大多具有肝硬化背景。有三种组织学类型:肝细胞型、胆管细胞型、混合细胞型。肿瘤主要由肝动脉供血,易发生出血、坏死、胆汁淤积。肿块>5 cm 为巨块型;<5 cm 为结节型;细小癌灶广泛分布为弥漫型。小于 3 cm 的单发结节或 2 个结节直径之和不超过 3 cm 的肝细胞癌为小肝癌。纤维板层样肝细胞癌为一种特殊类型肝癌,以膨胀性生长并较厚包膜及瘤内钙化为特征,多好发青年人,无乙型肝炎、肝硬化背景。

2.诊断要点

(1)肝细胞型肝癌,表现为或大或小、数目不定低密度灶。CT 值低于正常肝组织 20 Hu 左右。有包膜者边缘清晰;边缘模糊不清,表明浸润性生长特征,常侵犯门静脉及肝静脉。有些肿瘤分化良好,平扫呈等密度。增强扫描表现多种多样,通常动脉期癌灶明显不均匀强化,门静脉期及延迟期快速消退,即所谓"快进快出"强化模式(图 7-9)。

(2)胆管细胞型肝癌,平扫为低密度肿块,增强动脉期无明显强化,门静脉期及延迟期边缘强化,并向中央扩展。发生在较大胆管者,可见肿瘤近端胆管呈节段性扩张(图 7-10)。

3.鉴别诊断

同肝血管瘤、肝硬化再生结节、肝转移瘤等区别,患者有乙型肝炎病史,AFP 水平升高,合并肝内胆管结石及门脉癌栓等均有助于肝癌诊断。

4.特别提示

一般肝癌通过典型 CT 表现、慢性肝病史、AFP 水平升高可确诊。部分不典型者可通过影像引导下穿刺活检明确诊断。

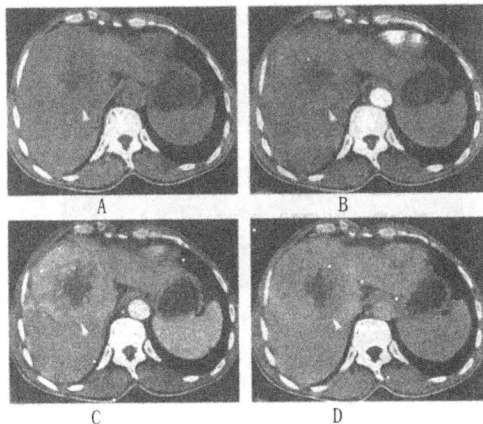

图 7-9 肝癌的平扫、动脉期、静脉期及延迟扫描

A～D.CT 显示动脉期扫描肝脏右叶病灶明显强化,见条状供血血管影。静脉期及延迟期扫描病灶强化程度降低,见假包膜强化

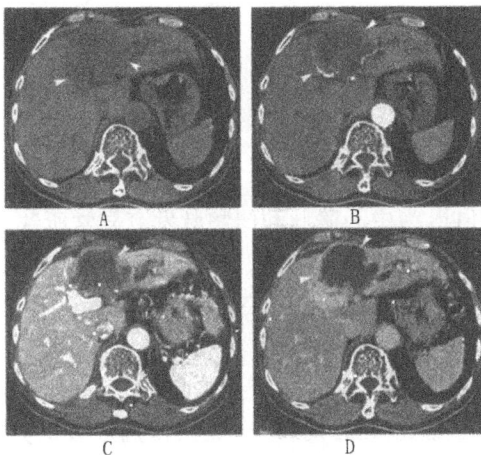

图 7-10 左肝外叶胆管细胞癌

A.左肝外叶萎缩,平扫可见肝内低密度肿块;

B～D.左肝肿块逐渐强化,边缘不规则

(二)肝转移瘤

1.病因病理及临床表现

由于肝脏为双重供血,其他脏器恶性肿瘤容易转移至肝脏,尤以门静脉为多,故消化系统肿瘤转移占首位,其次为肺、乳腺等肿瘤。肝转移性肿瘤多为结节或圆形团块状,中心易发生坏死、出血和囊变,钙化较常见。

2.诊断要点

90%以上肿瘤表现为单发或多发圆形低密度灶,大部分病灶边缘较清晰,密度均匀,CT 值15～45 Hu,若中心坏死,囊变密度则更低。若有出血、钙化则局部为高密度。增强扫描瘤灶边缘变清晰,呈花环状强化,称"环靶征",部分病灶中央延时强化,称"牛眼征"(图 7-11)。

3.鉴别诊断

同肝癌、肝血管瘤、肝硬化再生结节、局灶性脂肪浸润等鉴别,结合原发病灶,一般诊断不难。

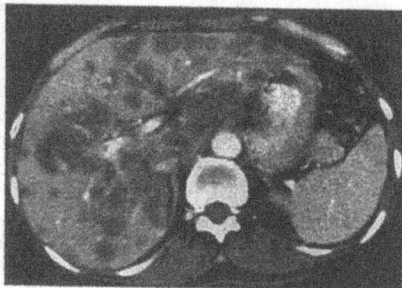

图 7-11　乳腺癌肝转移

CT 检查显示肝内见广泛低密度结节及团块状

转移瘤,境界较清,增强扫描边缘环状强化

4.特别提示

多血供肿瘤有平滑肌肉瘤、肾癌、甲状腺癌、胰岛细胞瘤;少血供肿瘤有胃癌、胰腺癌及恶性淋巴瘤;黏液腺癌易产生钙化;结肠癌、平滑肌肉瘤易发生出血、坏死;直肠癌可为单发巨大肿块;卵巢癌常见肝包膜种植转移。

十一、肝脏血管性病变

(一)肝海绵状血管瘤

1.病因病理及临床表现

海绵状血管瘤起源于中胚叶,为中心静脉和门静脉发育异常所致。由大小不等血窦组成,血窦内充满血液,与正常肝组织间有薄的纤维包膜。瘤体小至数毫米,大至数十厘米,直径>4 cm 称巨大血管瘤。小血管瘤无症状,巨大血管瘤引起压迫症状,血管瘤破裂致肝内或腹腔出血。

2.诊断要点

平扫为圆形或类圆形低密度灶,边缘清晰,密度均匀。动态增强扫描动脉期病灶周边结节或环状强化,门静脉期逐渐向中心充填,延迟期(5~10 分钟)病灶大部分或全部强化。整个强化过程称"早出晚归",为血管瘤特征性征象。巨大血管瘤可见分隔或钙化。大血管瘤内部多有纤维、血栓及分隔而不强化(图 7-12)。

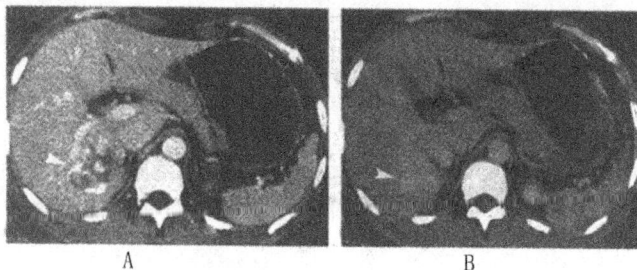

图 7-12　肝海绵状血管

A、B 两图为 CT 检查显示增强扫描示右肝病灶边缘

结节环状强化,平衡期病灶被充填呈高密度改变

3.鉴别诊断

肝细胞癌的"快进快出"强化模式与血管瘤容易鉴别,转移瘤一般有原发病史,且呈环状强化。

4.特别提示

CT 是诊断血管瘤的主要手段,但若未做延迟扫描或时间掌握不好,可能会误诊;特别是伴有脂肪肝的患者,CT 诊断较困难,可选用 MRI 检查,MRI 诊断血管瘤有特征表现。

(二)巴德-基亚甲综合征

1.病因病理及临床表现

巴德-基亚甲综合征是指肝静脉流出道阻塞和由此引起的相应表现,阻塞可以发生于肝与右心房之间的肝静脉或下腔静脉内。巴德-基亚甲综合征是一全球性疾病,其发病率、病因、病变类型及临床表现具有一定地域性。在亚洲,巴德-基亚甲综合征多由下腔静脉膜性闭塞所致,多无明确病因。临床主要表现为下腔静脉梗阻和门静脉高压症状,发病年龄以 20～40 岁为多见,男性略高于女性,如诊断不及时可以导致肝实质纤维化、肝硬化甚至肝衰竭而死亡。巴德-基亚甲综合征依据其病变类型和阻塞部位临床分为肝静脉阻塞型、下腔静脉阻塞型及肝静脉下腔静脉均阻塞型。

2.诊断要点

CT 表现有以下特征:①肝静脉和/或下腔静脉明显狭窄或闭塞。CT 可以直接地显示肝静脉和下腔静脉的情况。②肝实质内呈网格状改变或局部低密度影,增强扫描时呈渐进式强化,为肝淤血所致局部区域有相对减弱的动脉血流,窦后压力增高,门静脉血流减慢所致显示门静脉高压征象,包括腹水、胆囊水肿及侧支循环形成等。③肝内侧支血管,在 CT 增强上表现多发"逗点状"异常强化灶,为扭曲祥状血管,尤其在延迟期扫描可以显示肝内迂曲高密度影。④肝硬化改变,伴或不伴轻度脾大。⑤肝脏再生结节,病理检查中,60%～80%的巴德-基亚甲综合征患者肝内可见到＞5 mm 的多发的再生结节,也称腺瘤性增生结节或结节样再生性增生。通常为散在多发,圆形或类圆形,边界清楚,大小不等,通常直径为0.2～4.0 cm,少数可为 7～10 cm。部分位于周边的结节可引起肝轮廓改变(图 7-13)。

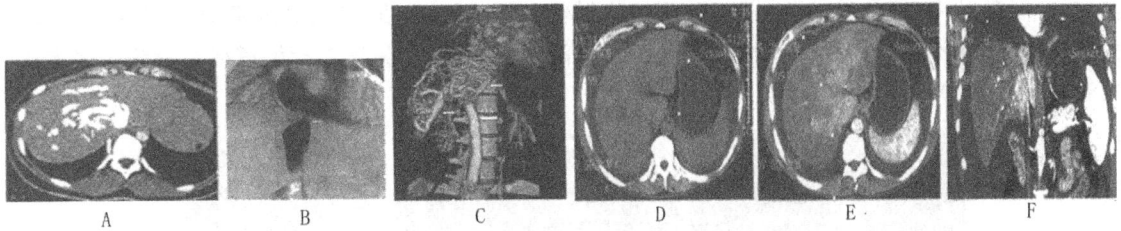

图 7-13　巴德-基亚甲综合征

A、C 为 CT 增强延迟扫描和螺旋 CT 容积漫游技术(VRT)重建,可见肝中、右静脉造影剂滞留,下腔静脉内造影剂滞留明显;B.DSA 下腔静脉造影可见膜状物;D～F 为另一例患者,男,45 岁,平扫肝脏密度不均匀,有腹水;增强扫描可见肝实质明显不均匀强化;冠状位重建可见下腔静脉肝内段明显受压

3.鉴别诊断

(1)多发性肝转移瘤,其强化多为边缘强化,多个转移结节呈明显均一强化者少见,与巴德-基亚甲综合征再生结节不同,结合其他影像学表现及临床资料不难鉴别。

(2)与可能合并的肝细胞癌进行鉴别,肝细胞癌有其特征性的"快进快出"强化模式,血浆甲胎蛋白浓度的升高可提示肝细胞癌的发生。

(3)局灶性结节增生(FNH),在延迟扫描可以有进一步强化,但鉴别意义不大,因为两者都是属于肝细胞及血管等间质过度增殖形成的良性结节。

4.特别提示

MRI 和 CT 能很好地显示肝脏实质信号或密度的改变,增强以后能清楚地显示血管结构及血供变化情况。另外,MRI 可以多方位做肝血管成像,最大限度显示血管结构而不用静脉注射造影剂。特别对于那些因血管病变严重或肝静脉开口闭塞即使行血管造影也难以显示的血管结构,能够清楚地显示。相位敏感技术及 MRI 血管造影有助于评价门静脉通畅度和血流方向。超声检查是诊断巴德-基亚甲综合征的首选检查方法,可为临床病变的定位、分型提供可靠的诊断,但超声检查的局限性在于不能全面评价凝血块或肿瘤累及下腔静脉或肝静脉的情况。静脉造影是诊断的金标准,目前采用介入方法治疗巴德-基亚甲综合征已十分普遍。

(三)肝小静脉闭塞病

1.病因病理及临床表现

肝小静脉闭塞(VOD)是指肝小叶中央静脉和小叶下静脉损伤导致管腔狭窄或闭塞而产生的肝内窦后性门静脉高压症。本病的致病原因据目前所知有两大类,一是食用含吡咯双烷生物碱植物或被其污染的谷类;二是癌肿化疗药物和免疫抑制药的应用。另有文献认为,肝区放疗3～4周内,对肝照射区照射剂量超过 35 Gy 时也可发生本病。

病理表现:急性期肝小叶中央区肝细胞由于静脉回流不畅致出血坏死,无炎细胞浸润;亚急性期肝小叶、肝小静脉支内皮增生、纤维化致管腔狭窄,出现血液回流障碍。周围有广泛的纤维组织增生;慢性期呈同心源性肝硬化的表现。

急性期起病急骤,患者表现上腹剧痛、腹胀、腹水,黄疸、下肢水肿少见,有肝功能异常。亚急性期的特点是持久性的肝大,反复出现腹水。慢性期表现以门脉高压为主。

2.诊断要点

(1)CT 平扫:肝大,密度降低,严重者呈"地图状"、斑片状低密度,呈中到大量腹水。

(2)增强动脉期:肝动脉呈代偿改变,血管增粗、扭曲,肝脏可有轻度的不均匀强化。

(3)门静脉期:特征性的"地图状"、斑片状强化和低灌注区;肝静脉显示不清,下腔静脉肝段明显变扁,远端不扩张亦无侧支循环,下腔静脉、门静脉周围呈"晕征"或"轨道征",胃肠道多无淤血表现(图 7-14)。

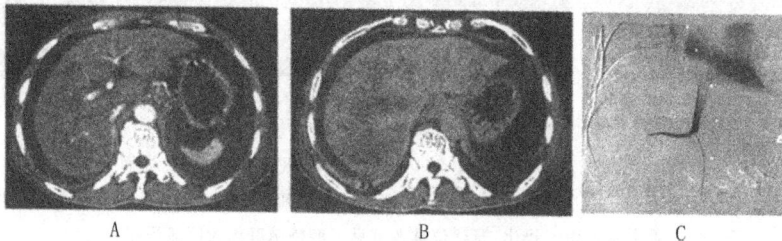

图 7-14　肝小静脉闭塞病

A、B、C 三图为该患者服用药物 20 天后出现腹水,肝功能损害。CT 示肝淤血改变,肝静脉未显示,门静脉显示正常,侧支循环较少。造影见下腔静脉通畅,副肝静脉显示良好

(4)延迟期:肝内仍可有斑片、"地图状"的低密度区存在。

3.鉴别诊断

巴德-基亚甲综合征:约有 60% 的患者伴有躯干水肿、侧腹部及腰部静脉曲张的表现,而 VOD 无这种表现;CT 平扫及增强可发现巴德-基亚甲综合征的梗阻部位,肝内和肝外侧支血管形成等血流动力学改变等。

4.特别提示

对临床有明确病史、符合肝脏 CT 3 期增强表现特征者,可以提示 VOD 的诊断,并根据平扫和增强前后的肝实质密度改变程度和肝内血管的显示清晰程度,提供临床对肝脏损害程度的判断。明确诊断应行肝静脉造影和肝穿刺活检。临床无特异性治疗。

(四)肝血管畸形

1.病理和临床概述

肝血管畸形分为先天性和特发性两类,前者为遗传性出血性毛细血管扩张症(HHT)的肝血管异常表现的一部分,较为多见;后者为单纯肝血管畸形,而无其他部位或脏器的血管畸形。文献报道,HHT 有 4 个特征:家族性,鼻咽部出血,脏器出血及内脏动、静脉畸形。一般认为如果上述症状出现三项即可诊断 HHT。本病主要的临床表现为肝硬化,继而出现肝性脑病、食管静脉曲张及充血性心力衰竭等。HHT 的病变主要累及毛细血管、小静脉及小中动脉,表现为毛细血管扩张,动、静脉畸形及动、静脉瘘。这种改变可累及皮肤、黏膜、肺、胃肠道、肝脏和中枢神经系统,肝脏受累概率为 8%～31%,可形成肝硬化改变。特发性肝动脉畸形仅指肝动脉异常,而无其他脏器和部位相应血管畸形,但同 HHT 比较两者的肝动脉畸形改变是类似的。

2.诊断要点

CT 和增强造影显示患者有典型的肝内动、静脉瘘,轻度门静脉、肝静脉瘘,肝血管畸形有许多伴发改变,如增粗肝动脉压迫局部胆管,可使胆管扩张,血流动力学改变致肝大、尾叶萎缩等(图 7-15)。

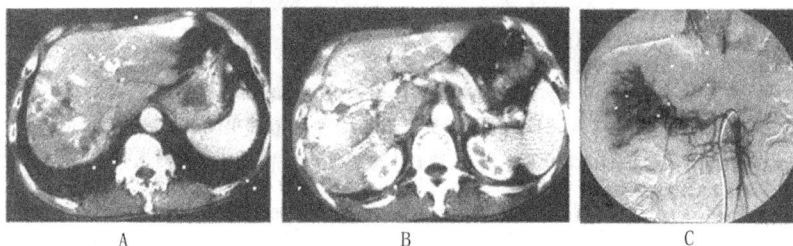

图 7-15 特发性肝血管畸形

A、B、C.CT 检查显示动脉期肝内异常强化灶,门静脉提前
出现。造影见肝动脉杂乱,肝静脉、门静脉提前出现

增强扫描动脉期肝实质灌注不均匀,可见斑片状强化区并其间夹杂散在点状强化,腹腔动脉干及肝内动脉明显增宽、扭曲改变,同时伴肝脏增大,动脉期全肝静脉清晰显影,门静脉期肝实质密度强化基本均匀,门静脉一般无明显异常改变。

3.鉴别诊断

肿瘤所致动、静脉瘘,可见肝脏有肿块,有临床病史,一般可以鉴别。

4.特别提示

双期螺旋 CT、CTA、MRA 特别有助于显示血管畸形的血流特征及空间关系,同时可以发现肝脏动、静脉畸形的其他伴发表现,这些很难被其他影像技术很好地显示,可以充分认识病灶的影像学特征,为诊治提供可靠的影像学信息。动态增强 MRA 也可以直观显示肝动脉畸形改变,是超声检查和传统 CT 不可比拟的。肝动脉造影是诊断肝血管畸形的金标准。

(管 慧)

第二节　胆囊疾病的 CT 诊断

一、胆囊结石伴单纯性胆囊炎

(一)病理和临床概述

急性胆囊炎病理改变是胆囊壁充血水肿及炎性渗出,严重者胆囊壁坏死或穿孔形成胆瘘,常合并结石。临床常有慢性胆囊炎或胆囊结石病史,症状为右上腹疼痛,放射至右肩,为持续性疼痛并阵发性绞痛,伴畏寒、呕吐。

(二)诊断要点

平扫示胆囊增大,直径＞15 mm,胆囊壁弥漫性增厚超过 3 mm,常见胆囊结石;增强扫描增厚胆囊壁明显均匀强化。胆囊窝可有积液,若胆囊壁坏死穿孔,可见液平面(图 7-16)。

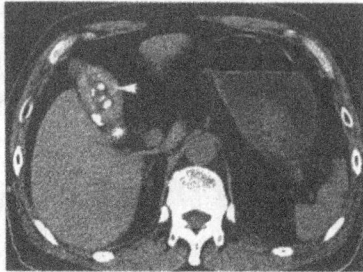

图 7-16　胆囊结石伴单纯性胆囊炎
CT 检查示胆囊壁明显增厚,胆囊内见多发小结节状高密度结石

(三)鉴别诊断

本病与胆囊癌相鉴别,胆囊癌常表现为胆囊壁不规则增厚,伴相邻肝脏浸润。

(四)特别提示

CT 显示胆囊窝积液、胆囊穿孔及气肿性胆囊炎方面有较高价值。

二、黄色肉芽肿性胆囊炎

(一)病理和临床概述

黄色肉芽肿性胆囊炎(XGC)是一种以胆囊慢性炎症为基础,伴有胆汁肉芽肿形成,重度增生性纤维化及泡沫状组织细胞形成的炎性疾病。本病常见于女性,患者常有慢性胆囊炎或结石病史,临床表现与普通胆囊炎相似。

(二)诊断要点

(1)不同程度胆囊壁增厚,弥漫性或局限性,胆囊增大。

(2)胆囊壁可见大小不一、数目不等的圆形或椭圆形低密度灶,病灶可融合,HRCT 无明显强化,胆囊壁轻中度强化。

(3)可显示黏膜线。

(4)胆囊周围有侵犯征象,出现胆囊结石或钙化(图 7-17)。

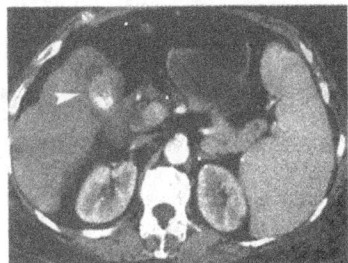

图 7-17　黄色肉芽肿性胆囊炎

CT 检查示胆囊壁弥漫性不均性增厚,中央层可见低密度,呈"夹心饼干"征。胆囊壁轻中度强化,胆囊腔内见高密度结石,胆囊窝模糊不清

(三)鉴别诊断

与胆囊癌、急性水肿或坏死性胆囊炎鉴别困难。

(四)特别提示

CT 常易误诊为胆囊癌伴周围侵犯,诊断需由切除的胆囊做病理检查后才能最终确诊。

三、胆囊癌

(一)病理和临床概述

胆囊癌病因不明,可能与胆囊结石及慢性胆囊炎长期刺激有关。本病多见于中老年,以女性多见,早期无明显症状,进展期表现为右上腹持续性疼痛、黄疸、消瘦、肝大及腹部包块。约80%合并胆囊结石,70%～90%为腺癌,80%呈浸润性生长。晚期肿瘤侵犯肝脏、十二指肠、结肠等周围器官,可通过肝动脉、门静脉及胆管远处转移。

(二)诊断要点

胆囊癌分胆囊壁增厚型、腔内型、肿块型和弥漫浸润型。表现为胆囊壁不规则性增厚或腔内肿块,增强扫描明显强化,合并胆管受压扩张、邻近肝组织受侵表现为低密度区(图 7-18)。

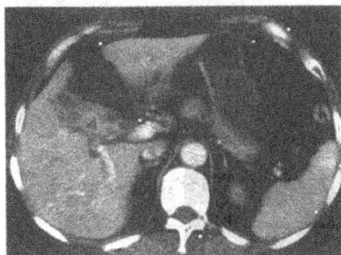

图 7-18　胆囊癌侵犯局部肝脏

CT 增强扫描可见胆囊正常结构消失,胆囊壁不规则增厚伴延迟不均匀强化,局部肝脏可见受累

(三)鉴别诊断

有时与慢性胆囊炎或胆囊腺肌增生症鉴别困难。

(四)特别提示

CT 虽然在诊断胆囊癌上很有价值,但有一定的局限性,如早期胆囊癌,CT 易漏诊;而晚期胆囊癌,CT 不易区分肿瘤来源;胆囊癌胆管内播散不易发现等。

(管　慧)

第三节　胰腺疾病的 CT 诊断

一、胰腺炎

胰腺炎分为急性胰腺炎、慢性胰腺炎。

(一)急性胰腺炎

1.病理和临床概述

急性胰腺炎为常见急腹症之一,多见于成年人,暴饮暴食及胆道疾病为常见诱因,分水肿型及出血坏死型两种。水肿型表现为胰腺大、间质充血水肿及炎症细胞浸润;出血坏死型表现为胰腺腺泡坏死、血管坏死性出血、脂肪坏死。胰腺炎伴胰周渗液及后期假性囊肿形成。临床起病急骤,有持续性上腹部疼痛,放射胸背部,伴发热、呕吐,甚至低血压休克,血和尿淀粉酶水平升高。

2.诊断要点

(1)水肿型:轻型 CT 表现正常,多数表现为胰腺不同程度增大,密度正常或稍低,轮廓清或欠清,可有胰周渗液,增强后胰腺均匀性强化。

(2)出血坏死型:胰腺体积弥漫性增大、密度不均匀,常见高低混杂密度区,增强扫描见低密度坏死区,胰周脂肪层模糊消失,胰周见低密度渗液,肾前筋脉增厚。常并发胰腺蜂窝织炎及胰腺脓肿(图 7-19)。

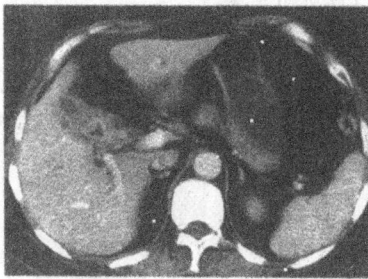

图 7-19　急性胰腺炎

CT 检查显示胰腺弥漫性肿胀、密度减低,胰周
见低密度渗液,左侧肾前筋膜增厚

3.鉴别诊断

同胰腺癌、胰腺囊腺瘤鉴别,典型临床病史及实验室检查有助于诊断胰腺炎。

4.特别提示

部分患者早期 CT 表现正常,复查时才出现胰腺增大、胰周渗液等征象。CT 对出血坏死性胰腺炎诊断有重要作用。因此临床怀疑急性胰腺炎时应及时行 CT 检查及复查。

(二)慢性胰腺炎

1.病因病理及临床表现

慢性胰腺炎在我国以胆道疾病的长期存在为主要原因。病理特征是胰间质纤维组织增生或胰腺腺泡广泛进行性纤维化和胰腺实质破坏及有不同程度炎症性改变。临床视其功能受损不同而有不同表现,常有反复上腹痛及消化障碍。

2.诊断要点

(1)胰腺轮廓改变,外形可表现为正常、弥漫性增大或萎缩,或局限性增大,弥漫性增大常见于慢性胰腺炎急性发作者。

(2)主胰管扩张,直径>3 mm,常伴导管内结石或导管狭窄。

(3)胰腺密度改变,钙化是慢性胰腺炎特征,胰腺实质坏死区表现为不均质边界不清低密度区,增强扫描早期可见强化。

(4)假囊肿形成。

(5)肾前筋膜增厚(图7-20)。

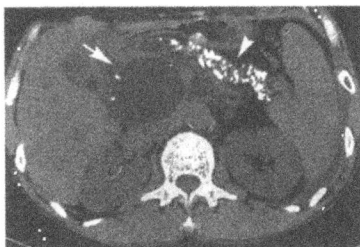

图 7-20 慢性胰腺炎

CT 检查显示胰腺萎缩,广泛钙化,胰管局
部扩张,胰头后方区域见假性囊肿形成

3.鉴别诊断

慢性胰腺炎常表现为胰管不规则扩张、胰周血管受压,而胰腺癌常表现为胰管中断、胰周血管侵犯。

4.特别提示

CT 诊断慢性胰腺炎时,最关键就是要排除胰腺癌或是否合并胰腺癌。行 MRCP 检查观察病变区胰管是否贯穿或中断,有助于提高诊断正确性。

二、胰腺良性肿瘤或低度恶性肿瘤

(一)胰岛细胞瘤

1.病因病理及临床表现

胰岛细胞瘤起源于胰腺内分泌细胞,根据有无激素分泌活性,分功能性和非功能性两大类。90%功能性胰岛细胞瘤直径不超过 2 cm,85%为良性;非功能性胰岛细胞瘤瘤体总是很大。不同肿瘤其临床表现不一样,无功能胰岛细胞瘤小者无症状,大者以腹部肿块为主诉;功能性胰岛细胞瘤因分泌不同激素而症状不同,如胰岛素瘤表现为持续性低血糖,胃泌素瘤表现为胰源性溃疡等。

2.诊断要点

动态增强扫描因肿瘤血管丰富而增强显示。非功能性胰岛细胞瘤瘤体很大,平扫呈等或低密度,肿块呈椭圆形或分叶状,可出现囊变坏死,少数有钙化,邻近器官受压改变。增强扫描实质部明显强化,肿瘤不侵犯腹腔及肠系膜血管根部周围脂肪层(图7-21)。

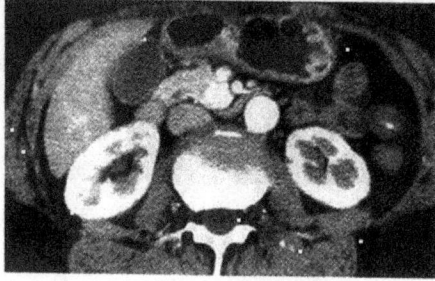

图 7-21 **胰岛细胞瘤**

CT 检查显示胰腺钩突旁明显强化结节,边缘规则,与周围血管界清

3.鉴别诊断

无功能胰岛细胞瘤需与胰腺癌鉴别,瘤体大、富血管、瘤体内钙化及无胰腺后方血管侵犯等征象有助于诊断胰岛细胞瘤。

4.特别提示

功能性胰岛细胞瘤由于肿瘤小,常规 CT 检出的敏感性不高。判断胰岛细胞瘤良、恶性影像学检查不可靠,需应用免疫化学检查和内分泌标识来分类。

(二)胰腺囊性肿瘤

1.病因病理及临床表现

胰腺囊性肿瘤比较少见,病理上分为大囊及小囊型,好发于胰体、尾部,高龄女性多见,一般无明显临床症状,肿瘤较大时可触及腹部包块,胃肠道可有不适症状。

2.诊断要点

胰腺内壁较厚的囊性肿块,大囊型直径>2 cm,小囊型直径<2 cm,囊壁可见向腔内突出乳头状肿瘤,或表现为多个小囊状肿物,中心呈放射状间隔。增强扫描较明显强化(图 7-22)。

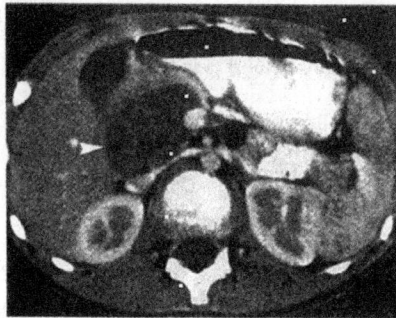

图 7-22 **胰头囊腺瘤**

CT 检查显示胰头区囊性占位,前缘见受压推移
正常胰腺组织,增强扫描病灶内部环状强化

三、胰腺癌

(一)病因病理及临床表现

1.病因病理

胰腺癌主要源于导管细胞,无明确诱发因素,慢性胰腺炎是个重要因素。

2.临床表现

本病多见于 60～80 岁,男性好发。按临床表现为胰头癌、胰体尾部癌及全胰腺癌。腹痛、消瘦和乏力为胰腺癌共同症状,黄疸是胰头癌突出表现。

3.鉴别诊断

囊性腺瘤与囊性腺癌很难鉴别,血管造影有利于鉴别。

4.特别提示

发现胰腺小囊性占位,特别发生在体尾部,不要轻易诊断胰腺囊肿或囊性瘤,一定要密切随访。

(二)诊断要点

(1)胰腺局限或弥漫性增大,肿块形成。

(2)胰腺内不均质低密度肿块,内部可有液化坏死区,增强扫描病灶轻度强化(图 7-23)。

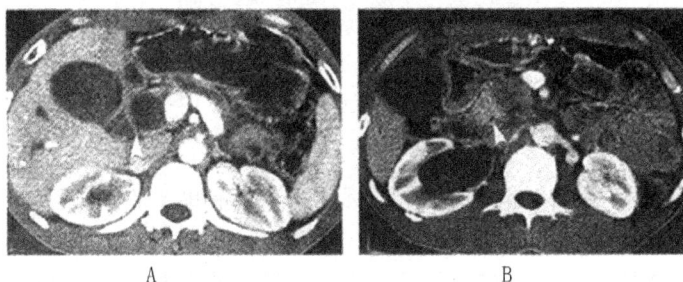

A　　　　　　　　　　　　　　　B

图 7-23　胰头癌

A、B.CT 显示胆道胰管扩张呈"双管征"。胰头区见低密度肿块,增
强扫描轻度不均质强化,正常胰腺实质仍明显强化,右肾盂积水

(3)病变处胰管中断,远侧胰管扩张、周围腺体萎缩,胰头癌可出现"双管"征。

(4)胰周脂肪层模糊消失伴条索状影,血管(腹腔干、肠系膜上动静脉多见)被包埋。

(5)腹膜后淋巴结增大及远处转移,以肝脏多见。

(三)鉴别诊断

主要与囊腺瘤、胰岛细胞瘤及慢性胰腺炎鉴别,胰管中断征象是胰腺癌特征征象。囊腺瘤表现为大小不等囊腔,胰岛细胞瘤为富血供肿瘤,强化明显,慢性胰腺炎一般有典型病史。

(四)特别提示

CT 是诊断胰腺癌的金标准,胰周侵犯及胰周血管包绕是胰腺癌不可切除的可靠征象。

（管　慧）

第四节　脾脏疾病的 CT 诊断

一、脾脏梗死及外伤

(一)脾脏梗死

1.病因病理及临床表现

脾脏梗死指脾内动脉分支阻塞,造成脾组织缺血坏死所致。风湿性心脏病二尖瓣病变和肝硬化是引起脾梗死常见原因。临床多无症状,有时可有上腹痛、发热、左侧胸腔积液等。

2.诊断要点

平扫表现为脾内三角形或楔形低密度区,多发于脾前缘近脾门方向。增强扫描周围脾组织明显强化,而梗死灶无强化,境界变清(图7-24)。

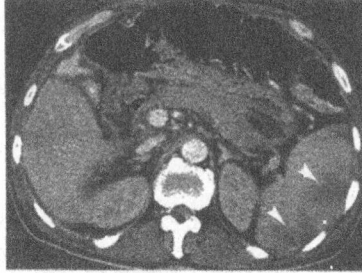

图7-24　**脾梗死**

CT检查显示脾内多发楔形低密度灶,尖端指向脾门,增强扫描未见强化

3.鉴别诊断

脾梗死容易诊断,慢性期有时需与脾肿瘤鉴别,HRCT有助于鉴别。

4.特别提示

脾梗死一般不需要处理,CT扫描的目的在于观察梗死的程度,MRI价值与CT相仿。

(二)脾挫裂伤

1.病因病理及临床表现

脾挫裂伤绝大部分是闭合性的直接撞击所致。脾是腹部外伤中最常累及的脏器。病理包括脾包膜下血肿、脾脏挫裂伤、脾撕裂、脾脏部分血管阻断和脾梗死。临床表现为腹痛、血腹、失血性休克等。

2.诊断要点

(1)脾包膜下血肿:包膜下新月形低密度灶,相应脾脏实质呈锯齿状。

(2)脾实质内出血:脾内多发混杂密度,呈线状。有圆形或卵圆形改变,增强扫描示斑点状不均质强化。

(3)其他:腹腔积血(图7-25)。

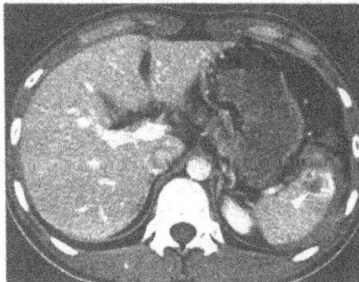

图7-25　**脾挫裂伤**

CT检查显示脾包膜下新月形血肿,脾实质
内不规则低密度灶,增强扫描不均质强化

3.鉴别诊断

脾挫裂伤与脾分叶、先天切迹及扫描伪影有时难以鉴别,应行增强扫描观察。

4.特别提示

急性脾损伤患者平扫有时可表现正常,应行增强扫描观察。CT检查对脾挫裂伤诊断非常准确,累及脾门时应考虑手术。

二、脾脏血管瘤

(一)病因病理及临床表现

脾脏血管瘤是脾脏最常见的良性肿瘤,多发生于30~60岁女性。成人为海绵状血管瘤,小儿多为毛细血管瘤。较大血管瘤可有上发痛、左上腹肿块、压迫感及恶心、呕吐等症状。约25%患者出现急腹症而就诊。

(二)诊断要点

平扫为比较均匀低密度影,多为单发,边缘清晰,形态规则,合并出血时密度增高或不均匀,瘤体较大可伴有钙化。增强扫描瘤体边缘见斑点状强化,逐渐向中心部充填,延迟期整个瘤体增强(图7-26)。

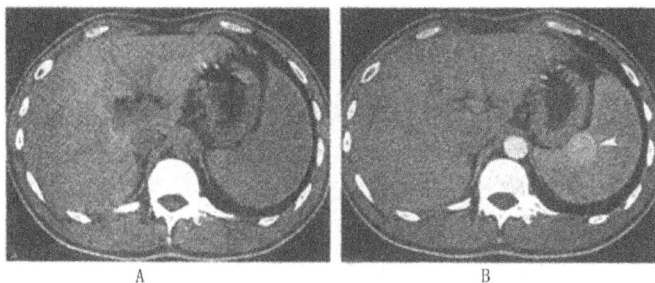

图7-26 CT平扫及增强扫描

A、B两图CT检查显示可见脾门处结节状稍低密度灶,增强扫描明显强化,边缘光整

(三)鉴别诊断

脾脏错构瘤密度不均匀,发现脂肪密度为其特征。

(四)特别提示

因脾脏血管瘤网状内皮增厚及中心血栓、囊变等原因,少部分脾状血管瘤强化充填缓慢。MRI显示脾血管瘤的敏感性高于CT。

三、脾脏淋巴瘤

(一)病因病理及临床表现

脾脏淋巴瘤分原发性恶性淋巴瘤及全身恶性淋巴瘤脾浸润两种。病理上分为弥漫性脾肿大、粟粒状肿物及孤立性肿块。临床表现有脾大及其相关症状。

(二)诊断要点

(1)原发性恶性淋巴瘤表现脾大,脾内稍低密度单发或多发占位病变,边缘欠清,增强扫描不规则强化,边缘变清。

(2)全身恶性淋巴瘤脾浸润表现脾大,有弥漫性脾内结节灶,脾部淋巴结肿大(图7-27)。

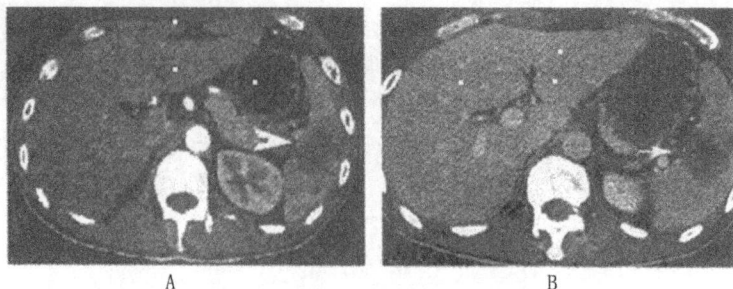

图 7-27 脾内多发类圆形低密度灶

A、B 两图 CT 显示边缘不规则强化,胰尾受累

(三)鉴别诊断

有时与转移瘤鉴别困难,需密切结合临床。

(四)特别提示

淋巴瘤的诊断要依靠病史,CT 上淋巴瘤病灶可互相融合成地图样,此点与转移瘤不同。MRI 平面梯度快速回波增强扫描对淋巴瘤的诊断很有帮助。

(管　慧)

第五节　肾脏疾病的 CT 诊断

一、肾脏外伤

(一)病理和临床概述

肾脏遭受任何直接损伤如暴力挤压、骨折损伤、牵拉撕裂,或间接暴力如强烈震荡等均可导致损伤。近年来,医源性损伤亦逐渐增多。根据其病理特征,一般将肾外伤分为 3 型:①轻型损伤,包括肾挫伤、表浅性裂伤、包膜下血肿;②中型损伤,伤及肾实质或延及收集系统;③重型损伤,包括肾粉碎性伤及肾蒂损伤。临床表现为血尿、休克、腰部疼痛、腰肌紧张或有肿块,同时常合并其他脏器损伤。

(二)诊断要点

肾出血是肾外伤最常见的征象。肾损伤表现多样,一般可表现为:①肾因水肿和出血而增大,或肾脏因肾周血肿或漏尿而移位;②肾轮廓模糊不清或失去连续性;③肾实质裂隙、缺损或碎裂,肾内出血,轻的出现局限性血肿,边界清,严重者出现不规则不均匀的混杂密度;④肾周血肿是诊断肾破裂最常见的征象,表现为新月形或环形包膜下血肿,严重者随肾包膜撕裂,出血进入肾周间隙或肾旁间隙;⑤尿外漏,表明肾收集系统损伤;⑥合并其他脏器损伤(图 7-28)。

(三)鉴别诊断

一般可明确诊断,注意排除肾是否伴有其他病变。

(四)特别提示

肾在泌尿系统中最易发生损伤。由于肾血供丰富。具有高分辨率的 CT 显示出其优势。可明确损伤的程度和范围。三维 CT 重建对肾盂、输尿管、肾血管损伤的判断很有帮助。

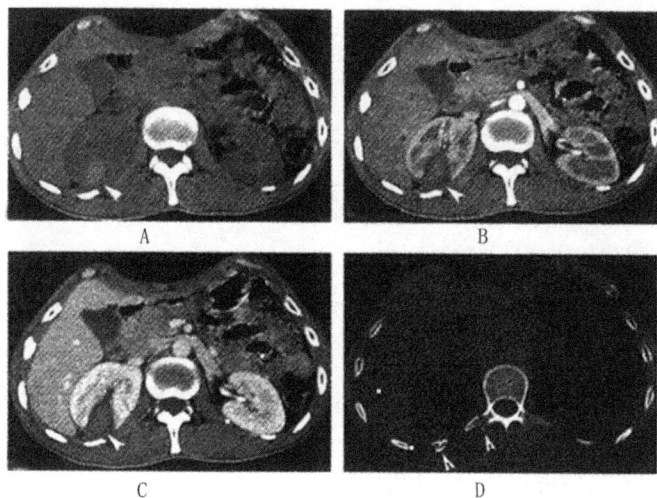

图 7-28 肾破裂

A、B、C、D.为右肾破裂的CT三维重建,右肾上极破裂,边缘不规则,局部未见血液供应

二、肾囊肿

(一)病理和临床概述

肾囊肿分为肾单纯囊肿和多囊肾。肾单纯囊肿最常见,多见于成人。为后天形成,目前认为是肾小管憩室发展而来。病理上多见于肾皮质的浅深部或髓质,囊壁薄,内含透明液体,与肾盂不同。临床多无症状。多囊肾指肾皮质和髓质内发生的多发囊肿的遗传性疾病,按遗传方式分为常染色体显性遗传型(成人型)多囊肾和常染色体隐性遗传型(儿童型)多囊肾。前者多在30岁后发病,表现为肾脏增大、局部不适、血尿、蛋白尿、高血压等。后者基本病变为肾小管增生和囊状扩张,有不同程度肝门周围纤维化和肝内胆管囊状扩张。临床有肾、肝症状。

(二)诊断要点

1.单纯囊肿

平扫为圆形或椭圆形低密度灶,水样密度。增强扫描不强化、壁薄(图 7-29)。

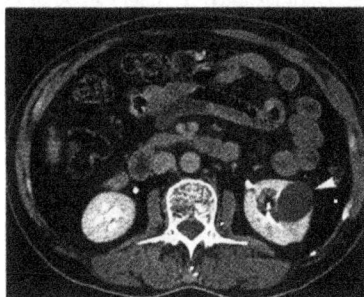

图 7-29 左肾囊肿

CT检查示左肾实质内见一圆形囊状积液,未见强化

2.特殊类型

盂旁囊肿,位于肾窦内,可能为淋巴源性或肾胚胎组织残余发展而成,低密度,可压迫肾盂和肾盏,还有一种高密度囊肿,平扫比肾实质高,可能为出血、含蛋白样物质所致。

3.多囊肾成人型

肾内多发囊状水样低密度,大小不等,不强化。

4.多囊肾儿童型

双肾对称增大有分叶,肾实质密度低,肾盂小,囊肿不易发现,增强扫描肾实质期延长,可见多发、扩张的肾小管密度增高,放射状分布。

(三)鉴别诊断

1.囊性肾癌

癌灶边缘有强化,可伴有后腹膜淋巴结转移及邻近脏器受侵犯等改变。

2.肾母细胞瘤

肾母细胞瘤多见于儿童,为肾脏实质性肿块,肾静脉往往受侵,易发生肺转移。

3.髓质海绵肾

肾皮、髓质交界区多发小钙化灶,呈簇状分布。

(四)特别提示

B超是诊断肾囊肿常用而有效的方法。CT、MRI均明确诊断,并起到鉴别诊断价值。

三、肾结石

(一)病理和临床概述

肾结石在尿路结石中居首位,发病年龄多为20～50岁,男性多于女性,多为单侧性。发病部位多见于肾盂输尿管连接部、肾盏次之,偶可见于肾盂源性囊肿或肾囊肿内。病理改变主要为梗阻、积水、感染及对肾盂黏膜和肾实质的损害。结石根据其组成成分分为阳性和阴性结石两类。临床症状主要为血尿、肾绞痛和排石史。当结石并发感染和梗阻性肾积水时,则出现相应临床症状。

(二)诊断要点

平扫可发现阳性及阴性结石,阴性结石密度常高于肾实质,CT值常为100 Hu以上,无增强效应。结石常为圆形、卵圆形、鹿角状。螺旋CT薄层扫描可发现直径<2 mm的结石。结石继发肾积水表现为患侧肾盂肾盏扩大,为均匀一致的低密度,部分患者在低密度中能发现高密度结石。长期梗阻导致肾皮质萎缩,增强扫描肾实质强化差,集合系统内对比剂浓度低(图7-30)。

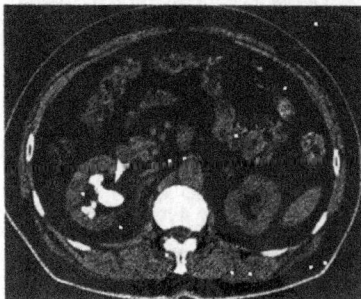

图 7-30　肾结石
CT检查示肾盂内可见鹿角状高密度灶

(三)鉴别诊断

血凝块,密度明显低于结石;钙化灶,不引起近侧尿路梗阻。

(四)特别提示

腹部 X 线片能发现 90％以上的阳性结石,能确定结石位置、形状、大小。静脉肾盂造影能发现 X 线片不能显示的阴性结石,并判断肾积水程度。CT 检查的分辨率明显高于 X 线片,可同时发现肾及其周围结构的形态学和功能学改变,CT 不仅能发现肾积水的程度,还能确定其梗阻位置。

四、肾结核

(一)病理和临床概述

肾结核 90％为血行感染引起,肺结核是主要原发病灶,骨关节结核、肠结核等也可成为原发灶。其他传播途径尚包括经尿路、经淋巴管和直接蔓延。致病菌到达肾皮髓交界区形成融合的结核结节,感染多是双侧性的。病变发展扩大,结节中心坏死,干酪样物液化排出,形成空洞。病灶常在肾乳头处侵入肾盂、肾盏,进而到达全肾或其他部位,肾结核可随集合系统累及输尿管、膀胱,男性可累及生殖系统。肾结核多见于青壮年,20～40 岁,男性多见,主要症状有尿频、尿痛、米汤样尿及血尿、脓尿等。部分患者有腰痛。

(二)诊断要点

(1)早期肾小球血管丛病变,CT 检查无发现。

(2)当病变发展干酪化形成寒性脓肿,破坏肾乳头时,CT 见单侧或双侧肾脏增大,肾实质内边缘模糊的单发或多发囊状低密度区,CT 值接近于水,增强扫描呈环状强化,与之相通的肾盏变形。

(3)后期肾体积缩小,肾皮质变薄,肾盂、肾盏管壁增厚,不规则狭窄。脓肿溃破可形成肾周或包膜下积脓,肾周间隙弥漫性软组织影。50％可见钙化,"肾自截"可见弥漫性钙化(图 7-31)。

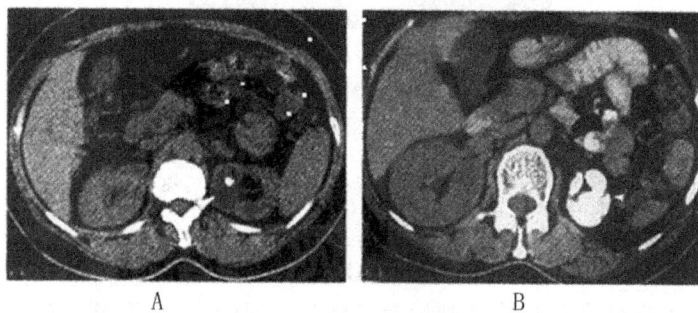

图 7-31 肾结核

A.肾结核,肾实质内多发囊状低密度区伴斑点状钙化;B.肾自截,全肾钙化

(三)鉴别诊断

(1)肾囊肿:肾实质内单发或多发类圆形积液,无强化,囊壁极少钙化。

(2)肾积水:积液位于肾盂、肾盏内。

(3)细菌性肾炎:低密度灶内一般不发生钙化。

(四)特别提示

静脉肾盂造影是诊断肾结核的重要方法,但早期不能显示结核病灶,晚期肾功能受损时又不能显影。诊断不明确可选择 CT 检查,CT 的价值在于判断病变在哪侧肾、损害程度,能更好地显示病灶细节、肾功能情况、肾门及腹膜后淋巴结有无肿大,是确定肾结核治疗方案必不可少的检查方法。

五、肾脓肿

(一)病理和临床概述

肾脓肿是肾非特异性化脓性脓肿,主要由血运播散引起,少数由逆行感染所致。常为单侧性病变。其致病菌多为金黄色葡萄球菌,病理改变为致病菌在肾皮质内形成多发局限性脓肿,数个脓肿可合并成较大脓肿,偶尔全肾累及。临床表现有突然起病,畏寒、高热、腰部疼痛、患侧腰肌紧张及肋脊角叩痛、食欲缺乏等。血常规示,白细胞升高,中性粒细胞升高。

(二)诊断要点

1.急性浸润期

CT 平扫肾实质内稍低密度,边界不规则病灶,边缘模糊,增强呈边缘清晰的低密度灶。

2.脓肿形成期

脓肿形成期可见不规则脓腔,增强呈环状强化,外周见水肿带。脓肿内可见小气泡及液化区。

3.肾周脓肿

脓肿可波及肾周、后腹膜及腰大肌,也可向肾盂内蔓延,形成肾盂积脓(图 7-32)。

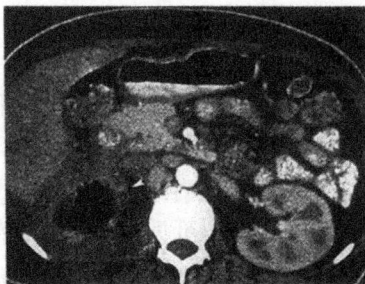

图 7-32　肾脓肿
CT 示右肾外形增大,边缘模糊,肾实质内见环状强化灶及气体

(三)鉴别诊断

肾结核,半数发生钙化,低密度灶内一般看不见气泡。

(四)特别提示

结合病史、体征、实验室检查和尿路造影可诊断。B 超、CT 不仅可确定病变部位、程度,还可动态观察。尚可行 CT 引导下肾脓肿穿刺诊断或治疗。MRI 检查 T_1WI 像呈低信号,T_2WI 上呈高信号。

六、肾动脉狭窄

(一)病理和临床概述

肾动脉狭窄是指各种原因引起的肾动脉起始部、主干,或其分支的狭窄。是继发性高血压最常见的原因。常见肾动脉狭窄原因:①大动脉炎,病变常累及主动脉及其分支,我国多见,主要发生于年轻女性,累及肾动脉者多为单侧,好发于起始部;②肌纤维结构不良,见于年轻男性,肾动脉管壁纤维增生,管腔狭窄,常发生在肾动脉远侧 2/3,多为双侧,呈串珠样;③主动脉粥样硬化,见于老年,常有高血压,糖尿病,多发生在肾动脉起始部。其他原因有先天发育不良、肾动脉瘤、动静脉瘘、外伤、肾移植术后、肾蒂扭转、肾动脉周围压迫等。临床主要表现为短期出现高血压,舒张压升高为主。部分患者腰部可闻及杂音。

(二)诊断要点

CT 显示肾脏形态变小,肾萎缩改变。肾皮质变薄,强化程度减低。部分患者血栓形成并脱落导致肾梗死。CTA 可显示肾动脉狭窄或动脉狭窄后扩张。大动脉炎可见血管增厚,呈向心性或新月形增厚。动脉粥样硬化的钙化发生在动脉内膜,血管腔不均匀或偏心狭窄(图 7-33)。

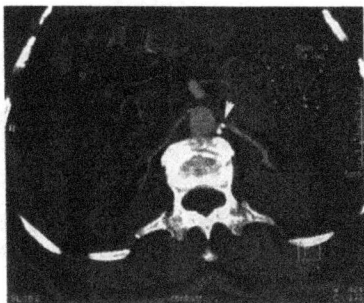

图 7-33 左肾动脉狭窄
曲面重建示左肾动脉起始部钙化引起的左肾动脉狭窄

(三)鉴别诊断

血管造影可明确诊断,一般无须鉴别。

(四)特别提示

本病的早期诊断对于临床治疗有重要影响。CTA、MRA 是无创性检查,诊断敏感性和特异性高,有取代血管造影的趋势。但血管造影是诊断该病的金标准,能准确显示狭窄部位、范围和程度。同时可施行肾动脉球囊扩张或支架置入术治疗肾动脉狭窄。

七、肾肿瘤

肾肿瘤多为恶性,任何肾肿瘤在组织学检查前都应疑为恶性。临床上较常见的肾肿瘤有源自肾实质的肾癌、肾母细胞瘤及肾盂肾盏发生的移行细胞癌。小儿恶性肿瘤中,肾母细胞瘤占 20% 以上,是小儿最常见的腹部肿瘤。成人恶性肿瘤中肾肿瘤占 2% 左右,绝大部分为肾癌,肾盂癌少见。肾脏良性肿瘤中最常见的是肾血管平滑肌脂肪瘤。

(一)肾血管平滑肌脂肪瘤

1.病理和临床概述

以往认为肾血管平滑肌脂肪瘤是错构瘤,目前通过免疫组化证实该肿瘤为单克隆性生长,是真性肿瘤。绝大部分肾血管平滑肌脂肪瘤是良性,但已有文献报道少数肿瘤恶性变并发生转移。肿瘤主要起源于中胚层,由不同比例的异常血管、平滑肌和脂肪组织组成,一般呈膨胀性生长。肾血管平滑肌瘤有两个类型:一型合并结节性硬化,此型多见于儿童或青年。肿瘤为双肾多发小肿块。临床无泌尿系统症状。另一型不合并结节性硬化,肾肿块单发且较大,有血尿、腰痛等临床症状。肾血管平滑肌脂肪瘤是肾脏自发破裂最常见的原因。从病理学上看,肾血管平滑肌瘤可以分为上皮样血管平滑肌脂肪瘤和单形性上皮样血管平滑肌脂肪瘤及单纯的血管平滑肌脂肪瘤。前者有上皮样细胞,含有大量血管成分或少量脂肪组织;中者仅含上皮样细胞和丰富的毛细血管网;后者三者按不同比例在瘤内分布。

2.诊断要点

典型表现为肾实质内单发或多发软组织肿块,边界清楚,密度不均匀,内见脂肪密度,CT值低于－20 Hu。脂肪性低密度灶中夹杂着不同数量的软组织成分,呈网状或蜂窝状分隔。增强后部分组织强化,脂肪组织不强化(图 7-34A)。少部分不含脂肪或含少量脂肪组织(上皮样或单形性上皮样血管平滑肌脂肪瘤)可以类似肾癌样表现,呈不均匀明显强化,包膜不完整,诊断非常困难(图 7-34B~D)。

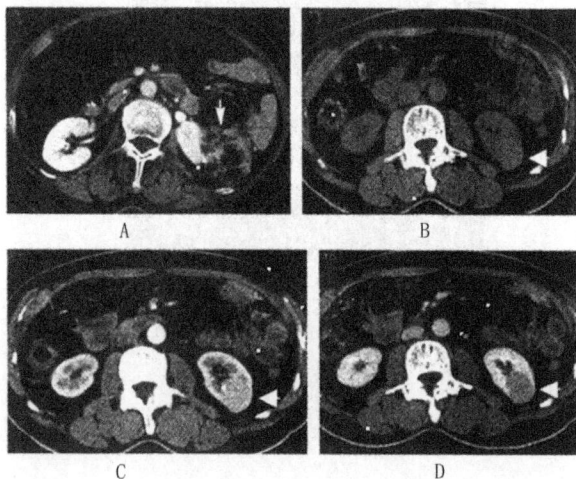

图 7-34　肾血管平滑肌脂肪瘤

A.肾血管平滑肌脂肪瘤,肿块内见较多脂肪组织,肿块不规则,突出肾轮廓外;B~D.上皮样血管平滑肌脂肪瘤,可见肿块密度均匀,增强动脉期扫描呈明显均匀强化,静脉期扫描退出呈低密度

3.鉴别诊断

(1)肾癌:肿块内一般看不到脂肪组织。

(2)单纯性肾囊肿:类圆形积液,无强化。

(3)肾脂肪瘤:单纯脂肪肿块。

4.特别提示

肿瘤内发现脂肪成分是 B 超、CT、MRI 诊断该病的主要征象。如诊断困难,应行 MRI 检查,因 MRI 对脂肪更有特异性。DSA 血管造影的典型表现有助于同其他占位病灶的鉴别。少部分肾脏血管平滑肌脂肪瘤伴出血,可以掩盖脂肪的低密度,密度不均匀增高,需要注意鉴别。上皮样或单形性上皮样血管平滑肌脂肪瘤诊断困难者,需要进行穿刺活检。

(二)肾脏嗜酸细胞腺瘤

1.病理和临床概述

肾脏嗜酸细胞腺瘤是一种较罕见的肾脏实质性肿瘤,文献报道肾脏嗜酸细胞腺瘤占肾脏肿瘤的 3%~7%,发病率多在 60 岁以上,男性较女性多见。肾脏嗜酸细胞腺瘤起源于远曲小管和集合管细胞。肿瘤质地均匀,没有坏死、出血及囊性变,而肾细胞癌其肉眼标本最大特点是因瘤体内有出血坏死呈五彩色,即使瘤体小也能见到。该瘤肉眼标本另一个特点是部分肿瘤中央有纤维瘢痕形成。光镜下肿瘤细胞呈巢状或实片状,肾脏嗜酸细胞腺瘤的胞膜通常不清晰,胞浆嗜酸性为此瘤的又一大特点,镜下颗粒粗大,充满胞浆,嗜酸性强。肾脏嗜酸细胞腺瘤无特异性临床表现,通常无症状,瘤体较大者可有腰痛、血尿或腹部包块。该瘤绝大部分为单发,肿瘤大小为0.6～15 cm。常局限肾脏实质,很少侵犯肾包膜和血管。

2.诊断要点

CT平扫为较均匀的低密度或高密度。增强后各期均匀强化且密度低于肾皮质。比较特异的是,CT扫描时出现的中央星状瘢痕和轮辐状强化,可提示肾嗜酸细胞瘤的诊断。但也有人认为它们并不可靠。轮辐状强化和中央星状瘢痕,也是嫌色细胞癌的表现之一。但如果螺旋CT血管期和消退期均表现为轮辐状,应疑诊肾嗜酸细胞瘤(图7-35)。

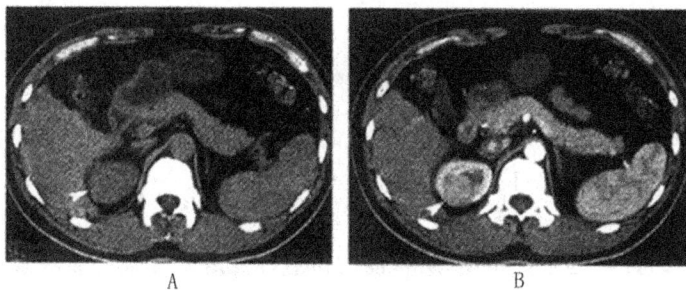

图7-35　肾脏嗜酸细胞腺瘤

女性患者,34岁,体检B超发现右肾上极占位,CT平扫显示右肾上极等密度肿块,动脉期呈均匀中等强化,静脉期扫描呈等低密度,手术病理为右肾上极嗜酸细胞瘤

3.鉴别诊断

(1)肾细胞癌:肿块不出现中央星状瘢痕和轮辐状强化,且易侵犯肾包膜和邻近血管。

(2)肾血管平滑肌脂肪瘤:内可见特异性脂肪组织。

4.特别提示

因肿瘤为良性,如术前能正确诊断,则可采用低温冷冻治疗、肾部分切除或肿瘤射频消融术,从而避免不必要的肾脏切除术。近来发现MRI在诊断肾嗜酸细胞瘤方面有独特价值,可显示肿瘤包膜完整、中央星状瘢痕、等或低T_1信号、稍低或稍高T_2信号及强化情况等,可提示诊断。如果仔细观察肾脏MRI形态学特点和特异的信号特征,并结合其他辅助影像检查和病史,对绝大多数肾嗜酸细胞瘤及其他肾脏肿块,MRI能做出正确诊断并指导治疗。

(三)肾细胞癌

1.病理和临床概述

肾细胞癌为肾最常见恶性肿瘤,好发年龄为50～60岁,男性多见。肾细胞癌起源于肾小管上皮细胞,发生在肾实质内,可有假包膜,易发生囊变、出血、坏死、钙化。肾癌易侵犯肾包膜、肾筋膜、邻近肌肉、血管、淋巴管等,并易在肾静脉、下腔静脉内形成瘤栓,晚期可远处转移。病理类型有透明细胞癌、颗粒细胞癌、梭形细胞癌。典型症状有血尿、腰痛和腹部包块。

2.诊断要点

CT表现为等密度、低密度或高密度肿块。动态增强:早期大部分肾癌强化明显,CT值可增加≥40 Hu;皮质期不利于肿瘤显示;实质期呈相对低密度。肿块局限于肾实质内或突出肾轮廓外。肿块与正常肾脏分界不清,边缘较规则或部分不规则。有时肿瘤内有点状、小结节状、边缘弧状钙化。同时注意观察肾周结构有无侵犯,局部淋巴结有无肿大(图7-36)。

3.鉴别诊断

(1)肾盂癌:发生在肾盂,缺乏血供,肿块强化不明显。

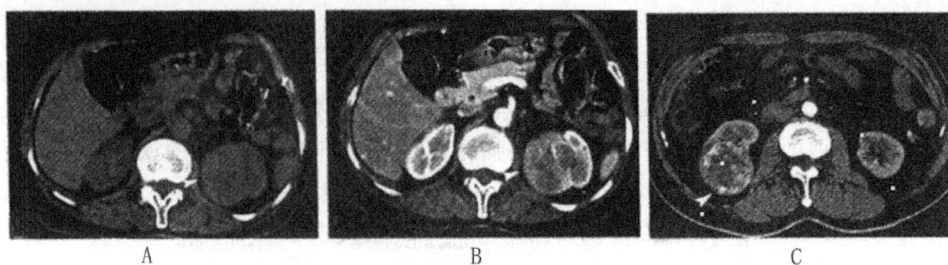

图 7-36　肾癌

A、B、C 三图为 CT 检查示肾轮廓增大,肿块呈明显不均匀性强化

(2)肾血管平滑肌脂肪瘤:肿块内有脂肪组织时容易鉴别,无脂肪组织则难以鉴别。

(3)肾脓肿:脓腔见环状强化,内见小气泡及积液。

4.特别提示

B超检查对肾癌的普查起重要作用,对肾内占位囊性成分的鉴别诊断准确性高。CT 检查可作为术前肾癌分期的主要依据,确定肿瘤有无侵犯周围血管、脏器及淋巴结转移、远处转移。MRI 诊断准确性同 CT,但在诊断淋巴结和血管病变方面优于 CT。

(四)肾窦肿瘤

1.病理和临床概述

肾窦肿瘤,由肾门深入肾实质所围成的腔隙称肾窦,内有肾动脉的分支、肾静脉的属支、肾盂、肾大、小盏、神经、淋巴管和脂肪组织。有作者将肾窦病变分为 3 种:一类是窦内固有成分发生的病变,如脂肪组织、集合系统、血管及神经组织来源的;一类是外来的从肾实质发展进入肾窦内的病变;另一类是继发的包括转移或腹膜后肿瘤累及肾窦的肿瘤。原发性肾窦内肿瘤非常罕见,发现其病因或发生肿瘤的解剖组织范围很广,从脂肪组织(如脂肪肉瘤)、神经组织(如副神经节细胞瘤)、淋巴组织(如以良性 Castleman 病或恶性淋巴瘤)及血管来源的血管外皮瘤或肌肉来源的平滑肌瘤、血管平滑肌瘤。肾窦肿瘤以良性为主,恶性较少。患者一般临床上症状无特异性表现,以腰部酸痛最为常见;原发性肾窦肿瘤一般直径在 4.0 cm 左右,可能出现临床症状才引起患者注意,无血尿。

2.诊断要点

(1)CT 示肾盂肾盏为受压改变,与肾盂肾盏分界清晰、光整。

(2)平扫及增强密度均匀(良性)或不均匀(恶性)。

(3)与肾实质有分界,血管源性肿瘤强化非常明显。

(4)脂肪源性肿瘤内见脂肪组织密度(图 7-37)。

3.鉴别诊断

(1)肾癌,肿块发生于肾实质内,可侵犯肾周及肾窦,一般呈显著强化。

(2)肾盂肿瘤,起源于肾盂,肿块强化差。

4.特别提示

肾区病变的定位对疾病的诊断、手术方案的制定,甚至预后都具有极其重要的临床意义。位于肾窦内的肿瘤一般不需要进行全肾脏切除,而肾实质的肿瘤一般必须全肾切除。CT、IVP、MRI 及肾动脉造影对肾窦肿瘤的定位有重要的临床价值,并对肿瘤的定性也有重要的参考价值。

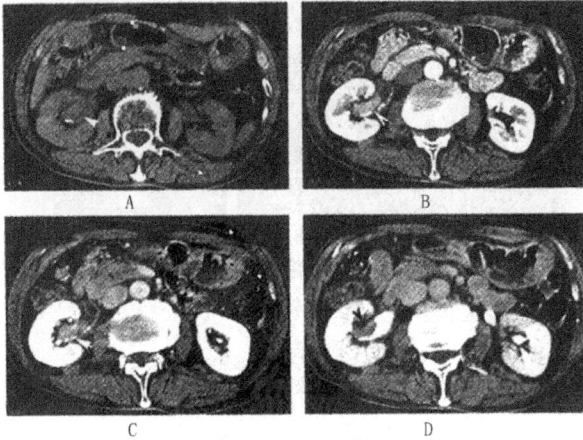

图 7-37 肾窦肿瘤

CT 平扫可见右侧肾窦等密度占位,分泌期扫描可见右侧肾盂受压变扁,但与
肿块之间交接光滑,未见受侵犯征象。手术病理为肾窦血管平滑肌瘤

(管 慧)

第六节 输尿管疾病的 CT 诊断

一、输尿管外伤

(一)病理和临床概述

输尿管外伤可单发或并发于泌尿系统外伤。泌尿系统遭受任何直接或间接暴力均可导致损伤。近年来,医源性损伤亦逐渐增多。输尿管损伤的病理取决于其损伤的程度。如完全断裂,则尿液积聚于腹膜后以肾后间隙最常见。如有瘢痕收缩则形成狭窄、闭塞和阻塞。临床表现多样,可有伤口漏尿或尿外渗,尿瘘形成;腹膜炎症状;尿道阻塞,无尿等(图 7-38)。

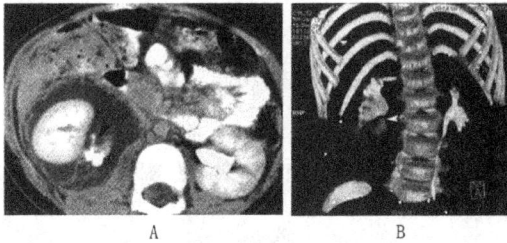

图 7-38 输尿管断裂三维重建

车祸患者,右输尿管上段区见片状造影剂外渗,输尿管中下段未显影

(二)诊断要点

平扫可发现阳性及阴性结石,阴性结石密度也常高于肾实质,CT 值常为 100 Hu 以上,无增强效应。结石多位于输尿管狭窄部位即肾盂输尿管连接部、输尿管与髂动脉交叉处、输尿管膀胱入口处。间接征象可表现为输尿管扩张,肾盂、肾盏积水等,并可显示结石周围软组织炎症、水肿(图 7-39)。

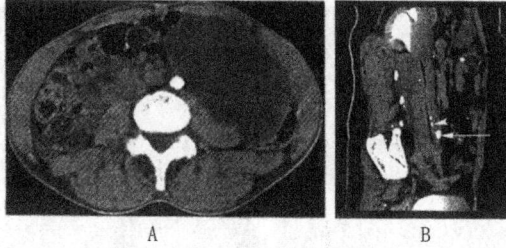

图 7-39　输尿管内多发结石
图中长箭头所示为较大的一颗结石,小箭头为两颗细小结石

(三)鉴别诊断

1.盆腔静脉石

位于静脉走行区,为小圆形高密度灶,病灶中心为低密度。

2.盆腔骨岛

位于骨骼内。

(四)特别提示

临床诊断以 X 线片及静脉尿路造影为首选。但 CT 对结石的大小、部位、数目、形状显示更准确,免除了其他结构的影响;同时能易于显示肾盂扩张和肾盂、肾盏积水及梗阻性肾实质改变,能客观评价结石周围炎症、肾功能情况。MRI 水成像能显示梗阻性肾、输尿管积水情况。

二、输尿管炎

(一)病理和临床概述

输尿管炎指发生在输尿管壁的炎症,常由大肠埃希菌、变形杆菌、铜绿假单胞菌、葡萄球菌等致病菌引起。输尿管炎常继发于肾盂肾炎、膀胱炎等;也可因血行、淋巴传播或附近器官的感染蔓延而来(如阑尾炎、盲肠炎);部分患者因医疗器械检查、结石摩擦及药物引起。急性输尿管炎表现为黏膜化脓性炎症;而慢性输尿管炎表现为输尿管壁扩张、变薄,输尿管逐渐延长,也可为管壁增厚、变硬、僵直,致输尿管狭窄。临床症状为尿频、尿急伴有腰痛乏力、尿液浑浊,严重时发生血尿、肾绞痛,尿培养可有细菌。

(二)诊断要点

急性输尿管炎 CT 检查无特异性。

慢性输尿管炎可表现为输尿管壁增厚,管壁不均匀,部分患者出现肾盂积水。输尿管周围炎可出现腹膜后输尿管纤维化(图 7-40)。

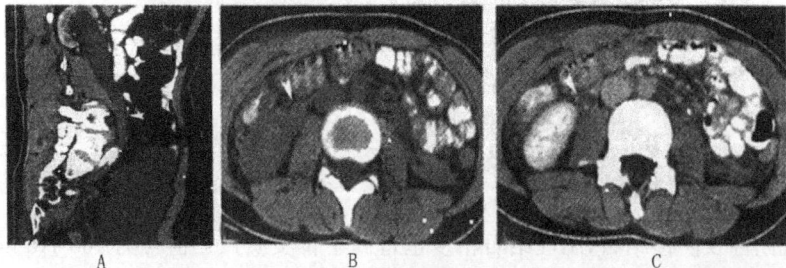

图 7-40　输尿管炎
CT 显示右输尿管中、下段管壁弥漫性增厚、强化,管腔狭窄,输尿管上段及肾盂、肾盏明显扩张、积水

（三）鉴别诊断

囊性输尿管炎、输尿管癌，难以鉴别；输尿管结核，表现为输尿管壁增厚，管腔狭窄，管壁常可见钙化，常伴有同侧肾脏结核。

（四）特别提示

输尿管炎的诊断应密切结合病史和辅助检查。静脉尿路造影表现为输尿管扩张或狭窄，扭曲变形。CT检查亦尤明显特异性。对可疑病变可行病理活检。

三、输尿管癌

（一）病理和临床概述

输尿管肿瘤多发生在左侧，尤其是在下 1/3 段。大部分为移行细胞癌，少数为鳞癌、腺癌。原发输尿管移行细胞癌较少见，好发年龄为 50～70 岁，男性多于女性。最常见的症状为间歇性无痛性肉眼或镜下血尿，少数患者可触及腹部肿块，阻塞输尿管可引起肾绞痛。

（二）诊断要点

CT 表现输尿管不规则增厚、狭窄或充盈缺损，肿瘤近侧输尿管及肾盂扩张，三维重建显示最佳。输尿管肿瘤为少血供肿瘤，增强多无强化或轻度强化（图 7-41）。

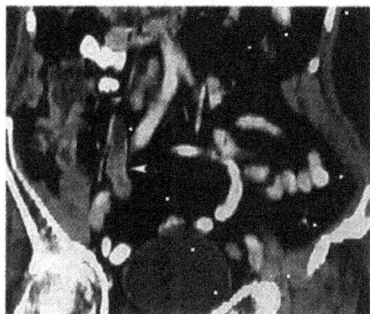

图 7-41　右输尿管癌

CT 显示输尿管中下段及膀胱入口区充满软组织影，管腔闭塞

（三）鉴别诊断

1.血凝块

为输尿管腔内充盈缺损，无强化，管壁不增厚。

2.阴性结石

输尿管内高密度灶，CT 值常为 100 Hu 以上。

3.输尿管结核

输尿管壁增厚、管腔狭窄，常伴有钙化。

（四）特别提示

随诊中应注意其余尿路上皮器官发生肿瘤的可能性。CT 检查对诊断输尿管肿瘤起重要作用，不仅能显示肿瘤本身，也可了解肿瘤的侵犯程度，有无淋巴结转移。MRU 对该病的诊断有一定的价值，但对尿路结石的鉴别有困难。

（管　慧）

第八章

颅脑疾病的MRI诊断

第一节　脑血管疾病的 MRI 诊断

一、高血压性脑出血

(一)临床表现及病理特征

脑出血的常见原因之一就是高血压脑动脉硬化,大部分出血部位在幕上,小脑及脑干发生出血情况比较少见。患者多数有明确的病史,发病一般呈突发性,并且出血量较多,幕上出血常发生于基底核区,也可以出现在其他的部位。脑室内出血通常与尾状核或基底神经节血肿破入脑室有关,影像学检查结果显示脑室内血肿信号或者密度,同时可见液平面。脑干出血以脑桥病变居多,动脉破裂引起,如果出血过多,造成较大的压力,可以破入第四脑室。

(二)MRI 影像表现

高血压动脉硬化所引起的脑内血肿的影像表现受血肿发生时间长短的影响。对于发生在早期的脑出血,CT 结果比 MRI 影像结果更具有参考价值。CT 在急性期脑出血情况下,通常表现为高密度。有时小部分因为颅底骨性伪影导致少量幕下出血难以给出确切诊断,但是大部分脑出血均可以清楚地显示。通常情况下,出血后 6~8 周,因为出血发生溶解,在 CT 表现为脑脊液密度。血肿的 MRI 影像信号不仅多变,而且受其他多种因素的影响,这些因素除了血红蛋白状态外,还包括氧合作用、磁场强度、脉冲序列、凝血块的时间、红细胞状态等。

MRI 检查具有观察出血的溶解过程的优点。要想更好地理解出血信号在 MRI 影像变化,必须了解出血时的生理学改变。比如,急性出血因为含有氧合血红蛋白及脱氧血红蛋白,所以在 T_1WI 呈等信号至轻度低信号,在 T_2WI 呈灰至黑色(低信号);亚急性期出血(大部分指 3 天至 3 周)因为正铁血红蛋白的产生,在 T_1WI 及 T_2WI 呈现高信号表现。伴随着正铁血红蛋白遭遇巨噬细胞吞噬,转化成为含铁血黄素的过程,在 T_2WI 可以看到血肿周围形成一低信号环。以上内容便是出血过程在 MRI 影像中的特征,此特征在高场强磁共振仪显像时更加明显。

二、超急性期脑梗死及急性脑梗死

(一)临床表现及病理特征

脑梗死具有高发病率、高死亡率及高致残率的特点,是临床中一类常见的疾病,它严重地威胁人类的健康生活。随着关于脑梗死专题的病理生理学研究进程发展,尤其是在"半暗带"概念提出及超微导管溶栓治疗技术出现后,临床医师应当及时确诊,即发病超急性期便应当确诊,且对缺血脑组织血流灌注状态进行正确评估,如此结合实际情况来确定最佳效果的治疗方案。

临床上有效地诊断缺血性脑梗死的方法是进行 MRI 影像检查。超急性期脑梗死指的是发生在6小时之内的脑梗死情况。一般情况下,梗死在发生4小时之后,患者的病变区可能有较长时间的缺氧缺血,细胞膜离子泵出现衰竭,导致细胞毒性脑水肿。基本上6小时之后,血-脑屏障便会被破坏,引发血管源性脑水肿,此时,脑细胞慢慢坏死,一至两周后,脑水肿情况变轻,坏死脑细胞液化,梗死区则产生了大量吞噬细胞清除坏死的组织。病变区的胶质细胞开始增生,肉芽组织逐渐形成。经过 8~10 周,会形成囊性的软化灶。小部分缺血性脑梗死患者在病发的1~2天因血液再灌注而出现梗死区出血情况,继而转变成出血性脑梗死。

(二)MRI 影像表现

一般在诊断脑梗死的早期就应用常规 MRI 影像的方法。脑梗死一般需要在患者发病6小时以后才会显示出病灶,而常规 MRI 影像的特异性比较低,无法明确半暗带的大小,也不能确定病变的具体范围,对于急性脑梗死与短暂性缺血发作无法高效地区分,因此 MRI 影像不能提供足够的价值。但目前的 MRI 影像成像技术已经进一步发展,功能性的检查能够带来丰富充足的诊断信息,从而导致缺血性脑梗死的诊断发生了突破性的进展。

脑梗死超急性期,T_2WI 上的脑血管将有异常的信号;原血管流空效应消失,增强扫描 T_1WI 出现动脉增强影像。该现象是因患者的脑血流的速度减慢,在发病3小时之后此征象便可出现,血管内强化的现象通常是发生在梗死区域或者周边位置,其中皮质部位梗死更加常见;深部白质部位梗死还会发生,一般基底核、脑桥、内囊、丘脑的腔隙性梗死不会有血管强化现象,大范围脑干梗死时可能会见血管内强化。

因为脑脊液与脑皮质的部分容积效应,还有流动伪影的干扰,使用常规 T_2WI 并不能发现大脑皮质灰白质交界处的病灶及脑室旁的深部脑白质病灶,并且不容易对脑梗死的分期进行鉴别。液体衰减反转恢复(FLAIR)序列对脑脊液信号有抑制作用,且能扩大 T_2 权重成分,减少背景信号干扰,如此可使得病灶与正常组织的差异性明显增加,更加容易发现病灶的所在位置。可以鉴别陈旧性及新鲜性梗死灶是 FLAIR 序列的另一特点。新鲜性梗死灶与陈旧性梗死灶于 T_2WI 中都是高信号。FLAIR 序列之中,陈旧性梗死灶易出现液化,其含自由水,使得 T_1 值同脑脊液类似,因而软化灶是低信号,或是低信号的周边环状高信号;且新病灶含结合水,导致 T_1 数值比脑脊液短,呈高信号。但是即使如此 FLAIR 序列仍然不能够对脑梗死做出精确的分期,并且 FLAIR 对低于6小时的超急性期期病灶检出概率较低,而使用弥散加权成像(DWI)技术则可以有效检出,因此在脑梗死中迅速应用开来。

DWI 对缺血变化十分敏感,尤其是超急性期,脑组织在出现急性缺血后,患者会出现缺氧症状,出现 Na^+-K^+-ATP酶泵功能变弱,导致水、钠滞留,引发细胞毒性水肿,且水分子弥散运动也会慢慢降低,表观弥散系数(ADC)数值降低,而后出现血管源性水肿,细胞溶解,产生软化灶。而在亚急性期 ADC 值大部分发生降低。DWI 图与 ADC 图的信号表现相反,在 DWI 弥散快(ADC 值高)的组织通常呈现为低信号,而 DWI 弥散慢(ADC 值低)的组织呈现为高信号。人在发病2小时之后便可以使用 DWI 检查,此时可发现直径大小为 4 mm 的腔隙性病灶。急性期病例 T_2WI、T_1WI 都能正常显示,使用 FLAIR 可部分显示出病灶情况,DWI 技术能看到神经体征对应区域的高信号,患者发病6小时之后,通过 T_2WI 能看到存在病灶,但病变范围显著小于

DWI 检查。信号强度也比 DWI 检查要低，发病 1～3 天，使用 DWI 技术与 T_1WI、FLAIR、T_2W，其病变范围的显示结果都一致。3 天后，患者进入慢性期阶段。随诊可以发现 T_2WI 仍然是高信号，DWI 信号降低，对于不同的病理进程，信号表现各有差异。DWI 信号随着患者病发时间延长而继续降低，表现是低信号，ADC 值显著升高。由此可见，使用 DWI 能够定性分析急性的脑梗死，还能定量分析，可区分陈旧脑梗死与新脑梗死，并对疗效与预后进行评价。

DWI、T_1WI、FLAIR、T_2WI 的敏感性分析：FLAIR 序列在急性脑梗死的诊疗上优于 T_1WI、T_2WI，能更早显示出病变，可用 FLAIR 成像代替常规 T_2WI；而 DWI 对病变的显示则十分敏感，对比正常组织与病变组织具有良好的效果。其出现的异常信号范围会高于常规 T_2WI 及 FLAIR 序列，由此能够判定，DWI 的敏感程度最高，考虑到 DWI 空间分辨率偏弱，磁敏感性伪影会对实际的颅底部病变产生影响，诸如小脑、额中底部、颞极。在这一方面，FLAIR 能显示得更清晰。总而言之，FLAIR 技术比 DWI 在急性脑梗死病变评价诊疗上有重要的价值，通过合理的使用能够尽早并准确地判断出早期脑梗死，区分陈旧脑梗死与新脑梗死，对溶栓灌注治疗有重要意义。

灌注加权成像（PWI）显示脑梗死病灶比其他技术更早，且可定量分析脑血流量（CBF）。在大部分案例当中，DWI 同 PWI 的表现有一定差异。PWI 显示患者在超急性期，其脑组织血流灌注的异常区比 DWI 显示出的异常信号区要大。而 DWI 显示异常信号区主要在病灶中心。在急性期，围绕异常弥散中心的周边弥散组织为缺血半暗带，其在灌注下减少，因病程发展而日益加重。若不能及时加以治疗，DWI 显示的异常信号区将日益增大，慢慢同 PWI 所展示的血流灌注异常区域相同，最终成为梗死灶。使用 PWI 和 DWI 两项技术，有可能区分可恢复性缺血脑组织与真正的脑梗死。

磁共振波谱（MRS）可区分水质子信号与其他化合物或原子中质子产生的信号，使脑梗死的分析研究至细胞代谢水平，如此能够有效帮助脑梗死病理变化及生理变化的理解。在早期诊断及疗效和预后的判断上都有益处。急性脑梗死 ^{31}P-MRS 以磷酸肌酸（PCr）与 ATP 数值降低为主，无机磷酸盐（Pi）升高，而 pH 慢慢降低。在病发后几周内便可通过 ^{31}P-MRS 显示的异常信号变化来判断梗死病变区域的代谢情况。脑梗死发生 24 小时内，^{1}H-MRS 显示病变区乳酸持续性升高，这与葡萄糖无氧酵解有关。有时可见 N-乙酰天冬氨酸（NAA）水平降低，或因髓鞘破坏出现胆固醇水平升高。

三、静脉窦闭塞

（一）临床表现及病理特征

脑静脉窦血栓为特殊的脑血管病，其可以划分成感染性与非感染性两种。感染性多是因头面部感染、败血症、脑脓肿、化脓性脑膜炎引起，多是继发性，而非感染性脑静脉窦血栓则主要是因消耗性疾病、部分血液病、严重脱水、口服避孕药、妊娠、外伤等引起。脑静脉窦血栓的临床表现主要是颅内高压、视力下降、呕吐、偏瘫、头痛、视盘水肿等。

脑静脉窦血栓的发病机制与动脉血栓的产生不同，病理变化也不一样。脑脊液吸收障碍及脑静脉回流障碍引发脑静脉窦血栓，静脉窦阻塞，殃及大量侧支静脉，或是血栓延伸到脑皮质静脉的情况下便会导致脑静脉回流障碍，或是出现脑脊液循环障碍、颅内压增高，引发脑水肿、坏死、出血。在疾病晚期，颅内高压越发严重，且静脉血流淤滞到严重程度的情况下，便会使得动脉血流速度降低，出现脑组织缺氧、缺血乃至梗死。脑静脉窦血栓的临床表现十分复杂，因病期差异、血栓范围差异、部位差异、病因差异都能影响其临床表现。

(二)MRI影像表现

脑静脉窦血栓的检查需要使用MRI检查,其在诊断上具有良好的优势,通常情况下无须增强扫描。目前来说,脑静脉窦血栓最为经常发生在上矢状窦,产生时间长短不同,MRI影像也不同,因此诊断难度大大增加。急性期静脉窦血栓往往具有显著高信号或者是中等信号。T_2WI则显示出静脉窦内有非常低的信号,但静脉窦壁的信号却很高。随时间延长,T_1WI与T_2WI都表现出高信号。有时是T_1WI,血栓边缘则为高信号,中心位置为中等信号,该变化过程同脑内血肿变化相一致。T_2WI表现的是静脉窦内流空信号,在病程不断发展之后便闭塞、萎缩。

(三)静脉窦闭塞

时间(TR)的缩短会让正常人脑静脉窦出现T_1WI信号升高的现象,这会同静脉窦血栓混淆。因磁共振流入增强效应,在T_1WI中,正常的脑静脉窦表现同静脉窦血栓的表现相同,都是从流空信号转变成明亮信号。此外,静脉窦信号强度还受血流速度影响,流速缓慢时,信号强度将增高。颈静脉球内涡流与乙状窦经常于图像中出现高信号。颞静脉有大逆流,能令一些小的横窦出现高信号。为此,这些病例表现十分容易混淆,需要注意区分,通过更改扫描层面、增加时间、使用磁共振静脉成像(MRV)检查等手段深入鉴别。

MRV这一技术能够反映出脑静脉窦的血流情况及其形态。因此能为静脉窦栓的诊断提供帮助,静脉窦栓的表现主要是不规则狭窄,受累静脉窦闭塞,呈现充盈缺损。因静脉回流的障碍,将出现静脉血瘀滞、深部静脉扩张及脑表面静脉扩张,产生侧支循环。然而如果静脉窦发育不是十分完善,存在发育不良问题时,使用MRV诊断与MRI技术将出现干扰。使用对比剂来增强MRV效果,能够获得十分清楚的图像。分析大脑的静脉系统,其分成深静脉系统与浅静脉系统,深静脉系统包括基底静脉和大脑大静脉。使用对比剂增强效果时,深静脉的显示更加清楚。在大脑大静脉有血栓形成的情况下,可以发现苍白球、壳核、尾状核、双侧丘脑等局部引流区有水肿现象,且侧脑室增大。通常认定室间孔梗阻出现的原因不是静脉压升高而是水肿。

四、动脉瘤

(一)临床表现及病理特征

脑动脉瘤是脑动脉的局限性扩张,发病率较高。患者主要症状有出血、局灶性神经功能障碍、脑血管痉挛等。大部分的囊性动脉瘤不是因为单一因素引起,是先天因素与后天因素共同作用的结果,先天血管发育不完善加之后天脑血管病变作用产生。此外,动脉瘤因素还与感染、烟酒、滥用可卡因、高血压、部分遗传因素、使用避孕药、创伤等因素有关。

动脉瘤破裂危险因素包括瘤体大小、部位、形状、多发和患者性别、年龄等。瘤体大小是最主要因素,尤其是基底动脉末端动脉瘤,极易出血,患者吸烟、喝酒、患高血压因素都会引发其破裂。32%~52%的蛛网膜下腔出血为动脉瘤破裂引起。治疗时机不同,治疗方法、预后和康复差别很大。对于未破裂的动脉瘤,目前主张早期诊断及早期外科手术。

(二)MRI影像表现

影像中,动脉瘤具有十分清楚的边界低信号,且同动脉相连。产生血栓之后,动脉瘤的信号强度差异能够帮助确定瘤腔大小、血栓范围及是否有并发出血现象。瘤腔大部分位于动脉瘤中央位置,一般是低信号(血液滞留则出现高信号)。血红蛋白代谢处于不同的阶段,那么血栓的信号也不一样。

动脉瘤破裂时常伴蛛网膜下腔出血。两侧大脑间裂蛛网膜下腔出血往往同前交通动脉瘤的破裂存在联系,第四脑室内出现的血块则往往是因小脑后下动脉的动脉瘤破裂,外侧裂蛛网膜下腔出血则是同大脑中动脉的动脉瘤破裂相关联,第三脑室内血块往往是由于前交通动脉瘤破裂,双侧侧脑室则受大脑中动脉动脉瘤破裂影响。

五、血管畸形

(一)临床表现及病理特征

血管畸形与胚胎发育异常有关,包括毛细血管扩张症、脑静脉畸形、海绵状血管瘤、静脉瘤等。动静脉畸形是最为常见的脑血管畸形,动脉同静脉之间无毛细血管而直接连接(动静脉短路)。出现畸形的血管团,其大小各不相等,多发于大脑中动脉系统之中。动静脉畸形是指动静脉直接连接,局部脑组织常处于低灌注状态易梗死或缺血,且畸形血管本身容易破裂而导致自发性出血。症状主要是进行性的神经功能障碍、血管性头痛、癫痫发作等。

(二)MRI影像表现

脑动静脉畸形时,MRI影像显示脑内流空现象,即低信号环状或线状结构,代表血管内高速血流。在注射对比剂后,高速血流的血管通常不增强,而低速血流的血管往往明显增强。梯度回波(GRE)图像有助于评价血管性病变。CT可见形态不规则、边缘不清楚的等或高密度点状、弧线状血管影,钙化。

中枢神经系统的海绵状血管瘤并不少见。典型MRI影像表现为在 T_1WI 及 T_2WI、病变区域为混杂信号或者出现高信号,有些患者则出现了网络状结构或是桑葚状结构;T_2WI 中,出现了低信号含铁血黄素。在GRE图像,因磁敏感效应的提升,有更显著的低信号,能更快检出小海绵状血管瘤。MRI影像的诊断敏感性、特异性及对病灶结构的显示均优于CT。部分海绵状血管瘤具有生长趋势,MRI影像随诊可了解其发展情况,脑出血也受毛细血管扩张症的影响。使用CT扫描或是使用常规血管造影的结果为阴性。使用MRI影像检查可发现小微出血,能够帮助诊断。因血流较缓慢,使用对比剂后可见病灶增强。

脑静脉畸形或静脉瘤较少引起脑出血,典型MRI影像表现为注射Gd对比剂后,病灶呈“水母头”样,经中央髓静脉引流。合并海绵状血管瘤时,可有出血表现。注射对比剂前,较大的静脉分支在MRI影像呈流空低信号。有时,质子密度像可见线样高或低信号。静脉畸形的血流速度缓慢,MRA成像时如选择恰当的血流速度,常可显示病变。血管造影检查时,动脉期表现正常,静脉期可见扩张的髓静脉分支。

(毛　园)

第二节　颅脑外伤的 MRI 诊断

一、硬膜外血肿

(一)临床表现及病理特征

大约30%的外伤性颅内血肿均属于硬膜外血肿,其血肿位于颅骨内板与硬脑膜之间。引起出血的原因：上矢状窦或横窦，骨折线经静脉窦致出血；而若是脑膜中动脉，则是其经棘孔至颅内后，沿颅骨内板脑膜中动脉沟走行，于翼点分成两支，均可破裂出血。

大多数发生急性硬膜外血肿的患者均有外伤史，所以临床可以快速诊断。一般慢性硬膜外血肿比较少见，占 3.5%～3.9%，并且其发病机制、临床表现及影像学征象均与急性血肿有所不同。慢性硬膜外血肿的临床上多表现为慢性颅内压增高，其症状轻微但是持续时间较长，可表现为头痛、呕吐及视盘水肿。大部分患者没有脑局灶定位体征。

(二)MRI 影像表现

临床上最快速、最简单、最准确的诊断硬膜外血肿的方法是进行头颅 CT 检查。其最佳征象表现为高密度双凸面脑外占位。在 MRI 影像可见血肿与脑组织之间的细黑线，即移位的硬脑膜。急性期硬膜外血肿在多数序列与脑皮质信号相同。

(三)鉴别诊断

本病需要与转移瘤、脑膜瘤及硬膜结核瘤进行鉴别诊断。转移瘤可能伴随发生邻近颅骨病变。脑膜瘤及硬膜结核瘤均可以看出明显的强化病灶。

二、硬膜下血肿

(一)临床表现及病理特征

临床中最常见的颅内血肿情况为硬膜下血肿，主要发生于硬脑膜及蛛网膜之间。这种情况大部分为直接颅脑外伤而引起，但间接外伤也可以导致。1/3～1/2 的情况表现为双侧性的血肿。如果外伤撕裂了横跨硬膜下的桥静脉，可以导致硬膜下出血。

临床上由于部位不同及进展快慢略有差异，所以临床表现会有很多样化。慢性型患者自发生外伤到有症状出现这之间有一静止期，大多数由皮质小血管或者矢状窦旁桥静脉损伤引起。如果血液流入到硬膜下间隙并且发生自行凝结，此时出血量少，患者便可无明显症状表现。大约3 周之后血肿周围开始形成纤维囊壁，其血肿渐渐液化，其蛋白分解，囊内渗透压升高，脑脊液渗入到囊内，导致血肿体积逐渐增大，而压迫脑组织出现症状。

(二)MRI 影像表现

依据血肿的形态、密度及一些间接征象可以进行 CT 诊断。大部分表现为颅骨内板下新月形均匀一致的高密度。有些为条带弧状或梭形混合性硬膜外、下血肿，CT 无法分辨。MRI 影像在显示较小硬膜下血肿和确定血肿范围方面更具有优势。矢状面与冠状面 MRI 影像能够帮助检测出颞叶下的中颅凹内血肿、头顶部血肿、大脑镰及靠近小脑幕的血肿。在 MRI 检查中，其影像是低信号，如此能便于血肿位置的确定，判定是在硬膜外还是硬膜下。在 FLAIR 序列，硬膜下血肿表现为条弧状、月牙状高信号，与脑回、脑沟分界清楚。

三、外伤性蛛网膜下腔出血

(一)临床表现及病理特征

本病是由于颅脑损伤后脑表面血管破裂或脑挫裂伤出血进入蛛网膜下腔，并积聚于脑沟、脑裂和脑池而导致。因患者本身出血量存在差异，其出血的部位及患者的年龄都会对症状产生不同的影响作用，有些患者在症状较轻时基本没有症状，而有些患者则出现昏迷等严重症状。大部分的患者在外伤之后，会出现脑膜刺激征，其表现为剧烈头痛、呕吐、颈项强直等。少数患者早期可出现精神症状。腰椎穿刺脑脊液检查可确诊。

相关的病理过程:蛛网膜下腔流进血液,颅内体积因此增大,颅内压随之升高,脑脊液刺激脑膜,引发化学性脑膜炎;血性脑脊液直接刺激血管或血细胞产生多种血管收缩物质,引起脑血管痉挛,导致脑缺血、脑梗死。

(二)MRI 影像表现

CT 可见蛛网膜下腔高密度,多位于大脑外侧裂、前纵裂池、后纵裂池、鞍上池和环池。但 CT 阳性率随时间延长而慢慢减少,经调查发现,出现外伤 24 小时内超过 95%,但 1 周之后便低于 20%,到 2 周后基本为零。而 MRI 影像在亚急性和慢性期可以弥补 CT 的不足。在 GRE T_2WI,蛛网膜下腔出血呈沿脑沟分布的低信号。本病急性期在常规 T_1WI、T_2WI 无特异征象,在 FLAIR 序列则显示脑沟、脑裂、脑池内条弧线状高信号。

四、弥漫性轴索损伤

(一)临床表现及病理特征

脑弥漫性轴索损伤(DAI)是一种严重的闭合性颅脑损伤病变,具有高致残率和死亡率,临床症状严重。可能出现脱髓鞘改变及轴索微胶质增生,可能伴有出血。神经轴索会断裂、折曲,而导致轴浆外溢,产生轴索回缩球,或产生微胶质细胞簇。存在不同程度的脑实质胶质细胞变形肿胀,出现血管周围的间隙扩大现象。毛细血管也会有损伤引发脑实质和蛛网膜下腔出血。

DAI 患者常有明显的神经性损害,并出现意识丧失的现象,很多患者在受伤后便出现原发性的持久昏迷,有出现清醒期的,清醒时间较短。DAI 患者意识丧失主要是因为广泛性大脑轴索损伤,这会中断皮质下中枢与皮质的联系,昏迷时间长短同轴索损伤程度及其数量相关,临床上将 DAI 划分成重度、中度与轻度三种。

(二)MRI 影像表现

CT 影像可观察到,脑组织存在弥漫性肿胀,灰质同白质间的边界并不清晰,交界处有一些斑点状的高密度出血灶,患者常伴有蛛网膜下腔出血。脑池脑室会因压力而变小,没有局部占位现象。MRI 影像特征如下:①弥漫性脑肿胀,两侧大脑半球的皮髓质交界位置有较模糊的长 T_1、长 T_2 信号,在 FLAIR 序列出现斑点状不均匀的中高信号;观察可见脑组织饱满,脑沟、脑池因压力而出现闭塞或变窄,大多是脑叶受累。②脑实质出血灶,有单发性与多发性两种,直径本低于 2.0 cm,不产生血肿,没有显著的占位效应;多是位于皮髓质交界部、脑干上端、小脑、基底核区、胼胝体周围;急性期有短 T_2、长 T_1 信号,而亚急性期则是长 T_2、短 T_1 信号,在 FLAIR 出现斑点状高信号。③脑室和/或蛛网膜下腔出血,蛛网膜下腔出血一般是发生于脑干周围;脑室出血则主要是第三脑室、侧脑室;超急性期与急性期,T_1WI、T_2WI 平扫显示不明显,而亚急性期,则出现长 T_2 信号、短 T_1 信号,FLAIR 出现高信号。④其他损伤:合并颅骨骨折,硬膜下、硬膜外血肿。

(三)鉴别诊断

(1)DAI 同脑挫裂伤之间的差异:DAI 的出血位置同外力作用没有关联,出血主要见于皮髓质交界区、胼胝体、小脑、脑干等位置,有斑点状或类圆形,直径基本低于 2.0 cm;而脑挫裂伤者是在于对冲部位或者着力部位,一般是不规则形状或者斑片状,直径可大于 2.0 cm,常累及皮质。

(2)DAI 与单纯性硬膜外、硬膜下血肿鉴别:DAI 合并出现的硬膜下血肿与硬膜外血肿是新月形或者"梭形",较为局限,无显著占位效应。这可能是因为 DAI 患者出血量较少,存在弥漫性肿胀。

五、脑挫裂伤

(一)临床表现及病理特征

脑挫裂伤是最常见的颅脑损伤之一。脑组织的深浅层存在点状出血,伴随静脉淤血、脑组织水肿等症状便是脑挫裂伤,如果是血管断裂、软脑膜断裂或是脑组织断裂则是脑裂伤,两个都统一叫作脑挫裂伤。挫裂伤的部位主要是额颞叶。脑挫裂伤病情与其部位、范围和程度有关。范围越广、越接近颞底,临床症状越重,预后越差。

(二)MRI影像表现

MRI影像征象复杂多样,与挫裂伤后脑组织水肿、液化、出血相关联。出血性的脑挫裂伤,是因血肿组织中的血红蛋白变化而变化的,最初的含氧血红蛋白因缺氧而变为去氧血红蛋白,再转变成正铁血红蛋白,最后为含铁血黄素,病灶的MRI影像信号也随之变化。对于非出血性脑损伤病灶,大多是长T_1、长T_2信号。因脑脊液流动有伪影,且有的相邻脑皮质出现部分容积效应,使得灰白质交界位置与大脑皮质病灶不容易显示出来,且不容易鉴别出软化与水肿的差异。FLAIR序列会对自由水有抑制作用,仅显示结合水,因此在脑挫裂伤的鉴别评估上能够给予重要的帮助,尤其是在确定病变范围,判断蛛网膜下腔是否出血,检出重要功能区的病灶等方面都有重要价值。

(毛 园)

第三节 颅脑肿瘤的 MRI 诊断

一、星形细胞瘤

(一)临床表现及病理特征

中枢神经系统中最为常见的原发性肿瘤便是神经胶质瘤,发生概率大概是脑肿瘤的40%,预后较差。于胶质瘤中,最常见的便是星形细胞瘤,占比达到75%左右,幕上多见。根据WHO肿瘤分类标准,可以将星形细胞瘤划分成Ⅰ级~Ⅳ级4个级别,其中Ⅲ级是间变型,Ⅳ级是多形性胶质母细胞瘤。

(二)MRI影像表现

MRI影像中,星形细胞瘤的征象也各有差异,一般来说,较低级别的,其边界大都清晰可见,水肿程度轻,信号均匀,占位效应也较轻,很少出血。而较高级别也就是高度恶性的,其边界模糊,有明显的水肿现象与占位效应,较常出血,信号不均匀。尽管不同级别的信号强度有差异,但没有统计学意义。使用常规T_1WI进行扫描增强可发现血-脑屏障被破坏后,其对比剂聚集组织间隙的情况,没有组织特异性。该疾病破坏血-脑屏障的机制主要是因为肿瘤导致毛细血管被破坏,或者新生的异常毛细血管形成了病变组织血管。对于肿瘤强化与否这一问题,反映的是生成肿瘤血管上存在局限性。

虽然使用MRI检查能够较为准确地诊断星形细胞瘤,然而对于治疗方案,仍有局限性。因治疗方法的选择,应以病理分级不同而异。一些新的扫描序列,如 DWI、PWI、MRS 等,有可能对星形细胞瘤的诊断、病理分级、预后及疗效做出更准确的判断。

PWI 能对血流微循环进行评价,判定毛细血管床血流分布特征。现阶段,PWI 法是在活体评价肿瘤血管生成最可靠的方法之一,可对星形细胞瘤的术前分级及肿瘤侵犯范围提供有价值信息。

MRS 基于化学位移与磁共振现象可分析特定原子核及其化合物,能在没有损伤的情况下进行活体组织生化变化分析,并定量分析化合物,研究组织代谢。脑肿瘤因其对神经元破坏情况差异、组成差异、细胞分化程度差异,使得最终的 MRS 表现各不相同。MRS 对星形细胞瘤定性诊断和良、恶性程度判断具有一定特异性。

二、胶质瘤病

(一)临床表现及病理特征

胶质瘤病在颅内疾病中比较少见,症状包括精神异常、性格改变、记忆力下降与头痛等,病程数周至数年不等。该肿瘤大都侵犯大脑半球的两个以上部位(含两个),可累及皮质乃至皮质下白质。胶质瘤细胞一般是星形细胞,于人体的中枢神经系统中过度增生,并沿神经轴突周围及血管周围浸润性生长,神经结构则较为正常。该病灶多累及脑白质,少数累及大脑灰质,病变的脑组织区域出现弥漫性的轻度肿胀,无清晰边界。

(二)MRI 影像表现

MRI 影像特征如下:T_1WI 出现片状弥散性的低信号,而在 T_2WI 则出现强度较均匀的高信号。T_2WI 显示病变则更加清晰,病灶的边界十分模糊,经常出现脑水肿,累及的脑组织出现肿胀,脑沟消失或者变浅,脑室变小。因神经胶质细胞仅为弥漫性瘤样增生,其原神经解剖结构没有变化,因而 MRI 影像没有显著的出血现象或坏死现象。

(三)鉴别诊断

脑胶质瘤病虽然归属肿瘤疾病,然而肿瘤细胞浸润性分散生长,没有成团,影像的表现并不典型,容易出现误诊现象,为此需要留意一些疾病,排除后方可确诊。

(1)多中心胶质瘤:胶质瘤细胞弥漫浸润性生长,颅内有超过两个的原发胶质瘤,各瘤体无组织学联系,分离生长,影像为大片状。

(2)多形性胶质母细胞瘤等恶性浸润胶质瘤:该类胶质瘤存在坏死囊变现象,MRI 的影像有显著的占位效应,且信号不均,增强扫描则有不同的显著强化表现。

(3)各病毒性脑炎与脑白质病:此类疾病同脑胶质瘤病早期影像近似,多数患者在使用大量的激素与抗生素后出现进行性病情加重现象,磁共振复查影像可发现有逐渐明显的占位效应,出现肿瘤细胞浸润发展,如此可以区分。

三、室管膜瘤

(一)临床表现及病理特征

室管膜瘤起源于室管膜或室管膜残余部位,比较少见。本病主要发生在儿童和青少年,5 岁以下占 50%,居儿童期幕下肿瘤第三位,男多于女。其病程与临床表现主要取决于肿瘤的部位,位于第四脑室者病程较短,侧脑室者病程较长。本病患者常有颅内压增高表现。

颅内好发部位依次为第四脑室、侧脑室、第三脑室和导水管。幕下占 60%～70%,特别是第四脑室。好发部位在于脑顶叶、枕叶、颞叶交界之处，大部分含大囊，一半出现钙化。病理学诊断主要依靠瘤细胞排列成菊形团或血管周假菊形团这一特点。肿瘤细胞脱落后，可随脑脊液种植转移。

（二）影像表现

（1）脑室内肿物，或者出现围绕脑室的肿物，多为不规则形，无整齐边界，或出现了呈分叶状的实质性占位病变。

（2）脑室内病变边缘较为光滑，周边位置没有水肿，质地较为均匀，内部含有小囊变区，或是斑点状钙化区；脑实质周围有水肿带，内有大片囊变区，不规则的钙化区。

（3）脑室系统者常有不同的脑积水，脑室系统受压变化。

（4）在 CT 实质成分多为混杂密度，或者稍高密度的病灶；在 T_1WI 呈略低信号，T_2WI 呈略高信号或高信号，增强扫描不均匀强化。

（三）鉴别诊断

室管膜瘤的诊断需要与以下疾病鉴别。

1.髓母细胞瘤鉴别

限于第四脑室的室管膜瘤大都良性，发展缓慢而病程长，有钙化、囊变；髓母细胞瘤是恶性肿瘤，源于小脑蚓部，起病急，发展迅速，对比室管膜瘤强化表现明显，很少出现囊变，也很少有钙化，信号大都均匀，髓母细胞瘤的瘤体周边有一个环形水肿区。

2.脉络丛乳头状瘤

脉络丛乳头状瘤常见于第四脑室，是结节状肿瘤，有清晰的边界，能浮于脑脊液，更早出现脑积水现象，且症状更严重，出现显著脑室扩大现象，对比室管膜瘤，钙化现象更明显，强化也更明显。

3.与侧脑室内脑膜瘤鉴别

侧脑室内脑膜瘤常发生于侧脑室三角区，肿瘤表面光整，形状较规则，密度均匀，有明显的强化。室管膜瘤则经常发生在孟氏孔边位置，位于侧脑室内，有清楚边界，有轻微强化或无强化，很少见到钙化或脑水肿现象。

4.与脑脓肿鉴别

脑脓肿发病急骤，有脑膜脑炎表现，对比室管膜瘤，水肿更严重，强化更明显。

5.星形细胞瘤及转移瘤

本病多发生于四十岁以上人群，显著的花环状强化，有明显占位效应与瘤周水肿。

四、神经元及神经元与胶质细胞混合性肿瘤

本病包括神经节细胞瘤、小脑发育不良性节细胞瘤、神经节胶质瘤、中枢神经细胞瘤。这些肿瘤的影像表现，特别是 MRI 影像表现各具有一定特点。

（一）神经节细胞瘤

1.临床表现及病理特征

神经节细胞瘤为单纯的神经元肿瘤，不存在胶质成分和异变倾向，与正常脑的组织结构相似，无新生物的性征。基本表现为脑部发育不良，变异于小脑或者大脑皮质两处。单侧出现巨脑畸形时可发现伴随星形细胞体积及数量增加的奇异神经元。

2.影像表现

在 T_2WI 为稍高信号，T_1WI 为低信号，MRI 影像确诊困难。与其他脑畸形合并时，T_1WI 信号无异常或仅轻度异常，但会发现局部灰质变形，T_2WI 呈低信号。CT 平扫可为高密度或显示不明显。注射对比剂后，肿瘤不强化或轻度强化。

(二)神经节胶质瘤

1.临床表现及病理特征

本病多发于青年，表现为存活时间长，长期出现颅内压高及抽搐的症状。目前，该病种的发病机制有两种不同的学说，一是真性肿瘤学说，该学说认为神经节胶质瘤的特征表现为混合胶质细胞(以星形细胞为主)和分化良好的瘤性神经节细胞。二是先天发育不全学说，神经细胞原本发育不良，以此为基础，肿瘤形成后，细胞瘤性增生，幼稚神经细胞受刺激分化成含有胶质细胞和神经元的真性肿瘤。神经节胶质瘤或存在神经元分泌能力，囊性及实性各占一半，囊伴壁结节，生长迟缓，局部伴随恶变和浸润的可能。

2.MRI 影像表现

幕上发生为主要的影像表现，尤其是颞叶和额叶的囊性病灶，同时出现加强型的壁结节。肿瘤在 T_1WI 呈低信号团块，囊性部分信号更低。在质子密度的影像上，蛋白成分含量偏高的肿瘤囊腔，呈现的信号比囊壁和肿瘤自身要高，在 T_2WI 中，肿瘤和囊液呈现偏高信号，部分灰白质的界限模糊。使用二乙三胺五醋酸钆(Gd-DTPA)后，病变由不强化至明显强化，以结节、囊壁及实性部分强化为主。1/3病例伴有钙化，CT 可清楚显示，MRI 影像不能显示。

3.鉴别诊断

在影像学诊断中，诊断神经节胶质瘤需要同以下几种病种加以区别：一是信号且在脑外的蛛网膜囊肿；二是信号相似但位于脑外的表皮样囊肿。

(三)中枢神经细胞瘤

1.临床表现及病理特征

本病多见于年龄 31 岁以上的青年，发病低于 6 个月的，临床呈现高颅内压及头疼的症状，在原发肿瘤中占0.5%。

肿瘤来源于室间孔的透明隔下端，呈现局部分叶状，边界清晰，多见有囊变灶和坏死。小量为富血管，伴随出血。肿瘤细胞分化良好，大小相同，类似于胞质不空的少枝胶质细胞，也与缺少典型菊花团的室管膜瘤相似，存在无核纤维区域。通过电镜能看到有内分泌样的小体在细胞质内。有研究表明免疫组化显示神经元标记蛋白。

2.MRI 影像表现

中枢神经细胞瘤位于侧脑室体部，在 T_1WI 呈不均匀等信号团块，钙化和肿瘤血管呈现稍低信号或者流空，在 T_2WI，局部出现较高信号，局部呈现与皮质相同的信号，使用 Gd-DTPA 后，强化不均匀；可见脑积水。CT 显示丛集状、球状钙化。

3.鉴别诊断

与室管膜瘤、室管膜下巨细胞星形细胞瘤、低级或间变星形细胞瘤、脑室内少枝胶质细胞瘤相鉴别。

(四)小脑发育不良性神经节细胞瘤

1.临床表现及病理特征

小脑为主发部位，且多发于青年时期。临床表现有恶心、呕吐、头痛、共济障碍等。无异变小脑的结构为内层颗粒细胞层,中层为浦肯野细胞层,外层则为分子层,但本病的小脑脑叶偏肥大,中央白质变少,外层出现奇怪的髓鞘,内层变厚有众多异常的大神经元,免疫组化染色分析发现多数异常的神经元并非出自中层的浦肯野细胞,而是内层的颗粒细胞。本病可单独存在,也可合并多发性错构瘤综合征、多指畸形、巨脑、异位症、局部肥大及皮肤血管瘤。

2.影像表现

MRI影像显示小脑结构破坏和脑叶肿胀,边界清楚,无水肿。病变在 T_1WI 呈低信号,在 T_2WI 呈高信号,注射对比剂后无强化。脑叶结构存在,病灶呈条纹状(高低信号交替带)为本病特征。影像检查还可显示邻近颅骨变薄,梗阻性脑积水。

五、胚胎发育不良性神经上皮肿瘤

(一)临床表现及病理特征

胚胎发育不良性神经上皮肿瘤(DNETS)多见于儿童和青少年,常于 20 岁之前发病。患者多表现为难治性癫痫,但无进行性神经功能缺陷。经手术切除肿瘤后,一般无须放疗或化疗,预后好。

(二)影像表现

肿瘤多位于幕上表浅部位,颞叶最常见,占 62%～80%,其次为额叶、顶叶和枕叶。外形多不规则,呈多结节融合脑回状,或局部脑回不同程度扩大,形成皂泡样隆起。MRI影像平扫,在 T_1WI 病灶常呈不均匀低信号,典型者可见多个小囊状更低信号区;在 T_2WI 大多数肿瘤呈均匀高信号,如有钙化则显示低信号。病灶边界清晰,占位效应轻微,水肿少见,是本病影像学特点。T_1WI 增强扫描时,病灶表现多样,多数病变无明显强化,少数可见结节样或点状强化。

六、脑膜瘤

(一)临床表现及病理特征

很多患者在患病初期症状并不明显,在患者感觉到之前可潜伏很长时间,有的甚至达数年之久。当病变严重到一定程度后,会因颅内高压而导致喷射状呕吐、剧烈头痛、血压升高及眼底视盘水肿。

脑膜瘤起源于蛛网膜颗粒的内皮细胞和成纤维细胞,是颅内最常见非胶质原发脑肿瘤,占颅内肿瘤的 15%～20%。单发和偶发的现象都有,单发的概率大一些,如果肿瘤过大,可分叶。

(二)影像表现

常见脑膜瘤 T_1WI 表现为灰质等信号或略低信号,T_2WI 表现为等信号或略高信号,T_1WI 和 T_2WI 信号总体强度表现均匀,少数信号不均匀,在 T_1WI 可呈等信号、高信号、低信号。由于无血-脑屏障破坏,绝大多数患者在增强扫描时,T_1WI 表现强化均匀,由硬脑膜尾征特异性判断患脑膜瘤概率达 81%。MRI影像可以显示脑脊液/血管间隙,骨质增生或受压变薄膨隆,脑沟扩大,广基与硬膜相连,邻近脑池、静脉窦阻塞等脑外占位征象。

在脑膜瘤患者,约 15% 的影像显示症状不明显,主要是因为:①少数患者脑膜瘤发生整个瘤体弥漫性钙化,亦称沙粒型脑膜瘤。此状态增强扫描表现轻度钙化,T_1WI 和 T_2WI 信号低弱。②囊性脑膜瘤。③发生在上矢状窦旁、脑凸面、蝶骨嵴、大脑镰旁、鞍上及脑室内的多发性脑膜瘤。

(三)鉴别诊断

根据相应的诊断标准,常见部位的脑膜瘤很容易确诊,对于发生在少见部位的脑膜瘤在诊断鉴别时要防止与其他肿瘤弄混产生误判。

(1)颅骨致密骨肿瘤与位于大脑半球凸面、完全钙化的脑膜瘤症状相似,鉴别方法是通过增强 MRI 影像显示强化,无强化者为颅骨致密骨肿瘤,有强化者为脑膜瘤。

(2)突入鞍上的垂体巨腺瘤与鞍上脑膜瘤症状相似,诊断标准是脑膜瘤鞍结节有骨硬化表现,无蝶鞍扩大,通过影像检查,显示矢状面肿瘤中心位于鞍结节上方,鞍膈位置正常。若位于垂体腺上方,则可排除脑膜瘤,诊断为垂体巨腺瘤。

(3)脉络丛乳头状瘤、室管膜瘤与侧脑室内脑膜瘤应症状相似,鉴别方法:首先从患者年龄上判断,在此部位儿童和少年患脑膜瘤的概率远小于成年人,可做出侧脑室内脉络丛乳头状瘤和室管膜瘤的初步判断;因为脉络丛乳头状瘤会导致脑脊液分泌过多,会表现为脑室扩大范围较广,如果仅有同侧侧脑室颞角扩大,可以判断为脑膜瘤;从表现形状上看,脑膜瘤边缘较圆滑,而脉络丛乳头状瘤表面多为颗粒状;从强化上看,相对于室管膜瘤,脑膜瘤强化更为均匀。

七、脉络丛肿瘤

(一)临床表现及病理特征

脉络丛肿瘤(CPT)是指起源于脉络丛上皮细胞的肿瘤,WHO 中枢神经系统肿瘤分类将其分为良性的脉络丛乳头状瘤、非典型脉络丛乳头状瘤和恶性的脉络丛癌三类,分属Ⅰ级、Ⅱ级和Ⅲ级肿瘤。绝大多数肿瘤为良性,恶性仅占 10%～20%。CPT 好发部位与年龄有关,儿童多见于侧脑室,成人多见于第四脑室。脑室系统外发生时,最多见于桥小脑角区。CPT 的特征指向为脑积水,致病诱因如下:①梗阻性脑积水,肿瘤增大压迫脑脊液循环,致通路梗阻;②交通性脑积水,肿瘤干扰脑脊液功能,导致生成和吸收紊乱。CPT 发生的脑积水、颅内压增高及局限性神经功能障碍多为渐进性,但临床上部分患者急性发病,应引起重视。

(二)影像表现

MRI 影像检查多可见"菜花状"的特征性表现,肿瘤表面不光滑不平整,常呈粗糙颗粒状;而肿瘤信号无有异于其他的特征,T_1WI 表现为低或等信号,T_2WI 高,强化特征明显。CT 平扫多表现为等或略高密度病灶,类圆形,部分呈分叶状,边界清楚,增强扫描呈显著均匀强化。

(三)鉴别诊断

1.与室管膜瘤鉴别

室管膜瘤囊变区多而广,常有散在点、团状钙化,增强扫描显示强化程度为中等均匀或不均匀。年长患者多发生于幕上,年幼患者多发生于幕下。

2.与脑室内脑膜瘤鉴别

脑室内脑膜瘤与前者有共性特征,并多在侧脑室三角区呈现积水症状较轻,且患者成年女性居多。

八、髓母细胞瘤

(一)临床表现及病理特征

髓母细胞瘤是一种高度恶性小细胞瘤,极易沿脑脊液通道转移。本病好发于小儿,特别是 10 岁左右儿童,约占儿童脑瘤的 20%。本病起病急,病程短,多在 3 个月之内。多数患者有明显颅内压增高,致病原因是肿瘤推移与压迫第四脑室,导致梗阻性脑积水。

肿瘤起源于原始胚胎细胞,多发生于颅后窝小脑蚓部,少数位于小脑半球。大体病理检查可见肿瘤边界清楚,无包膜,出血,颜色为灰红色或粉红色,钙化及坏死少,柔软易碎。镜下观察肿瘤细胞大量密集,胞核大,胞质少且浓染,部分肿瘤细胞呈菊花团状排列。

(二)影像表现

MRI影像对肿瘤诊断比较全面,可明确肿瘤大小、形态,观察其周围结构,易与其他肿瘤鉴别。影像检查时,肿瘤的实质部分多表现为长 T_1、长 T_2 信号,增强扫描时实质部分强化明显;第四脑室变形变窄,且被向前推移;合并幕上脑室扩张及脑积水较为多见。MRI检查较CT有一定优势,能清楚显示肿瘤与周围结构及脑干的关系;矢状面或冠状面MRI影像易显示沿脑脊液种植的病灶。

(三)鉴别诊断

本病需与星形细胞瘤、室管膜瘤、成血管细胞瘤及脑膜瘤相鉴别。

1.星形细胞瘤

星形细胞瘤多发生在儿童,常见颅内肿瘤病灶位于小脑半球,肿块边缘以不规则形态呈现,极少有幕上脑室扩大,信息呈 T_1WI 低、T_2WI 高状态,增强扫描强化程度不及髓母细胞瘤。

2.室管膜瘤

病灶位于第四脑室内,肿块被环形线状包绕,周围可见脑脊液,瘤体内囊变及钙化较多见,肿物信号常不均匀。

3.脑膜瘤

脑膜瘤常发生于第四脑室内,信号表现为 T_1WI 等、T_2WI 高状态,增强扫描时均匀强化,可见脑膜尾征。

4.成血管细胞瘤

病灶常见于小脑半球,呈大囊小结节,囊壁强化较轻或无,但壁结节强化明显。

九、生殖细胞瘤

(一)临床表现及病理特征

生殖细胞瘤多发于颅内中线,常见于松果体和鞍区,占颅内肿瘤的11.5%,以松果体区最多。发生在基底核和丘脑者占4%～10%。发生在鞍区及松果体区生殖细胞瘤,为胚胎时期神经管嘴侧部分的干细胞变异;发生在基底核及丘脑生殖细胞瘤,为第三脑室发育过程中的生殖细胞异位。

本病男性儿童多见,男女比例约2.5∶1,好发年龄在12～18岁。患者早期无临床表现,肿瘤压迫周围组织时,出现相应神经症状。鞍区肿瘤主要出现视力下降、下丘脑综合征及尿崩症;松果体区出现上视不能、听力下降;基底核区出现偏瘫;垂体区出现垂体功能不全及视交叉、下丘脑受损表现。患者均可有头痛、恶心等高颅压表现。因松果体是一个神经内分泌器官,故肿瘤可能影响内分泌系统。性早熟与病变的部位和细胞种类相关。

(二)影像表现

生殖细胞瘤的发生部位不同,MRI影像表现也不相同。

1.松果体区

瘤体多为实质性,质地均匀,呈圆形、类圆形或不规则形态,可为分叶状或在胼胝体压部有切迹,边界清楚。一般呈等 T_1、等 T_2 或稍长 T_2 信号。大多数瘤体显著强化,少数中度强化,强化多均匀。少数瘤体内有单个或多个囊腔,使强化不均匀。

2.鞍区

根据肿瘤具体部位,共分三类。Ⅰ类:成型于第三脑室内,或从第三脑室底向上长入第三脑室而成型,瘤体一般较大,常有出血、囊变和坏死。Ⅱ类:位于第三脑室底,仅累及视交叉、垂体柄、视神经和视束,体积较小,形态多样。可沿漏斗垂体柄分布,呈长条状;或沿视交叉视束分布,呈椭圆形。一般无出血、囊变、坏死,MRI 影像多呈等或稍长 T_1、稍长 T_2 信号,明显或中等程度均匀强化。Ⅲ类:仅位于蝶鞍内,MRI 影像显示鞍内等 T_1、等 T_2 或长 T_2 信号,明显或中度均匀强化。MRI 影像信号无特征,与垂体微腺瘤无法区别。

3.丘脑及基底核区

肿瘤早期在 T_1WI 为低信号,T_2WI 信号均匀,显著均匀强化,无中线移位,边缘清晰。晚期易发生囊变、坏死和出血,MRI 影像多呈混杂 T_1 和混杂长 T_2 信号,不均匀强化。肿瘤体积较大,但占位效应不明显,瘤周轻微水肿。肿瘤可沿神经纤维束向对侧基底核扩散,出现斑片状强化,同侧大脑半球可有萎缩。

4.鉴别诊断

发生在鞍区的生殖细胞瘤将影响到神经垂体、垂体柄和下丘脑。较大的瘤体与垂体瘤相似,易混淆。垂体瘤也表现为等 T_1、等 T_2 信号,但多为直立性生长,而生殖细胞瘤向后上生长,可资鉴别。若瘤体全部居于鞍内时,表现类似垂体微腺瘤,此时 MRI 影像垂体饱满,后叶 T_1 高信号消失。若垂体腺瘤为腺垂体肿瘤,瘤体较小时仍存在后叶 T_1 高信号,可作为两者鉴别参考。另有以下两种情况可做出生殖细胞瘤判断:强扫描下只见神经垂体区强化;瘤体有沿垂体柄生长趋势。

十、原发性中枢神经系统淋巴瘤

(一)临床表现及病理特征

淋巴肉瘤、小胶质细胞瘤、网织细胞肉瘤、非霍奇金淋巴瘤(NHL)等都是中枢神经系统淋巴瘤的别名,有原发性和继发性之分。其中由淋巴细胞起源,且不存在中枢神经系统以外淋巴瘤病变的称为原发性中枢神经系统淋巴瘤;原发于全身其他部位,后经播散累及中枢神经系统的肿瘤,称为继发性中枢神经系统淋巴瘤。现在根据免疫功能状态的不同,淋巴瘤又有免疫功能正常型、免疫功能低下型之分。其中免疫功能低下型多与器官移植后免疫抑制剂使用、人体免疫缺陷病毒(HIV)感染或先天遗传性免疫缺陷有关。

中枢神经系统淋巴瘤患者一生均可发病,发病年龄特征不明显,40~50 岁居多。发病人群中,若存在免疫功能缺陷,则发病年龄较早,男女发病比例为 2∶1。其中局灶性神经功能障碍临床症状表现为步态异常、感觉障碍、无力或癫痫发作,非局灶性神经功能障碍临床症状表现为由颅内压增高引起的视盘水肿、头痛、呕吐或认知功能进行性下降。

(二)影像表现

中枢神经系统淋巴瘤病灶多位于脑内幕上区,集中于深部白质,与脑室临近。病灶形态多为团块状,较典型表现如同“握拳”者。位于胼胝体压部的病灶沿纤维构形,形如蝴蝶,颇具特征。瘤周水肿呈高信号,说明该部位脑间质水分增加,且部分水分由肿瘤细胞沿血管周围间隙浸润播散所致。另一特征为肿瘤体积占位较大,周边水肿表现轻微,两者表现不一致。非免疫功能低下者发生淋巴瘤时,瘤体内囊变、坏死少见。本病也可发生在中枢神经系统的其他部位,脑外累及部位包括颅骨、颅底、脊髓等。

(三)鉴别诊断

以下疾病可通过中枢神经系统淋巴瘤的鉴别诊断得出。

1.转移癌

病灶常见于灰白质交界处,MRI影像多为长 T_1、长 T_2 信号,淋巴瘤信号呈低 T_1 或等 T_1、T_2 等;注射对比剂后观察,可见转移癌呈结节状强化明显,较大病灶出现中心坏死,淋巴瘤无此特征;转移癌周围水肿明显,有中枢神经系统以外肿瘤病史患者易发概率更高。

2.胶质瘤

MRI影像浸润性生长特征明显,信号多为长 T_1、长 T_2,瘤体境界模糊,个别(如少枝胶质细胞瘤)瘤体出现钙化,中枢神经系统淋巴瘤几乎无钙化。胶质母细胞瘤呈环形或分枝状,强化不均匀,规则性差。

3.脑膜瘤

脑膜瘤发病于脑表面靠近脑膜部位,类圆形,边界清晰,瘤体周围有灰质拥挤。发病于中枢神经系统的淋巴瘤很少有这种特征。CT高密度是脑膜瘤共性特征,MRI影像等 T_1、等 T_2 信号;注射对比剂后有脑膜增强"尾征",强化均匀。

4.感染性病变

患者发病年龄相对小,部分有发热病史。MRI影像增强扫描时,细菌性感染病变特征为常见环状强化,而多发性硬化特征多表现为斑块状强化。HIV感染可导致免疫功能低下,因此,近年来由此引起的免疫功能低下型淋巴瘤增多,此淋巴瘤病灶常多发,环状强化多见,肿瘤中心坏死多见。

十一、垂体瘤

(一)临床表现及病理特征

垂体瘤为颅内常见肿瘤,起源于脑腺垂体,约占颅内肿瘤的10%,是常见良性肿瘤。一般在20～70岁发病,高峰在40～50岁,10岁以下罕见。临床症状多为占位效应引起,表现为特异性头痛、视野障碍、头晕、视力下降等。

依据生物学行为,垂体腺瘤分为侵袭性垂体腺瘤和微腺瘤。垂体腺瘤生长、突破包膜,并侵犯邻近的硬脑膜、视神经、骨质等结构时称为侵袭性垂体腺瘤。后者的组织学形态属于良性,而生物学特征却似恶性肿瘤,且其细胞形态大部分与微腺瘤无法区别。直径小于10 mm者称为微腺瘤。

(二)影像表现

肿块起自鞍内,T_1WI多呈中等或低信号,当有囊变、出血时呈更低或高信号。T_2WI多呈等或高信号,有囊变、出血时,T_1、T_2 信号更高且波动性大,增强扫描时肿瘤均有强化(囊变、出血、钙化区外)。

MRI影像显示对于检查和确诊垂体微腺瘤功能强大,诊断可同时结合患者的典型临床表现及实验室对内分泌异常检测分析结果。依据:高场强 3 mm 薄层磁共振下,影像示以低、中信号为主的垂体内局限性信号异常;垂体柄位置偏移或易位,鞍底受压侵蚀;垂体高度异常,上缘呈局限性隆起,状态呈不对称性。依据病灶部位,可对各种微腺瘤进行功能诊断。腺垂体内有5种主要的内分泌细胞,基于功能的差异分别排列在相关位置:中间位置排列着分泌促甲状腺激素(TSH)和促性腺激素的细胞;两侧排列着分泌催乳素(PRL)和生长激素(GH)的细胞,分泌促肾上腺皮质激素(ACTH)的细胞主要分布在中间偏后部位。垂体腺瘤的发生率与分泌细胞的这种位置解剖关系是一致的。注射 Gd-DTPA 后即刻扫描,微腺瘤的低信号与正常垂体组织对比明显,冠状面 T_1WI 显示更清晰。在增强扫描下,肿瘤信号早期低于正常垂体信号,晚期高于或等于正常垂体信号。

MRI 影像可预测肿瘤侵袭与否。垂体腺瘤浸润性生长的指征:海绵窦边缘向外膨隆,异于正常形态,且两者分界模糊,在增强扫描下,早期常见海绵窦受侵表现,如肿瘤强化等;垂体腺瘤向蝶窦内突出,且已突破鞍底;斜坡骨质边缘不光整,且信号异常;颈内动脉因被包绕而致管径变窄或缩小,亦有颈内动脉分支受累等指征。

(三)鉴别诊断

绝大多数垂体大腺瘤具有典型 MRI 影像表现,可明确诊断。但鞍内颅咽管瘤及鞍上脑膜瘤与巨大侵袭性生长的垂体腺瘤有时较难鉴别。

1.颅咽管瘤

对鞍内颅咽管瘤,或对来源于鞍内、鞍上的肿瘤不甚明确时,以下征象有利于颅咽管瘤诊断:①MRI 影像显示囊性信号区,囊壁相对较薄,伴有或不伴有实质性部分;②CT 显示半数以上囊壁伴蛋壳样钙化,或瘤内斑状钙化;③在 T_1WI 囊性部分呈现高信号,或含有高、低信号成分,而垂体腺瘤囊变部分为低信号区。

2.鞍上脑膜瘤

脑膜瘤在 MRI 影像信号强度及强化表现方面颇似垂体瘤。少数鞍上脑膜瘤可向鞍内延伸,长入视交叉池,与垂体瘤难以区分。以下 MRI 影像所见有利于脑膜瘤诊断:①显示平直状鞍膈,无"腰身征";②鞍结节或前床突有骨质改变;③肿瘤内存在流空信号,尤其是显示肿瘤内血管蒂,为脑膜瘤佐证。

十二、神经鞘瘤

(一)临床表现及病理特征

神经鞘瘤来源于神经鞘膜的施万细胞,是可以发生于人体任何部位的良性肿瘤,25%～45%在头颈部。脑神经发生的肿瘤中,多为神经鞘瘤,其中发生在听神经和三叉神经的概率最大。由于第Ⅳ～Ⅻ对脑神经起源及脑神经出颅前必经颅后窝,故颅后窝是脑神经肿瘤多发区域。这些肿瘤的临床症状与相应脑神经的吻合性不高,肿瘤患者的表现症状常见其他脑神经和小脑异常,表现症状与某些病症雷同,不是唯一指征,若仅从临床表现来判断存在片面性。

神经鞘瘤的病理特征是肿瘤于神经上偏心生长,有完整包膜,瘤内组织黄色,质脆。生长过大时,瘤体可出现液化和囊变。瘤细胞主要是梭形 Schwan 细胞,按其排列方式分为 A 型和B 型,以前者为主。

(二)影像表现

MRI 影像为颅后窝神经肿瘤检查的首选。磁共振下大多数神经鞘瘤影像提示脑实质外囊实性肿瘤,瘤体边界清楚,较易确诊。其 MRI 影像信号的特点:实性部分为低或等 T_1WI 信号,囊性部分为低 T_1WI 信号;实性部分为稍高或高 T_2WI 信号,囊性部分信号更高于实性部分;增强扫描时强化程度不同,肿瘤整体多呈环状或不均匀强化,其中实性部分强化明显,囊性部分不强化。若神经鞘瘤<1.5 cm 的可呈均匀实性改变,且与相应脑神经关系密切,有助于诊断。

(毛 园)

第四节 先天性脑部疾病的 MRI 诊断

一、脑发育不全畸形

(一)脑沟、裂、回发育畸形

1.全前脑无裂畸形

全前脑无裂畸形属于前脑无裂畸形的最严重形式,与染色体 13、18 三倍体有关。MRI 影像可见大脑呈小圆球形,中央为单一脑室,丘脑融合,正常中线结构(如脑镰、胼胝体)均缺失。约半数患者伴多处颅面畸形,周围脑组织数量少。鉴别诊断包括严重脑积水及积水性无脑畸形,前者脑镰和半球间裂存在,后者丘脑不融合,脑镰存在。

2.半叶前脑无裂畸形

半叶前脑无裂畸形基本病理改变与全前脑无裂畸形相同,畸形程度略轻。MRI 影像可见中央单一脑室存在,但脑室颞角及枕角、后部半球间裂初步形成;前大脑半球及丘脑融合,并突入脑室;脑镰、胼胝体、透明隔仍缺失。

3.单叶前脑无裂畸形

前脑的分裂近乎完全,但前部半球间裂较浅,脑室系统形态良好,脑镰存在,透明隔仍缺如。

(二)透明隔发育畸形

透明隔发育畸形可能是单叶前脑无裂畸形的轻度形式。半数患者合并脑裂畸形,透明隔是两侧侧脑室间的间隔,如在胚胎期融合不全,则形成潜在的透明隔间腔。透明隔发育畸形包括透明隔间腔,即第五脑室形成。如透明隔间腔积液过多,向外膨隆,称透明隔囊肿。如其向后扩展即形成穹隆间腔,也称第六脑室。透明隔缺如时两侧侧脑室相通,MRI 影像可见侧脑室额角在轴面像呈倒三角形,在冠状面像指向内侧。约 50% 患者在 MRI 影像可见视神经及视交叉变细,视交叉位置异常,呈垂直状而非水平状。部分病例可见垂体柄增粗,2/3 有下丘脑垂体功能障碍。

(三)脑穿通畸形

胚胎发育异常导致脑内形成囊腔而致脑穿通畸形。MRI 影像显示脑实质内边界清晰的囊腔,其密度或信号与脑脊液相同。囊腔与脑室或蛛网膜下腔相通。

二、闭合不全畸形

(一)无脑畸形

无脑畸形为脑形成时发生破坏性疾病所致。中线结构(如大脑镰)存在,完整的基底核也可分辨。但几乎无皮质残留,或仅一层薄膜围绕巨大的液体囊腔。脑室结构不清。

(二)脑膨出

颅骨缺损，脑内结构(如脑膜、脑脊液、脑室、脑)单独或合并向外突出。在北美以枕叶膨出最多见，在亚洲地区以额叶经鼻腔膨出多见。脑膨出常合并下列畸形：胼胝体缺如、小脑扁桃体下疝畸形、灰质异位、移行异常、丹迪-沃克综合征等。

(三)胼胝体缺如(胼胝体发育不全)

胼胝体形成于胎儿期的第 3～4 个月。通常从前向后形成，但胼胝体嘴最后形成。胼胝体发育不全可以是全部的，也可是部分性的。部分性胼胝体发育不全常表现为胼胝体压部和嘴部缺如，而胼胝体膝部存在。影像检查可见侧脑室额角和体部宽大，而且两侧侧脑室分离，额角与体部呈锐角。枕角扩大、不对称。由于内侧纵束伸长，侧脑室中部边缘凹陷。第三脑室轻度扩大并抬高，不同程度延伸至双侧侧脑室中间位置，室间孔常拉长。此外，由于胼胝体膝部缺如，大脑半球间裂似与第三脑室前部相连续，在冠状面 MRI 影像，半球间裂向下扩展至双侧侧脑室之间，第三脑室顶部。在矢状面，正常扣带回缺失。旁中央回及旁中央回沟围绕第三脑室，呈放射状。部分病例可见海马联合增大，酷似胼胝体压部。

(四)胼胝体脂肪瘤

胼胝体脂肪瘤是在胎儿神经管闭合过程中，中胚层脂肪异常夹入所致，占颅内脂肪瘤的 30%，约半数患者与胼胝体发育不全有关。有学者认为胼胝体脂肪瘤不是真正的肿瘤而是脑畸形，最常见的部位是胼胝体压部，或围绕胼胝体压部，也可累及整个胼胝体。颅内脂肪瘤几乎均发生在中线部位，亦可见于四叠体池，脚间池及鞍上等部位。在 CT 常见特定部位的极低密度，大的脂肪瘤壁可见线样钙化。MRI 影像显示脂肪瘤信号在 T_2WI 与脑组织类似，在 T_1WI 呈高信号，应用脂肪抑制技术可使 T_1 高信号明显减低。重要脑血管可穿过脂肪瘤。

(五)小脑扁桃体下疝畸形

本病最早由 Chiari 描述，将菱脑畸形伴脑积水分为三种类型，而后将伴有严重小脑发育不全的被补充为第四种：Chiari Ⅰ型和 Chiari Ⅱ型相对常见，Chiari Ⅲ型少见，Chiari Ⅳ型结构独特。

(1)Chiari Ⅰ型：在 MRI 影像可见小脑扁桃体下疝，即小脑扁桃体变形、移位，向下疝出枕大孔，进入颈椎管上部。一般认为，小脑扁桃体低于枕大孔 3 mm 属于正常范围，低于枕大孔 3～5 mm 为界限性异常，低于枕大孔 5 mm 可确认下疝。Chiari Ⅰ型通常不伴有其他脑畸形。20%～25%患者伴有脊髓空洞症。有时可见颅颈交界畸形，包括扁平颅底、第一颈椎与枕骨融合等。

(2)Chiari Ⅱ型：一种比较复杂的畸形，影响脊椎、颅骨硬膜和菱脑。与 Chiari Ⅰ型相比，Chiari Ⅱ型伴随幕上畸形的发生率高，表现复杂多变。Chiari Ⅱ型几乎均伴有某种形式的神经管闭合不全，如脑膜膨出、脊髓脊膜膨出和脑积水等。颅骨和硬膜畸形包括颅骨缺损、枕大孔裂开、不同程度的脑镰发育不全、横窦及窦汇低位伴颅后窝浅小、小脑幕发育不全伴幕切迹增宽、小脑蚓部及半球向上膨出(小脑假瘤)；中脑和小脑异常包括菱脑发育不全导致延髓小脑向下移位、延髓扭曲、小脑围绕脑干两侧向前内侧生长；脑室和脑池异常包括半球间裂锯齿状扩大、脑室扩大，透明隔缺如或开窗，导水管狭窄或闭塞，第四脑室拉长、变小，向尾侧移位；脑实质异常包括脑回小、灰质异位、胼胝体发育不全；脊柱和脊髓异常包括脊髓脊膜膨出(腰骶部占 75%，颈胸部占 25%)、脊髓积水空洞症、脊髓低位合并脂肪瘤、脊髓纵裂。

(3)Chiari Ⅲ型：表现为 Chiari Ⅱ型伴下枕部或上颈部脑膨出，罕见。

（4）Chiari Ⅳ型：表现包括小脑缺失或发育不全、脑干细小、颅后窝大部被脑脊液腔占据。此型罕见，且不能单独存在。

（六）丹迪-沃克综合征

本病为菱脑先天畸形，第四脑室囊性扩大为其特点，伴有不同程度小脑蚓部发育不全。MRI影像表现包括扩大的第四脑室及枕大池复合体内充满大量脑脊液，颅后窝增大，小脑蚓部及半球发育不全，第三脑室和双侧脑室不同程度扩大。约60%患者合并其他畸形，其中75%合并脑积水，20%～25%合并胼胝体发育不全，5%～10%合并多小脑回和灰质异位。有些学者认为，小脑后部的蛛网膜囊肿（小脑蚓部存在，第四脑室形成正常）及枕大池（小脑蚓部和小脑半球正常），可能为丹迪-沃克综合征的变异表现。

三、神经元移行障碍

（一）无脑回畸形与巨脑回畸形

在无脑回畸形，MRI影像显示大脑半球表面光滑，脑皮质增厚，白质减少，灰白质交界面异常平滑，脑回、脑沟消失，大脑裂增宽，岛叶顶盖缺失，脑室扩大，蛛网膜下腔增宽。在巨脑回畸形，MRI影像显示脑皮质增厚，白质变薄，脑回增宽且扁平。无脑回畸形与巨脑回畸形可伴有胼胝体发育不全、丹迪-沃克综合征及脑干与小脑萎缩。

（二）多脑回

灰质增多呈葡萄状，深脑沟减少，白质内胶质增生。

（三）神经元灰质异位

灰质异位由胚胎发育过程中神经细胞没有及时移动到皮质表面引起。灰质异位可为局限性，也可为弥漫性。病灶可位于脑室周围呈结节状，或突入侧脑室；也可位于脑深部或皮质下白质区，呈板层状，其信号与灰质信号一致。

四、脑体积异常

（一）小头畸形

大多数小头畸形继发于各种脑损害性因素，仅极少数是真正的发育性小头。CT可见颅腔缩小，以前额部明显，颅板增厚，板障增宽，颅骨内板平坦光滑。MRI影像显示脑室系统扩大、蛛网膜下腔及脑沟裂池增宽、脑皮质光滑。本病可合并胼胝体发育不全、透明隔发育异常、脑室穿通畸形等异常。

（二）巨头畸形

大多数"大头"可能属于正常变异。影像检查显示颅腔增大，脑室轻度扩大，脑组织数量增多，但脑组织的信号及密度无明显异常。一种称作单侧巨脑的病症与一侧大脑半球的部分或全部错构样过度生长有关，典型表现包括半球及同侧脑室扩大，皮质广泛增厚，灰质变浅。严重者可伴有多发异位，偶见整个大脑半球发育不良，正常脑结构消失。

五、神经皮肤综合征

神经皮肤综合征包括神经纤维瘤病、斯德奇-韦伯综合征、结节性硬化、遗传性斑痣性错构瘤及其他斑痣性错构瘤。

（一）神经纤维瘤病

神经纤维瘤病简称 NF，目前已描述了八种类型的 NF，但得到认可的只有 NFⅠ型及双侧听神经瘤（NFⅡ型）。

（1）NFⅠ型：占 NF 的 90%，与神经元肿瘤、星形胶质瘤有关，属常染色体显性遗传疾病，为第 17 号染色体异常。NFⅠ型诊断应包括以下两项或两项以上表现：①有 6 处咖啡斑，或咖啡斑＞5 mm；②有一个丛状的神经纤维瘤，或两个以上任何类型的神经纤维瘤；③腋窝及腹股沟有雀斑；④两个或多个着色的虹膜错构瘤；⑤视神经胶质瘤；⑥低级胶质瘤；⑦特异性骨损伤（蝶骨大翼发育不全）。

NFⅠ型合并视神经胶质瘤时，病变可累及单侧或双侧视神经、视交叉、视束、外侧膝状体和视放射。患者发病平均年龄为 5 岁。大多数组织学表现相对良性。MRI 影像显示病变在 T_1WI 呈等或稍低信号，在 T_2WI 呈中度至明显高信号。有时，在 T_2WI 可见基底核、大脑脚、小脑半球和其他部位存在无占位效应的高信号，T_1WI 呈轻度高信号，可能是错构瘤。如果这种信号在注射对比剂后强化，应考虑为新生物。此外，其他部位也可发生胶质瘤，但非 NFⅠ型神经纤维瘤的特点。常见部位包括顶盖导水管周围区及脑干，多为低级胶质瘤。

NFⅠ型神经纤维瘤还可伴有大脑动脉环附近的血管发育不全或狭窄，颅骨改变如蝶骨大翼发育不全，合并颞叶向眼眶疝出，搏动性突眼。NFⅠ型合并的脊柱异常包括脊柱侧弯，椎体后部扇形变和椎弓根破坏，脊膜向侧方膨出等。

（2）NFⅡ型与脑膜及神经鞘细胞肿瘤有关，发生率少于 NFⅠ型。NFⅡ型也属于常染色体显性遗传疾病，为第 22 号染色体异常。患者无性别差异，有以下一项或多项表现，即可诊断：①双侧听神经肿物。②单侧听神经瘤伴有神经纤维瘤或脑膜瘤，单发或多发；或胶质瘤，脑内、髓内星形细胞瘤，髓内室管膜瘤；或其他脑神经神经鞘瘤，多发椎管内神经鞘瘤；或青少年晶状体浑浊。NFⅡ型较少伴有皮肤表现。

（二）斯德奇-韦伯综合征（SWS）

SWS 又称脑三叉神经血管瘤病。血管痣发生在第Ⅴ脑神经分布区的部分或整个面部。神经系统影像的典型表现为血管瘤病畸形的后遗症，而非畸形本身。CT 可见沿脑回的曲线形钙化，在 SWS 钙化常见。病灶常始于枕叶，逐渐向前发展。脑内钙化与面部表现多在同侧，部分为双侧钙化。钙化在 MRI 影像呈低信号区。CT 及磁共振均可见脑萎缩，常为单侧，与面部血管痣同侧，典型者位于枕叶，亦可累及整个大脑半球，脑沟增宽。注射对比剂后，灰质可轻度或明显强化。75% 的患者同侧脉络丛显著增大及强化。在 T_2WI 可见脑白质内局灶性高信号，可能与反应性胶质增生有关。此外，髓静脉和室管膜下静脉迂曲扩张。DSA 检查显示动脉期正常，皮质静脉引流异常，血流淤滞和静脉引流延迟，呈现弥漫而均匀的毛细血管染色。髓静脉和室管膜下静脉扩张，形成侧支静脉引流。

（三）结节性硬化（TS）

TS 为常染色体遗传性疾病。临床表现包括皮脂腺瘤、癫痫发作及智力低下。有时三者非同时出现。临床检查可发现多器官错构瘤。神经系统影像检查，约半数患者 CT 可见颅内钙化。CT 及 MRI 影像显示室管膜下结节，以 MRI 影像明显，结节信号强度与脑白质类似。皮质也可发现结节，可能与胶质增生或脱髓鞘有关，结节在 T_1WI 为等或低信号，在 T_2WI 为高信号，边缘有时不清楚。典型的肿瘤是室管膜下巨细胞星形细胞瘤，常位于莫氏孔附近，注射对比剂后有强化。其他部位室管膜下结节如出现强化，也应考虑为恶性病变，至少为组织学活跃病变，并有可能进展。

（四）Von-Hippal-Lindau 病（VHL）

VHL 为常染色体显性遗传性多系统病变（外显率约 100%），以中枢神经系统及腹腔囊变、血管瘤、新生物为特征。临床诊断 VHL 依据：①存在一个以上的中枢神经系统血管网织细胞瘤；②一个中枢神经系统血管网织细胞瘤，伴有一个内脏病变；③患者有阳性家族史，同时存在一种阳性病变。中枢神经系统血管网织细胞瘤多发生在小脑或延颈髓交界处，占所有颅后窝肿瘤的 7%~12%，半数患者伴发 VHL。实性血管网织细胞瘤占 20% 左右，肿瘤呈囊性伴壁结节占 80%。囊内信号高于脑脊液。壁结节为等密度或等信号，在 T_2WI 较大结节有时可见血管流空信号。注射对比剂后结节明显强化。幕上血管网织细胞瘤罕见，但在 T_2WI 有时可见白质内局灶性高信号区。可伴有眼部病变，注射对比剂后视网膜强化。DSA 可显示一个或多个血管结节染色，囊性部分表现为大的无血管区。

六、先天性脑积水

脑积水通常指由于脑脊液流动受阻或脑脊液过剩所引起的动力学变化过程。从侧脑室到第四脑室出孔的任何部位，脑脊液流动受阻所致脑积水称非交通性脑积水；脑脊液吸收障碍所致脑积水称交通性脑积水。MRI 影像检查有助于显示较小的脑脊液循环梗阻病变，精确描述脑室解剖，观察脑脊液流动。由室间孔闭塞所致脑积水多为继发性，先天性闭锁罕见。先天性中脑导水管狭窄为发育畸形，CT 或 MRI 影像表现为侧脑室及第三脑室扩大而第四脑室形态正常。MRI 影像矢状正中图像可清晰显示导水管狭窄及其形态。此外，侧脑室周围的长 T_1、长 T_2 信号与间质水肿有关。MRI 影像检查可排除导水管周围、第三脑室后部或颅后窝病变所致脑积水。Chiari Ⅱ型畸形及丹迪-沃克综合征可伴脑积水。正常脑室可生理性扩大，且随年龄增长而变化。早产儿常有轻度脑室扩大。

（毛　园）

第五节　囊肿与脑脊液循环异常的 MRI 诊断

一、蛛网膜囊肿

（一）临床表现与病理特征

颅内蛛网膜囊肿是指脑脊液样无色清亮液体被包裹在蛛网膜所构成的袋状结构内形成的囊肿，分先天性囊肿和继发性囊肿。颅内蛛网膜囊肿可发生于各个年龄段，以儿童及青少年多见。患者可终身无症状，常因头部外伤、体检或其他原因行头颅影像学检查而发现。常见症状为颅内压增高、脑积水、局灶性神经功能缺失、头围增大或颅骨不对称畸形等。

（二）MRI 表现

MRI 检查时，T_1WI 示低信号，T_2WI 示高信号，与脑脊液信号相同（图 8-1），呈边界清楚的占位病灶，增强时无强化，周围脑组织无水肿，部分脑组织受压移位。与 CT 相比，MRI 为三维图像，且无颅骨伪像干扰。对中线部位、颅后窝及跨越两个颅窝的病变及了解病变与脑实质、脑池的关系，MRI 检查可以获得 CT 检查不能得到的信息（图 8-2）。

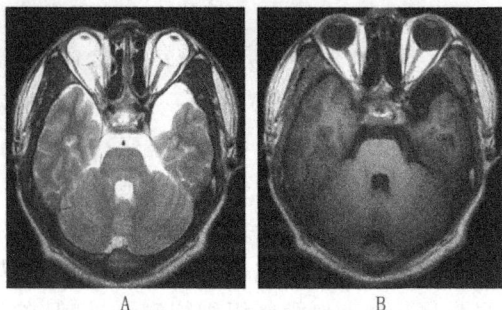

图 8-1 蛛网膜囊肿

A、B.轴面 T_2WI 及 T_1WI 显示左侧颞极长圆形长 T_1、长 T_2 脑脊液信号,边界清楚,相邻颞叶受推移

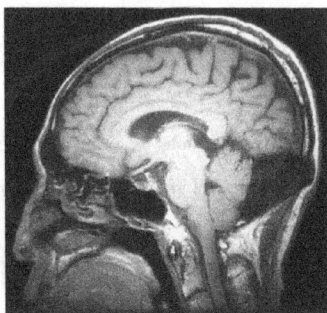

图 8-2 枕大池蛛网膜囊肿

矢状面 T_1WI 显示枕大池内团状脑脊液信号影,膨胀性生长,相邻小脑及颅后窝骨板受压

(三)鉴别诊断

本病诊断主要靠 CT 或 MRI,应与脂肪瘤、皮样或表皮样囊肿相鉴别。它们的 CT 值均为负值可资区别;囊性胶质瘤囊壁边有瘤结节则易于区别;血管网织细胞瘤通常亦为"大囊小结节",且结节于囊壁边为其特征。

二、表皮样囊肿

(一)临床表现与病理特征

表皮样囊肿来自外胚层,又称胆脂瘤或珍珠瘤,是胚胎发育过程中外胚层残余组织异位所致。囊壁为正常表皮,内含角质物,有时含胆固醇结晶。占颅内肿瘤的 0.2%～1.8%。多发生于桥小脑角、岩斜区,手术全切除较为困难。

临床症状与病变部位有关。①桥小脑角型:最常见,早期三叉神经痛,晚期出现桥小脑角征,脑神经功能障碍,如面部疼痛,感觉减退、麻木,共济失调;②岩斜区型:常为三叉神经痛及三叉神经分布区感觉运动障碍,由于肿瘤生长缓慢、病情长,且呈囊性沿间隙生长,以致肿瘤大而临床表现轻;③脑实质内型:大脑半球常有癫痫发作及颅内压增高,颅后窝者多出现共济失调及后组脑神经麻痹。

(二)MRI 表现

肿瘤多发生于额、颞叶邻近颅底区表浅部位,如桥小脑角、鞍上池、岩斜区,形态不规则,边缘不光整。肿瘤沿蛛网膜下腔匍行生长,呈"见缝就钻"特性。由于表皮样囊肿内的胆固醇和脂肪大多不成熟,且含量较少,所以决定表皮样囊肿 MR 信号的主要因素是上皮组织。表皮样囊肿

在 T_1WI 呈低信号,T_2WI 高信号,信号明显高于脑组织和脑脊液,包膜在 T_1 和 T_2 相均呈高信号。增强扫描时,病灶无强化(图 8-3),或其边缘及局部仅有轻、中度强化。

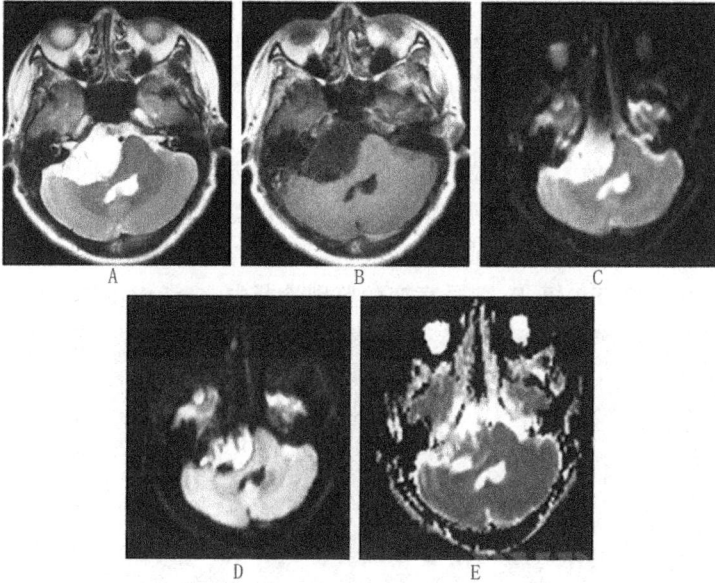

图 8-3 表皮样囊肿

A、B.轴面 T_2WI 及 T_1WI 增强像显示右侧脑桥小脑角区囊性异常信号,信号
欠均匀,病灶未见明显强化;C.轴面 DWI(b =0),病灶呈稍高信号;D.轴面
DWI(b =1 000);E.轴面 ADC 图,可见病灶信号不均匀,弥散降低

(三)鉴别诊断

1.低级星形细胞瘤

虽病灶边界清晰,无水肿,无强化,可囊变及钙化,但病变常位于白质内,病灶以稍长 T_1、稍长 T_2 信号为主,形态多规则等征象与本病不同。

2.间变型星形细胞瘤与多形性胶质母细胞瘤

以不均匀长 T_1、长 T_2 信号及囊变、坏死和出血为特征,与本病类似,但其血管源性水肿明显,呈不规则花环状明显强化,易与本病区别。

3.恶性多形性黄色星形细胞瘤

常位于颞叶表浅部位,囊实性肿块有出血及坏死,信号不均,瘤内可含有脂肪信号与本病类似,但水肿及强化明显,脑膜常受累等征象有助于两者鉴别。

4.同心圆性硬化

表皮样囊肿偶有同心圆形等 T_1、略长 T_2 信号,但同心圆性硬化多发生于脑白质,脑白质内及脑干白质内常伴有小圆形长 T_1、长 T_2 信号病灶,类似多发性硬化斑等特点,有助于诊断与鉴别诊断。

三、皮样囊肿

(一)临床表现与病理特征

颅内皮样囊肿是罕见的先天性肿瘤,起源于妊娠 3～5 周外胚层表面,与神经管分离不完全而包埋入神经管内,胎儿出生后形成颅内胚胎肿瘤,占颅内肿瘤的 0.2%。常发生在中线部位硬脑膜外、硬脑膜下或脑内,位于颅后窝者占 2/3,以小脑蚓部、第四脑室及小脑半球为多。常见于30 岁年龄组,无性别差异。

临床表现与其占位效应和自发破裂有关。皮样囊肿的胆固醇粒子进入蛛网膜下腔可引起脑膜刺激症状。癫痫和头痛最常见。囊壁破裂后可引起化学性脑膜炎、血管痉挛、脑梗死等。少数囊壁通过缺损的颅骨与皮肤窦相通,感染后可引起脑脓肿。

(二)MRI 表现

囊肿呈囊状,边界清楚,信号强度较低。但由于其内含有毛发等不同成分,信号不均匀,以 T_2WI 为著。注射 Gd-DTPA 后囊肿无强化(图 8-4),部分囊壁轻度强化。皮样囊肿破裂后,病灶与周围组织分界欠清,蛛网膜下腔或脑室内出现脂肪信号。脂肪抑制像可见高信号消失(图 8-5)。在桥小脑角区短 T_1、短 T_2 信号病变的鉴别诊断中,应考虑皮样囊肿。

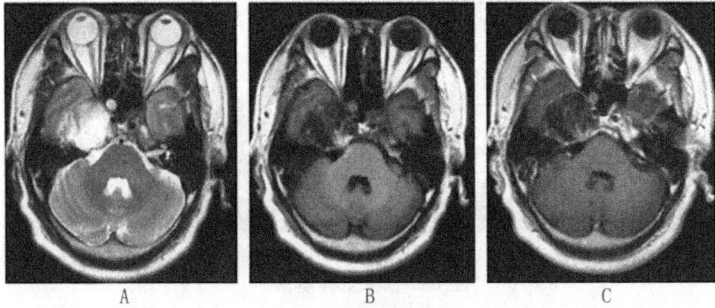

图 8-4　皮样囊肿(一)

A、B.轴面 T_2WI 及 T_1WI 显示右侧颞叶内侧片状混杂信号,内见斑片状短 T_1 信号,边界清楚;C.轴面增强 T_1WI 显示病灶无强化

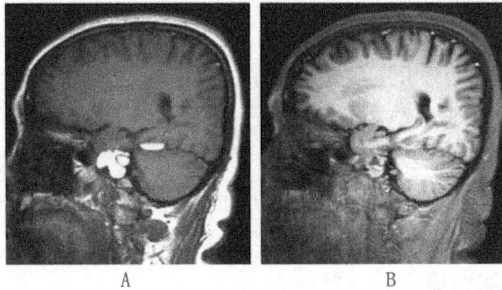

图 8-5　皮样囊肿(二)

A.矢状面 T_1WI 显示岩骨尖及小脑幕团状及片状短 T_1 信号;B.矢状面 T_1WI 脂肪抑制像显示异常短 T_1 信号被抑制,提示脂性病灶

四、松果体囊肿

(一)临床表现与病理特征

松果体囊肿是一种非肿瘤性囊肿,是一种正常变异。囊肿起源尚不清楚,大小一般 5～15 mm。囊肿壁组织学分 3 层,外层为纤维层,中层为松果体实质,内层为胶质组织,无室管膜细胞。患者大多无症状。但由于囊肿上皮具有分泌功能,可随时间延长而使囊肿逐渐增大,产生占位效应,出现临床症状,称为症状性松果体囊肿。症状包括:①阵发性头痛,伴有凝视障碍;②慢性头痛,伴有凝视障碍、眼底水肿及脑积水;③急性脑积水症状。

(二)MRI 表现

MRI 表现为松果体区囊性病变,呈椭圆形或圆形,边缘光滑、规整。囊壁薄、均匀完整,于各扫描序列同脑皮质等信号。增强扫描部分囊壁环状强化,部分不强化。其强化机制是由于囊壁中残余的松果体实质碎片引起或是囊肿邻近血管结构的强化所致。囊内容物同脑脊液信号相似(图 8-6)。

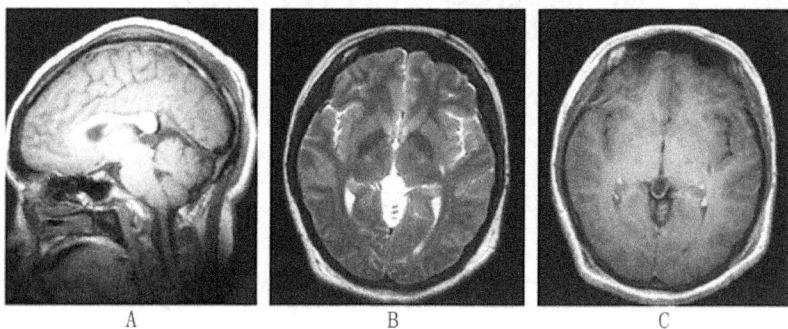

图 8-6 松果体囊肿

A、B.矢状面 T_1WI 及轴面 T_2WI 显示松果体区小圆形囊性信号,边界
清楚;C.轴面增强 T_1WI 显示囊性病灶后缘略显强化

(三)鉴别诊断

主要有蛛网膜囊肿、松果体瘤囊变、第三脑室后表皮样囊肿、皮样囊肿及单发囊虫病。

1.蛛网膜囊肿

其信号特征与松果体囊肿相似,但前者无壁,且 T_2 FLAIR 序列呈低信号,与后者不同。

2.松果体瘤液化囊变

其囊壁厚且不规则,有壁结节,增强扫描时囊壁及壁结节明显强化,与松果体囊肿壁的强化不同。

3.第三脑室后表皮样囊肿和皮样囊肿

其信号特征与松果体囊肿不同,特别在 T_2 FLAIR 和 DWI 序列。

4.单发囊虫病

有临床感染史,MRI 可显示囊壁内头节,结合实验室检查鉴别不难。

(毛 园)

第九章

乳腺疾病的MRI诊断

第一节 乳腺脂肪坏死的 MRI 诊断

一、临床表现与病理特征

乳腺脂肪坏死常为外伤或医源性损伤导致局部脂肪细胞坏死液化后引起的非化脓性无菌性炎症反应。虽然乳腺内含有大量的脂肪组织,但发生脂肪坏死者并不多见。根据病因可将乳腺脂肪坏死分为原发性和继发性两种。绝大多数为原发性脂肪坏死,由外伤后引起,外伤多为钝器伤,尽管有些患者主诉无明显外伤史,但一些较轻的钝器伤如桌边等的碰撞也可使乳腺脂肪组织直接受到挤压而发生坏死。继发性乳腺脂肪坏死可由于导管内容物淤积并侵蚀导管上皮,使具有刺激性的导管内残屑溢出到周围的脂肪组织内,导致脂肪坏死,也可由于手术、炎症等原因引起。

脂肪坏死的病理变化随病期而异。最早表现为一局限出血区,脂肪组织稍变硬。镜下可见脂肪细胞浑浊及脂肪细胞坏死崩解,融合成较大的脂滴。3~4 周后形成一圆形硬结,表面呈黄灰色,并有散在暗红区,切面见油囊形成,囊大小不一,其中含油样液或暗褐色的血样液及坏死物质。后期纤维化,病变呈坚实灰黄色肿块,切面为放射状瘢痕样组织,内有含铁血黄素及钙盐沉积。

脂肪坏死多发生于有巨大脂肪型乳腺的患者。发病年龄可从 14~80 岁,但多数发生在中、老年。约半数患者有外伤史,病变常位于乳腺表浅部位的脂肪层内,少数可发生于乳腺任何部位。最初表现为病变处黄色或棕黄色瘀斑,随着病变的发展,局部出现肿块,界限多不清楚,质地硬韧,有压痛,与周围组织有轻度粘连。后期由于大量纤维组织增生,肿块纤维样变,使其边界较清楚。纤维化后可有牵拽征,如皮肤凹陷、乳头内陷等,应注意与乳腺癌鉴别。部分患者肿块最后可缩小、消失。

二、MRI 表现

乳腺脂肪坏死表现典型者病变多位于皮下脂肪层表浅部位(图 9-1),当脂肪坏死发生在乳腺较深部位与腺体重叠而表现为边缘欠清的肿块性病变时易误诊为乳腺癌。病变早期,若皮肤有红肿、瘀斑,则可显示非特异性的皮肤局限增厚与皮下脂肪层致密浑浊。在 MRI 上较早期的脂肪坏死表现为形状不规则,边界不清楚,病变在 T_1WI 上表现为低信号,在 T_2WI 上表现为高信号,内部信号不均匀。

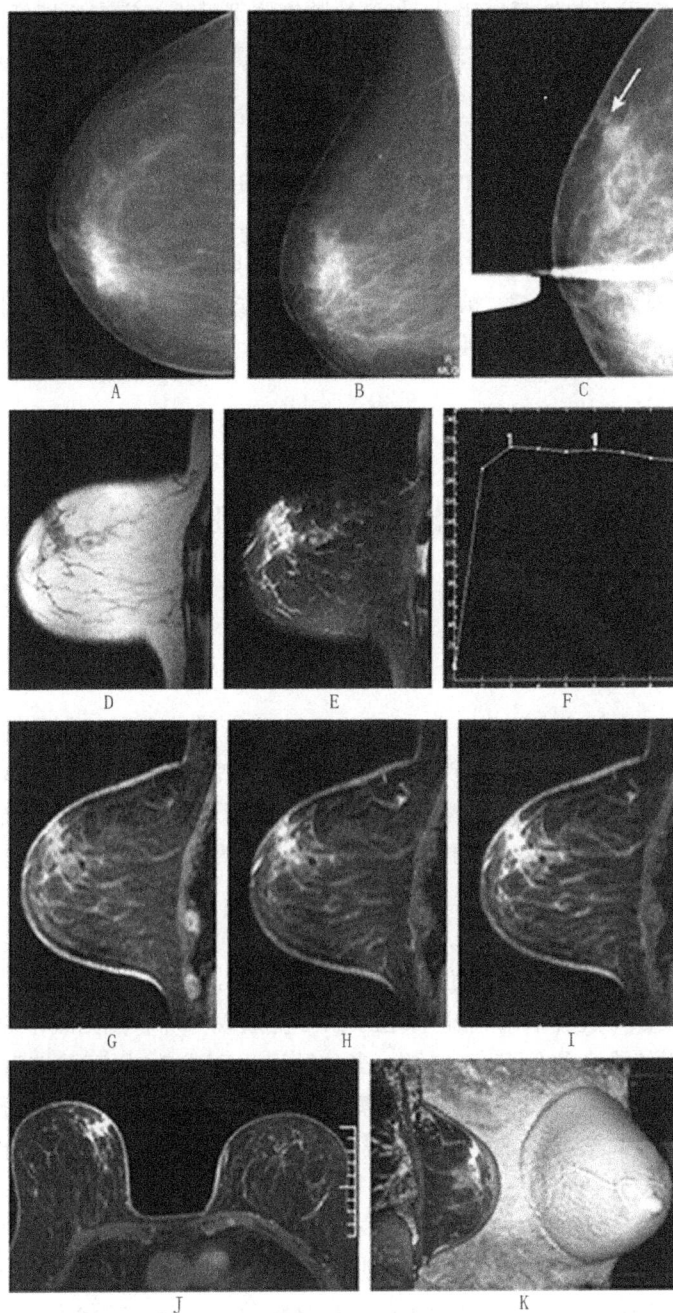

图 9-1 右乳脂肪坏死

63岁,女,2个月前右乳曾有自行车车把撞过外伤史;A.右乳X线头尾位片;B.右乳X线内外侧斜位片;
C.右乳病变切线位局部加压片,显示右乳内上方皮下脂肪层及邻近腺体表层局限致密,边界不清,密度中
等;D.右乳MRI平扫矢状面T_1WI;E.右乳MRI平扫矢状面脂肪抑制T_2WI;F.动态增强后病变时间-信号
强度曲线图;G、H、I.分别为MRI平扫、动态增强后1、8分钟;J.增强后延迟时相横轴面T_1WI;K.VR图,
显示右乳内上方皮下脂肪层及邻近腺体表层局限片状异常信号,边界欠清,于T_1WI呈较低信号,T_2WI
呈较高信号,动态增强后病变呈明显不均匀强化,时间-信号强度曲线呈平台型,局部皮肤增厚

动态增强检查病变可呈快速显著强化,与恶性肿瘤鉴别困难。病变后期纤维化后,动态增强检查有助于脂肪坏死的诊断,其强化方式缺乏典型恶性病变具有的快进快出特点。

三、鉴别诊断

本病应与乳腺癌鉴别。发生在皮下脂肪层表浅部位的乳腺脂肪坏死诊断不难。对于无明显外伤史,脂肪坏死又发生在乳腺较深部位且与腺体重叠时,与乳腺癌较难鉴别。通常乳腺癌的肿块呈渐进性增大,而脂肪坏死大多有缩小趋势。对于较早期的脂肪坏死,单纯依靠 MRI 动态增强后的曲线类型与乳腺癌鉴别困难。病变后期纤维化后,动态增强检查有助于脂肪坏死的诊断,其强化方式缺乏典型恶性病变具有的快进快出特点。

(王 军)

第二节 乳腺脓肿的 MRI 诊断

一、临床表现与病理特征

乳腺脓肿既可发生于产后哺乳期妇女,也可发生于非产后哺乳期妇女。乳腺脓肿可由乳腺炎形成,少数来自囊肿感染。而对于非产后哺乳期乳腺脓肿,则多数不是由急性乳腺炎迁延而来,临床表现不典型,常无急性过程,患者往往以乳腺肿块而就诊,因缺乏典型的乳腺炎病史或临床症状,更由于近年来乳腺癌的发病率上升,容易将其误诊为乳腺肿瘤。

二、MRI 表现

乳腺脓肿在 MRI 上比较具有特征性表现,MRI 平扫 T_1WI 上表现为低信号,T_2WI 呈中等或高信号,边界清晰或部分边界清晰,脓肿壁在 T_1WI 上表现为环状规则或不规则的等或略高信号,在 T_2WI 上表现为等或高信号,且壁较厚。当脓肿形成不成熟时,环状壁可厚薄不均匀或欠完整,外壁边缘较模糊;而脓肿成熟后,其壁厚薄均匀完整。脓肿中心坏死部分在 T_1WI 呈明显低信号、在 T_2WI 呈明显高信号。水肿呈片状或围绕脓肿壁的晕圈,在 T_1WI 上信号较脓肿壁更低、在 T_2WI 上信号较脓肿壁更高。

在增强 MRI,典型的脓肿壁呈厚薄均匀的环状强化,多数表现为中度、均匀、延迟强化。当脓肿处于成熟前的不同时期时,脓肿壁亦可表现为厚薄均匀或不均匀的环状强化,强化程度亦可不同。脓肿中心坏死部分及周围水肿区无强化。部分脓肿内可见分隔状强化。较小的脓肿可呈结节状强化。当慢性脓肿的脓肿壁大部分发生纤维化时,则强化较轻。如在脓肿周围出现子脓肿时对诊断帮助较大(图 9-2)。

三、鉴别诊断

(一)良性肿瘤和囊肿

乳腺脓肿在 MRI 上具有特征性表现,脓肿壁较厚,增强后呈环状强化,中心为无强化的低信号区。如行 DWI 检查,乳腺脓肿与良性肿瘤或囊肿表现不同,脓液 ADC 值较低。

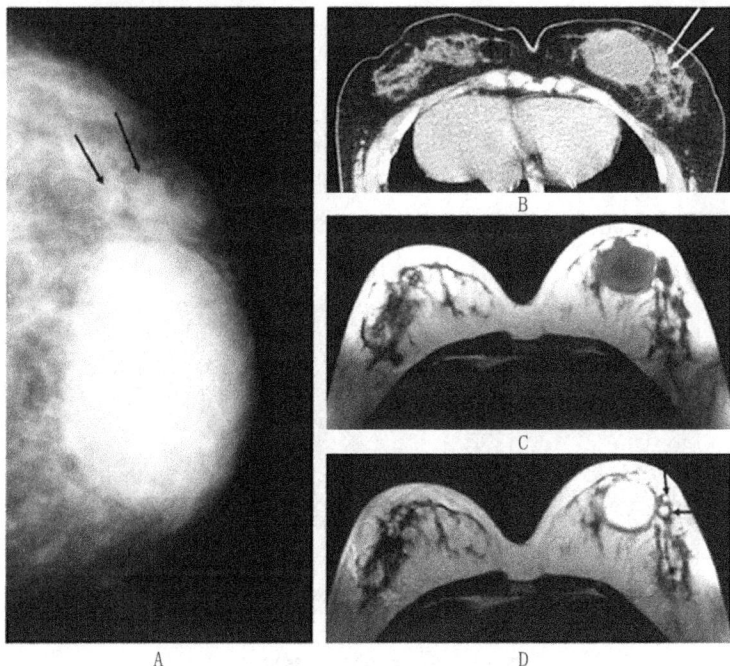

图 9-2　左乳腺脓肿

A.左乳 X 线头尾位片,显示左乳内上高密度肿物,肿物大部分边缘清晰、规则,部分后缘显示模糊,其内未见钙化,该肿物外侧尚可见两个小结节(黑箭),密度与腺体密度相近,边缘尚光滑;B.CT 平扫,显示左乳内侧肿物,边界清楚,其内部 CT 值为 11.4 Hu,肿物壁密度稍高且较厚,其外侧亦可见两个小结节(白箭),边界清楚;C.MRI 平扫横轴面 T₁WI;D.MRI 平扫横轴面 T₂WI,显示左乳内侧类圆形肿物,肿物于 T₁WI 呈低信号,T₂WI 呈高信号,表现为液体信号特征,边界清楚,肿物外周可见一厚度大致均匀的壁,内壁光滑整齐,该肿物外侧亦可见两个信号与之相同的小结节(黑箭),边界清楚

(二)肿块型乳腺癌

乳腺癌多表现为形态不规则,边缘毛刺,临床以无痛性肿块为主要表现。在动态增强 MRI,乳腺癌信号强度多为快速明显增高且快速减低,强化方式多由边缘向中心渗透,呈向心样强化。而脓肿呈环状强化,壁较厚,中心为无强化的低信号区。

(王　军)

第三节　乳腺脂肪瘤的 MRI 诊断

一、临床表现与病理特征

乳腺脂肪瘤不多见。患者多为中年以上的妇女,一般无症状。脂肪瘤生长缓慢,触诊时表现为柔软、光滑、可活动的肿块,界限清晰。在大体病理上,脂肪瘤与正常脂肪组织类似,但色泽更黄,周围有纤细的完整包膜。镜下观察脂肪瘤由分化成熟的脂肪细胞构成,其间有纤维组织分隔。

二、MRI 表现

脂肪瘤由脂肪组织和包膜组成,通常乳腺 X 线检查能够做出诊断,因此不需进行 MRI 检查,一般多由于其他原因行乳腺 MRI 检查而发现。脂肪瘤在 T_1WI 和 T_2WI 呈高信号,在脂肪抑制序列上呈低信号,其内无正常的导管、腺体和血管结构,有时可见肿瘤周围的低信号包膜。增强后脂肪瘤无强化(图 9-3)。

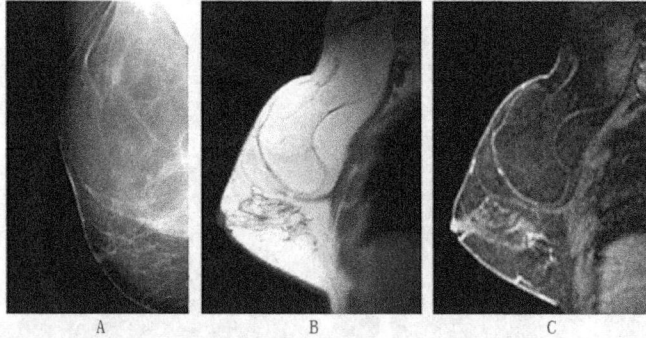

图 9-3　(右乳腺)巨大脂肪瘤

A.右乳 X 线内外侧斜位片,显示右乳腺上方巨大肿物,该肿物前下缘边界清晰,上及后缘未包括全,密度与脂肪组织相近,内部密度欠均匀,可见分隔;B.右乳 MRI 平扫矢状面 T_1WI;C.右乳 MRI 增强后矢状面脂肪抑制 T_1WI,显示右乳腺上方巨大肿物,于 T_1WI 和 T_2WI 均呈高信号,行脂肪抑制后呈低信号,肿物内部可见分隔,增强后肿物无强化表现

三、鉴别诊断

(一)错构瘤

脂肪瘤内不含纤维腺样组织,在高信号的脂肪组织内常可见纤细的纤维分隔;而错构瘤包括脂肪组织及纤维腺样组织,MRI 特点为信号混杂。

(二)透亮型积乳囊肿

积乳囊肿常发生在哺乳期妇女,脂肪瘤多发生在中、老年妇女;X 线上,脂肪瘤的体积常较积乳囊肿大;脂肪瘤的周围围有纤细而致密的包膜,形态可为分叶状,而积乳囊肿多为圆形,且囊壁较厚;脂肪瘤的透亮区内可见纤细的纤维分隔,而积乳囊肿则无;脂肪瘤为实质性低密度病变,而透亮型积乳囊肿为低密度囊性病变,超声检查有助于两者鉴别。积乳囊肿强化后其壁有强化,而脂肪瘤的壁无强化。

(三)正常乳腺内局限脂肪岛

X 线上,脂肪瘤具有完整纤细而致密的包膜,而正常乳腺内局限脂肪岛在不同透照位置上观察缺乏完整边缘。

(王　军)

第四节　乳腺纤维腺瘤的 MRI 诊断

一、临床表现与病理特征

乳腺纤维腺瘤是最常见的乳腺良性肿瘤,多发生在 40 岁以下妇女,可见于一侧或两侧,也可多发,多发者约占 15％。患者一般无自觉症状,多为偶然发现,少数可有轻度疼痛,为阵发性或偶发性,或在月经期明显。触诊时多为类圆形肿块,表面光滑,质地韧,活动,与皮肤无粘连。病理上,纤维腺瘤是由乳腺纤维组织和腺管两种成分增生共同构成的良性肿瘤。在组织学上,可表现为以腺上皮为主要成分,也可表现为以纤维组织为主要成分,按其比例不同,可称为纤维腺瘤或腺纤维瘤,多数肿瘤以纤维组织增生为主要改变。其发生与乳腺组织对雌激素的反应过强有关。

二、MRI 表现

纤维腺瘤的 MRI 表现与其组织成分有关。在平扫 T_1WI,肿瘤多表现为低信号或中等信号,轮廓边界清晰,圆形或卵圆形,大小不一。在 T_2WI 上,依肿瘤内细胞、纤维成分及水的含量不同而表现为不同的信号强度:纤维成分含量多的纤维性纤维腺瘤信号强度低;而水及细胞含量多的黏液性及腺性纤维腺瘤信号强度高。发生退化、细胞少、胶原纤维成分多者在 T_2WI 上呈较低信号。约 64％的纤维腺瘤内可有由胶原纤维形成的分隔,分隔在 T_2WI 上表现为低或中等信号强度(图 9-4～图 9-7)。通常发生在年轻妇女的纤维腺瘤细胞成分较多,而老年妇女的纤维腺瘤则含纤维成分较多。

动态增强 MRI 扫描,纤维腺瘤表现亦可各异,大多数表现为缓慢渐进性的均匀强化或由中心向外围扩散的离心样强化,少数者,如黏液性及腺性纤维腺瘤亦可呈快速显著强化,其强化类型有时难与乳腺癌鉴别,所以准确诊断除依据强化程度、时间-信号强度曲线类型外,还需结合病变形态学表现进行综合判断,必要时与 DWI 和 MRS 检查相结合,以减少误诊。

三、鉴别诊断

(一)乳腺癌

患者多有临床症状。病变形态多不规则,边缘呈蟹足状。MRI 动态增强检查时,信号强度趋于快速明显增高且快速减低,即时间-信号强度曲线呈流出型,强化方式由边缘向中心渗透,呈向心样强化趋势。ADC 值减低。少数纤维腺瘤(如黏液性及腺性纤维腺瘤)亦可呈快速显著强化,其强化类型有时难与乳腺癌鉴别,需结合形态表现综合判断,必要时结合 DWI 和 MRS 信息,以减少误诊。

(二)乳腺脂肪瘤

脂肪瘤表现为脂肪信号特点,在 MRI T_1WI 和 T_2WI 上均呈高信号,在脂肪抑制序列上呈低信号。其内常有纤细的纤维分隔,而无正常的导管、腺体和血管结构。周围有较纤细而致密的包膜。

(三)乳腺错构瘤

为由正常乳腺组织异常排列组合而形成的一种瘤样病变。病变主要由脂肪组织(可占病变的 80%)构成,混杂不同比例的腺体和纤维组织。影像特征为肿瘤呈混杂密度或信号,具有明确的边界。

(四)乳腺积乳囊肿

比较少见,是由于泌乳期一支或多支乳导管发生阻塞、乳汁淤积形成,常发生在哺乳期或哺乳期后妇女。根据形成的时间及内容物成分不同,MRI 表现亦不同:病变内水分含量较多时,积乳囊肿可呈典型液体信号,即在 T_1WI 呈低信号,在 T_2WI 呈高信号;如脂肪、蛋白或脂质含量较高,积乳囊肿在 T_1WI 和 T_2WI 均呈明显高信号,在脂肪抑制序列表现为低信号或仍呈较高信号;如病变内脂肪组织和水含量接近,在反相位 MRI 可见病变信号明显减低。在增强 MRI,囊壁可有轻至中度强化。临床病史也很重要,肿物多与哺乳有关。

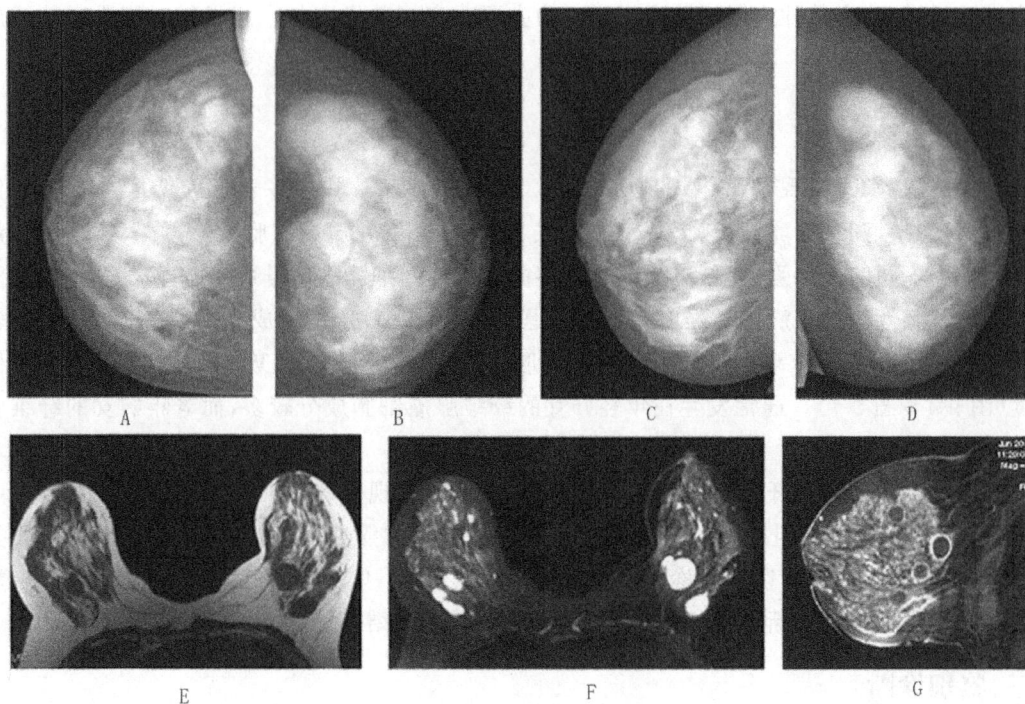

图 9-4　双侧乳腺囊性增生病

A、B.右、左乳 X 线头尾位片;C、D.右、左乳 X 线内外侧斜位片,显示双乳呈多量腺体型乳腺,其内可见多个大小不等圆形或卵圆形肿物,部分边缘清晰光滑,部分边缘与腺体重叠显示欠清,未见毛刺、浸润征象,肿物密度与腺体密度近似;E.MRI 平扫横轴面 T_1WI;F.MRI 平扫横轴面脂肪抑制 T_2WI,显示双乳腺内可见多发大小不等肿物, T_1WI 呈低信号, T_2WI 呈高信号,边缘清晰光滑,内部信号均匀;G.MRI 增强后矢状面 T_1WI,显示部分肿物未见强化,部分肿物边缘可见规则环形强化

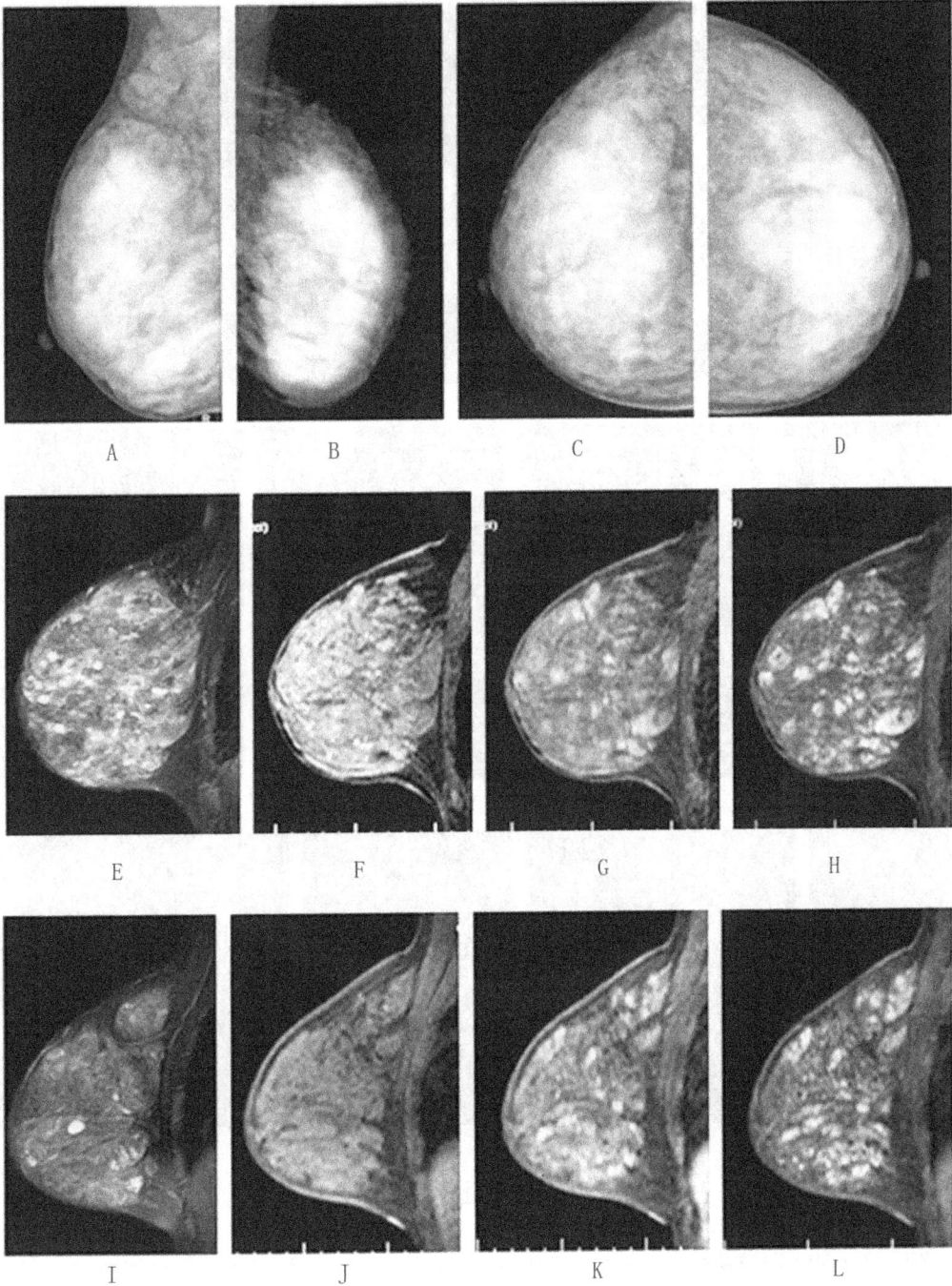

图 9-5　双乳增生

A、B.右、左乳 X 线内外侧斜位片;C、D.右、左乳 X 线头尾位片,显示双乳呈多量腺体型乳腺,
其内可见多发斑片状及结节状影,与腺体密度近似;E.左乳 MRI 平扫矢状面脂肪抑制 T_2WI;
F、G、H.分别为左乳 MRI 平扫,动态增强后 1、8 分钟;I.右乳 MRI 平扫矢状面脂肪抑制
T_2WI;J、K、L.分别为右乳 MRI 平扫,动态增强后 1、8 分钟,显示双乳呈多量腺体型乳腺,平
扫 T_2WI 双乳腺内多发大小不等液体信号灶,动态增强后双乳腺内弥漫分布多发斑点状及斑
片状渐进性强化,随时间的延长强化程度和强化范围逐渐增高和扩大

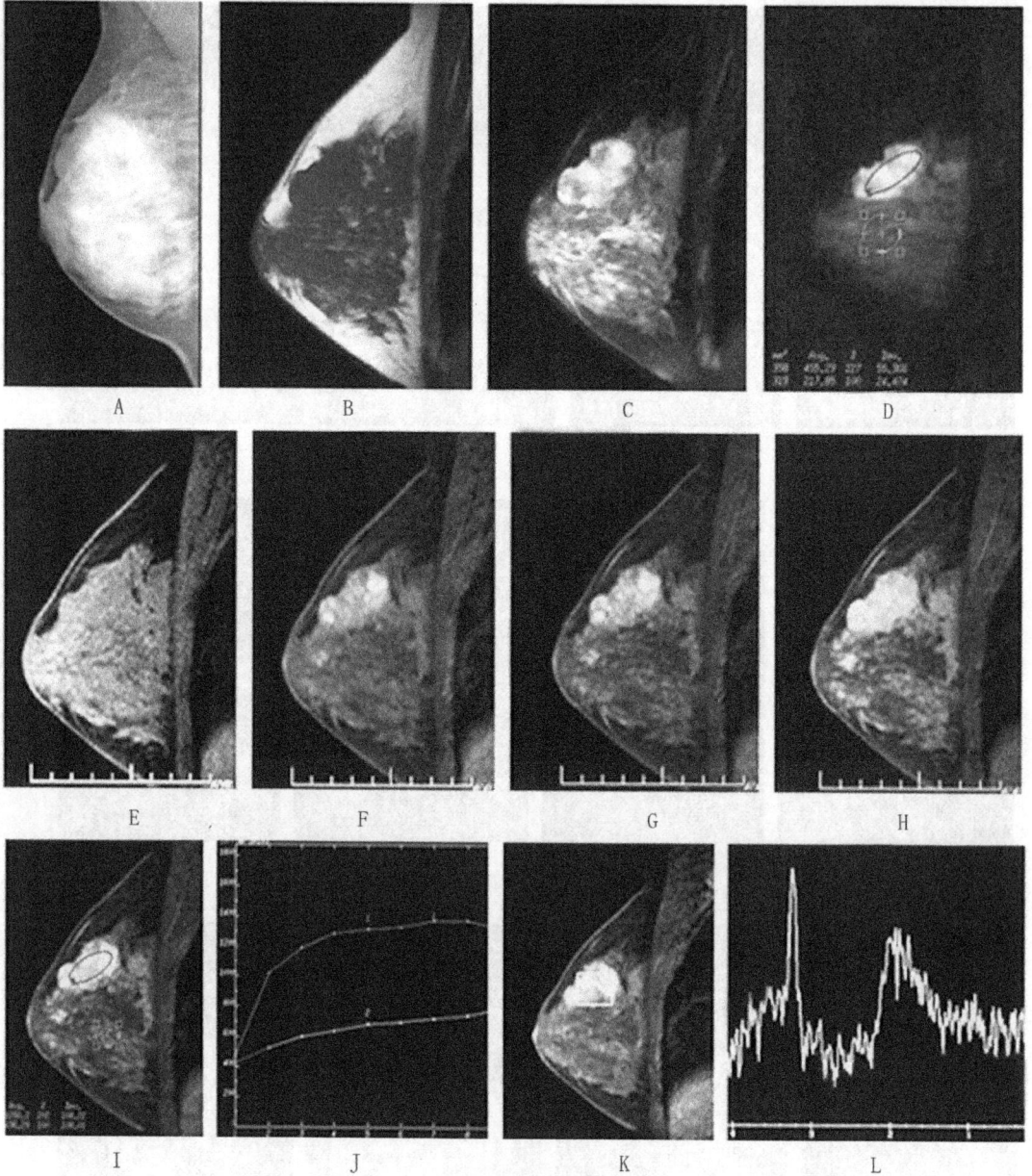

图 9-6 （右乳腺）腺泡型腺病

A.右乳 X 线内外侧斜位片,外上方腺体表面局限性突出,呈中等密度,所见边缘光滑,相邻皮下脂肪层及
皮肤正常;B.MRI 平扫矢状面 T_1WI;C.MRI 平扫矢状面脂肪抑制 T_2WI,显示右乳外上方不规则形肿物,
呈分叶状,T_1WI 呈较低信号,T_2WI 呈中等、高混杂信号,边界尚清楚;D.DWI 图,病变呈异常高信号,
ADC 值略降低;E、F、G、H.分别为 MRI 平扫和动态增强后 1、2、8 分钟;I、J.动态增强后病变和正常腺体
感兴趣区测量及时间-信号强度曲线,显示动态增强后病变呈明显强化且随时间延迟信号强度呈逐渐升
高趋势;K.病变区 MRS 定位像;L.MRS图,于病变区行 MRS 检查,在 3.2 ppm 处可见异常增高胆碱峰

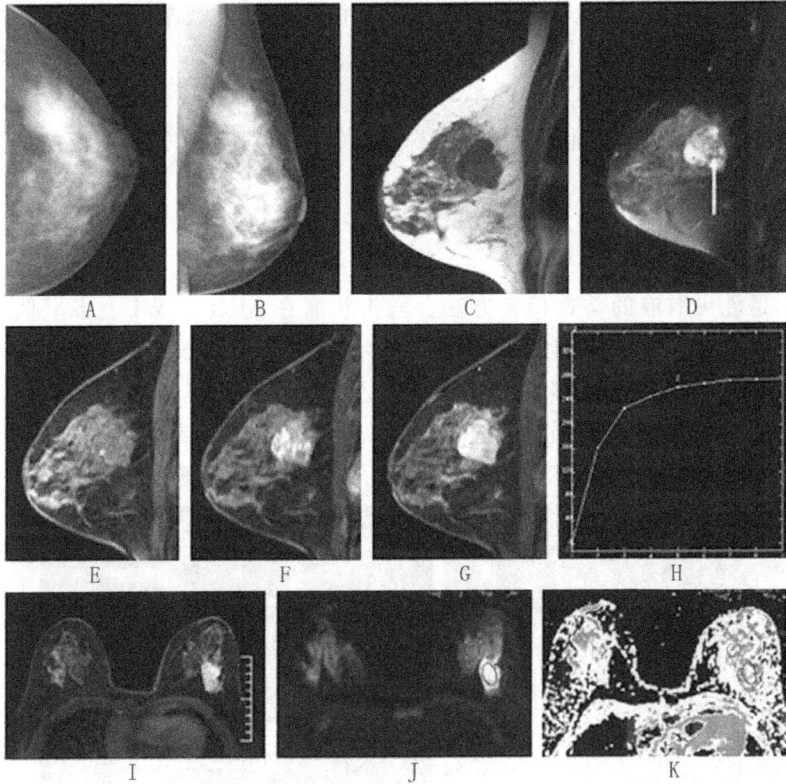

图 9-7 （左乳腺）纤维腺瘤伴黏液变性

A.左乳 X 线头尾位片；B.左乳 X 线内外侧斜位片，显示左乳外上方分叶状肿物，密度比正常腺体密度稍高，肿物部分边缘模糊，小部分边缘可见低密度透亮环；C.左乳 MRI 平扫矢状面 T_1WI；D.左乳 MRI 平扫矢状面脂肪抑制 T_2WI，显示左乳外上方分叶状肿物，内部信号不均匀，T_1WI 呈较低信号且其内可见小灶性高信号，T_2WI 呈混杂较高信号且其内可见多发低信号分隔（白箭），边界清楚；E、F、G.分别为 MRI 平扫和动态增强后 1、8 分钟；H.动态增强后病变区时间-信号强度曲线图；I.增强后延迟时相横轴面，显示动态增强后病变呈不均匀渐进性强化，时间-信号强度曲线度呈渐增型；J.DWI 图；K.ADC 图，于 DWI 上病变呈高信号，ADC 值无降低（肿物 ADC 值为 1.9×10^{-3} mm^2/s，正常乳腺组织 ADC 值为 2.0×10^{-3} mm^2/s）

（王　军）

第五节　乳腺大导管乳头状瘤的 MRI 诊断

一、临床表现与病理特征

乳腺大导管乳头状瘤是发生于乳晕区大导管的良性肿瘤，乳腺导管上皮增生突入导管内并呈乳头样生长，因而称其为乳头状瘤。常为单发，少数也可同时累及几支大导管。本病常见于经产妇，以 40～50 岁多见。发病与雌激素过度刺激有关。乳腺导管造影是诊断导管内乳头状瘤的重要检查方法。主要临床症状为乳头溢液，可为自发性或挤压后出现，溢液性质可为浆液性或血性。约 2/3 患者可触及肿块,多位于乳晕附近或乳房中部,挤压肿块常可导致乳头溢液。

在大体病理上,病变大导管明显扩张,内含淡黄色或棕褐色液体,肿瘤起源于乳导管上皮,腔内壁有数量不等的乳头状物突向腔内,乳头一般直径为数毫米,大于 1 cm 者较少,偶有直径达 2.5 cm 者,乳头的蒂可粗可细,当乳头状瘤所在扩张导管的两端闭塞,形成明显的囊肿时,即称为囊内乳头状瘤或乳头状囊腺瘤。

二、MRI 表现

MRI 检查不是乳头溢液的首选检查方法。乳头状瘤在 MRI T_1WI 上多呈低或中等信号,T_2WI 上呈较高信号,边界规则,发生部位多在乳腺大导管处,增强扫描时纤维成分多、硬化性的乳头状瘤无明显强化,而细胞成分多、非硬化性的乳头状瘤可有明显强化,时间-信号强度曲线亦可呈流出型,而类似于恶性肿瘤的强化方式(图 9-8)。因此,单纯依靠增强后曲线类型有时难与乳腺癌鉴别。重 T_2WI 可使扩张积液的导管显影,所见类似乳腺导管造影。

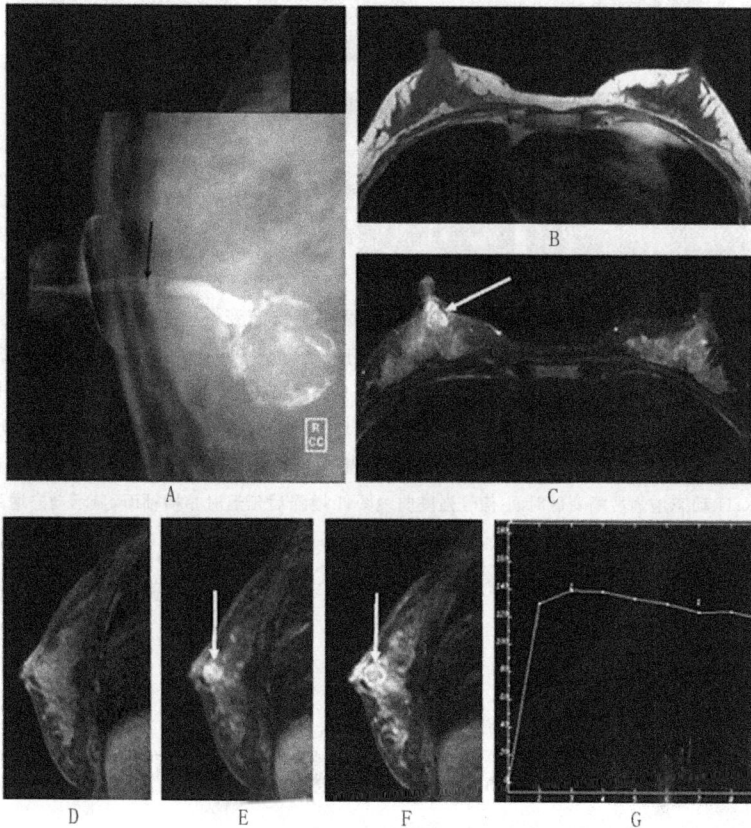

图 9-8 右乳腺大导管乳头状瘤

A.右乳导管造影局部放大片,显示乳头下大导管扩张,管腔内可见一 0.8 cm×1.0 cm 充盈缺损,充盈缺损区边缘和内部可见对比剂涂布,充盈缺损以远导管未见显影,扩张大导管腔内多发小的低密度影为气泡(黑箭);B.MRI 平扫横断面 T_1WI;C.MRI 平扫横断面脂肪抑制 T_2WI,显示右乳头后方类圆形边界清楚肿物,T_1WI 呈中等信号,T_2WI 呈较高信号(白箭),内部信号欠均匀;D、E、F.分别为 MRI 平扫和动态增强后 1、8 分钟(白箭);G.动态增强后病变时间-信号强度曲线图,显示动态增强后病变呈明显不均匀强化,时间-信号强度曲线呈流出型,于延迟时相病变边缘强化较明显

三、鉴别诊断

(1)典型者根据临床表现(乳头溢液)、病变部位及乳腺导管造影的特征性表现,与其他良性肿瘤鉴别不难。

(2)本病的 MRI 形态学和 DWI 信号多呈良性特征,但动态增强后时间-信号强度曲线有时呈流出型,与恶性病变相似。故单纯依靠曲线类型鉴别良、恶性较为困难,需综合分析形态学和DWI 表现。

(王 军)

第六节 乳腺癌的 MRI 诊断

乳腺恶性肿瘤中约 98% 为乳腺癌,我国乳腺癌发病率较欧美国家为低,但近年来在大城市中的发病率正呈逐渐上升趋势,已成为女性首位或第二位常见的恶性肿瘤。乳腺癌的五年生存率在原位癌为 100%,Ⅰ 期为 84%~100%,Ⅱ 期为 76%~87%,Ⅲ 期为 38%~77%,表明乳腺癌早期发现、早期诊断和早期治疗是改善预后的重要因素。目前在乳腺癌一级预防尚无良策的阶段,乳腺癌的早期诊断具有举足轻重的作用,而影像检查更是早期检出、早期诊断的重中之重。

乳腺 X 线摄影和超声检查为乳腺癌的主要影像检查方法,尤其是乳腺 X 线摄影对显示钙化非常敏感。MRI 检查对致密型乳腺内瘤灶的观察、乳腺癌术后局部复发的观察、乳房假体后方乳腺组织内癌瘤的观察及对多中心、多灶性病变的检出、对胸壁侵犯和胸骨后、纵隔、腋窝淋巴结转移的显示要优于其他方法,这对乳腺癌的诊断、术前分期及临床选择恰当的治疗方案非常有价值。此外,MRI 不仅可观察病变形态,还可通过动态增强检查了解血流灌注情况,有助于鉴别乳腺癌与其他病变,并间接评估肿瘤生物学行为及其预后。

一、临床表现与病理特征

乳腺癌好发于绝经期前后的 40~60 岁妇女,临床症状常为乳房肿块、伴或不伴疼痛,也可有乳头回缩、乳头溢血等。肿瘤广泛浸润时可出现整个乳腺质地坚硬、固定,腋窝及锁骨上触及肿大淋巴结。

乳腺癌常见的病理类型有浸润性导管癌、浸润性小叶癌、黏液腺癌、髓样癌及导管原位癌等,其中以浸润性导管癌最为常见。WHO 新分类中的非特殊型浸润性导管癌包括了国内传统分类中的浸润性导管癌(肿瘤切片中以导管内癌成分为主,浸润性成分不超过癌组织半量者)、单纯癌(癌组织中主质与间质成分的比例近似)、硬癌(癌的主质少而间质多,间质成分占 2/3 以上)、腺癌(腺管样结构占半量以上)、髓样癌(癌主质多而间质少,主质成分占 2/3 以上,缺乏大量淋巴细胞浸润,国内又称为不典型髓样癌)。病理上根据腺管形成,细胞核大小、形状及染色质是否规则及染色质增多及核分裂象情况,将浸润性导管癌分成Ⅰ、Ⅱ、Ⅲ级。

二、MRI 表现

乳腺癌在 MRI 平扫 T_1WI 上表现为低信号,当其周围由高信号脂肪组织围绕时,则轮廓清楚;若病变周围为与之信号强度类似的腺体组织,则轮廓不清楚。肿块边缘多不规则,可见毛刺

223

或呈蟹足状改变。在 T_2WI 上,其信号通常不均且信号强度取决于肿瘤内部成分,胶原纤维所占比例越大则信号强度越低,细胞和水含量高则信号强度亦高。MRI 对病变内钙化的显示不直观,特别是当钙化较小且数量较少时。

增强 MRI 检查是乳腺癌诊断及鉴别诊断必不可少的步骤,不仅使病灶显示较平扫更为清楚,且可发现平扫上未能检出的肿瘤。动态增强 MRI 检查,乳腺癌边缘多不规则呈蟹足状,信号强度趋于快速明显增高且快速减低即时间-信号强度曲线呈流出型(图 9-9),强化方式多由边缘强化向中心渗透呈向心样强化趋势。

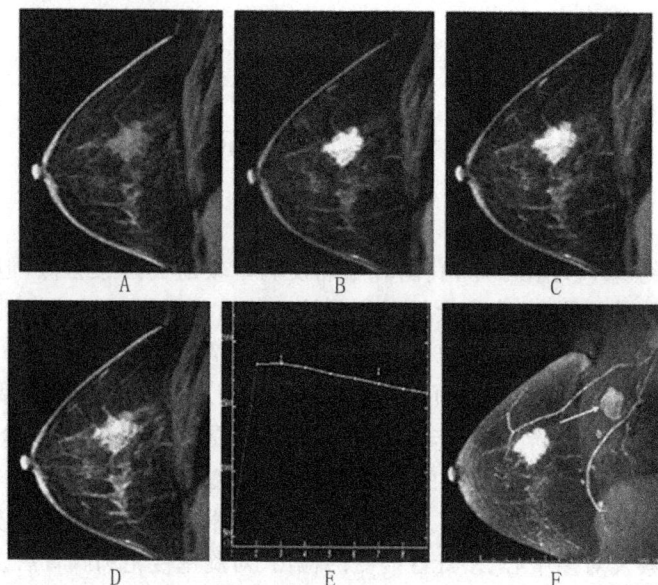

图 9-9　(右乳腺)非特殊型浸润性导管癌伴右腋下多发淋巴结转移

A.MRI 平扫;B、C、D.MRI 增强后 1、2、8 分钟;E.动态增强病变时间-信号强度曲线图;F.MIP 图,显示右乳外上方不规则肿块,边缘分叶及蟹足状浸润,动态增强后肿块呈明显强化,病变时间-信号强度曲线呈"快进快出"流出型,右腋下相当于胸外侧动脉周围可见多发淋巴结(白箭)

实际上 MRI 对比剂 Gd-DTPA 对乳腺肿瘤并无生物学特异性,其强化方式并不取决于良、恶性,而与微血管的数量及分布有关,因此,良、恶性病变在强化表现上亦存在一定的重叠,某些良性病变可表现为类似恶性肿瘤的强化方式,反之亦然。MRI 强化表现类似于恶性的良性病变常包括:①少数纤维腺瘤,特别是发生在年轻妇女的细胞及水分含量多的黏液性及腺性纤维腺瘤;②少数乳腺增生性病变,特别是严重的乳腺增生性病变的强化 MRI 表现可类似于乳腺恶性病变;③乳腺炎症;④手术后时间<6 个月或放疗后时间<9 个月的新鲜瘢痕组织,由于炎症和术后反应强化 MRI 表现可类似于乳腺癌;⑤新鲜的脂肪坏死;⑥部分导管乳头状瘤。MRI 强化表现类似于良性的恶性病变包括:部分以纤维成分为主的小叶癌及导管癌;部分缺乏血供的恶性病变;导管内及小叶内原位癌等。因此,对于强化表现存在一定重叠的少数不典型的乳腺良、恶性病变的 MRI 诊断须结合其相应形态学表现及 DWI 和 MRS 进行综合分析,以提高对乳腺病变诊断的特异性。

乳腺癌通常在 DWI 上呈高信号,ADC 值降低,而乳腺良性病症症变 ADC 值较高,良、恶性病变 ADC 值之间的差异具有统计学意义,根据病变 ADC 值鉴别乳腺肿瘤良、恶性具有较高的特异性。值得注意的是,部分乳腺病变于 DWI 上呈高信号,但所测得的 ADC 值较高,因此要考虑到在 DWI 上部分病变呈高信号为 T_2 透射效应所致,而并非扩散能力降低。在 ^{1}H-MRS 上乳腺癌在 3.2 ppm 处可出现胆碱峰,但目前 ^{1}H-MRS 成像技术仍受到诸多因素的制约和影响(如磁场均匀度和病变大小等)。

MRI 对导管原位癌的检测敏感性低于浸润性癌,仅 50% 的原位癌具恶性病变的快速明显、不规则灶性典型强化表现,另一部分则呈不典型的延迟缓慢强化表现。对乳腺良、恶性病变的诊断标准通常包括两方面,一方面依据病变形态学表现,另一方面依据病变动态增强后血流动力学表现特征,而对于非浸润性的导管内原位癌(DCIS)而言,由于其发生部位、少血供及多发生钙化等特点,形态学评价的权重往往大于动态增强后血流动力学表现,如形态学表现为沿导管走行方向不连续的点、线状或段性强化,并伴有周围结构紊乱,即使动态增强曲线类型不呈恶性特征亦应考虑恶性可能(图 9-10)。

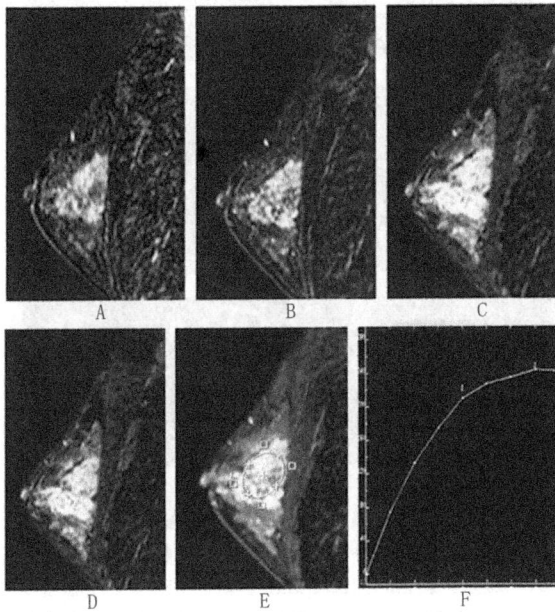

图 9-10　(左乳腺)导管原位癌

A、B、C、D.分别为 MRI 动态增强后 1、2、3、8 分钟与增强前的减影图像;E、F.病变兴趣区测量及动态增强时间-信号强度曲线图,显示左乳腺内局限段性分布异常强化,尖端指向乳头,病变区时间-信号强度曲线呈渐增型

另外,浸润性癌如乳腺黏液腺癌,影像表现不同于乳腺最常见的非特殊型浸润性导管癌,颇具特殊性。黏液腺癌在 MRI 平扫 T_1WI 呈低信号,T_2WI 呈高或明显高信号,其形态学表现多无典型乳腺癌的毛刺及浸润征象。在动态增强 MRI 检查,黏液腺癌于动态增强早期时相多表现为边缘明显强化,而肿块内部结构呈渐进性强化,强化方式呈由边缘环状强化向中心渗透趋势,当测量感兴趣区放置于整个肿块时,时间-信号强度曲线多呈渐增型;部分黏液腺癌也可表现为不十分均匀的渐进性强化或轻微强化,对于表现为轻微强化的黏液腺癌,可因肿瘤周围腺体组织延迟强化病变反而显示不如平扫 T_2WI 和 DWI 明显。在 DWI 上,黏液腺癌呈明显高信号,但 ADC 值不减低,反而较高,明显高于其他常见病理类型乳腺癌的 ADC 值,甚至高于正常腺体的 ADC 值(图 9-11)。乳腺黏液腺癌在 T_2WI 上明显高信号及在 DWI 上较高的 ADC 值表现与其本身特殊病理组织成分有关。

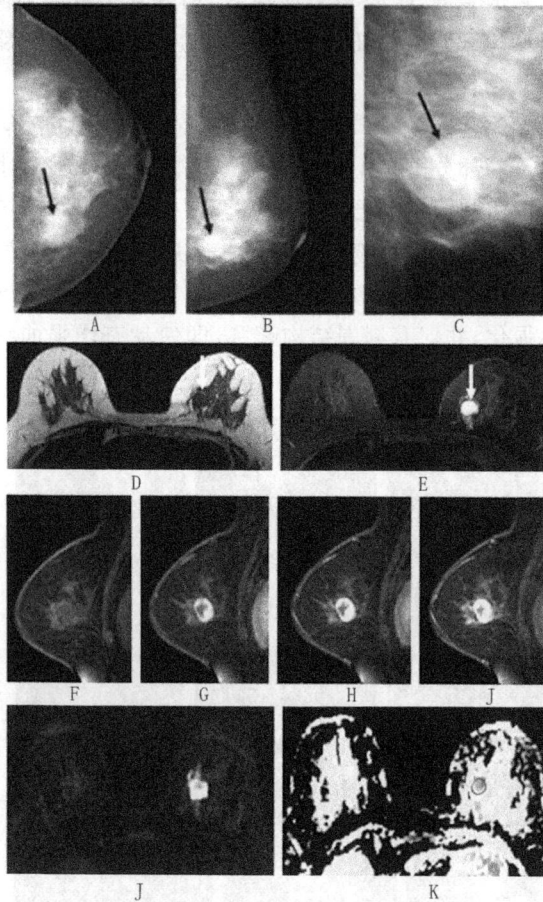

图 9-11 （左乳腺）黏液腺癌

A.左乳 X 线头尾位片；B.左乳 X 线内外侧斜位片；C.左乳肿物局部放大片，显示左乳内侧密度中等类圆形肿物，大部分边缘光滑，周围可见透亮环；D.MRI 平扫横轴面 T_1WI；E.MRI 平扫横轴面脂肪抑制 T_2WI；F.MRI 平扫；G、H、I.MRI 动态增强后 1、2、8 分钟；J.DWI 图；K.ADC 图，显示左乳类圆形肿物于 T_1WI 呈较低信号，T_2WI 呈高信号，边界清楚，动态增强后肿物呈明显不均匀强化，边缘带强化较明显，对应 DWI 图病变呈较高信号，ADC 值较高

三、鉴别诊断

（一）影像表现为肿块性病变的乳腺癌需与纤维腺瘤鉴别

形态学上，纤维腺瘤表现为类圆形肿块，边缘光滑、锐利，有时可见粗颗粒状钙化；特征性 MRI 表现是肿瘤在 T_2WI 可见低信号分隔；MRI 动态增强检查时，大多数纤维腺瘤呈渐进性强化，时间-信号强度曲线呈渐增型，强化方式有由中心向外围扩散的离心样强化趋势；ADC 值无明显减低。

（二）影像表现为非肿块性强化的乳腺癌需与乳腺增生性病变鉴别

应观察强化分布、内部强化特征和两侧病变是否对称，如呈导管样或段性强化常提示恶性病变，尤其是 DCIS；区域性、多发区域性或弥漫性强化多提示良性增生性改变；多发的斑点状强化常提示正常乳腺实质或纤维囊性改变；而双侧乳腺对称性强化多提示良性。

（王　军）

第十章

心血管疾病的MRI诊断

第一节 先天性心脏病的 MRI 诊断

先天性心脏病是儿童最常见的心脏疾病,每年新增病例约 20 万人。长期以来,心血管造影是先天性心脏病诊断的"金标准",但存在有创性、受对比剂剂量和投照体位限制及解剖结构的影像重叠等问题。目前,无创性影像学检查方法如超声心动图已可完成大多数较为简单的先天性心脏病的诊断。多排螺旋 CT 及高场强 MRI 心脏专用机的出现,使先天性心脏病的诊断有了突破性进展。心脏 MRI 较之多排螺旋 CT 具有无 X 线辐射、无严重对比剂反应的优势,正在成为先天性心脏病最佳的无创性检查技术。

一、房间隔缺损

房间隔缺损(atrial septal defect,ASD)是指因胚胎期原始房间隔发育、融合、吸收异常导致的房间孔残留。发病率占先天性心脏病的 12%~22%。

(一)临床表现与病理特征

ASD 早期可无症状,活动量也无明显变化。部分患儿发育缓慢,心慌气短,并易患呼吸道感染。青少年期逐渐形成肺动脉高压,随着肺动脉压力的逐步增高,可出现心房水平右向左分流,发展为艾森门格综合征,可出现发绀、咯血及活动后昏厥等症状。听诊于胸骨左缘 2~3 肋间可闻及 2~3 级收缩期吹风样杂音,肺动脉第二音亢进。心电图示 P 波高尖,电轴右偏。

ASD 可分为 Ⅰ 孔型(也可称原发孔型,属于部分型心内膜垫缺损)和 Ⅱ 孔型(也称继发孔型)。Ⅱ 孔型 ASD 为胚胎发育第四周时,原始第一房间隔吸收过度和/或第二房间隔发育不良所导致的房间孔残留。根据发生部位可分为中央型(缺损位于房间隔中央卵圆窝处)、下腔型(缺损位于房间隔后下方与下腔静脉相延续)、上腔型(缺损位于房间隔后上方)及混合型(常为巨大缺损),以中央型最为常见,约占 75%。由于左心房压力[1.1~1.3 kPa(8~10 mmHg)]高于右心房压力[0.5~0.7 kPa(4~5 mmHg)],ASD 时即出现房水平左向右分流,使右心房、室及肺动脉内血流量增加,右心房室因容量负荷增加而增大,肺动脉增粗。

(二)MRI 表现

MRI 表现为房间隔的连续性中断。但因房间隔结构菲薄,黑血序列或常规 SE 序列受容积效应的影响,常不能明确诊断且容易漏诊。在亮血序列横轴面或垂直于房间隔的心室长轴位(即四腔位)可明确缺损的类型及大小,是显示 ASD 的最佳体位和序列。还可在薄层(以 3～5 mm 为宜)的心脏短轴像和冠状面显示 ASD 与腔静脉的关系,并确定 ASD 大小。其他征象包括继发的右心房室增大、右心室壁增厚及主肺动脉扩张(图 10-1)。

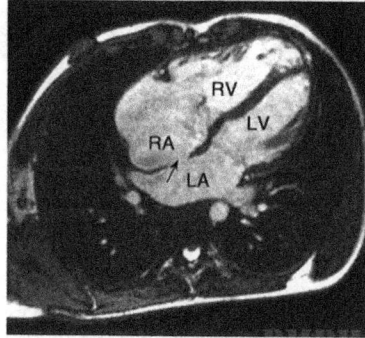

图 10-1　房间隔缺损

True FISP 亮血序列四腔心 MRI,箭头指示右心房和左心房之间的房间隔信号连续性中断,右心房及右心室增大。LA 指左心房;RA 指右心房;LV 指左心室;RV 指右心室

(三)鉴别诊断

本病病理改变相对简单,只要扫描层面适当,对于具备 GRE 亮血序列的高场强 MRI 设备,诊断不难。

二、室间隔缺损

室间隔缺损(ventricular septal defect,VSD)是指胚胎第 8 周,心室间隔发育不全或停滞,从而形成左、右心室间的异常交通,占先天性心脏病的 20%～25%。

(一)临床表现与病理特征

患儿发育差,心悸,气短,易感冒及易发生肺内感染。听诊于胸骨左缘 3～4 肋间可闻及收缩期杂音,部分病例心前区可触及收缩期震颤,心电图示双室肥厚。发生肺动脉高压后,肺动脉瓣区第二心音亢进、分裂,患儿活动后口唇、指趾发绀。

VSD 分类方法较多,根据病理解剖并结合外科治疗实际,可分为 3 型。①漏斗部 VSD,可分为:干下型,位置较高,紧邻肺动脉瓣环,缺损上缘无肌组织,缺损在左心室面位于主动脉右窦下方,易合并右瓣脱垂,造成主动脉瓣关闭不全。嵴内型:位于室上嵴内,与肺动脉瓣环之间有肌肉相隔。②膜周部 VSD,根据缺损累及范围可分为:嵴下型,缺损累及膜部和一部分室上嵴;单纯膜部缺损,缺损仅限于膜部室间隔,周边为纤维组织,缺损较小;隔瓣后型,位置较嵴下型更靠后,被三尖瓣隔瓣所覆盖,又称流入道型缺损。③肌部 VSD:可位于肌部室间隔的任何部位,靠近心尖者为多,部分为多发。

正常生理状态下,右心室内压力约为左心室内压力的 1/4。VSD 时,由于存在左右心室间巨大的压力阶差,即产生心室水平的左向右分流,致使左、右心室容量负荷增大,心腔扩大。分流所造成的肺循环血量增加使肺血管内阻力升高,血管内膜及中层增厚,使肺动脉及右心室压力逐渐升高,造成肺动脉高压。当右心室压力接近左心室压力时,心室水平即出现双向,甚至右向左为主的双向分流,患者出现发绀,即Eisenmenger综合征。

(二)MRI 表现

MRI 可直接显示 VSD 及其缺损大小和部位,并可对并发于不同类型 VSD 的主动脉瓣脱垂及膜部瘤等做出诊断。连续横轴面扫描是显示 VSD 大小、部位的基本体位。根据缺损类型,还可辅以其他体位,以更好地显示缺损形态,判断缺损的扩展方向。例如,隔瓣后 VSD 于四腔位显示最佳。干下型及嵴内型 VSD 若加做左心室短轴位扫描,对显示缺损最为有利,同时还应行左心室双口位电影扫描以判断是否并发主动脉瓣脱垂所造成的主动脉瓣关闭不全。而斜矢状面扫描有助于判断肺动脉根部下方有无室上嵴肌性结构的存在,是鉴别膜周部和嵴上型缺损的重要方法。此外,MRI 还可显示左、右心室腔扩大,室壁肥厚,主肺动脉扩张等间接征象(图 10-2)。

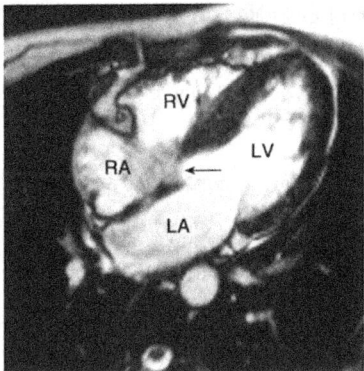

图 10-2 室间隔缺损
True FISP 亮血序列四腔心位 MRI,箭头指示室间隔连续性中断,右心房及右心室增大

(三)鉴别诊断

绝大多数单纯 VSD 只要按上述检查方法扫描,即可定性定位诊断。但 VSD 常与其他先天性心血管畸形形成复合畸形,或者构成复杂畸形的组成部分。此时判断是单纯 VSD 还是合并其他畸形,或是复杂心血管畸形,有赖于更为全面的磁共振检查(包括 MRA)及诊断医师对先天性心脏病的理解及经验。

三、动脉导管未闭

动脉导管由胚胎左侧第六主动脉弓的背部发育演变而来,胎儿期为连接主动脉与肺动脉的正常血管结构。胎儿肺脏处于不张状态,肺动脉内血液经动脉导管流入主动脉完成胎儿的全身血液循环。动脉导管中层为弹力纤维结构,胎儿出生后肺膨胀肺血管床阻力下降,肺循环形成,动脉导管即开始收缩并逐渐闭锁,退化为动脉韧带。动脉导管绝大多数于半年内闭锁,少数可延迟至一年,持续不闭锁者即为动脉导管未闭(patent ductus arteriosus,PDA)。本病可单发,也可与 VSD、三尖瓣闭锁、主动脉弓缩窄等合并发生,更为主动脉弓离断的必要组成部分。PDA 的发病率占先天性心脏病的 12%～15%,男女比例约1:3。

(一)临床表现与病理特征

在动脉导管管径较细,主－肺动脉间分流量少时,患儿可无明显临床症状。动脉导管管径粗,分流量大时,可出现活动后心悸、气短及反复的呼吸道感染。大多数患儿听诊于胸骨左缘2～3 肋间可闻及双期粗糙的连续性杂音,并可触及震颤,心电图示左心室肥厚、双室肥厚。合并肺动脉高压时杂音常不典型,甚至无杂音,但肺动脉第二音亢进明显,并可出现分界性发绀及杵状指。

动脉导管位于主动脉峡部的小弯侧与主肺动脉远端近分叉部之间。根据导管形态,一般分为四型。①管型:动脉导管的主动脉端与肺动脉端粗细基本相等。②漏斗型:动脉导管的主动脉端粗大扩张,而肺动脉端逐渐移行变细,呈漏斗状,此型最为常见。③缺损型:动脉导管甚短或无长度,状如缺损,也称窗型。④动脉瘤型:此型甚为少见,动脉导管如动脉瘤样扩张膨大,考虑与动脉导管中层弹力纤维发育不良有关。

正常情况下,主动脉与肺动脉间存在着相当悬殊的压力阶差。PDA 时,体循环血液将通过未闭的动脉导管持续向肺循环分流,致使左心室容量负荷增加,导致左心室肥厚扩张。长期的肺循环血流量增加将引起广泛肺小动脉的器质性改变,造成肺动脉压力进行性升高,右心室因阻力负荷增加而肥厚扩张。当肺动脉压接近甚或超过主动脉压时,将出现双向或右向左为主的双向分流,此时临床上出现发绀,往往以分界性发绀(即下肢发绀更重)更为常见。

（二）MRI 表现

黑血序列横轴面及左斜矢状面可显示主动脉峡部与左肺动脉起始部间经动脉导管直接连通。亮血序列显示动脉导管更敏感,对于细小或管状扭曲的动脉导管,可薄层(3～5 mm)扫描后逐层观察。心脏 MRI 电影可显示分流方向,并粗略估计分流量。3D 对比增强磁共振血管成像(CE MRA)可清晰显示动脉导管形态,明确分型,测量动脉导管主动脉端及肺动脉端的径线。此外,横轴面 MRI 还可显示左心房室增大,升主动脉、主肺动脉及左、右肺动脉扩张等间接征象(图 10-3)。

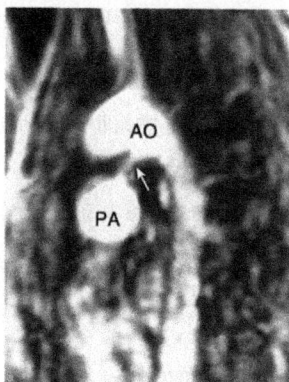

图 10-3　动脉导管未闭

CE MRA 经 MPR 斜矢状面重组图像,箭头显示主肺动脉
远端与主动脉弓降部间呈漏斗形之未闭动脉导管

（三）鉴别诊断

PDA 的 MRI 检查方法多样,综合使用可对该病做出明确诊断,不存在过多鉴别诊断问题。

四、心内膜垫缺损

心内膜垫缺损(complete endocardial cushion defect,ECD)亦称房室通道畸形,是由于胚胎期腹背侧心内膜垫融合不全,原发孔房间隔发育停顿或吸收过多和室间孔持久存在所致的一组先天性心内复杂畸形群,包括原发孔 ASD 及室间隔膜部、二尖瓣前瓣、三尖瓣隔瓣的发育异常。

心内膜垫缺损发病率占先天性心脏病的 0.9%～6%。

(一)临床表现与病理特征

患儿一般发育差,心悸气短,易患呼吸道感染。胸骨左缘 3～4 肋间闻及 3 级收缩期杂音,可出现肺动脉瓣区第二音亢进,大部分病例心尖二尖瓣听诊区亦可闻及 3 级全收缩期杂音。心电图有较为特异性表现,多为一度房室传导阻滞,P-R 间期延长,或右束支传导阻滞。

根据病理特征,ECD 一般分型如下:①部分型 ECD,Ⅰ孔型 ASD 合并不同程度的房室瓣断裂,房室瓣环下移,二、三尖瓣均直接附着在室间隔上,瓣下无 VSD;②完全型 ECD,Ⅰ孔型 ASD,房室瓣完全断裂,左右断裂的房室瓣形成前共瓣及后共瓣,前后共瓣不附着于室间隔而是形成漂浮瓣叶,以腱索与室间隔相连,瓣下有 VSD;③过渡型 ECD,介于部分型和完全型之间,房室瓣部分直接附着部分借腱索附着于室间隔上,瓣下只有很小的 VSD;④心内膜垫型 VSD,包括左心室、右心房通道及心内膜垫型 VSD。

ECD 是由心内膜垫发育异常所致的一系列心内复合畸形。病理改变不同,血流动力学改变也不同。单纯Ⅰ孔型 ASD 的临床表现与Ⅱ孔型 ASD 大致相同,而完全型 ECD 则会因房室间隔缺损及共同房室瓣关闭不全造成严重的肺循环高压,进而导致心力衰竭。

(二)MRI 表现

亮血序列横轴面或四腔位 MRI 显示房间隔下部连续性中断(即Ⅰ孔型 ASD),缺损无下缘,直抵房室瓣环。二尖瓣前叶下移,左心室流出道狭长。完全型 ECD 表现为十字交叉消失,左右心房、右心室瓣环融成一体,形成一共同房室瓣,其上为Ⅰ孔型 ASD,其下为膜部 VSD。左心室-右心房通道则表现为左心室、右心房间直接相通。间接征象包括以右心房、右心室增大为主的全心扩大、右心室壁增厚、中心肺动脉扩张等。MRI 检查显示房室瓣区异常反流信号(图 10-4)。

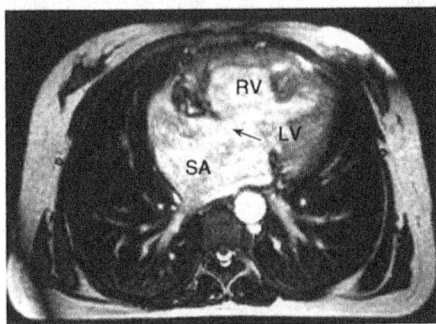

图 10-4 心内膜垫缺损(合并单心房)

True FISP 序列横轴面亮血图像,显示心脏十字交叉结构消失,房间隔缺如,左右心房室瓣融合为共同大瓣(该病例房间隔完全缺如,为单心房 ASD)

(三)鉴别诊断

表现为单纯Ⅰ孔型 ASD 的部分型 ECD 应与Ⅱ孔型 ASD 鉴别。掌握两型 ASD 的发生部位,鉴别不难。

五、先天性肺动脉狭窄

先天性肺动脉狭窄(pulmonary stenosis,PS)甚为常见,占先天性心脏病的 10%～18%,居第四位。

（一）临床表现与病理特征

轻度至中度狭窄患儿，早期并无临床症状，常在体检时发现杂音进而做出诊断。随着年龄增长可逐渐出现运动后心悸气短等症状。重度狭窄者早期即可出现上述症状，伴卵圆孔未闭者可出现活动后发绀。听诊于胸骨左缘 2～3 肋间肺动脉瓣听诊区可闻及收缩期喷射状杂音，可伴震颤，肺动脉第二音减弱或消失。心电图呈右心室肥厚改变，三尖瓣关闭不全时伴右心房扩大。

PS 根据狭窄部位不同可分为 4 型。

（1）瓣膜型狭窄：最为常见，约占先天性心脏病的 10%。瓣膜在交界处融合成圆锥状，向肺动脉内凸出，中心为圆形或不规则的瓣口。瓣膜增厚，瓣口处显著。瓣叶多为 3 个，少数为 2 个。漏斗部正常或因肌肥厚造成继发狭窄，肺动脉主干有不同程度的狭窄后扩张。部分病例可有瓣膜及瓣环发育不全，表现为瓣环小，瓣叶僵硬、发育不全。常合并 ASD、VSD、PDA 等。

（2）瓣下型狭窄：单纯瓣下型狭窄即漏斗部狭窄较为少见，可分为隔膜型狭窄和管状狭窄。前者表现为边缘增厚的纤维内膜，常在漏斗部下方形成纤维环或膜状狭窄；后者由右心室室上嵴及壁束肌肥厚形成，常合并心内膜纤维硬化。

（3）瓣上型狭窄：可累及肺动脉干、左右肺动脉及其分支，单发或多发。此型占先天性心脏病 2%～4%，半数以上病例合并间隔缺损、PDA 等其他畸形。

肺动脉的狭窄导致右心系统排血受阻，右心室阻力负荷增大，右心室压增高，右心室肥厚。轻至中度狭窄病例通常不影响心排血量。重度狭窄心排血量下降，肺血流量减少。重症病例由于右心室压力增高，右心室肥厚，顺应性下降，继而三尖瓣关闭不全，右心房压力增高，伴有卵圆孔时即可出现心房水平右向左分流。

（二）MRI 表现

黑血及亮血序列轴面、斜冠状面和左前斜垂直室间隔心室短轴像可显示右心室流出道、主肺动脉、左右肺动脉主干的狭窄部位、程度和累及长度。单纯瓣膜狭窄时可见主肺动脉的狭窄后扩张。MRI 电影可显示肺动脉瓣环发育情况、瓣叶数量及狭窄程度，可见与心血管造影表现相似的粘连的瓣口开放受限形成的"圆顶"征及低信号血流喷射征。CE MRA 不仅可直接显示右心室流出道，测量中心肺动脉狭窄程度，还可通过重组图像逐一显示段级以上周围肺动脉狭窄，其评价肺动脉发育情况的能力已接近传统的心血管造影（图 10-5）。

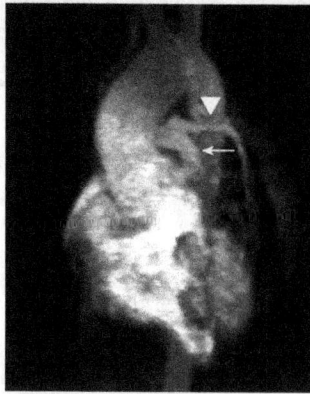

图 10-5　先天性肺动脉狭窄

CE MRA 后 MIP 重组正面观，显示肺动脉瓣环、主肺动脉及左肺动脉重度狭窄，长箭头所指为主肺动脉，短箭头所指为左肺动脉

(三)鉴别诊断

MRI可做出准确的分型诊断并评估病变的严重程度,还可显示并发畸形,是诊断本病最有效的无创性检查手段,一般不存在过多的鉴别诊断。

六、法洛四联症

法洛四联症(tetralogy of Fallot,TOF)是最常见的发绀,属先天性心脏病,占先天性心脏病的12%~14%。该病属于圆锥动脉干的发育畸形,为圆锥动脉干分隔、旋转异常及圆锥间隔与窦部室间隔对合不良所致。

(一)临床表现与病理特征

患儿出生半年内即表现发绀、气促、喜蹲踞,好发肺内炎症。重症者活动后缺氧昏厥。查体见杵状指(趾),听诊于胸骨左缘2~4肋间可闻及较响亮的收缩期杂音,胸前区可触及震颤,肺动脉第二音明显减弱,心电图示右心室肥厚。

TOF包括4种畸形:①肺动脉狭窄,本病均有漏斗部狭窄,并以漏斗部并肺动脉瓣狭窄常见,还可出现肺动脉瓣上狭窄、主肺动脉干发育不全及左右肺动脉分叉部狭窄。漏斗部狭窄常较局限,严重者形成纤维环状漏斗口,其与肺动脉瓣间可形成大小不等的第三心室,有时漏斗部弥漫狭窄呈管状。瓣膜狭窄表现为瓣膜的融合粘连,成人患者瓣膜增厚,可有钙化及赘生物。约半数患者肺动脉瓣为二瓣畸形,瓣叶冗长。②高位VSD,TOF的VSD有两种类型,第一种最常见,占90%以上,是在圆锥动脉干发育较好,漏斗部形态完整的情况下,因胚胎发育时圆锥间隔前移与窦部室间隔对合不良所致,缺损位于室上嵴下方,为嵴下型VSD。第二种为肺动脉圆锥的重度发育不良,造成漏斗部间隔部分缺如,形成漏斗部VSD,缺损还可位于肺动脉瓣下,形成干下型VSD。③主动脉骑跨,主动脉根部向前、向右方移位造成主动脉骑跨于VSD上方,但主动脉与二尖瓣前叶间仍存在纤维联系。骑跨一般为轻至中度,一般不超过75%。④右心室肥厚,为VSD及肺动脉瓣狭窄的继发改变,肥厚程度超过左心室。卵圆孔未闭和Ⅱ孔型ASD是TOF最常见的并发畸形,发生率在60%~90%。此外,约30%的患者合并右位主动脉弓及右位降主动脉,头臂动脉呈镜面型,部分病例合并永存左上腔静脉和PDA。

本病的VSD一般较大,因此左右心室内压力接近。肺动脉狭窄造成的右心室排血受阻是心室水平右向左分流、体循环血氧饱和度下降及肺动脉内血流量减少等血流动力学异常的根本原因。肺动脉狭窄越重,肺血流量越少,右向左分流量越大,右心室肥厚越重。

(二)MRI表现

横轴面、四腔心黑血、亮血MRI可观察高位VSD的大小和部位,判断右心室壁肥厚的程度,薄层扫描可观察并存的肌部小VSD。横轴面和心室短轴像可显示升主动脉扩张,判断主动脉骑跨程度。此外,CE MRA重组图像可直观显示两大动脉的空间关系,包括主肺动脉、左右肺动脉主干及分支的发育情况和狭窄程度(图10-6)。

(三)鉴别诊断

本病主动脉骑跨程度较大时,应与经典的右心室双出口鉴别。此时应在垂直室间隔流出道的左心室长轴位(即左心室双口位)行MRI检查,以确定主动脉窦与二尖瓣前叶之间是否存在纤维连接,并以此除外法四型右心室双出口。

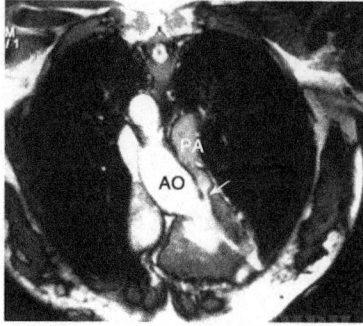

图 10-6　法洛四联症

MRI 斜横轴面,显示右心室流出道、肺动脉瓣环及瓣上重度狭窄,右心室肥厚

七、完全型大动脉错位

完全型大动脉错位(complete transposition of great arteries,TGA)是常见的发绀,属先天性心脏病之一,常引起婴幼儿早期死亡,约占先天性心脏病的 8%。

(一)临床表现与病理特征

该病以患儿生后重度发绀、气促和早期发生心力衰竭为临床特征。生后半年几乎所有病例发生杵状指(趾)。听诊肺动脉第二音亢进,合并 VSD 的病例胸骨左缘下部可闻及收缩期杂音。心电图表现为左、右心室肥厚或双心室肥厚。

TGA 为胚胎早期圆锥部旋转和吸收异常所致的大动脉起始部畸形。其胚胎学基础是主动脉下圆锥保留,肺动脉下圆锥吸收及与正常方向相反的圆锥逆向旋转形成的房室连接相适应情况下(即右、左心房分别与右、左心室连接),主动脉和肺动脉分别起自形态学的右和左心室,即心室与大动脉连接不相适应。主动脉瓣及瓣下圆锥向前上方旋转移动,肺动脉瓣口后下方移动,使主动脉位于肺动脉前方。根据旋转程度不同,主动脉位于肺动脉右前方者形成右位型异位(约占60%),主动脉位于肺动脉左前方者则形成左位型异位(约占 40%)。

由于 TGA 表现为心房与心室间的相适应连接及心室与大动脉间的不相适应连接(即接受回心体静脉血液的右心室发出主动脉,接受氧合肺静脉血的左心室发出肺动脉),所以体、肺循环形成两个相互隔绝的循环系统。因无氧合血液供应心、脑、肾等脏器,生后必然伴有体、肺循环间的分流通道,如 VSD、ASD、卵圆孔未闭及 PDA 等维持生命。因全身各器官均严重缺氧,使心排量增大,心脏负荷加重,心脏增大及心力衰竭发生较早。

根据并存畸形及临床特点,该病分为两型:①单纯 TGA,约占 1/2。室间隔完整,体、肺循环借助卵圆孔未闭或 ASD、PDA 沟通。患儿低氧血症严重,大部分早期夭亡。②合并 VSD 的 TGA。VSD 大小不一,约 1/3 为小 VSD,此时体、肺循环仍主要借助卵圆孔未闭或 ASD、PDA 沟通,患者多早期夭折。大 VSD 可发生于膜周部、嵴上内或肌部室间隔(常为多发)。约 5% 合并肺动脉瓣或瓣下狭窄,还可合并肺动脉瓣和肺动脉发育不全,少数病例合并 ECD。

(二)MRI 表现

MRI 诊断的关键在于明确两大动脉的空间位置关系及其与左右心室的连接关系。MRI 可显示心内细微解剖结构,因此可依据左、右心室的形态特征判断与主、肺动脉相连接者是否为解剖学的右心室及左心室,再通过 MRI 所显示的左、右心房形态特征判断房室间是否为相适应连接,并明确房室位置关系。

心脏各房室的 MRI 判断标准:右心室肌小梁粗糙,存在肌性流出道;左心室肌小梁细腻光滑,无肌性流出道;右心房,其右心耳呈基底宽大的钝三角形,梳状肌结构多且明显;左心房,其左心耳狭长呈拇指状,形态较不规则。此外,无其他心内畸形时也可根据腔静脉与右心房连接、肺静脉与左心房相连参考判定左右心房。

黑血及亮血 MRI 标准横轴面,结合冠状面、矢状面 MRI 为基本观察层面,可以显示两大动脉与左右心室的连接异常及相适应的房室连接,并判断主动脉瓣下的肌性流出道及肺动脉瓣与二尖瓣前叶的纤维连接。此外,四腔位可明确显示并存的房、室间隔缺损,CE MRA 可显示并存的 PDA。MRI 电影可显示缺损大小、位置、血流方向及是否并存肺动脉狭窄,并进行心功能评价(图 10-7)。

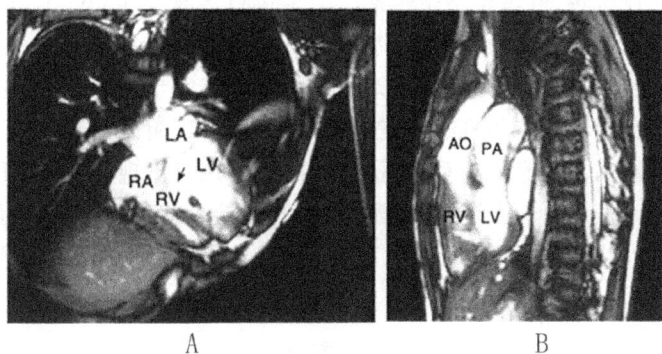

图 10-7 完全型大动脉错位

A.True FISP 亮血序列四腔心层面显示房室连接关系正常,箭头显示室间隔缺损

B.主动脉与右心室连接,位于前方,肺动脉与左心室连接,位于后方

(三)鉴别诊断

MRI 可明确诊断本病,充分显示各种解剖畸形后,一般无过多的鉴别诊断。

(毛 园)

第二节 缺血性心脏病的 MRI 诊断

缺血性心脏病是指由冠状动脉阻塞所造成的心肌缺血、心肌梗死及由此导致的一系列心脏形态及功能改变。心脏 MRI 可对缺血性心脏病进行全面的检查,包括形态学、局部及整体心功能评价、心肌灌注成像、心肌活性检查,正在成为一项能够全面、准确地评价缺血性心脏病的现代影像技术。

一、心肌缺血

心脏的血液供应主要由冠状动脉提供,冠状动脉各支分布供应不同的心脏节段,前降支供应左心室前壁、室间隔中段和尖段,回旋支供应左心室后壁,右冠状动脉供应右心室及左心室下壁、室间隔基底段。左心室下壁尖段由前降支和右冠状动脉双重供血,左心室侧壁尖段由回旋支和前降支双重供血。冠状动脉阻塞是心肌缺血的根本原因。严重缺血时，心肌缺氧所造成的各类致痛因子如缓激肽、前列腺素等的释放将导致心绞痛。

（一）临床表现与病理特征

临床表现为心前区（可波及左肩臂）或至颈咽部的压迫或紧缩性疼痛，也可有烧灼感。其诱因常为剧烈体力活动或情绪激动，也可由寒冷、吸烟、心动过速等诱发。疼痛出现后逐步加重，一般于 5 分钟内随着停止诱发症状的活动或服用硝酸甘油缓解逐步消失。根据临床特征的不同，心绞痛可分为稳定型心绞痛、变异型心绞痛及不稳定型心绞痛。但无论哪种类型的心绞痛，其疼痛强度均较心肌梗死轻，持续时间较短。

心肌缺血最常见的原因是由动脉粥样硬化斑块造成的冠状动脉狭窄，这类狭窄大多分布于心外膜下的大冠状动脉。动脉硬化斑块早期由血管内皮细胞受损、平滑肌细胞增殖内移发展而来，进而发生内皮下脂质沉积、纤维结缔组织增生。斑块阻塞面积在 40% 以下时，基本不影响心肌灌注，一般无临床症状。随着斑块阻塞面积的加大，在冠状动脉轻至中度狭窄（阻塞面积达到 50%～80%）时，静息状态下狭窄冠状动脉远端的阻力血管将发生不同程度的扩张以维持相当的心肌灌注，静息状态下无明显临床表现。重度的冠状动脉狭窄（阻塞面积 90% 左右）在静息时亦无法保证适当的心肌灌注，在静息时就可出现灌注异常，临床上出现静息痛。除冠状动脉粥样硬化外，心肌缺血还有以下病因：①冠状血管神经、代谢及体液调节紊乱导致的冠状动脉痉挛；②冠状动脉微血管内皮功能状态异常导致的心肌灌注下降；③冠状动脉炎症、先天发育畸形及栓子栓塞。

（二）MRI 表现

心肌缺血严重（即缺血性心肌病）时，可出现心肌内广泛或局灶性纤维结缔组织增生、局部或整体心肌变薄、心腔扩大等改变。MRI 可显示相应形态异常。但在大多数情况下，心肌缺血仅表现为功能性心肌灌注异常。根据缺血程度不同，MRI 心肌灌注表现：①静息状态各段心肌灌注正常，负荷状态心内膜下心肌或全层心肌透壁性灌注减低或缺损（图 10-8）；②静息状态缺血心肌灌注减低或延迟，负荷状态灌注缺损（图 10-9）；③静息状态缺血心肌灌注缺损（图 10-10）。灌注异常区域多数与冠状动脉供血区相吻合，与核素心肌灌注检查的符合率为 87%～100%，与目前仍作为冠心病诊断"金标准"的 X 线冠状动脉造影的诊断符合率为 79%～87.5%。此外，严重心肌缺血时（如长时间心肌严重缺血，心肌细胞结构完整但局部室壁减弱或消失，称心肌冬眠；短暂心肌严重缺血，心肌结构未损害但收缩功能需较长时间恢复，称心肌顿抑），心脏 MRI 检查可发现心室壁运动异常，平行于室间隔长轴位、垂直于室间隔长轴位及无间隔连续左心室短轴位检查可准确判断运动异常的室壁范围。

（三）鉴别诊断

心肌缺血的 MRI 检查包括形态、灌注、运动功能等诸多方面。其他心脏疾病，如扩张型心肌病也表现为心腔扩大、心室壁变薄，肥厚型心肌病也会出现室壁运动减弱，甚至小范围的心肌灌注异常，但结合临床表现和综合 MRI 检查，与心肌缺血鉴别不难。

（四）专家指点

MRI 诊断心肌缺血的核心是心肌灌注成像。MRI 心肌灌注的基础及相关临床研究始于 20 世纪 80 年代中期，至 90 年代中后期已取得相当的成绩。90 年代后期 MRI 设备在快速梯度序列多层面成像方面取得突破，一次注射对比剂后覆盖整个左心室的多层面首过灌注成像成为可能（虽然还存在扫描间隔），使 MRI 心肌灌注可用于临床诊断。近年来心脏专用 MRI 机进入临床,提高了成像速度(可完成无间隔的心脏成像)及时间、空间分辨率,有望成为诊断心肌缺血的"金标准"。

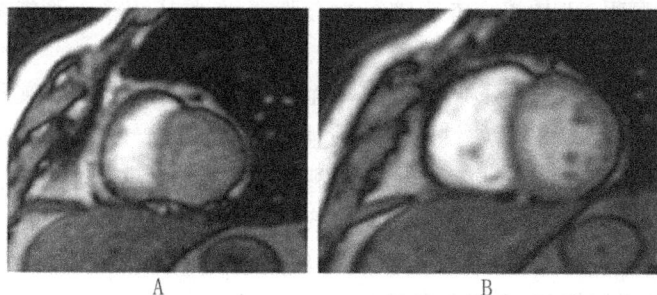

图 10-8　心脏短轴位左心室中部层面静息及负荷心肌灌注成像(一)

A.静息灌注成像,显示心肌灌注均匀一致;B.腺苷负荷后心肌灌注成像,显示间隔壁心肌灌注减低

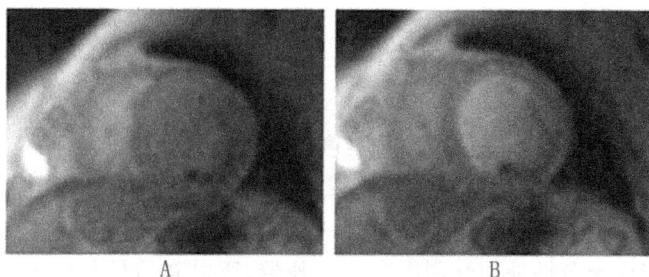

图 10-9　心脏短轴位左心室中部层面静息及负荷心肌灌注成像(二)

A.静息灌注成像,显示下壁灌注减低;B.负荷后灌注成像,显示该区域灌注减低更为明显,为灌注缺损表现

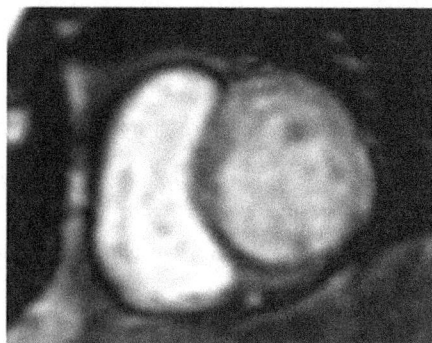

图 10-10　心脏短轴位左心室中部层面静息及负荷心肌灌注成像(三)

静息时即可显示下间隔壁灌注缺损

二、心肌梗死

继发于冠状动脉粥样硬化斑块破裂及血栓形成基础上的急性冠状动脉闭塞是心肌梗死最常见的原因。

(一)临床表现与病理特征

急性心肌梗死的主要症状是持久的胸骨后剧烈疼痛。典型者为胸骨后挤压性或压榨性疼痛,往往放射至颈部或左上肢。疼痛持续15～30分钟或更长,与心绞痛比较,疼痛程度重且时间长为其特点。其他临床表现有呼吸短促,出汗,恶心,发热,白细胞计数、血清酶增高及心电图改变等。急性心肌梗死的并发症包括恶性心律失常、休克、左心室室壁瘤形成、室间隔穿孔、乳头肌断裂及心力衰竭等。病程>6周以上者为陈旧性心肌梗死,临床表现除可能继续存在的心肌缺血症状外,主要为急性心肌梗死并发症的相应表现。

当冠状动脉闭塞持续 20～40 分钟后,随着缺血缺氧的进一步发展,细胞膜的完整性被破坏,心肌酶漏出,心肌细胞发生不可逆性的损伤,即发生梗死。8～10 天后,坏死的心肌纤维逐渐被溶解,肉芽组织在梗死区边缘出现,血管和成纤维细胞继续向内生长,同时移除坏死的心肌细胞。到第 6 周梗死区通常已经成为牢固的结缔组织瘢痕,其间可散布未受损害的心肌纤维。心肌梗死一般首先发生在缺血区的心内膜下心肌,后逐渐向心外膜下及周边扩展。根据梗死范围,病理上分为 3 型:①透壁性心肌梗死,梗死范围累及心室壁全层;②心内膜下心肌梗死,仅累及心室壁心肌的内 1/3 层,并可波及乳头肌;严重者坏死灶扩大、融合,形成累及整个心内膜下心肌的坏死,称为环状梗死;③灶性心肌梗死,病灶较小,临床上多无异常表现,生前常难以发现;病理呈不规则分布的多发性小灶状坏死,分布常不限于某一支冠状动脉的供血范围。

(二)MRI 表现

1.心肌信号

在 SE 序列 MRI,心肌为类似骨骼肌信号强度的中等信号,有别于周围心外膜下脂肪的高信号和相邻心腔内血流呈"黑色"的低信号。急性心肌梗死时,坏死心肌及周围水肿使相应区域的 T_1 及 T_2 延长,在 T_2WI 呈高信号。急性心梗 24 小时内即可在 T_2WI 观察到信号强度增加,并可维持至第 10 天。但由于急性梗死灶周围存在水肿带,所以高信号范围大于真实的梗死区域。在亚急性期(心肌梗死发生 72 小时内)心肌信号异常范围与实际梗死区域大致相当。慢性期(梗死发生 6 周以上)由于梗死后瘢痕形成,水分含量较正常心肌组织降低,在 SE 序列呈低信号。T_2WI 较 T_1WI 明显。

2.心肌厚度

节段性室壁变薄是陈旧性心肌梗死的形态特征,坏死心肌吸收、纤维瘢痕形成是心肌变薄的病理基础,陈旧透壁性心肌梗死后室壁变薄更明显。前降支阻塞可造成左心室前、侧壁和/或前间壁变薄,右冠状动脉阻塞则造成左心室后壁和/或下壁变薄。MRI 可直接显示心肌组织,心外膜面和心内膜面边界清晰,可精确测量心肌。MRI 检查通过测量室壁厚度判断存在心肌梗死的标准:病变区域室壁厚度小于或等于同一层面正常心肌节段室壁厚度的 65%。判断透壁性心肌梗死的标准:病变区域舒张末期室壁厚度<5.5 mm。

3.室壁运动功能改变

MRI 是评价心脏整体及局部舒缩功能的最佳影像技术。通过无间隔连续左心室短轴位、平行于室间隔左心室长轴位及垂直于室间隔左心室长轴位的 MRI,可精确评价急性及慢性心肌梗死的一系列功能变化,如整体或局部室壁运动状态、收缩期室壁增厚率、射血分数(EF)值、心腔容积等。

4.心肌灌注成像

心肌灌注成像可显示心肌梗死后的组织坏死或瘢痕形成所致的灌注减低及缺损。由于急性心肌梗死时常存在心肌的再灌注,灌注检查可无异常表现。因此,单纯心肌灌注成像无法准确诊断急性梗死心肌。

5.对比增强延迟扫描心肌活性检查

心肌梗死区域表现为高信号。MRI 的高空间分辨率,使其可精确显示梗死透壁程度。后者分为以下 3 种类型:①透壁强化,表现为全层心肌高信号,多为均匀强化;②非透壁强化,为心内膜下心肌或心内膜下至中层心肌区域强化,而心外膜下至中层或心外膜下心肌信号正常(存活心肌);③混合性强化,同一心肌段内透壁和非透壁强化并存。

如果在大面积延迟强化区域内观察到信号减低区,就需与存活心肌鉴别。病理研究表明,这一位于延迟强化区域中心或紧贴心内膜下,被称为"无再灌注区"或"无复流区"的信号减低区,为继发于心肌梗死的严重微血管损伤,毛细血管内存在大量的红细胞、中性粒细胞及坏死心肌细胞,阻塞与充填使对比剂不能或晚于周围结构进入这一区域。它并非存活心肌,而是重度的不可恢复的心肌坏死。其与存活心肌的影像鉴别要点:①"无再灌注区"周围常有高强化区环绕且常位于心内膜下,在连续的短轴像可以观察这一征象;②在首过心肌灌注成像中,这一区域没有首过强化;③在上述表现不明显,仍难与存活心肌鉴别时,可在延长延迟时间后再次扫描,如延迟30～40 分钟。此时由于组织间隙的渗透作用,"无再灌注区"将出现强度不等的延迟强化。

6.并发症 MRI

(1)室壁瘤:分为假性室壁瘤和真性室壁瘤。前者常发生于左心室下壁及后壁,为透壁性梗死心肌穿孔后周围心包等包裹形成,瘤口径线小于瘤体直径为其主要特征,MRI 检查可见瘤体通过一瘤颈与左心室腔相通,瘤内可见血流信号;后者为梗死心肌几乎完全被纤维瘢痕组织替代,丧失收缩能力,在心室收缩期和/或舒张期均向心腔轮廓外膨出,常位于前壁及心尖附近,瘤壁菲薄(可至1 mm),瘤口径线大于瘤体直径。MRI 检查显示左心室腔局部室壁明显变薄,收缩期矛盾运动,或收缩期及舒张期均突出于左心室轮廓外的宽基底囊状结构。

(2)左心室附壁血栓:附着于心室壁或充填于室壁瘤内的团片样充盈缺损(GRE 序列)。SE序列血栓的信号强度随血栓形成的时间(即血栓的年龄)而异,亚急性血栓 T_1WI 常表现为中等至高信号,T_2WI 呈高信号,而慢性血栓在 T_1WI 和 T_2WI 均呈低信号。

(3)室间隔穿孔:表现为肌部室间隔连续性中断,以横轴面及四腔位显示清晰,MRI 检查可见心室水平异常血流信号。

(4)乳头肌断裂:平行于室间隔长轴位或垂直于室间隔长轴位 MRI 检查可显示继发于乳头肌断裂的二尖瓣关闭不全所致左心房反流信号。

(5)心功能不全:连续短轴像结合长轴位 MRI 检查可评价继发于心肌梗死的左心室局部及整体运动功能异常,测量各种心功能指数。

(刘瑞红)

第三节　胸主动脉疾病的 MRI 诊断

胸主动脉疾病并不少见,且逐年增多。这与人口老龄化、医学影像技术进步和临床医师对本病的认识提高有关。主要疾病包括主动脉夹层、胸主动脉瘤、主动脉壁间血肿、穿透性动脉硬化溃疡、胸主动脉外伤等。现就临床较为常见的前两种疾病加以讨论。

一、主动脉夹层

主动脉夹层(AD)是一类病情凶险、进展快、病死率高的急性胸主动脉疾病,其死亡率及进展风险随着时间的推移而逐步降低。急性 AD 指最初的临床症状出现 2 周以内,而慢性 AD 指症状出现 2 周或 2 周以上。国外报道,未经治疗的急性 Stanford A 型主动脉夹层,最初 48～72 小时期间每小时的死亡率为 1‰～2‰,即发病 2～3 天内死亡率约 50%,2 周内死亡 80%。

(一)临床表现与病理特征

胸部、背部剧烈且无法缓解的疼痛是急性 AD 最常见的初发症状,心电图无 ST-T 改变。疼痛多位于胸部的正前后方,呈刺痛、撕裂痛或刀割样疼痛。常突然发作,很少放射到颈、肩及左上肢,这与心绞痛不同。患者常因剧痛出现休克貌,但血压不低或升高。部分患者疼痛不显著,可能与起病缓慢有关。随着病情发展,部分患者出现低血压,为心脏压塞、急性重度主动脉瓣反流、夹层破裂所致。大约 38% 的患者两上肢血压及脉搏不一致,此为夹层累及或压迫无名动脉及左锁骨下动脉所造成的"假性低血压"。胸部 AD 体征无特征性,累及升主动脉时可闻及主动脉瓣关闭不全杂音,主动脉弓部分支血管受累可致相应动脉搏动减弱或消失,夹层破入心包腔引起心脏压塞时听诊闻及心包摩擦音。此外,AD 累及冠状动脉引发急性心肌梗死,夹层破裂入胸腔或内膜撕裂后主动脉壁通透性改变可造成单侧或双侧胸腔积液,累及肾动脉可造成血尿、无尿和急性肾衰竭,累及腹腔动脉、肠系膜上下动脉时出现急腹症及肠坏死。

典型 AD 始发于主动脉内膜和中层撕裂,主动脉腔内血液在脉压驱动下,经内膜撕裂口穿透病变中层,夹层中层并形成夹层。由于管腔内压力不断推动,夹层在主动脉壁内推进不同的长度。广泛者可自升主动脉至腹主动脉分叉部,并累及主动脉各分支血管,甚至闭塞分支血管。典型夹层为顺向分离,即自近端内膜撕裂口处向主动脉远端扩展,但有时从内膜撕裂口逆向进展。

主动脉壁分离层之间充盈血液,形成一个假腔,出现所谓"双腔主动脉"。剪切力导致内膜(分离主动脉壁的内层部分)进一步撕裂,形成内膜再破口或出口。血液的持续充盈使假腔进一步扩张,内膜则突入真腔,真腔可受压变窄或塌陷。内膜撕裂口多发生在主动脉内壁流体动力学压力最大处,即升主动脉(窦上数厘米处)外右侧壁,或降主动脉近端(左锁骨下动脉开口以远)动脉韧带处,少数发生在腹主动脉等处。

高血压和马方综合征是 AD 的主要诱因。有一组 74 例 AD 患者中,有高血压病史者 44 例(占 59.5%),马方综合征者 9 例(占 12.2%)。胸主动脉粥样硬化性病变是否为 AD 的诱因,目前存在争议。国外一组 17 例 AD 患者中,11 例高血压者均有广泛而严重的主动脉粥样硬化。在这组 74 例 AD 患者中,16 例有粥样硬化改变,其中 13 例有高血压病史,3 例血压正常但均为高龄患者(67～78 岁)。先天性心血管疾病,如主动脉瓣二叶畸形和主动脉缩窄,妊娠期内分泌变化等也与 AD 发生有关。

AD 主要有两种分型。Debakey 根据原发内破口起源位置及夹层累及范围分为 3 型:Debakey Ⅰ 型,破口位于升主动脉,夹层范围广泛;Debakey Ⅱ 型,破口位于升主动脉,夹层范围局限于升主动脉;Debakey Ⅲ 型,升主动脉未受累,破口位于左锁骨下动脉远端,其中,夹层范围局限者为 Ⅲ 甲,广泛者为 Ⅲ 乙(图 10-11)。Stanford 分型仅依赖病变累及范围:凡夹层累及升主动脉者均为 A 型,余者为 B 型。

(二)MRI 表现

MRI 征象有以下几种表现。

(1)内膜片:是 AD 的直接征象,在 MRI 呈线状结构,将主动脉分隔为真腔和假腔;内膜片沿主动脉长轴方向延伸,于横轴面显示清晰,与主动脉腔信号相比可呈低信号或高信号。

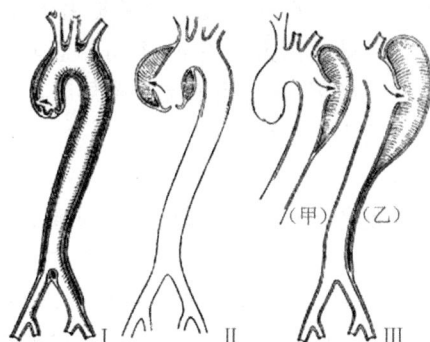

图 10-11 胸主动脉夹层 Debakey 分型模式图

(2)真腔和假腔:形成"双腔主动脉",是 AD 的另一直接征象;通常真腔小,假腔大;在升主动脉,假腔常位于右侧(即真腔外侧);在降主动脉,常位于左侧(同样是真腔外侧);在主动脉弓部,常位于真腔前上方;内膜片螺旋状撕裂时,假腔可位于任何方位;假腔可呈多种形态,如半月形、三角形、环形和多腔形;根据 MRI 序列和血流速度不同,真假腔的信号强度可以相同,亦可不同。

(3)内膜破口和再破口:在黑血和亮血 MRI 表现为内膜连续性中断;MRI 电影可见破口处血流往返,或假腔内血流信号喷射征象;CE MRA 显示破口优于亮血与黑血序列。

(4)主要分支血管受累:直接征象为内膜片延伸至血管开口或管腔内,引起受累血管狭窄和闭塞,间接征象为脏器或组织缺血、梗死或灌注减低;MPR 是观察分支血管受累的最佳方法。

(5)并发症和并存疾病:MRI 可显示主动脉瓣关闭不全、左心功能不全、心包积液、胸腔积液、主动脉破裂或假性动脉瘤及假腔血栓形成等异常(图 10-12)。

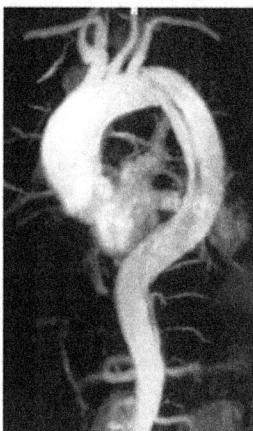

图 10-12 胸主动脉夹层 Debakey Ⅲ 型

CE MRA 后 MIP 斜矢状面重组图像,主动脉自弓降部以远增宽,呈双腔主动脉,内膜片呈螺旋状撕裂

(三)鉴别诊断

综合运用各项 MRI 技术,可清晰显示该病的直接征象、间接征象及各类并发症,做出准确的定性诊断及分型诊断,不存在过多的鉴别诊断问题。

二、胸主动脉瘤

胸主动脉瘤是指局限性或弥漫性胸主动脉扩张,其管径大于正常主动脉 1.5 倍或以上。按病理解剖和瘤壁的组织结构分为真性和假性动脉瘤。前者是由于血管壁中层弹力纤维变性,失去原有坚韧性,形成局部薄弱区,在动脉内压力作用下,主动脉壁全层扩张或局限性向外膨突;后者是指因主动脉壁破裂或内膜及中层破裂,造成出血或外膜局限性向外膨突,瘤壁由血管周围结缔组织、血栓或血管外膜构成,常有狭窄的瘤颈。

(一)临床表现与病理特征

本病临床表现变化差异较大且复杂多样,主要取决于动脉瘤大小、部位、病因和压迫周围组织器官的程度及并发症。轻者无任何症状和体征,有时胸背部有疼痛,可为持续性和阵发性的隐痛、闷胀痛或酸痛。突发性撕裂或刀割样疼痛类似于 AD 病变,常提示动脉瘤破裂,病程凶险。动脉瘤压迫周围结构可出现气短、咳嗽、呼吸困难、肺炎和咯血等呼吸道症状,也可有声音嘶哑、吞咽困难、呕血和胸壁静脉曲张。胸部体表可见搏动性膨突及收缩期震颤,可闻及血管性杂音。如病变累及主动脉瓣,可有主动脉瓣关闭不全、左心功能不全的表现。

病因可分为动脉粥样硬化性、感染性、创伤性、先天性、大动脉炎性、梅毒性、马方综合征和贝赫切特综合征等,以粥样硬化性主动脉瘤最常见。任何主动脉瘤均有进展、增大的自然过程,破裂是其最终后果。瘤体越大,张力越大,破裂可能越大。主动脉瘤倍增时间缩短或形状改变,是破裂前的重要变化。

(二)MRI 表现

MRI 征象:①在 SE 序列,横轴面和冠状面 MRI 显示胸主动脉呈囊状或梭囊状扩张的低信号及动脉瘤内血栓、瘤壁增厚及瘤周出血。脂肪抑制 MRI 有助于区别脂肪组织与血肿或粥样硬化增厚。矢状面或斜矢状面可确定瘤体部位及累及范围。②亮血与黑血序列 MRI 的优点是成像速度快,图像分辨率和对比度高,伪影少。③对 CE MRA 原始图像重组,可形成最大强度投影(MIP)和 MPR 图像。MIP 类似于传统 X 线血管造影,可显示主动脉瘤形态、范围、动脉瘤与主要分支血管的关系。MPR 可多角度连续单层面显示主动脉瘤详细特征,包括瘤腔形态、瘤腔内血栓、瘤壁特征、瘤周出血或血肿、瘤周软组织结构及瘤腔与近端和远端主动脉及受累分支血管的关系。

(三)鉴别诊断

MRI 与多排螺旋 CT 同是显示胸主动脉瘤的无创性影像技术,诊断该病极为准确,不存在过多鉴别诊断问题。

(刘瑞红)

第十一章

肝脏疾病的MRI诊断

第一节　肝脏肿块的 MRI 诊断

因可疑的或已知的肝脏肿块接受 MRI 检查和诊断的患者逐年增多。在 MRI 检查中,可以观察到一些特定类型的肝脏肿块,并以此对其分类。MRI 检查的主要目的是评估:①肝脏异常改变的数量和大小;②异常改变的部位与肝血管的关系;③病变的性质,即鉴别良恶性;④病变的起源,如原发与继发。

人们还不知道良性肝脏肿块的确切患病率,可能超过 20%。有研究显示,在那些已知恶性肿瘤的患者中,CT 显示<15 mm 的肝脏病灶中超过 80% 是良性的。随着多排螺旋 CT 和薄层准直器的应用,更多的肝脏病灶将被发现。为了了解病灶的特征,需要其他的成像方法进行印证,如磁共振成像。

良性病变与转移瘤和原发恶性病变的鉴别诊断非常重要。一些恶性肿瘤,如乳腺、胰腺以及结直肠恶性肿瘤易于转移到肝脏。结直肠癌常转移到肝脏,死者中超过 50% 可能有肝脏转移。另外,在结直肠癌肝转移的患者中,仅 10%～25% 适合外科手术切除。5 年生存率如下:孤立结直肠癌肝转移切除术高达 38%,不做任何治疗 5 年生存率不到 1%;剩余 75%～90% 的结直肠癌肝转移者不适合做外科手术。欣慰的是,一些新的放化疗手段已经比较成熟。人群中硬化性肝癌的发病率为 1%～2%,积极治疗可使 5 年生存率高达 75%,未经治疗者 5 年生存率不足 5%。

一、非实性肝脏肿块

(一)肝囊肿

1.临床表现与病理特征

肝囊肿(liver cysts)是常见的疾病,分为单房(95%)和多房。肝囊肿的发病机制尚不清楚,有先天性和后天性假说。病理上肝囊肿内壁衬以单层立方柱状上皮,被覆上皮依附于潜在的纤维间质。

2.MRI 表现

磁共振成像时,囊肿在 T_1WI 上呈低信号,在 T_2WI 上呈高信号,并且在长回波时间

（＞120 毫秒）的 T_2WI 仍保持高信号强度。在钆对比剂增强扫描时，囊肿不强化。延迟增强扫描（超过 5 分钟）有助于鉴别诊断囊肿与乏血供逐渐增强的转移瘤（图 11-1）。

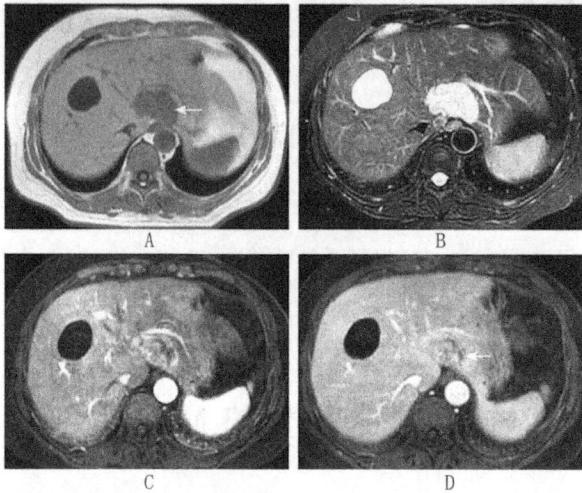

图 11-1 典型肝囊肿

A.轴面 T_1WI，肝右叶圆形低信号，边缘锐利，第二个病灶（箭）在肝左叶外侧段主动脉前方，为稍低信号的转移瘤；B.轴面脂肪抑制 FSE T_2WI，囊肿呈高信号且边缘锐利，左叶转移瘤为稍高信号；C.T_1WI 薄层（4 mm）动态增强扫描动脉期，肝囊肿未见强化，边缘锐利，左叶转移瘤呈现厚薄不均的环状强化；D.延迟期显示肝囊肿仍无强化，转移瘤呈现不均匀强化，容易鉴别

钆对比剂增强 MRI 诊断囊肿优于 CT 图像，囊肿几乎没有 MR 信号，而囊肿在增强 CT 图像呈低密度。单脉冲屏气 T_2WI（如单次激发 FES 序列）显示囊肿非常有效。在病灶比较小，且已知患者患有原发恶性肿瘤时肝脏 MRI 检查价值更大，可鉴别囊肿、转移瘤与原发肿瘤。出血性囊肿或含蛋白质囊肿可能在 T_1WI 呈高信号，T_2WI 呈低信号，但增强扫描表现与单纯囊肿相同。否则应被视为复杂囊肿或囊性恶性肿瘤。

3.鉴别诊断

（1）MRI 有较高的软组织分辨率和独特的成像技术，容易鉴别囊肿、转移瘤与原发肿瘤。有些囊性病变（如出血性囊肿或含蛋白质囊肿）可能在 T_1WI 呈高信号，T_2WI 呈低信号，但增强扫描表现与单纯囊肿相同，鉴别诊断不难。

（2）当囊肿的 T_2WI 信号和增强扫描信号不典型时，应考虑复杂囊肿或囊性恶性肿瘤可能，囊壁无强化是单纯囊肿的特点。

（二）胆管错构瘤

1.临床表现与病理特征

胆管错构瘤是良性胆管畸形，被认为是肝脏纤维息肉类疾病的一种，是由导管板畸形引起，这是胆管错构瘤共同的本质。估计出现在大约 3％的人群中。胆管错构瘤由嵌入的纤维间质和胆管组成，包含少量血管通道。胆管狭窄与扩张并存、不规则并且分叉状。一些管腔内含有浓缩胆汁。肿瘤可能是单发，也可能是多发。肿瘤多发时呈弥漫分布。

2.MRI 表现

在 MRI 和 MRCP，胆管错构瘤单个病灶较小，直径通常＜1 cm，容易辨认。由于含有较多的液性成分，这些病灶在 T_1WI 呈低信号，T_2WI 呈高信号，边界清楚。在重 T_2WI，病灶信号可进一步增高,接近脑脊液信号。在 MRCP,病灶呈现肝区多发高信号小囊病变,散在分布,与引流胆汁的胆管树无交通,较大的肝内胆管和肝外胆管无发育异常。在钆增强扫描的早期及延迟期几乎不强化。这些表现与单纯囊肿相似,但胆管错构瘤在钆增强早期及延迟期扫描中出现薄壁(图 11-2)。胆管错构瘤的环形薄壁强化与组织病理学上病灶边缘受压的肝实质有关。相反,转移瘤边缘的环形增强在组织病理学上反映了肿块最外层血管形成的部分。

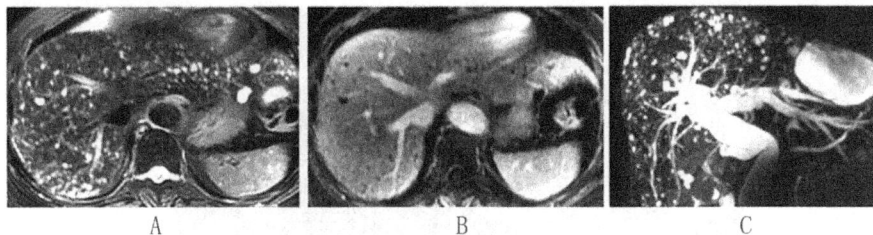

图 11-2　胆管错构瘤

A.脂肪抑制 T_2WI 显示肝区多发高信号囊变,肝右叶病灶更明显,一些病灶呈粗细不匀囊状,肝左叶直径 5 cm 大囊性病变为单纯肝囊肿;B.钆对比剂增强扫描延迟期,部分病灶周边出现稍高信号薄壁强化;C.MRCP 显示病灶弥漫分布于肝实质内和肝叶边缘,外形呈圆形、卵圆形或不规则管形,胆囊已切,胆囊管残留,肝总管直径 14 mm

3.鉴别诊断

(1)单纯肝囊肿:鉴别要点是胆道错构瘤在钆增强早期及延迟期扫描中可出现薄壁。

(2)肝脓肿和肝转移瘤:有时不易鉴别。应结合临床病史分析,或追随病灶的大小变化。

(3)肝胆管囊腺瘤:囊壁上常可见结节,病灶较大;囊内出血时,T_1WI 可见明显高于纯黏液或胆汁成分的高信号;T_2WI 瘤内分隔呈低信号。

二、实性肝脏肿块

(一)肝转移瘤

肝转移瘤是较常见的肝脏恶性肿瘤,表现为孤立或多发的结节状病灶,较少出现相互融合。病变可伴有中央坏死和液化。乳腺癌、胰腺癌、结直肠恶性肿瘤喜好转移至肝脏。MRI 检查可以检出病变,并显示灶性病变的特征。

以结直肠转移瘤为例介绍如下。

1.临床表现与病理特征

结直肠癌与其他类型的癌不同,出现远处转移不影响根治疗法。结直肠癌肝转移患者中,$10\%\sim25\%$ 有机会做外科切除手术;剩余 $75\%\sim90\%$ 的患者不适合手术切除,可进行放疗、化疗和射频消融等微创治疗。大约 25% 的结直肠癌肝转移患者没有其他部位的远处转移。MRI 序列组合、相控阵线圈、组织特异性对比剂等的应用使其诊断能力远超 CT。

2.MRI 表现

大部分结直肠癌转移瘤的 MRI 表现具有典型征象(图 11-3)。病变在 T_1WI 呈低信号,肿瘤内部解剖不易观察。在压脂 T_2WI,转移瘤呈中等高信号强度(通常与脾比较)。在 T_2WI,中等大小到巨大结直肠癌转移瘤的内部解剖结构呈环形靶征,具体表现为:①病灶中央因为凝固坏死信号最高;②病灶外带因为成纤维反应表现为较低的信号,成纤维反应促进了肿瘤细胞带生长,而且形成肿瘤基质;③病灶最外层为稍高信号,是由含有较多血管和较少结缔组织所组成的致密肿瘤组织。最外层厚仅几毫米,为转移瘤的生长边缘。病灶周围可有受压的肝组织及水肿。在钆对比剂动态增强扫描中,大部分结直肠癌转移瘤在动脉期呈不规则的、连续的、环形强化。这种环形强化显示肿瘤的生长边缘,与血管瘤不连续的、结节状强化不同。在门静脉期及延迟期扫描,转移瘤常显示外带的流出效应和中央的逐渐强化。较大病灶可出现菜花样强化。小的转移瘤中央多缺乏凝固性坏死和液性信号。

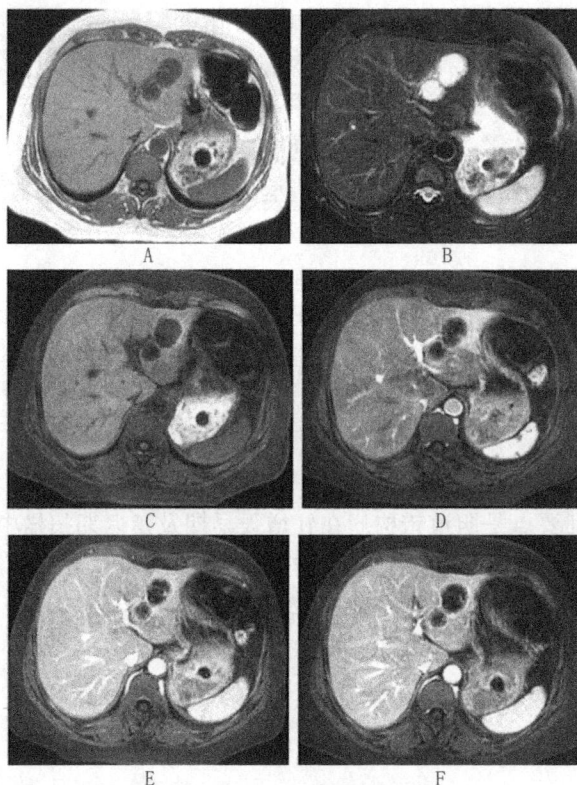

图 11-3　结直肠癌肝转移

A.轴面屏气 FSPGR,肝左叶转移瘤呈低信号,边界清楚;B.轴面脂肪抑制 FSE T_2WI 显示外带中度高信号,中央液性高信号的靶环样结构;C.轴面 T_1WI 平扫,转移瘤呈低信号;D.动态增强扫描动脉期,转移瘤显示连续的不规则环形强化,这种强化模式提示转移瘤病灶外带或外围生长带血供丰富;E、F.延迟扫描显示对比剂缓慢向病灶内填充,这种强化模式提示病灶中央血供少,对比剂需要更多的时间才能填充

结直肠癌和胰腺导管癌的转移瘤在病灶周围和节段性强化方面有所不同。典型结肠癌的周边强化是环周的,具有不确定性,而胰腺导管癌常是边界清楚的楔形强化。显微镜下观察发现,肝脏转移瘤的周围组织成分变化多样,由受压的肝实质、结缔组织增生、炎性浸润等构成。

3.鉴别诊断

(1)少数血供丰富的转移瘤和存在瘤内坏死时,T_2WI 可呈明显的高信号,与肝血管瘤 T_2WI 表现相似。增强扫描尤其是动态加上延迟扫描有助于鉴别肝转移瘤、肝血管瘤和肝癌。临床有无炎症反应、甲胎蛋白是否升高以及短期追随病变变化有助于鉴别肝脓肿和肝癌。

(2)与肉芽肿性疾病鉴别时,应仔细询问病史,也可抗感染后短期随诊,观察其影像表现的变化。利用重 T_2WI,可鉴别小的转移瘤与肝内小囊性病灶。

(二)肝结节

肝实质的多种病变可导致肝炎、肝纤维化、甚至肝硬化。硬化的肝脏包含再生结节(RN),也可包含发育不良结节和原发性肝癌。

1.临床表现与病理特征

除局灶性结节性增生(FNH)发生于肝脏损害之前外,肝脏结节多发生于肝脏损害之后。肝脏损害可能由以下几个因素造成:①地方病,在非洲和亚洲,黄曲霉菌产生的黄曲霉素是导致肝癌的重要原因;②代谢性或遗传性疾病,如血色素病、肝豆状核变性、α1-抗胰蛋白酶缺乏;③饮食、肥胖、糖尿病(Ⅱ型)、乙醇中毒肝脏的脂肪浸润(脂肪变性)、脂肪性肝炎和肝硬化;④病毒,如乙肝病毒和丙肝病毒引起的病毒性肝炎。

一种改良的肝结节分类命名法将肝结节分为两类:再生性病变和发育不良性或肿瘤性病变。再生结节由肝细胞和起支撑作用的间质局灶性增生而成。再生性病变包括再生结节、硬化性结节、叶或段的超常增生、局灶性结节性增生。发育不良性或肿瘤性病变是由组织学上异常生长的肝细胞形成。一些假设的或已被证明的基因改变导致肝细胞异常生长。这些病变包括腺瘤样增生、巨大再生结节、结节性增生、发育不良性结节或肿瘤性结节、肝细胞癌(HCC)等。发育不良性病变的相关名词繁多而复杂,使不少研究结果之间无法比较。最近文献统一命名为DN,是指发生于有肝硬化或无肝硬化背景下的肝内肿瘤性病变。

2.MRI表现

(1)再生结节:RN是在肝硬化基础上肝组织局灶性增生而形成的肝实质小岛。大部分结节直径在0.3～1.0 cm。在MRI上,RN在T_1WI和T_2WI多呈等或高信号;有些结节在T_1WI呈稍高信号,在T_2WI呈低信号。T_2WI低信号可能与含铁血黄素沉着,或周围的纤维间隔有关。含铁血黄素能有效缩短T_2,降低T_2信号,使RN呈低信号;纤维间隔则由于炎性反应或血管扩张,使其含水量增加而形成小环形或网状高信号,而使RN呈相对低信号。在钆对比剂动态增强扫描时,动脉期再生结节不强化(图11-4)。

有些RN因含有铁离子,在T_1WI和T_2WI呈低信号。这些含铁结节在T_2序列上呈现磁敏感效应,发生肝细胞癌的危险性较不含铁结节高。

(2)发育不良结节:DN是一种较RN大的结节,直径常>1.0 cm,无真正包膜,被认为是一种癌前病变,可见于15%～25%的肝硬化患者中。组织学上,低度DN含有肝细胞,无细胞异型性或细胞结节,但大量细胞发育不良,轻度异常。而高度(high grade)DN有局灶或广泛结构异常,有细胞异型性。

DN在T_1WI呈高或等信号,在T_2WI呈等或低信号,这两种信号结合被认为是DN的特征性表现(图11-5)。DN的MR信号特征与小肝细胞癌(<2.0 cm)部分重叠或相似。两者均可表现为T_1WI高信号,T_2WI低信号。在T_2WI呈稍高信号为肝细胞癌的特征性表现。DN与肝细胞癌的区别在于其在T_2WI几乎不呈高信号,也无真正包膜。

DN中含有肝细胞癌结节灶时,其倍增时间<3个月。当癌灶仅在显微镜下可见时,无论在活体或离体组织标本上,MRI常难以显示。当癌灶增大时,MRI出现典型的"结中结"征象,即在T_2WI低信号结节中出现灶性高信号。有时在慢性门脉纤维化时亦可出现假性"结中结"征。因此,一旦发现"结中结"征象,即使血液检查或细胞学穿刺检查呈阴性,也应及时治疗或追踪观察。

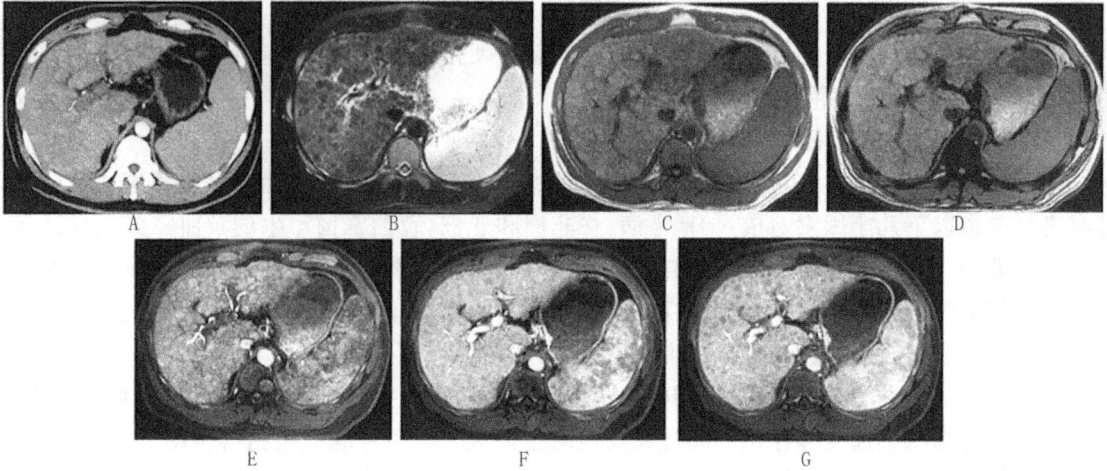

图 11-4 肝再生结节

A.CT 增强扫描动脉期见肝实质多发结节影；B.轴面 T_2WI，多发肝硬化结节呈低信号，大部分结节周围环绕高信号分隔；C、D.梯度回波序列同反相位图像显示肝内多发高信号结节，肝脏外形不规则，第 Ⅲ 和 Ⅳ 肝段萎缩导致肝裂增宽，脾脏增大提示门静脉高压；E、F.轴面二维梯度回波序列动态增强扫描 T_1WI，动脉期显示结节未强化；G.延迟扫描显示典型肝硬化改变，分隔强化

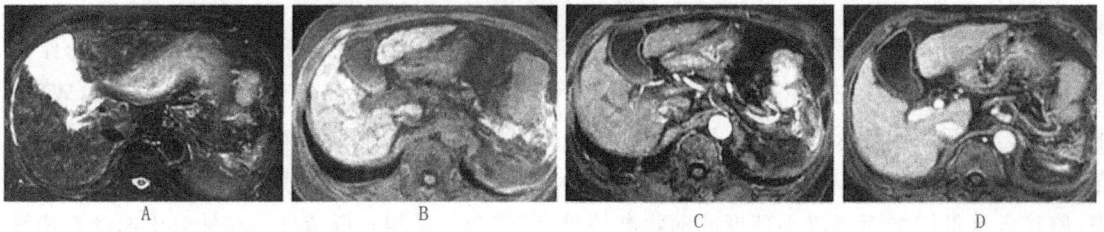

图 11-5 发育不良结节

A.脂肪抑制 FSE T_2WI，肝右叶见多发低信号结节，肝硬化背景，脾切除病史；B.LAVA 蒙片为高信号和等信号；C、D.钆增强 LAVA 扫描动脉期和延迟期结节均为等信号

此外，肝硬化再生结节和良性退变结节中含有 Kupffer 细胞，能吞噬超顺磁性氧化铁 Feridex(SPIO)。SPIO 缩短 T_2，使结节在 T_2WI 呈低信号。而肝细胞癌无 Kupffer 细胞，或其吞噬功能降低，在 T_2WI 呈高信号。由此，肝硬化再生结节和良性退变结节可与肝细胞癌鉴别。

根据病灶体积和细胞密度逐渐增大情况，可对肝细胞癌分级：依序是再生结节(RN)、发育不良结节(DN)、小肝癌和大肝癌(图 11-6)。根据这种途径，RN 中局部肝细胞突变、增多，形成小灶状小肝癌，再生长为大肝癌。肿瘤血管生成对原发性肝细胞癌的生长很重要，也有利于早期影像检出。

3.鉴别诊断

肝硬化再生结节在 MRI 上能较好地与肝细胞癌鉴别，但较难与 DN 鉴别。在 T_2WI，DN 不呈高信号，而肝细胞癌可呈高信号，以此区别两者不难。此外，良性 DN 在菲立磁增强的 T_2WI 呈低信号。大部分高级别 DN(如前面提到的腺瘤样增生)和分化较好的小肝癌，在 T_1WI 可呈高信号。

(三)局灶性结节增生

局灶性结节增生是一种肝脏少见的良性占位病变。病因不明，无恶变倾向及并发症。影像表现虽有特征，但缺乏特异性。临床确诊率不高。

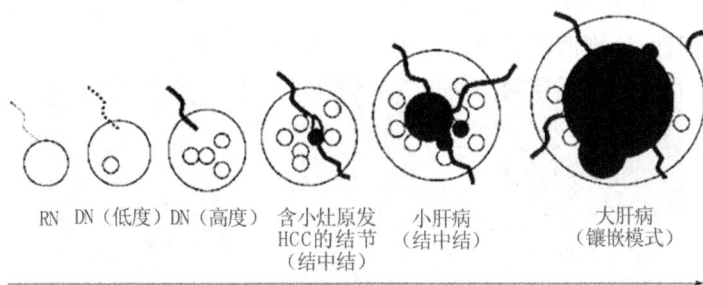

图 11-6　肝癌逐渐形成过程示意图

图中包括结节大小、细胞构成、血管生成等因素；肝脏存在潜在的疾病，如肝炎、肝纤维化、肝硬化；原发性肝癌的形成过程是再生结节到发育不良结节到肝癌的渐进发展过程，在这个过程中肿瘤血管生成（图中曲线）起重要作用；RN：再生结节，DN：发育不良结节，HCC：肝细胞癌

1.临床表现与病理特征

FNH 主要发生于育龄期女性，偶见于男性和儿童。常在影像检查时意外发现，大部分不需要治疗。但需要与其他的肝内局限性病变鉴别，如原发性肝细胞癌、肝细胞腺瘤和富血供转移瘤。

FNH 呈分叶状，好发于肝包膜下，虽无包膜但边界清楚。大体病理的特异性表现是中央有放射状的隔膜样瘢痕。这些瘢痕将病灶分为多个异常肝细胞结节，周围环绕正常肝细胞。中央瘢痕含有厚壁肝动脉血管，给病灶提供丰富的动脉血。直径＞3.0 cm 的 FNH 均有典型的中央瘢痕。组织学上，典型 FNH 的特征是出现异常的结节、畸形的血管和胆小管的增生。非典型FNH 常缺少异常结节和畸形血管中的一项，但往往会有胆小管增生。Kupffer 细胞依然存在。超过 20％的 FNH 含有脂肪。

2.MRI 表现

FNH 在 T_1WI 呈略低信号，T_2WI 呈略高信号。有时在 T_1WI 和 T_2WI 均呈等信号。不像肝腺瘤，FNH 的信号强度在 T_1WI 很少高于肝脏。中央瘢痕在 T_2WI 常呈高信号。在 Gd-DTPA 增强扫描时，动脉期 FNH 呈明显同步强化，中央瘢痕和放射状间隔呈延迟强化（图 11-7）。强化模式以"快进慢出"为特点，与肝癌的"快进快出"不同，其中以动脉期瘢痕显著均匀强化为特征。经门脉期至延迟期，信号仍等于或略高于肝实质，中央瘢痕明显强化。动脉期病灶中央或周边出现明显增粗迂曲的血管（供血动脉）亦是 FNH 的特征，但并不多见。特异性对比剂，如 SPIO 和锰剂分别作用于 Kupffer 细胞和肝细胞，可证实病灶的肝细胞起源。Kupffer细胞摄取 SPIO 后，病灶和正常肝实质在 T_2WI 和 T_2WI 呈低信号；中央瘢痕呈相对高信号。MRI 诊断 FNH 的敏感性（70％）和特异性（98％）高于 B 超和 CT。

FNH 的非典型表现有：动脉期强化不显著而低于肝实质；动脉期出现动脉-门脉、动脉-静脉分流；门脉期及延迟期呈低信号和/或中央瘢痕不强化；中央瘢痕不显示；延迟期出现包膜样强化。不典型征象导致术前确诊率不高。

3.鉴别诊断

表现不典型的 FNH 需与原发性肝癌、肝血管瘤（＜3.0 cm）以及肝腺瘤鉴别。判断良恶性最关键。FNH 存在 Kupffer 细胞，有吞噬胶体的功能，所以核素标记胶体肝脏显像可用于鉴别FNH、肝腺瘤和肝癌。[18]FDG PET 是肿瘤阳性显像，肿瘤病变因高代谢而表现异常放射性浓聚。

FNH 的肝细胞无异型性，[18]FDG PET 显像时无异常放射性浓聚。但高分化肝癌的[18]FDG PET显像也往往表现为阴性，鉴别两者需要借助于[11]C-乙酸肝脏显像。

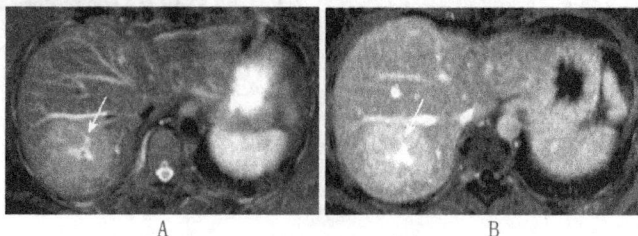

图 11-7　局灶性结节增生

A.轴面 T_2WI 显示稍高信号病灶，高信号中央有瘢痕和分隔（箭）；B.二维梯度回波增强扫描轴面 T_1WI 静脉期显示病灶均匀强化，中央瘢痕延迟明显强化（箭）

(四)肝细胞腺瘤

肝细胞腺瘤是一种良性新生物，好发于有口服避孕药史的年轻女性。偶见于应用雄性激素或促同化激素的男性，或有淀粉沉积疾病的患者。

1.临床表现与病理特征

通常无临床症状，肝功能正常。大病灶常出现疼痛和出血。肝细胞腺瘤由类似于正常肝细胞的细胞团所组成。与 FNH 不同，肝细胞腺瘤缺少中央瘢痕和放射状分隔。出血和坏死常导致疼痛。有人认为肝细胞腺瘤是癌前病变，有潜在的恶性。大的腺瘤(>5 cm)首选外科手术治疗。

70%～80%的肝腺瘤为单发。组织学见肿瘤由良性可分泌胆汁的肝细胞组成，排列成片状，内含丰富的脂肪和糖原。瘤内有胆汁淤积及局灶出血、坏死，有时可压迫周围肝组织形成假包膜，也可有薄的纤维包膜。周围的肝实质也可脂肪变。肿瘤由肝动脉供血，血供丰富。可有Kupffer 细胞，但数量常少于正常肝实质。腺瘤中没有胆管和门管结构。

2.MRI 表现

在 T_1WI 和 T_2WI，典型的腺瘤与周围肝实质信号差别不明显。病灶在 T_1WI 呈中等低信号至中等高信号，T_2WI 呈中等高信号。动态增强扫描时，动脉期即早期强化，呈均匀强化(强化程度常弱于典型 FNH)；在门脉期强化减退，呈等信号；延迟期与肝脏信号几乎相等。在脂肪抑制 T_1WI 和 T_2WI，腺瘤与肝脏相比可呈高信号。腺瘤在 T_1WI 呈高信号，部分原因为含有脂肪。在脂肪抑制 T_2WI，在较严重的脂肪肝，肝脏信号的压低较腺瘤明显，使腺瘤呈高信号。瘤内出血时，T_1WI 和 T_2WI 呈高、低混杂信号(图 11-8)。

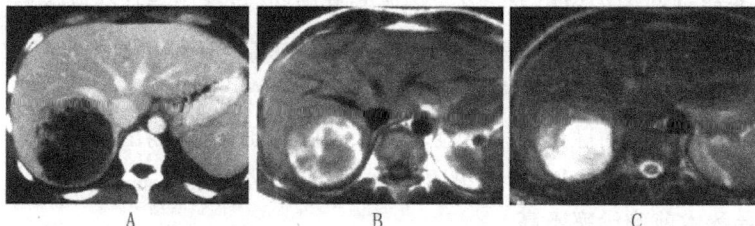

图 11-8　肝细胞腺瘤

A.CT 增强扫描门静脉期肿块边缘少许强化，中央大部为低密度，无明确出血表现；
B.T_1WI，肿块内见散在高信号，提示瘤内出血；C.T_2WI，肿块呈不均匀混杂信号

有时，在腺瘤边缘显示完整或不完整的假包膜，通常较薄，在 T_1WI 呈低信号。在 T_2WI，假

包膜较肝细胞癌的真性纤维包膜信号高。

(五)肝细胞癌

肝细胞癌(hepato cellular carcinoma,HCC)是由肝细胞分化而来的恶性新生物。

1.临床表现与病理特征

早期常无症状。小肝癌的定义为肿瘤直径<2 cm。在病理学上,鉴别小肝癌和高级别不典型增生的标准尚无明确的界定。偏向于恶性的所见包括:①细胞核明显的异型性;②高的核浆比例,2倍于正常的细胞核密度;③3倍或更高的细胞浓度,有大量无伴随动脉;④中等数量的核分裂象;⑤间质或门脉系统受侵袭。很多小肝癌和不典型增生在组织学上无法鉴别。

2.MRI 表现

相对于正常肝实质,小肝癌病灶在 T_2WI 呈小片高信号或略高信号,T_1WI 信号多变,可为等信号、低信号或高信号。钆对比剂动态增强扫描时,动脉期明显强化(不均匀或均匀),门脉期和延迟期呈流出效应(图 11-9)。有时出现"结中结"征象,特别在铁质沉着的增生结节中发生的点状小肝癌。

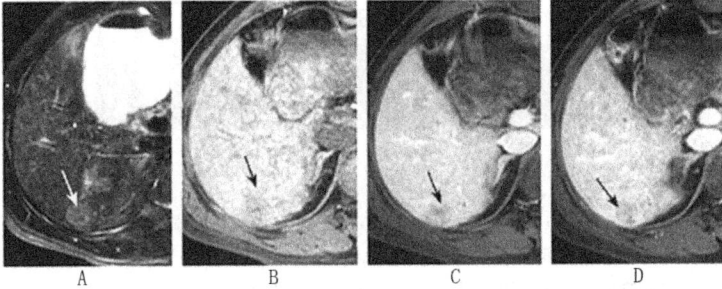

图 11-9　小肝癌

A.轴面 T_2WI 显示肝右叶后下段稍高信号结节(箭);B.轴面二维梯度回波增强扫描 T_1WI 动脉期显示结节不均匀强化;C.门静脉期显示肝内结节强化;

D.延迟期显示肿瘤周围包膜强化(箭);随访患者7个月后,肿物增大至9.6 cm

大肝癌(直径>2 cm)可能出现附加的特征,如镶嵌征、肿瘤包膜、卫星灶、包膜外浸润、血管侵犯、淋巴结和远处转移等肝外播散。

镶嵌征是由薄层间隔和肿瘤内坏死组织分隔的小结节融合形成。这种表现很可能反映肝细胞癌的组织病理学特点和增殖模式。>2 cm 的肝癌88%出现镶嵌征。有镶嵌征的病灶在 T_1WI 和 T_2WI 信号多变,在动态增强扫描动脉期和延迟期呈不均匀强化(图11-10)。

肿瘤包膜是(大)肝细胞癌的一个特点,见于 60%~82%的病例。有报道72例肝细胞癌中,56例在组织学上出现肿瘤包膜,75%肿瘤包膜病灶>2 cm。随着瘤体增大,肿瘤包膜逐渐变厚。肿瘤包膜在 T_1WI 和 T_2WI 呈低信号。肿瘤包膜外侵犯指形成局部放射状或紧贴病灶的卫星灶,见于 43%~77%肝细胞癌。

门静脉和肝静脉血管侵犯也常见。在梯度回波序列 T_1WI 和流动补偿 FSE T_2WI 表现为流空消失,动态增强扫描 T_1WI 表现为动脉期异常强化,晚期呈充盈缺损。

不合并肝硬化的肝细胞癌:在西方社会,超过 40%的肝癌患者无肝硬化。而在东南亚地区,地方性病毒性肝炎多发,仅 10%的肝细胞癌患者无肝硬化。但不合并肝硬化和其他潜在肝病的肝细胞癌患者,确诊时常已是晚期。病灶较大,肿瘤直径的中位数是 8.8 cm,常单发并有中央瘢痕(图 11-11)。这些患者更适合外科手术,且预后较好。

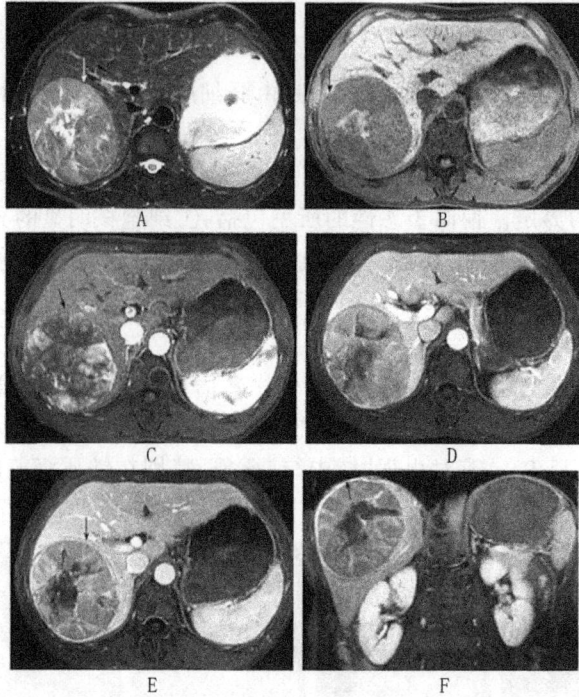

图 11-10 大肝癌

A.轴面 T_2WI 显示病灶大部分为高信号,局部为低信号,病灶边缘为低信号肿瘤包膜(箭),T_2WI 低信号提示由纤维组织构成,与良性病变的假包膜不同;B.梯度回波 T_1WI 显示大的圆形病灶,大部分呈低信号,病灶边缘为低信号肿瘤包膜(箭);C.梯度回波轴面 T_1WI 动脉期显示整个病灶明显不均匀强化,呈镶嵌样改变(箭);D、E、F.轴面和冠状面 T_1WI 延迟期扫描,肿瘤强化呈流出效应,肿瘤包膜强化(箭),中央无强化

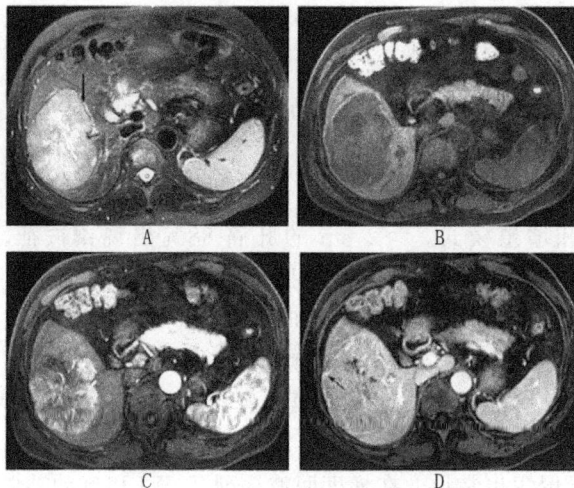

图 11-11 非肝硬化患者肝癌

A.轴面 FSE 序列 T_2WI 显示肝内巨大病灶,病灶大部分呈条索状中高信号,中心呈高信号,由厚的肿瘤包膜包绕(箭);B.二维梯度回波轴面 T_1WI 肿瘤呈低信号;C.轴面 T_1WI 增强扫描动脉期,病灶明显不均匀强化;D.延迟期,病灶强化呈流出效应,而肿瘤包膜明显强化;本例肝脏轮廓光滑,肝实质强化均匀,脾脏不大;病灶切除后病理证实为纤维板层肝细胞癌

3.鉴别诊断

不合并肝硬化的肝细胞癌应与腺瘤、FNH、肝内胆管癌、纤维板层型癌和高血供转移瘤鉴别。合并肝硬化的肝细胞癌需与所谓的"肝脏早期强化病灶"(EHLs)鉴别。

(1)肝内胆管癌:占胆管癌的10%,表现为大的团块,伴肝内胆管扩张,脐凹征(肿瘤被膜收缩形成),强化模式与巨大结直肠转移瘤和肝细胞癌有部分重叠。也可出现肝细胞癌和肝内胆管癌的混合型病灶,影像表现与肝细胞癌不易鉴别。

(2)纤维板层型肝癌:与常规肝细胞癌的临床表现和病理存在差别,故被认为是一种单独病变。组织学上,瘤体较大,由排列成层状、束状、柱状的巨大嗜酸性粒细胞、多边形赘生性细胞、平行层状排列的纤维分隔组成。在T_1WI呈低信号,T_2WI呈高信号,强化不均匀。中央的纤维瘢痕在T_1WI和T_2WI均呈低信号。

(3)FNH:中央瘢痕在T_2WI多为高信号,但仅依据中央瘢痕在T_1WI和T_2WI的表现不足以判断肿瘤的良、恶性。少数肝癌也见纤维瘢痕,并可因炎症而在T_2WI呈高信号。

(4)EHLs:多数呈圆形或椭圆形,也可呈楔形、地图形或三角形。这类病灶应除外高级别DN和小肝癌。无间隔生长的小EHLs表现类似血管分流和假性病灶。

(5)Budd-Chiari综合征的结节多发,在动脉期明显均匀强化,在晚期几乎与周围肝实质等信号。

(张　涛)

第二节　肝性脑病的 MRI 诊断

肝性脑病(hepatic encephalopathy,HE)又称肝昏迷。临床上多数是由于病毒性肝炎(包括重型病毒性肝炎)、肝硬化、严重的胆道感染、肝癌和血吸虫病等引起,导致急性肝损害、肝衰竭,或慢性实质性肝病,或广泛门-腔侧支循环建立,致使胃肠道的有害物质未能被肝细胞代谢去毒而直接进入体循环,使血液和组织中氨等代谢产物的含量增高,引起中枢神经系统功能障碍。临床表现为在严重肝病的基础上出现以轻微的心理或生理精神错乱、神经心理综合征甚至发生意识障碍(昏迷)为主要特征的神经精神症状和运动异常等继发性神经系统疾病。在我国大部分肝性脑病是由肝硬化和重型病毒性肝炎所引起的,常与患者发生自发的或外科性门体分流有关。

一、肝性脑病的发病机制

有关肝性脑病的发病机制至今已提出多种学说,但没有一种学说被广泛接受。大多数研究是利用鼠、兔或狗发生急性肝衰竭后表现出精神和神经活动异常的实验动物中进行的。然而制成有或没有门体性分流及脑病的肝衰竭动物模型是很困难的。尽管如此,动物实验研究已提供了有价值的资料,说明系列神经化学和神经心理学异常对肝性脑病的发生有潜在作用。

近年来有关肝性脑病发病机制的研究中除氨中毒、协同神经毒素和假神经递质假说方面有一定进展外,主要进展在于γ-氨基丁酸/苯二氮䓬(gamma-aminobutyric acid/benzodiazepine,GABA/BZ)假说,尤其是内源性苯二氮䓬及其受体、受体配体在肝性脑病发病中的作用。

(一)肝性脑病的概念及最新分型

经典的观点认为,肝性脑病是由严重肝病引起的、以代谢紊乱为基础的中枢神经系统功能失调的综合征,其主要临床表现为意识障碍、行为异常和昏迷,严重程度差异很大。

根据学术界长期以来对肝脏的功能、组织解剖和与相关脏器的关系以及肝性脑病的研究,有学者将肝性脑病的病因基础由"严重肝病"修正为"严重的肝脏功能失调或障碍",包括急性肝衰竭、不伴有内在肝病但有严重门体分流以及慢性肝病/肝硬化等3种主要类型,并对应于相应的临床表现。在一次有关肝性脑病的国际会议采纳了这种分型,提出了肝性脑病的最新共识,将此临床综合征分为A、B和C 3种类型,实际上也恰好分别代表了"急性(acute)""分流(bypass)"和"肝硬化(cirr hosis)"的英文首字母以便记忆。

A型肝性脑病即急性肝衰竭相关的肝性脑病(acute liver failure associated hepatic encephalopathy,ALFA-HE),可替代原用来代表一种急性肝性脑病的"暴发性肝衰竭"的术语,因为暴发性肝衰竭实际的意义远不仅指急性肝性脑病。采用急性肝衰竭相关的肝性脑病能够避免将"急性肝衰竭伴发的肝性脑病"与"慢性肝病伴发的急性肝性脑病"的概念进一步混淆。

B型肝性脑病强调了门体分流的重要地位,此类型的确立有其历史和现实原因。它代表了门体脑病(portosystemic encephalopathy,PSE)的纯粹类型,临床表现与那些患肝硬化伴脑病的患者类同,但确实没有发现任何实质性肝病。由于其相对而言罕见于临床,曾有学者质疑单纯门体分流是否即足以导致脑病。尽管如此,有2篇非常著名的肝性脑病文献描述了B型肝性脑病患者的状况,这些患者发生脑病的原因是回答问题的关键。无论如何,B型肝性脑病在历史上应该有其位置。此外,特异性的确认此类型有助于医师诊断不明确的疾病。需注意,只有在肝活检提示正常组织学特征时才能诊断这种类型的脑病。

C型肝性脑病包括了绝大多数的肝性脑病,即通常意义上的肝性脑病。其临床表现与B型肝性脑病类同,不过后者没有肝硬化的症状和体征。诊断肝性脑病时,这些C型肝性脑病的患者通常已发展到肝硬化失代偿期并已建立了较为完备的门体侧支循环。采用C型肝性脑病的概念能够纠正过去对于急性肝性脑病定义的混淆理解。C型肝性脑病是指发生在慢性肝病阶段的肝性脑病,不论其临床表现是否急性。导致慢性肝病患者发生C型肝性脑病的关键在于肝功能不全和肝脏循环的短路分流,使肠道来源的毒素积聚在体循环中,而其中的神经毒素可通过变化了的血-脑屏障进入大脑,产生异常的神经传递引起脑病。目前大多数学者认为,肝功能的减退可能是脑病发生的主要因素,而循环分流居于次要地位,但两者互为影响。

(二)肝性脑病发病机制的一般原理

1.肝性脑病时存在一种或多种神经活性物质积蓄

正常情况下这些活性物质由肠道细菌产生,吸收后被肝脏代谢;而肝衰竭时,由于衰竭的肝细胞缺乏代谢能力或者存在肝内外的门体分流导致这些神经毒性物质进入体循环,通过血-脑屏障而致肝性脑病的发生。

2.血-脑屏障通透性改变

多种化合物在血浆和中枢神经系统间通过血-脑屏障进行交换;血-脑屏障的参与者之一是脑毛细血管内皮细胞,由于这些细胞被紧密连接联合起来,物质必须通过毛细血管内皮细胞才能到达对侧;再者,由于构成血-脑屏障的还有脂溶性神经胶质细胞和基膜,穿越血-脑屏障的运输还需依靠脂溶性(如药物)或特异运载系统(如糖、氨基酸),大分子(如蛋白)常被排除在可交换的物质之外。肝衰竭时由于氨、硫醇和酚类物质积蓄,作用于毛细血管中涉及调整脑血流的酶,改变神经胶质细胞的转运系统功能,增加膜液性或开放性而致血-脑屏障通透性增加(血-脑屏障通透性改变已在用系统的复杂技术制成的急性肝衰竭动物模型中得到证实)。这种通透性变化允许直接运输血浆中积蓄的潜在神经毒性物质通过并到达脑组织细胞外间隙。

(三)氨中毒学说

1.氨代谢与肝性脑病

体内的游离氨绝大部分来自L-谷氨酸的脱氨基反应。游离氨是有毒性的,特别是在高浓度时。因此动物体内迅速将其转化成谷氨酰胺,再转运到肝脏解毒。正常情况下,体内谷氨酸和谷氨酰胺释放的氨被迅速转化成没有毒性的富氮化合物尿素,然后经尿液排出。肠道菌群释放的游离氨经门静脉转运到肝脏解毒,从而使外周动脉的血氨保持在较低的水平。脑组织中氨的清除主要依赖星状细胞中的谷氨酰胺合成酶途径,肝性脑病患者和模型动物脑中的谷氨酰胺合成酶活性下降,表明这种状态下脑中的谷氨酰胺合成功能受损。因此,高氨血症的神经病变主要发生在星状细胞而不是神经元。当肝发生病变或肝坏死时,肝脏的解毒功能受损,使体内游离氨的浓度迅速升高,从而干扰细胞正常的能量代谢和神经传递,诱发昏迷等神经症状。许多研究表明,游离氨(特别是脑组织中的游离氨)浓度与肝性脑病的轻重程度之间有高度的相关性。

2.游离氨对中枢神经系统(CNS)的影响

(1)游离氨对神经元膜的作用:在人类的脑性病症(如 Reye 综合征)和先天性免疫缺陷引起的高氨血症中,当血氨水平达到 $0.5\sim1.0$ mmol/L 时中枢神经系统表现出病症,当脑组织的游离氨达到 $2.5\sim5.0$ mmol/L时,出现昏迷。为此,有研究表明,氨能够降低神经元的膜电位。为了确定氨对神经元膜的除极作用是否对肝性脑病有病理性作用,需要确定在肝性脑病时记录到的氨浓度是否能够引起膜的除极。研究发现,当溶液氨浓度<2.0 mmol/L 时,不能引起部分浸入该溶液的海马切片中神经元膜的去极化,因为这个浓度远大于产生神经毒性所需要的浓度,因此他认为氨引起的除极并不参与氨性脑病的发病。

最近 Fan 等发现,当将海马切片完全浸入氨盐溶液时,只需 0.5 mmol/L NH_4Cl 即可抑制突触传递,远低于将海马切片部分浸入溶液时去极化所需的氨盐浓度。这可能是由于切片部分浸入溶液时,进入神经元的氨离子较少,而其中绝大部分被转化成谷氨酰胺,因此游离氨的浓度很小,不足以引起膜的除极。当切片完全浸入溶液时,氨离子的流入量增加,也使得胞内的氨离子浓度升高,从而诱发膜的去极化。该浓度与诱发氨性脑病所需的浓度大致相当,因此氨诱发的神经元膜的除极可能参与了肝性脑病的发病。

(2)游离氨对兴奋性突触传递的作用:许多研究表明,游离氨有抑制兴奋性突触传递的作用。兴奋性突触传递最主要的递质是谷氨酸。可能有 3 种机制参与了游离氨对兴奋性突触传递的抑制作用。两种作用于突触前膜的机制和一种作用于突触后膜的机制。在突触前膜氨离子可能抑制谷氨酸的前体谷氨酰胺的合成,或阻止动作电位到达突触末梢,从而减少谷氨酸的释放。在突触后膜氨离子可能减弱已释放谷氨酸的作用。有证据表明,氨离子对存在于神经元与星状细胞之间的谷氨酸和谷氨酰胺循环有着广泛的作用。急性或慢性高氨血症情况下,脑组织中的谷氨酰胺含量升高而谷氨酸的含量则显著下降。这可能是由于从谷氨酸合成谷氨酰胺的反应加强,或者是从谷氨酰胺分解成谷氨酸的反应减弱。虽然普遍认为在高氨血症中脑组织谷氨酰胺含量的升高是由于其合成的加强,但目前仍没有直接的证据。

事实上 Fan 和 Butter worth 等发现,氨离子只影响非 Ca^{2+} 依赖性的谷氨酸释放,而突触传递高度依赖于 Ca^{2+} 依赖性的从突触囊泡中释放的谷氨酸,这表明氨离子对突触的抑制作用并不是由于谷氨酸释放的减少而引起的。目前有两种模型用于解释氨离子对 Ca^{2+} 依赖性和非 Ca^{2+} 依赖性谷氨酸释放的不同作用，一种是平行模型，另一种是系列模型。平行模型认为谷氨酰胺酶位于两个部位，其中一个部位对氨离子的抑制作用敏感，而另一部位则不敏感，分别控制非 Ca^{2+} 依赖性和 Ca^{2+} 依赖性的谷氨酸合成。系列模型则认为，谷氨酰胺酶对氨离子并不敏感，合成的谷氨酸首先进入谷氨酸储备池，从该池产生非 Ca^{2+} 依赖性的谷氨酸释放，释放的谷氨酸再被缓慢吸收到产生 Ca^{2+} 依赖性谷氨酸释放的谷氨酸储备池。两种模型均有一定的实验支持，但其确切的机制仍不清楚。

在实验性急性肝衰竭的家兔中，[^{3}H]-谷氨酸对突触膜的专一性结合下降。硫代乙酰胺引起的急性或亚急性高氨血症中，谷氨酸的高亲和力受体和低亲和力受体的密度均下降，但这种下降仅见于 N-甲基-D-天冬氨酸（NMDA）亚类受体，而非 NMDA 受体则保持不变。因此，氨离子对兴奋性突触传递的抑制作用可能与 NMDA 受体的下调有关。

（3）氨中毒与 GABA 神经递质假说之间的关系：GABA 是哺乳动物大脑的主要抑制性神经递质，通常在大脑的突触前神经元由谷氨酸通过谷氨酸脱氢酶而合成，能与大脑突触后神经元的 GABA 受体结合产生抑制。突触后 GABA 的受体存在两种形式，GABA-A 和 GABA-B。与肝性脑病有关的受体是 GABA-A，结合后产生快速型抑制突触后电位。这种受体不仅能与 GABA 结合，在受体表面的不同部位还能与巴比妥类和苯二氮䓬类物质结合，构成 GABA/BZ 复合受体。无论 GABA 或上述任何一种药物（或类似物）与受体结合后，都能促进氯离子内流进入突触后神经元，使突触后神经元的膜超极化并引起神经传导抑制。

近年来在暴发性肝衰竭和肝性脑病的动物模型中发现 GABA 血浓度增高，甚至与肝性脑病的严重程度相关。Schafer 和 Jones 认为肠源性 GABA 能透过通透性异常增高的血-脑屏障，与高敏感度的 GABA 受体结合，且此时突触后 GABA 受体的数目及敏感性均增加，从而引起显著的抑制作用。但不同的实验动物血-脑屏障通透性和突触后 GABA 受体的研究结果不尽一致。

另外，在部分肝性脑病患者血及脑脊液中发现了内源性苯二氮䓬，甚至与脑病病情相关，但内源性苯二氮䓬的来源却尚无定论。采用 PET 技术，取 ^{11}C 标记的氟马西尼（flumazenil，苯二氮䓬受体拮抗剂）了解肝性脑病患者脑内氟马西尼的分布，进而推断脑内苯二氮䓬受体的数目。研究发现，肝性脑病患者大脑皮质、小脑和基底核的氟马西尼的平均分布容积显著高于对照组，但研究者指出需考虑患者对氟马西尼的清除能力减低效应的影响。以下数点支持 GABA/BZ 复合受体假说：给肝硬化动物服用由 GABA/BZ 复合受体介导的神经药物（如苯巴比妥、地西泮）可诱导或加重肝性脑病，而给予 GABA 受体拮抗剂（荷包牡丹碱，dicentrine）或苯二氮䓬受体拮抗剂（氟马西尼）可减少肝性脑病的发作。氟马西尼用于临床能使部分肝性脑病患者精神症状、脑电图得到改善，但有时尚难完全排除外源性苯二氮䓬摄入的影响。

近期研究结果支持外周型苯二氮䓬受体（peripheral type benzodiazepine receptor，PTBR）的活化也是门体脑病时特征性中枢神经系统症状的发病机制之一。PTBR 不是 GABA/BZ 复合受体的一部分，处于星状细胞线粒体膜上。门体脑病时用 PTBR 拮抗剂处理可减少氨引起的星状细胞的损害。PTBR 受地西泮结合抑制因子（diazepam bind ing inhibitor，DBI，一种星状细胞内的内源性神经肽）的调节。取自门体脑病患者尸检和实验性慢性肝衰竭动物的大脑组织提示，PTBR 能与高选择性 PTBR 配体 ^{3}H-PK11195 结合的位点密度增加。动物模型显示，位点的增加源自 PTBR 基因表达的增加，而此时 DBI 的含量是增加的。但也有有关 DBI 作用的相反报道。位于星状细胞线粒体的 PTBR 本身即显示可能与维持星状细胞的能量代谢有关;PTBR 的活化可增加胆固醇的摄取,并增加脑内神经固醇的合成,后者在脑内的积聚有助于产生门体脑病时神经抑制的某些特性。

可见,氨假说与 GABA/BZ 复合体假说或 GABA 能神经递质假说之间并不完全独立;氨本身可通过其直接与 GABA-A 受体作用,而且也能通过其与苯二氮䓬受体激动剂的协同增进作用,并释放 GABA-A 受体的神经固醇类激动剂,来增加 GABA 能抑制性神经活性,从而抑制中枢神经系统功能。因此,以降低肝性脑病患者血氨浓度并显著减少已增加的 GABA 能神经张力为手段,以促使患者的中枢神经功能恢复到正常生理水平为目的的治疗方法就有了依据。这些因素之间的相互作用可能有助于解释肝性脑病患者氨水平的不同、对苯二氮䓬受体拮抗剂反应的不同和降氨处理效果的不同等现象。

(四)假神经递质学说

神经冲动的传导是通过递质来完成的。神经递质分兴奋和抑制两类,正常时两者保持生理平衡。兴奋性神经递质有多巴胺、去甲肾上腺素、乙酰胆碱,谷氨酸和门冬氨酸等抑制性神经递质只在脑中形成。食物中的芳香族氨基酸(如酪氨酸、苯丙氨酸等)经肠菌脱羧酶的作用分别转变为酪胺和苯乙胺。若肝脏对酪胺和苯乙胺的清除发生障碍,此两种胺可进入脑组织,在脑内经β-羟化酶的作用分别形成 β-多巴胺和苯乙醇胺。后两者的化学结构与正常的神经递质去甲肾上腺素相似,但不能传递神经冲动或作用很弱,因此称为假神经递质。当假神经递质被脑细胞摄取并取代了突触中的正常递质时,则神经传导发生障碍,出现意识障碍与昏迷。

(五)GABA 学说

γ-氨基丁酸(GABA)是哺乳动物大脑的主要抑制性神经递质。肝衰竭的动物模型发生肝性脑病时 GABA 血浓度增加。Schafer 和 Jones 认为肠源性的 GABA 在血中聚集,透过异常的血-脑屏障和高敏感度的突触后与 GABA 受体结合产生大脑抑制。突触后 GABA 受体与另两种受体蛋白质紧密相连,一为外周型苯二氮䓬受体(peripheral type benzodiazepine receptor,PTBR),另一为䓖防己毒素,在神经细胞膜上形成 GABA 超分子复合物。所有这些受体部位均参与调节氯离子通道。任何一个受体与相应物质结合都使氯离子内流入突触后神经元产生神经抑制作用。苯二氮䓬或巴比妥可增加 GABA 介导的氯离子内流,增加 GABA 介导的神经抑制。此外,在星状细胞线粒体上也有 PTBR,门体脑病时 PTBR 密度增加,用 PTBR 阻滞剂 PK11195 可减少星状细胞肿胀。

(六)色氨酸

正常情况下色氨酸与清蛋白结合不易进入血-脑屏障,肝病时清蛋白合成降低,加之血浆中其他物质对清蛋白的竞争性结合造成游离的色氨酸增多,游离的色氨酸可通过血-脑屏障,在大脑中代谢生成 5-羟色胺(5-HT)及 5-羟吲哚乙酸(5-HITT),两者都是抑制性神经递质,参与肝性脑病的发生,与早期睡眠方式及日夜节律改变有关。脑摄取色氨酸可被谷氨酰胺合成抑制剂所抑制,可见高血氨、谷氨酰胺和色氨酸间也是相互联系的。

(七)幽门螺杆菌感染与肝性脑病

多个研究已经证明,胃内感染幽门螺杆菌(Hp)可引起胃液中氨浓度升高,但是胃的内环境呈高酸性,不利于氨的吸收。

Gubbins 从其完成的多中心研究中发现,发生肝性脑病和未发生肝性脑病的酒精性肝病患者有 Hp 感染,血清学阳性率分别占 79% 和 62%,差异十分显著,从而最早提出了 Hp 感染产生的氨可能是门体脑病高危因素的假设。

此后，Ito 通过细菌培养检测到，1010CFU/L 活的 Hp 在 37 ℃时，2 小时内能产生氨 5.88～11.7 mmol/L。厉有名给实验性动物胃内灌注 1 mL 1 010 CFU/L Hp 混悬液，分别在灌注后 15 分钟、30 分钟、60 分钟及 120 分钟抽取股静脉和门静脉血测定氨浓度，结果在肝硬化组灌注 Hp 混悬液 15 分钟时血氨浓度开始升高，120 分钟时门静脉和股静脉血氨浓度分别达 $(615\pm456)\mu mol/L$ 和 $(138\pm39)\mu mol/L$，明显高于灌注前。Ito 报道 2 例胃内 Hp 广泛定植的肝硬化伴肝性脑病患者，经降氨、对症处理后高氨血症始终未纠正，肝性脑病反复发生；但经 Hp 根除治疗后，血氨浓度逐渐下降。随访至 2 年时患者死于肝衰竭，但血氨浓度仍显著低于 Hp 根除前。部分研究也显示 Hp 感染的肝硬化患者血氨浓度高于非感染者，根除治疗能有效地降低肝硬化患者的血氨浓度，与 Mayaji 的研究结果相似。Dasani 对 55 例肝硬化合并肝性脑病患者进行评估，发现肝性脑病患者 Hp 感染率为 67%，明显高于无肝性脑病者的 33%，而且 Hp 根除治疗能有效地改善肝性脑病的临床症状。有学者指出，Hp 感染是肝硬化患者发生肝性脑病的危险因素之一。张小晋对 35 例肝硬化患者观察发现，Hp 阳性者与阴性者的血氨浓度相比 $(90.46\ \mu g/dL$ 比 $88.45\ \mu g/dL)$ 差异无显著性，但在 Hp 阳性的肝硬化患者中，根除治疗后血氨浓度明显下降。

最新的一项前瞻性研究发现，Hp 感染不引起患者血氨浓度升高，根除 Hp 后也不能降低其血氨浓度。何瑶对 155 例肝硬化患者进行观察发现，Hp 感染与门静脉高压、肝功能恶化及消化性溃疡的发生无关，也不引起血氨浓度的改变。Plevris 对 20 例肝硬化患者（Hp 阳性 12 例，Hp 阴性 8 例）进行观察，给予口服尿素 100 mg/kg，分别于服前及服后 15 分钟、30 分钟、60 分钟、90 分钟及 120 分钟测定血氨浓度，结果 Hp 阳性组与阴性组血氨浓度均呈逐渐上升趋势，但两组之间无明显差别。Quero 观察了 11 例 Hp 阳性的肝硬化合并高氨血症患者，经根除治疗后 10 例 Hp 得到根除，血氨浓度从根除治疗前的 $(79.3\pm27)\mu mol/L$ 降至 $(63.5\pm27)\mu mol/L$，但根除治疗结束 2 个月后，血氨浓度又回升至 $(78.7\pm18)\mu mol/L$，与治疗前无明显差别，因此 Plevris 和 Saikku 推测 Hp 根除治疗对血氨浓度的影响可能属于抗菌药物的非特异性作用。造成上述不同结果的原因可能是：Hp 所产生的氨进入血循环的数量取决于细菌数量、Hp 在胃内的分布、宿主的胃部环境以及肝功能情况等。Miyaji 研究证实，胃内弥漫性 Hp 感染可使肝硬化患者产生高氨血症，而胃内斑块性 Hp 感染对高氨血症无影响。另一方面，游离的氨 (NH_3) 与离子型氨 (NH_4^+) 的互相转化受 pH 梯度改变的影响，当 pH<6 时，NH_3 从血液转至肠腔随粪便排出；当 pH>6 时，NH_3 大量弥散入血。因此，对 Hp 感染者，在根除治疗前大量应用强效制酸剂，有可能促进胃内氨的吸收，而对合并 Hp 感染的肝硬化失代偿期患者，在降血氨治疗的同时宜及时行 Hp 根除治疗，否则有诱发或加重肝性脑病之虞。

虽有多个研究证明 Hp 感染可诱发或加重高氨血症及肝性脑病，但 Hp 感染与肝硬化病情的关系尚不清楚。肝硬化患者 Hp 的感染率高低相差悬殊。Siringo 对 153 例肝硬化患者和 1 010 名健康献血员的研究结果表明，肝硬化组 Hp 阳性率为 76.5%，明显高于健康献血员组的 41.8%，但肝硬化患者是否感染 Hp 其病情的严重程度无明显差别，有学者认为肝硬化患者 Hp 感染率较高可能与这些患者经常住院或接受内镜诊治有关。肝硬化合并门静脉高压性胃病时 Hp 的感染率及感染 Hp 对门静脉高压程度的影响各家报道也不一致，多数学者认为门静脉高压性胃病时因胃黏膜充血和黏液层变薄不利于 Hp 生存，所以 Hp 感染率低。刘思纯观察 72 例肝硬化患者，Hp 阳性组（38.1%）上消化道出血率明显高于阴性组（16.7%，$P<0.05$）。侯艺随机选

择临床诊断为肝硬化和原发性肝癌的患者进行研究,结果证明 Hp 与肝癌、肝硬化的发生发展关系密切,并且 Hp 阳性的肝硬化、肝癌患者易发生上消化道大出血和肝性脑病。

二、肝性脑病的临床表现

(一)常见诱因

肝性脑病属重型肝炎的严重并发症,直接原因是肝衰竭,毒性物质的积蓄。而慢性重型肝病患者发生的肝性脑病 50％病例可查出诱因。

1.摄入蛋白质过多

慢性重症肝病、肝硬化伴明显门体分流者,如食入蛋白质过多,由于消化功能降低,食物在胃肠滞留时间长,肠道细菌分解蛋白质产气产氨,从而诱发或加重肝性脑病。

2.便秘与腹泻

粪便在结肠滞留,利于氨的产生和吸收。所以应保持大便通畅。用乳果糖除通便外还可酸化肠道以阻止氨的吸收,但不可过量造成腹泻,如大便＞4 次/天,又会因水电失衡(如低钾血症等)而诱发肝性脑病。

3.不合理的药物

下列药物可诱发或加重肝性脑病:含氨药物——氯化铵;镇静药——巴比妥类、氯丙嗪、麻醉剂;含芳香氨基酸的药物——复方氨基酸、水解蛋白等。

4.不恰当治疗

用强利尿剂致水电酸碱失衡,可发生低钾血症、碱中毒及低血容量;大量放腹水致腹压骤降导致有效循环血量不足,或门体分流加重;手术创伤及麻醉等均可诱发肝性脑病。

5.重型肝炎的其他并发症

如上消化道出血、感染、肝肾综合征等是肝性脑病的最常见诱因。

(二)临床表现

1.临床分型

(1)内源性肝性脑病(非氨性肝性脑病):急性或亚急性重型肝炎因病毒或毒物造成大量肝细胞坏死,致使机体代谢失衡,代谢毒性产物积聚,导致中枢神经功能障碍。此种肝性脑病起病急,前驱期短,病情重笃,病死率极高,此种为急性肝性脑病。

(2)外源性肝性脑病(氨性脑病,门体脑病):各种原因所致肝硬化发展成的肝性脑病通常有新生肝细胞但功能不全,或再变性坏死致代谢障碍;一些诱发因素致体内毒性物质增加,或门体分流毒性物质直接进入体循环致中枢神经功能障碍,此种肝性脑病起病缓,常有诱因,病情轻重不一,可反复发作,属慢性复发性肝性脑病,如消除诱因可使病情逆转,此类为慢性肝性脑病。

2.临床分级

肝硬化、肝癌、暴发性肝衰竭、门体分流术后和经颈静脉肝内门体分流术后的患者出现神经、精神功能紊乱,应进行有关检查以考虑肝性脑病的可能。根据神经、精神功能异常的程度,可将肝性脑病分为 4 期。

第一期(前驱期):表现为焦虑、欣快激动、表情淡漠、睡眠倒错、健忘等轻度精神异常,可以有扑翼样震颤。

第二期(昏迷前期):表现为嗜睡、行为异常、随地大小便、言语不清、书写障碍、定向力障碍等,有共济失调、扑翼样震颤、腱反射亢进等体征。

第三期(昏睡期):表现为昏睡,但能够唤醒,有扑翼样震颤、肌张力增高、腱反射亢进、Babinski征等体征。

第四期(昏迷期):表现为昏迷、不能够唤醒,浅昏迷对于各种刺激尚有反应,深昏迷时各种反射都消失。

3.临床表现

肝性脑病最早出现的症状是性格改变,一般原外向型者由活泼开朗转而表现为抑郁,原内向型者由孤僻、少言转为欣快多语。第二是行为改变,初只限于不拘小节的行为,如乱扔纸屑、随地便溺、寻衣摸床等毫无意义的动作。这些变化只有密切观察才能发现。第三是睡眠习惯改变,常白天昏昏欲睡,夜晚难以入眠,呈现睡眠倒错。第四是肝臭出现。

此外,肝性脑病常伴脑水肿,其临床表现:恶心、呕吐、头昏、头痛;呼吸不规则,呼吸暂停;血压升高,收缩压升高可为阵发性,也可为持续性;心动过缓;肌张力增高,呈去大脑姿势,甚或呈角弓反张状,跟膝腱反射亢进;瞳孔对光反射迟钝,瞳孔散大或两侧大小不一。有些征兆可能要到肝性脑病晚期出现,也可能不明显。临床上如患者病情允许,观察可采用硬脑膜下、外或脑实质内装置监测颅内压。正常颅内压<2.7 kPa(20 mmHg),超过此值即可发生脑水肿。

患者除有重症肝病的深度黄疸、出血倾向、肝浊音区缩小、移动性浊音等体征外,重要的是扑翼样震颤。扑翼样震颤的出现意味着肝性脑病进入Ⅱ期。此体征检查时需患者微闭双目,双手臂伸直,五指分开。如掌指关节及腕关节在30秒内出现无规律的屈曲和伸展抖动为阳性。

另外思维和智能测验,如数字连接试验(numeral connection test,NCT)、签名测验、作图试验及计算力测定等,肝性脑病者上述能力均下降。

实验室检查:表现为高胆红素血症,严重者出现胆酶分离、凝血酶原时间显著延长、低清蛋白血症、低胆碱酯酶,血生化检测显示血氨、肌酐与尿素氮显著增高,脑电图示高幅慢波。实验室检测不仅可反映肝功能障碍程度,也有助于与其他原因昏迷者鉴别诊断。

三、检查方法优选

首选常规MRI检查,^{1}H-MRS可作为辅助及疗效监测手段。

四、MRI诊断

常规MRI上的典型表现为T_1WI上双侧基底节的对称性高信号,特别是苍白球(图11-12),可能由于异常的锰沉积引起,见于80%以上的慢性肝衰竭患者。此外,T_1WI上信号增高还见于垂体前叶、下丘脑和中脑。T_2WI上可见脑室周围白质、小脑齿状核高信号。急性肝性脑病时可见大脑半球皮质信号增高,灰白质界限模糊。慢性肝性脑病时可见脑萎缩,特别是小脑萎缩。FLAIR像可见大脑白质区特别是皮质脊髓束呈现对称性信号增高。增强扫描,脑内病变无强化。

DWI显示大脑半球白质区MD值升高,FA值正常,基底节和大脑半球白质区ADC值较对照明显升高。ADC值与患者的血氨浓度呈线性相关,说明在肝性脑病时血氨和谷氨酰胺增高是造成细胞肿胀、含水增多的主要原因,从而使影响水分子扩散的限制因素减少。而在急性爆发型肝衰竭时,由于细胞毒性水肿的存在,MD值减低。

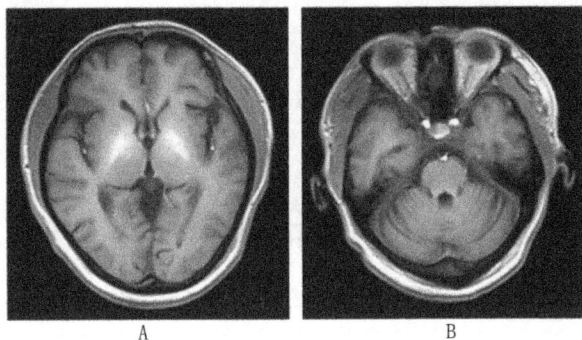

图 11-12　肝性脑病的 MRI 表现

A.横断位 T_1WI 示双侧苍白球对称性高信号;B.横断位 T_1WI 示双侧小脑萎缩改变

灌注加权成像显示急性肝性脑病的脑血流灌注量增加,而慢性肝性脑病的脑血流灌注普遍减低。

MRS 可反映肝性脑病患者脑代谢的情况。由于脑内氨浓度的升高,导致谷氨酰胺(Gln)和谷氨酸盐复合物(Glx)增加。Gln 的聚集,造成细胞内渗透压升高而使其他渗透性物质代偿性减少,肌醇(mI)减低。由于肝性脑病无明显神经元丧失和突触密度减少,故 NAA 峰无明显变化。因此,肝性脑病的 ^{1}H-MRS 表现为 Glx/Cr 升高、mI/Cr 下降、Cho/Cr 下降、NAA/Cr 无变化。Gln 浓度的升高与慢性肝衰竭患者肝性脑病的严重程度直接相关。mI 是肝性脑病最敏感和特异的 MRS 诊断指标。MRS 还可监测肝性脑病患者乳果糖治疗或肝移植治疗后的效果。肝移植后,临床表现和 MRS 最先得以改善,而基底节 T_1WI 高信号则在肝移植后 3～6 个月才逐渐恢复,1 年内恢复正常。

五、诊断及鉴别诊断

肝性脑病需要在原发肝病的基础上,存在肝性脑病的诱因,有明显肝功能损害的表现,再加上神经精神改变、扑翼样震颤等神经系统症状体征才能诊断。影像学上的鉴别诊断主要应与肝铜负荷过多(如肝豆状核变性、胆汁淤积性疾病等)及其他导致 T_1WI 基底节高信号的疾病(如内分泌疾病所致的基底节钙化、Fahr 病、缺血缺氧脑病、静脉高营养等)相鉴别。

(张　涛)

第十二章

甲状腺疾病的超声诊断

第一节　炎症性疾病的超声诊断

一、急性化脓性甲状腺炎

急性化脓性甲状腺炎是由细菌或真菌感染引起的甲状腺急性化脓性炎症,在无抗生素时期,急性化脓性甲状腺炎的发病率在外科疾病中占 0.1%,随着抗生素的使用,急性化脓性甲状腺炎变得较为罕见。

(一)临床概述

1.病因、易感因素、感染途径及病理

(1)病因、易感因素、感染途径:甲状腺的急性细菌感染较为罕见,这是由于甲状腺有包膜包裹,且甲状腺细胞内容物的过氧化氢和碘含量很高,使之对感染具有抵抗力。但是当患者存在基础疾病,如甲状腺结节、腮腺囊肿及存在某些解剖学异常时更容易发生急性化脓性甲状腺炎。机体免疫功能不全是急性化脓性甲状腺炎的一个重要发病因素。

在 20 岁以下的年轻患者中,梨状隐窝窦道是急性化脓性甲状腺炎的主要原因,通常认为梨状隐窝窦道是第三或第四咽囊发育异常所致,表现为发自梨状隐窝的异常管道,其走行具特征性,发自梨状隐窝的顶(尖)部,向前下走行,穿过肌层,经过或是从甲状腺旁通过,进入甲状腺周围区域,这种先天性异常通常发生于小儿,90%位于左侧,因而梨状隐窝窦道引起的急性化脓性甲状腺炎多发生于左侧。

引起急性化脓性甲状腺炎的细菌多为革兰氏阳性菌,如葡萄球菌、肺炎链球菌,革兰氏阴性菌也可见到。急性化脓性甲状腺炎的感染途径:①由口腔、呼吸道等附近组织通过梨状隐窝窦道直接蔓延而来;②血源性播散;③淋巴道感染;④直接创伤途径。

(2)病理:甲状腺组织呈现急性炎症特征性改变;病变可为局限性或广泛性分布;初期大量多形核细胞和淋巴细胞浸润,伴组织坏死和脓肿形成;脓液可以渗入深部组织;后期可见到大量纤维组织增生;脓肿以外的正常甲状腺组织的结构和功能是正常的。

2.临床表现

急性化脓性甲状腺炎一般表现为甲状腺肿大和颈前部剧烈疼痛、触痛、畏寒、发热、心动过速,吞咽困难和吞咽时颈痛加重。

3.实验室检查或其他检查

化脓性甲状腺炎时,血清甲状腺素水平正常,极少情况下可出现暂时性的甲状腺毒血症。外周血的涂片提示白细胞计数升高,以中性粒细胞及多形核白细胞为主;血培养可能为阳性;红细胞沉降率加快。

(二)超声表现

根据梨状隐窝窦道的走行不同,可造成甲状腺脓肿或颈部脓肿,而甲状腺脓肿和颈部脓肿又可以相互影响。因此,可以从三个方面对急性化脓性甲状腺炎的超声表现进行评估,即分别评估甲状腺的超声改变、颈部软组织的超声改变和梨状隐窝窦道的超声表现。不过需指出的是,三方面的超声表现可以同时出现而不是相互孤立的。

1.甲状腺的超声改变

(1)发生部位及大小:急性化脓性甲状腺炎的发生部位通常与梨状隐窝窦道的走行有关,病变多发生在甲状腺中上部近颈前肌的包膜下区域。发病早期二维超声上的甲状腺仅表现为甲状腺单侧或双侧不对称性肿大,是由于甲状腺组织严重的充血、水肿。疾病后期随着甲状腺充血、水肿的减轻及大量纤维组织增生,甲状腺形态亦发生改变,即腺体体积回缩,可恢复至原来大小。

(2)边界和形态:由于急性甲状腺炎早期的甲状腺组织多有充血、水肿,故超声表现为病灶边缘不规则,边界不清晰。脓肿形成时,甲状腺内可见边缘不规则,边界模糊的混合型回声或无回声区,壁可增厚(图12-1)。当急性甲状腺炎症状较重并向周围软组织蔓延或由于急性颈部感染蔓延至甲状腺时,炎症可延伸至包膜或突破包膜蔓延至周围软组织,超声表现为与周围甲状腺组织分界不清,甚至分界消失。

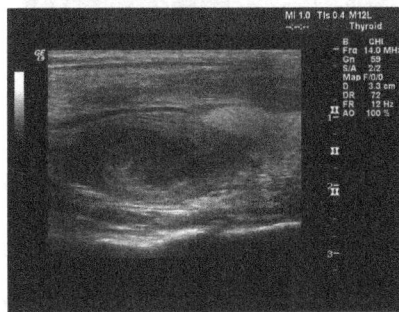

图 12-1 急性化脓性甲状腺炎脓肿形成期灰阶超声

显示脓肿位于甲状腺上极包膜下,壁厚,内部为弱回声

(3)内部回声:发病期间甲状腺内部回声不均匀,有局灶性或弥漫性低回声区,大小不一,低回声与炎症严重程度有关,随着病程的进展低回声区逐步增多(图12-2)。严重时甲状腺内可呈大片低回声区,若有脓肿形成则可有局限性无回声区,其内透声多较差,可见多少不一的点状回声及出现类似气体的强回声且伴彗尾征。病程后期由于炎症的减轻及大量纤维组织的增生,超声可显示甲状腺内部回声增粗、分布不均,低回声区及无回声区缩小甚至消失,恢复为正常甲状腺组织的中等回声,但仍可残留不规则低回声区。无论病变轻还是重,残余的甲状腺实质回声可保持正常。

彩色多普勒超声可显示甲状腺化脓性炎症的动态病理过程中血供状况的改变。在炎症早期,炎性充血可导致甲状腺炎症区域血供增加;脓肿形成后,脓肿内部血管受破坏,彩色多普勒超声可显示脓肿内部血供基本消失,而脓肿周围组织因炎症充血血供增加;恢复期,由于病变甲状腺修复过程中纤维组织的增生,病变区域依然血供稀少。

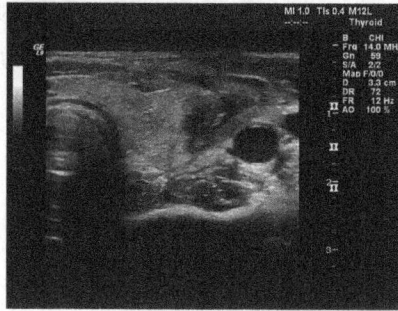

图 12-2　急性化脓性甲状腺炎早期灰阶超声
显示甲状腺上极包膜下低回声区,边缘不规则,边界模糊

2.颈部软组织的超声改变

梨状隐窝窦道感染累及颈部时,由于颈部软组织较为疏松,炎症将导致颈部肿胀明显。患侧颈部皮下脂肪层、肌层和甲状腺周围区域软组织明显增厚,回声减低,层次不清。受累区域皮下脂肪层除了增厚外,尚可见回声增强现象。脂肪层和肌层失去清晰分界。肌肉累及可发生于舌骨下肌群和胸锁乳突肌,表现为肌肉增厚,回声减低,肌纹理模糊(图 12-3)。

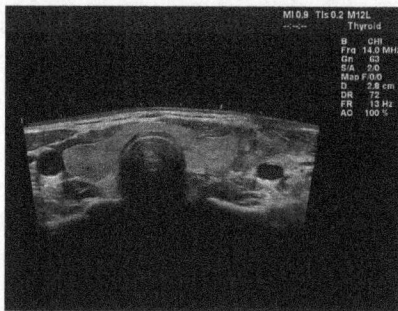

图 12-3　颈部软组织肿胀灰阶超声
显示左颈部舌骨下肌群和胸锁乳突肌肿胀,层次不清

脓肿常紧邻甲状腺而形成,脓肿除压迫甲状腺外,还可压迫颈部其他解剖结构,如颈动脉、气管或食管发生移位。脓肿边缘不规则,与周围软组织分界模糊。脓肿液化后可出现液性无回声区,内伴絮片状坏死物高回声,探头挤压后可见流动感。

恢复期,随着炎症消退,肿胀的颈部软组织、肌层可逐步恢复正常,但由于炎症破坏,各组织层次结构依然不清。

彩色多普勒超声可显示肿胀的颈部软组织和肌层血供增加,而脓肿内部血供基本消失,脓肿周围组织血供增加。恢复期,软组织和肌层的血供减少。

3.梨状隐窝窦道的超声表现

梨状隐窝窦道是急性化脓性甲状腺炎的重要发病因素,发现梨状隐窝窦道的存在对于明确病因和制订治疗方案具有非常重要的意义。CT在探测窦道或窦道内的气体、显示甲状腺受累方面优于MRI和超声,是评估窦道及其并发症的最佳手段。

梨状隐窝窦道的超声探测有相当的难度,可通过以下方法改善超声显示的效果。①嘱患者吹喇叭式鼓气(改良 Valsalva 呼吸):嘱患者紧闭嘴唇做呼气动作以扩张梨状隐窝;②在检查前嘱患者喝碳酸饮料,当患者仰卧位时,咽部气体进入窦道,从梨状隐窝顶(尖)部向前下走行,进入甲状腺,此时行超声检查可见气体勾画出窦道的存在。在进行上述检查前应进行抗生素治疗以消除炎症,否则由于炎症水肿导致的窦道关闭会影响检查结果。

在取得患者配合后,超声就有可能直接观察到气体通过梨状隐窝进入颈部软组织或甲状腺病灶,这是由于其与梨状隐窝相交通;超声亦可显示窦道存在的间接征象,表现为原来没有气体的病灶内出现气体的强回声(图 12-4)。

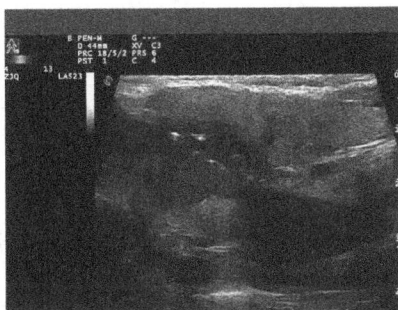

图 12-4　急性化脓性甲状腺炎灰阶超声
显示脓肿病灶内气体强回声,后伴"彗星尾"征

(三)治疗原则

急性甲状腺炎的治疗包括脓液引流及抗生素的联合应用,应根据致病菌的种类不同选择各自敏感的抗生素。急性甲状腺炎的易发因素为梨状隐窝窦道的存在,因此一些研究者建议行窦道完全切除术。

二、亚急性甲状腺炎

(一)临床概述

亚急性甲状腺炎(subacute thyroiditis,SAT)是一种自限性甲状腺炎,因不同于病程较短的急性甲状腺炎,也不同于病程较长的桥本甲状腺炎,故称亚急性甲状腺炎。

1.流行病学、病因及病理

(1)流行病学:亚急性甲状腺炎是甲状腺疾病中较为少见的一种,发病率 3%～5%,多见于20～60 岁的女性,男女发病比例 1∶2～1∶6。

(2)病因:到目前为止亚急性甲状腺炎的病因仍未知,其可能的发病原因主要归纳为以下几点。①病毒感染,感染的病毒种类大多为腮腺炎病毒、柯萨奇病毒、麻疹病毒及腺病毒等。②季节因素,有报道认为夏季为多发季节,原因在于一些肠道病毒在夏季活动较频繁。③遗传与免疫因素,目前对亚急性甲状腺炎是否为自身免疫性疾病意见不一,一般认为不属于自身免疫性疾病。④基因调控失常,HLA-B35 阳性的人易患亚急性甲状腺炎。

(3)病理:在疾病早期阶段表现为滤泡上皮的变性和退化及胶质的流失。紧接着发生炎症反应,甚至形成小脓肿。继而甲状腺滤泡大量破坏,形成肉芽肿性炎,周边有纤维组织细胞增生。病变后期异物巨细胞围绕滤泡破裂残留的类胶质,形成肉芽肿。病变进一步发展,炎性细胞减少,纤维组织增生,滤泡破坏处可见纤维瘢痕形成。

2.临床表现

起病急,临床发病初期表现为咽痛,常有乏力、全身不适、不同程度的发热等上呼吸道感染的表现,可有声音嘶哑及吞咽困难。甲状腺肿块和局部疼痛是特征性的临床表现。本病大多仅持续数周或数月,可自行缓解,但可复发,少数患者可迁延1~2年,大多数均能完全恢复。

3.实验室检查

本病实验室检查结果可随疾病的阶段而异。早期,红细胞沉降率明显增快,甲状腺摄^{131}I率明显降低,白细胞计数增加,血清 T_3、T_4、谷草转氨酶（AST）、谷丙转氨酶（ALT）、C 反应蛋白（CRP）、TSH、γ 球蛋白等指标均有不同程度的增高,随后出现 TSH 降低。

（二）超声表现

1.灰阶超声

病变区大小及部位:疾病早期炎症细胞的浸润可使甲状腺内出现低回声区或偏低回声区;疾病进展过程中,部分低回声区可互相融合成片状,范围进一步扩大;而在疾病的恢复期或后期,淋巴细胞、巨噬细胞、浆细胞浸润,纤维组织细胞增生,使得病变区减小甚至消失。亚急性甲状腺炎的病变区一般位于甲状腺中上部腹侧近包膜处（图 12-5）,故病情严重时常可累及颈前肌。

病变区边缘及边界:病变区大部分边缘不规则,表现为地图样或泼墨样,在疾病早期,病灶边界模糊,但病灶和颈前肌尚无明显粘连,嘱患者进行吞咽动作可发现甲状腺与颈前肌之间存在相对运动。随着病变发展,低回声区的边界可变得较为清晰,但在恢复期炎症逐步消退后,病灶可逐步缩小,和周围组织回声趋于一致。

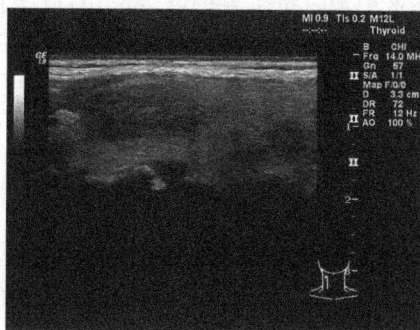

图 12-5　亚急性甲状腺炎灰阶超声显示病变位于甲状腺近包膜处

在疾病的发展过程中,由于炎症的进一步发展,炎性细胞可突破甲状腺的包膜侵犯颈前肌群,出现甲状腺与其接近的颈前肌二者之间间隙消失的现象,表现为不同于癌性粘连的弥漫性轻度粘连。嘱患者进行吞咽动作可发现颈前肌与甲状腺的相对运动消失。

病变区内部回声:疾病早期甲状腺实质内可出现单发或多发、散在的异常回声区,超声表现为回声明显低于正常甲状腺组织的区域,部分低回声区可相互融合形成低回声带。在疾病发展过程中甲状腺的低回声还可以出现不均质改变,即呈从外向内逐渐降低的表现（图 12-6）。部分病例的甲状腺甚至会出现疑似囊肿的低回声或无回声区。

有研究者提出假性囊肿的出现可能与甲状腺的炎症、水肿及由于炎症引起的小脓肿有关。

随着病情的好转,纤维组织的增生使得甲状腺内部出现一定程度的纤维化增生,故超声可显示甲状腺内部回声增粗、分布不均,低回声区缩小甚至消失,恢复为正常甲状腺组织的中等回声。但也有部分亚急性甲状腺炎患者在疾病康复若干年后的超声复查中仍可探测到局灶性片状低回声区或无回声区,原因可能是亚急性甲状腺炎的后遗症,表明亚急性甲状腺炎康复患者的超声检查并非都表现为甲状腺的正常图像。另外坏死的甲状腺组织钙化可表现为局灶性强回声和后方衰减现象。

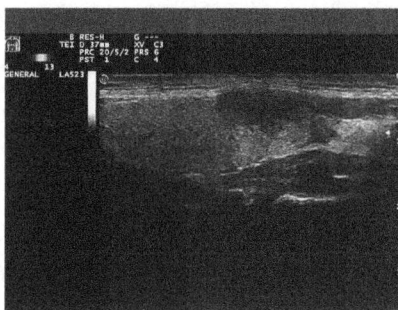

图 12-6 亚急性甲状腺炎灰阶超声显示甲状腺病灶从外向内回声逐渐降低

病变区外的甲状腺:亚急性甲状腺炎患者的甲状腺呈对称性或非对称性肿大。有文献报道甲状腺的体积甚至可达原体积的两倍大小,这种肿大是由于大量滤泡的破坏、胶质释放引起甲状腺体积增大。疾病后期腺体体积明显回缩,可恢复至原来大小。病变外的甲状腺由于未受到炎症侵袭,故仍可表现为正常的甲状腺回声。

2.多普勒超声

疾病的急性期由于滤泡破坏,大量甲状腺素释放入血,出现 T_3、T_4 的增高,引起甲状腺功能亢进,彩色/能量多普勒显像时可探及病灶周边丰富血流信号,而病灶区域内常呈低血供或无血供,原因在于病灶区域的滤泡破坏了而正常甲状腺组织的滤泡未发生多大改变。在恢复期甲状腺功能减退时,因 T_3、T_4 降低,TSH 持续增高而刺激甲状腺组织增生,引起甲状腺腺内血流增加。

(三)治疗原则

亚急性甲状腺炎的治疗方法尚未达成一致,轻症病例不须特殊处理,可适当休息,并给予非甾体抗炎药(阿司匹林、吲哚美辛等);对全身症状较重、持续高热、甲状腺肿大、压痛明显等病情严重者,可给予糖皮质激素治疗,首选泼尼松。

三、桥本甲状腺炎

(一)临床概述

桥本甲状腺炎是自身抗体针对特异靶器官产生损害而导致的疾病,病理上呈甲状腺弥漫性淋巴细胞浸润,滤泡上皮细胞嗜酸性变,因这类疾病血中自身抗体明显升高,所以归属于自身免疫性甲状腺炎。

1.流行病学、病因及病理

(1)流行病学:桥本甲状腺炎好发于青中年女性,据文献报道男女比例 1:8～1:20,常见于30～50 岁年龄段。

(2)病因:桥本甲状腺炎通常是遗传因素与环境因素共同作用的结果,因此常在同一家族的几代人中发生。发病机制为以自身甲状腺组织为抗原的自身免疫性疾病。

(3)病理:桥本甲状腺炎的病理改变以广泛淋巴细胞或浆细胞浸润,形成淋巴滤泡为主要特征,后期伴有部分甲状腺上皮细胞增生及不同程度的结缔组织浸润与纤维化,导致甲状腺功能减退。由于桥本甲状腺炎是一个长期的缓慢发展的过程,因此随着病程不同,其淋巴细胞浸润程度、结缔组织浸润程度、纤维化程度都会有所变化。

2.临床表现

桥本甲状腺炎患者起病隐匿,初期大多没有自觉症状,早期病例的甲状腺功能尚能维持在正常范围内。当伴有甲状腺肿大时可有颈部不适感,极少数病例因腺体肿大明显而出现压迫症状,如呼吸或吞咽困难等。部分患者因抗体刺激导致的激素过量释放,可出现甲状腺功能亢进症状,但程度一般较轻。

3.实验室检查或其他检查

桥本甲状腺炎患者血清甲状腺微粒体(过氧化物酶)抗体(TPOAb)和血清甲状腺球蛋白抗体(TGAb)含量常明显增加,对本病有诊断意义。在病程早期,血清 T_3、T_4 常在正常范围内。但血清 TSH 可升高。病程后期甲状腺摄碘率可降低,注射 TSH 后也不能使之升高,说明甲状腺储备功能已明显下降。血清 T_4 降低,血清 T_3 尚保持在正常范围内,但最后降低,伴随临床甲状腺功能减退症状。

为了明确诊断,如能进行细针抽吸活检,在涂片镜下见到大量淋巴细胞时,是诊断本病的有力依据。

(二)超声表现

桥本甲状腺炎的超声表现较为复杂,均因淋巴细胞浸润范围、分布不同和纤维组织增生的程度不同而致声像图表现有所不同。桥本甲状腺炎合并其他疾病也很常见,经常需要与合并疾病相鉴别。

1.灰阶超声

(1)形态和大小:典型的桥本甲状腺炎常累及整个甲状腺,腺体增大明显,呈弥漫性非均匀性肿大,多为前后径增大,有时呈分叶状。病变侵及范围广泛,可伴有颊部明显增厚(图 12-7)。病程后期可出现萎缩性改变,即表现为甲状腺缩小,边界清楚,由于逐步的纤维化进程而出现回声不均。

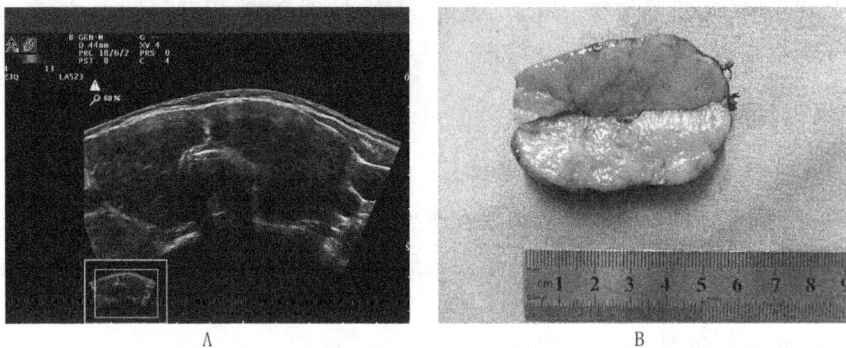

图 12-7 桥本甲状腺炎

A.灰阶超声显示甲状腺呈弥漫性非均匀增大,峡部增厚,内部回声减低,不均,

但未见明显结节;B.手术标本切面示甲状腺质地较均匀,未见明显结节

(2)内部回声:桥本甲状腺炎的腺体内部异常回声改变以低回声为主,其病理基础是腺体内弥漫性炎性细胞(淋巴细胞为主)浸润,甲状腺滤泡破坏萎缩,淋巴滤泡大量增生,甚至形成生发中心。另一特征性超声改变是腺体内出现广泛分布条状高回声分隔,使腺体内呈不规则网格样

改变。

根据我们的经验并结合文献,我们目前倾向于把桥本甲状腺炎分为3种类型,即弥漫型、局限型和结节形成型。主要分型依据包括甲状腺内低回声的范围、分布及结节形成状况。但病程发展过程中各型图像互相转化,各型难以截然区分。①弥漫型:弥漫型是桥本甲状腺炎最常见的类型,以腺体弥漫性肿大伴淋巴细胞浸润的低回声图像为主。回声减低程度与促甲状腺素(TSH)水平负相关,提示甲状腺滤泡萎缩及淋巴细胞浸润严重。甲状腺腺体弥漫性病变时,可出现广泛分布的纤维组织增生,超声显示实质内出现线状高回声。增生的纤维组织可相互分隔,超声上腺体内见不规则网格样改变,是桥本甲状腺炎的特征性表现。其病理基础是小叶间隔不同程度的纤维组织增生,伴有玻璃样变,甲状腺滤泡大量消失。②局限型:局限型病理上表现为甲状腺局部区域淋巴细胞浸润,也可能是相对于其他区域甲状腺某一部分的淋巴细胞浸润较为严重,超声上表现甲状腺局限性不均匀低回声区,形态不规则,呈"地图样"。如果两侧叶淋巴细胞浸润的程度不一,则可出现左右侧叶回声水平不一致的现象。局灶性浸润可能代表病情轻微,或是在疾病的早期阶段。③结节形成型:桥本甲状腺炎在发展过程中,由于甲状腺实质内纤维组织增生,将病变甲状腺分隔,形成结节。结节可呈单结节,但更多表现为多结节,明显者表现为双侧甲状腺可布满多个大小不等的结节样回声区,以低回声多见,结节可伴钙化或囊性变。结节形成型桥本甲状腺炎结节外甲状腺组织仍呈弥漫型或局限型改变,即甲状腺实质回声呈不均匀减低。

(3)边界。①腺体的边界:桥本甲状腺炎包括局灶性病变和累及整个腺体的弥漫性改变,但病变局限于腺体内,甲状腺边缘不规则,边界清晰。这一点与同是局灶性或弥漫性低回声表现的慢性侵袭性(纤维性)甲状腺炎有很大区别,后者往往突破包膜呈浸润性生长,与周围组织分界不清。②腺体内异常回声的边界:如上所述,典型的桥本甲状腺炎表现为腺体内广泛减低回声区,呈斑片状或小结节状居多。病理上这类病变并没有真正的包膜,而是以淋巴细胞为主的浸润性分布,因此不一定有清晰的边界。局灶性病变如果表现为边界欠清的低回声灶,仅仅凭形态学观察很难与恶性病变相鉴别。

然而,纤维组织增生是桥本甲状腺炎常见的病理变化,是甲状腺滤泡萎缩、结构破坏以后的修复反应而形成的。广泛的高回声纤维条索(或者说是纤维分隔)形成,使腺体实质呈现网状结构,同时构成了低回声"结节"的清晰边界。

2.多普勒超声

(1)彩色/能量多普勒:桥本甲状腺炎的腺体实质内血流信号表现各异,多呈轻度或中等程度增多,部分患者血供呈明显增多,但也可以是正常范围,如果甲状腺伴有明显纤维化,则血供甚至减少。病程早期可合并甲亢表现,甲状腺弥漫性对称性肿大,腺体内部血流信号明显增多。这和甲亢时出现的甲状腺"火海征"没有明显区别,但是其血流速度较慢,无论是在治疗前还是在治疗后。流速增加的程度一般低于原发性甲亢。腺体血流丰富程度与甲状腺的治疗状况(如自身抗体水平)及功能状态(血清激素水平)无相关,与TSH及甲状腺大小有正相关。后期则呈现甲状腺功能减退表现,甲状腺萎缩后血流信号可减少甚至完全消失。

在局灶性病变时,结节的血供模式多变,可以是结节的边缘和中央皆见血流信号,也可以是以边缘血流信号为主。

(2)频谱多普勒:血流多为平坦、持续的静脉血流和低阻抗的动脉血流频谱,伴甲亢时流速偏高,随着病程发展、腺体组织破坏而流速逐渐减慢,伴甲减时更低,但收缩期峰值流速(PSV)仍高于正常人。甲状腺动脉的流速明显低于甲亢为其特点,有学者报道甲状腺下动脉的峰值血流速度在甲亢患者常超过150 cm/s,而桥本甲状腺炎通常不超过 65 cm/s。

也有研究观察到自身免疫性甲状腺炎的甲状腺上动脉 RI 显著增高,对本病的诊断有意义,并可能有助于判断甲减预后,但尚未有定论。

(三)治疗原则

临床上,甲状腺较小又无明显压迫症状者一般不需要特别治疗。当甲状腺肿大明显并伴有压迫症状者,用左甲状腺素治疗可使甲状腺肿缩小。发生甲减时,应给予甲状腺素替代治疗。桥本甲亢可用抗甲状腺药物控制症状,一般不用^{131}I 治疗及手术治疗。由于桥本甲状腺炎归属于自身免疫性疾病,因此也有尝试免疫制剂治疗的,但目前尚未有定论。

四、侵袭性甲状腺炎

(一)临床概述

侵袭性甲状腺炎又称纤维性甲状腺炎,是一种少见的甲状腺慢性炎性疾病。它是甲状腺的炎性纤维组织增殖病变,病变组织替代了正常甲状腺组织,并且常穿透甲状腺包膜向周围组织侵犯。早在 1883 年由 Bernard Riedel 首先描述并于 1896 年详细报道了两例该病,因此得名 Riedel 甲状腺炎(Riedel's thyroiditis,RT)。病变甲状腺触感坚硬如木,甚至硬如石头,故又称"木样甲状腺炎"。

1.流行病学、病因及病理

(1)流行病学、病因:Riedel 甲状腺炎是一种少见疾病。据国外文献报道,根据手术结果估算的发病率在 0.05%～0.4%。男女发病率比例 1:3～1:4,年龄以 30～50 岁好发。病程较长,数月至数年。预后取决于病变侵犯的范围、并发症状,或其他身体部位类似纤维病变的情况。Riedel 甲状腺炎本身罕见致死病例,但合并的其他部位的纤维性病变(纵隔、肺)或严重的压迫症状可能导致死亡。

Riedel 甲状腺炎病因和发病机制仍不明确,可能和自身免疫机制异常、感染或肿瘤(特别是甲状腺本身的病变)等有关。

(2)病理:病灶切面呈灰白色,与周围组织广泛粘连,触之坚硬如木,甚至硬如石块。甲状腺滤泡萎缩或破坏,被广泛玻璃样变的纤维组织替代,同时浸润到包膜外甚至与邻近骨骼肌粘连。纤维化结节主要由淋巴细胞、胚芽中心、浆细胞、嗜酸性转化的滤泡上皮细胞构成。无巨细胞存在,有时可见成纤维细胞和小血管。Riedel 甲状腺炎的纤维变性区域还有一种比较特征性的改变,即静脉血管常有炎性表现,随着病变发展逐渐呈浸润、栓塞甚至硬化表现,管腔逐渐消失。

2.临床表现

Riedel 甲状腺炎可以没有自觉症状,多数患者因发生炎性甲状腺肿、颈前质硬肿块,或肿大明显造成压迫症状而就诊,如窒息感、呼吸困难(压迫气管)、吞咽困难(压迫食管)、声音嘶哑(侵犯喉返神经)等,甚至可由于小血管阻塞性炎症导致无菌性脓肿形成而就诊。

由于 Riedel 甲状腺炎常伴有全身性多灶纤维病变,因此同时具有伴发部位症状。临床可触及坚硬的甲状腺,如有结节则位置固定,边界不清,通常无压痛。

3.实验室检查或其他检查

实验室检查无特异。甲状腺功能可以是正常或减低,少数亢进。约 67% 的患者可出现自身抗体,但自身抗体水平比桥本甲状腺炎低。细针穿刺活检(FNAB)对治疗前的明确诊断有一定意义,细胞学发现纤维组织片段中含有梭状细胞为其特征性改变,可为与另一些类型的甲状腺炎,包括桥本的纤维化病程、亚甲炎、肉芽肿性炎等的鉴别提供线索。最终的诊断还是要依靠手术病理。

(二)超声表现

1.灰阶超声

(1)形态和大小:由于 Riedel 甲状腺炎有类似恶性的侵袭性生长特性,病变腺体往往体积明显增大,不但前后径和左右径增大,更由于突破包膜的浸润性生长而呈各种形态。甲状腺肿大可对周围器官产生压迫,如气管、食管等,但压迫症状与肿大的程度不成比例。

(2)边界:病变腺体轮廓模糊,表面不光滑。如为局灶性病变,则界限不清。病变通常突破甲状腺包膜向周围组织侵袭性生长,最常侵犯周围肌肉组织及气管、食管等,并进一步产生相应的压迫症状(图 12-8)。

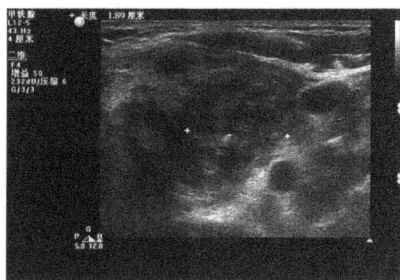

图 12-8　木样甲状腺炎超声

木样甲状腺炎甲状腺左叶下极病变,轮廓模糊,边界不清,病理证实为木样甲状腺炎(局部纤维组织增生伴胶原化,滤泡萎缩、消失),并浸润至邻近横纹肌组织

(3)内部回声:Riedel 甲状腺炎病变区域回声明显减低,不均匀,或间以网格状中等回声。但低回声不能作为 Riedel 甲状腺炎的特征性表现,因为其他甲状腺炎性疾病普遍呈减低回声表现,与淋巴细胞的出现有关。因此仅凭腺体内部回声水平也很难将它与其他甲状腺炎症相鉴别。

(4)其他:病变腺体的纤维化改变,常导致结节性病灶形成。结节性表现伴类似恶性的浸润表现,与恶性肿瘤难以鉴别。但 Riedel 甲状腺炎虽然病灶肿块体积巨大,却没有明确的淋巴结病变,而恶性肿瘤常伴有淋巴结累及,这一点有所区别(图 12-9)。

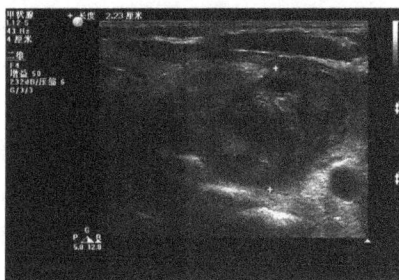

图 12-9　木样甲状腺炎结节性病灶超声

木样甲状腺炎病变腺体呈结节性甲状腺肿图像,回声减低,不均质

2.多普勒超声

彩色多普勒成像显示病变部分实质内血流信号稀少,甚至完全没有血供。主要原因是大量纤维组织完全替代了正常腺体组织。

由于 Riedel 甲状腺炎血供稀少甚至没有血供,且病变范围广泛、呈侵袭性生长并浸润周围组织,正常解剖结构完全破坏。因此频谱多普勒超声鲜有报道,无明显特异表现。

(三)治疗原则

Riedel 甲状腺炎是一种自限性疾病,如能明确诊断,非手术治疗应为首选。临床常用药物为糖皮质激素和他莫昔芬。他莫昔芬能够抑制 Riedel 甲状腺炎特征性的成纤维细胞的增殖,缓解患者的主观症状和客观体征。糖皮质激素主要用于术前有明显呼吸道压迫的病例及手术后减少组织水肿和纤维增生,但不宜长期使用。

当出现明显压迫症状时则需要手术干预。

五、甲状腺结核

(一)临床概述

甲状腺结核又称结核性甲状腺炎,是一种罕见的非特异性甲状腺疾病,多因体内其他部位的结核分枝杆菌经血行播散至甲状腺所致,为全身性结核的一部分。患者多数伴有肺结核,单独出现甲状腺结核更为少见。

1.流行病学、病因及病理

(1)流行病学、病因:甲状腺结核非常罕见,分原发与继发两种,发病率仅 0.1%~1%。尸检得到的疾病发生率相对更高,2%~7%。女性多见,男女比例约 1:3。在诊断上受临床诊断的困难性限制。

甲状腺结核多数是全身性结核的一部分,但结核侵犯甲状腺很少见,即使是患有肺结核的患者,也不如侵犯其他器官多见。结核感染甲状腺的途径一般有两种:一为血行感染,原发灶多为粟粒性结核;另一为淋巴途径感染,或者直接由喉或颈部结核性淋巴结炎直接累及。

(2)病理:结核侵犯甲状腺可有如下表现。①粟粒型播散:作为全身播散的一部分,甲状腺不大,病灶大小、密度不一,局部症状不明显。②局灶性干酪样坏死:病程较长,表现为局部肿大,多为孤立性,与甲状腺癌表现相似。可以仅表现为结节性改变或结节伴囊性成分,也可发展为冷脓肿,偶见急性脓肿形成。甲状腺组织纤维化形成脓肿壁,且与周围组织多有粘连。③纤维增生型:甲状腺肿大明显,表面不光滑,呈结节状,质地较硬,由结核肉芽肿组成,周围纤维组织增生。

2.临床表现

通常多无结核病的临床症状,术前诊断困难,多以甲状腺包块就诊,容易被误诊为甲状腺癌、结节性甲状腺肿、桥本甲状腺炎、甲状腺腺瘤等而行手术治疗。

3.实验室检查或其他检查

诊断甲状腺结核的辅助检查(如核素扫描、吸碘率、B 超检查)缺乏特异性表现,甲状腺功能一般无异常。具有重要诊断价值的是穿刺细胞学检查,如能找到朗格汉斯细胞、干酪样物质及间质细胞可确诊,脓液抗酸染色如能找到抗酸杆菌亦可确诊。此外,有时可出现红细胞沉降率加快等结核中毒症状。

(二)超声表现

1.二维灰阶图

(1)形态和大小:甲状腺结核因病理分型的不同或病程发展的时期而表现略有差异,可表现为甲状腺单个结节(伴有或不伴甲状腺肿大)或弥漫性结节性肿大。结节性病灶早期与腺瘤图像很相似,多为局灶性包块样改变,体积大小不等,大多数为 3~4 cm。随着病变发展,如引起周围组织水肿粘连,则病变区域扩大,形态不规则。粟粒型病变时,可能没有任何特异性表现,甲状腺不肿大,局部变化也不明显,只有依靠病理方可明确诊断。

(2)边界:以甲状腺结节为表现的病变类型中,早期与腺瘤图像相似,边界较清晰。随着病变发展,表面结节形成,质地变硬,边界可变得模糊,如炎性改变引起周围组织水肿粘连,则表现为边界不清的弥漫性团块。急性期冷脓肿形成时,由于病灶边缘纤维组织增生而形成较厚的脓肿壁,为其特征性的表现。

而在粟粒型病变中,甲状腺不大,局部也没有明显表现,病变区域难以界定边界,很难得出确切的诊断。

(3)内部回声:主要表现为不均质团块,内部回声不均匀,有时有后方增强效应。超声能分辨囊性或实质性,但不能确定肿块的性质。

当病程发展为冷脓肿时,可表现为类似急性化脓性炎症的表现,呈现有厚壁的类圆形囊实性不均质回声区,周边厚壁回声增强,内部回声较囊肿略高,其内有时可见散在的絮状、点状回声,容易与急性化脓性甲状腺炎相混淆(图12-10)。但与急性甲状腺炎不同的是,结核性冷脓肿内可出现钙化灶,较有特异性,两者的病史也有明显差异,结合临床表现有助于鉴别。

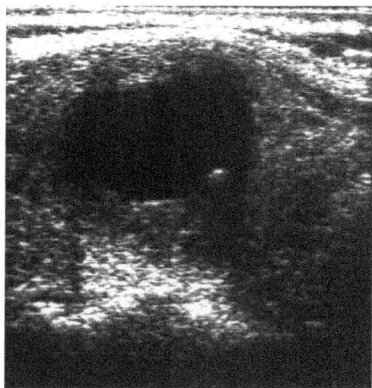

图 12-10　甲状腺结核冷脓肿灰阶超声
可见周边厚壁回声及内部钙化灶强回声

粟粒型结核病变中,甲状腺内部回声缺乏特异性表现。由于结核病变容易出现钙化灶,推测部分患者在结核病变控制或轻微炎症治愈以后可能会在甲状腺实质中残留散在钙化灶。但非发作性疾病很少在病理检查中留下证据,因此仅仅是猜测而已。

2.多普勒超声

甲状腺结核是一种少见病,文献以病例报道多见。据观测病变区域血供多不丰富。考虑到结核病变以干酪样坏死多见,可伴纤维组织增生、坏死液化的脓肿、瘢痕愈合的肉芽肿,缺乏血管结构和正常甲状腺实质。血供减少这一现象与病理基础相符合。

(三)治疗原则

如能确诊,甲状腺结核的治疗原则是全身抗结核治疗,同时以外科切除受累的部分甲状腺组织,必要时进行病变部位引流。

1.药物治疗

对诊断明确的甲状腺结核,应进行正规的抗结核治疗,并加强全身营养支持治疗,严格随访。

2.外科治疗

甲状腺组织血供丰富，抗结核药物容易到达。药物对肺外结核治疗的有效性也使手术指征明显减少。极少数弥漫性肿大造成局部压迫症状者可进行峡部切除以缓解症状。如果甲状腺冷脓肿形成，也可考虑局部抽脓并注入药物，有一定治疗效果。

（秦　良）

第二节　结节性疾病的超声诊断

一、甲状腺腺瘤

（一）流行病学、病因及病理

甲状腺腺瘤（thyroid adenoma，TA）起源于甲状腺滤泡（上皮）组织，是甲状腺最常见的良性肿瘤。甲状腺腺瘤的确切病因尚不清楚，可能与放射性有关，并发现在地方性甲状腺肿的流行地区甲状腺腺瘤的发病率明显增高。临床上难以确定甲状腺结节的性质，即使病理活检，有时甲状腺腺瘤与结节性甲状腺肿、滤泡性腺瘤与滤泡性甲状腺癌也不易明确辨认。因此，甲状腺腺瘤确切的发病率难以精确统计。

根据甲状腺腺瘤的组织形态可分成滤泡性腺瘤和非滤泡性腺瘤两大类，其中滤泡性腺瘤最常见，又可分成以下亚型：胶样腺瘤、单纯性腺瘤、胎儿型腺瘤、胚胎型腺瘤、嗜酸细胞腺瘤、非典型腺瘤、毒性（功能亢进）腺瘤等。

（二）临床表现

病程缓慢，病变早期临床表现往往不明显，一般无自觉症状，多数在数月到数年甚至更长时间，因稍有不适或肿块达到 1 cm 以上甚至更大而发现。多为单发，少数为多发性，可发生于正常甲状腺和异位甲状腺，呈圆形或椭圆形，表面光滑，边界清楚，质地坚实，与周围组织无粘连，无压痛，可随吞咽动作上下移动。巨大瘤体可产生邻近器官受压征象，但不侵犯这些器官，如压迫气管，使器官移位。有少数患者因瘤内出血可引起颈部局部不适或疼痛，出现颈部肿块或原有肿块近期增大。病史较长者，往往因钙化而使瘤体坚硬；毒性（功能亢进）甲状腺腺瘤患者往往有长期甲状腺结节的病史，早期多无症状或仅有轻度的心慌、消瘦、乏力，随病情发展，患者表现为不同程度的甲状腺功能亢进症状，个别可以发生甲亢危象。

（三）实验室检查或其他检查

除毒性（功能亢进）腺瘤外，甲状腺各项功能、甲状腺吸^{131}I率多为正常，功能自主性甲状腺腺瘤可以偏高。在核素显像中，甲状腺腺瘤有不同的功能，甲状腺腺瘤可表现为"热结节""温结节"或"凉、冷结节"，其中以"凉、冷结节"为主。

（四）超声表现

Hegedus 等认为超声声像图特征的综合分析比单一声像图作为诊断依据的准确性高，但是，良恶性特征交叉明显。造成以上问题的因素有超声仪器不同、影像医师或内科医师的经验和超声诊断良恶性结节的标准不同等。为避免超声检查过程中不同观察者间不必要的误差，必须不断完善甲状腺结节特征的非标准化问题。以下我们结合文献和经验分析甲状腺腺瘤灰阶超声和彩色多普勒超声等各项特征,希望对临床的诊断工作提供一定的指导意义。

1.灰阶超声

(1)结节位置和大小:甲状腺腺瘤多为单发,多见于女性,左、右侧叶的发生率无明显差异,发生于峡部者及双侧叶少见,极少部分可以异位。后方回声不衰减,随吞咽上下活动度好,甲状腺腺瘤不伴周围浸润及颈部淋巴结肿大。Deveci 等依据超声测量将肿块大小分为五组:A 组为 1.0 cm 以下,B 组为 1.1~2.0 cm,C 组为 2.1~3.0 cm,D 组为 3.1~5.0 cm,E 组为 5.0 cm 以上,大多数甲状腺腺瘤的大小为 B 组和 C 组,并认为除了大小约≤1.0 cm 的肿块测量一致性为 78.5%,超声对良恶性甲状腺结节的测量与术后大体标本的一致性≤50%。

(2)结节形状:甲状腺腺瘤瘤体呈圆形、卵圆形或椭圆形,瘤体的形状与肿瘤所处位置及大小有关,位于峡部及较大的肿块多呈椭圆形,较小,而位于两侧叶的结节则多呈圆球形。另外,瘤内出血的肿块也多趋圆球形。

(3)结节边界、边缘和声晕:一般认为甲状腺腺瘤边界清楚,绝大部分有包膜,较完整,边缘可见特征性的声晕,等回声的腺瘤可通过声晕发现。典型的声晕薄而光滑。声晕的检出率各家报道差别非常大,可能与对声晕的判定标准不一有关。Solbiati 等发现结节周围无回声声晕可见于 36% 的甲状腺结节内,且在良性病灶中出现的频率远多于恶性(86% vs 14%);等回声病灶伴声晕很容易判断为良性病灶,据 Solbiati 等报道恶性肿瘤伴有声晕的比率也很高(53%),因此虽然声晕的检出对腺瘤的诊断有较大意义,但发现声晕并不一定就能确诊腺瘤,已发现甲状腺乳头状癌也可出现声晕,少数结节性甲状腺肿的结节亦可有声晕。目前认为声晕是小血管围绕或周边水肿、黏液性变等原因所致。有学者认为声晕在不同病例可有不同的病理改变。除血管外,包膜外甲状腺组织的受压萎缩、周围组织的炎性渗出、间质水肿、黏液性变、包膜与周围甲状腺组织的粘连及包膜本身等病理变化均与晕环的产生有关,这可解释临床上部分晕环检测不到环形血流信号的现象。

(4)结节内部回声:从超声声像图上,甲状腺腺瘤可分为三个类型,即实性、囊实性及囊性;相对于周围正常甲状腺实质和肌肉回声可将实质回声分成极低回声、低回声、等回声和高回声。文献报道甲状腺腺瘤以实质性等回声和实质性高回声为主,并认为等回声图像对诊断很重要,73% 的等回声结节被手术和病理证实是腺瘤或腺癌。回声图像和病理表现间的关系可以解释它与正常的腺体非常相似的原因,不同病理类型腺瘤的声像图差异性主要表现在内部回声。有研究指出腺瘤回声的强弱、均匀程度与其病理组织学特征有关:细胞和滤泡较大、胞质较丰富、排列疏松的腺瘤,其回声较低;细胞和滤泡较小、排列紧密者,其回声较高;间质含较丰富的血管和纤维组织者,回声较高。

较大腺瘤可发生退行性变,包括囊性变、出血、坏死、钙化或乳头状增生。当发生囊性变或出血时,内部出现不规则无回声,呈混合性。囊性变区域范围不一,囊性变区域较小时表现为腺瘤内小片状无回声区,囊性变区域较大时囊腔可占据整个肿瘤,部分形成分隔状或囊壁处残存少量实性回声,部分囊壁可见乳头状或团块形突起。囊内出血常导致结节内无回声区透声较差,囊腔内见悬浮状态的细小斑片状或片絮状增强回声。

(5)结节钙化:12%~27%滤泡状腺瘤可出现钙化,甲状腺良性病变内的钙化为血肿吸收后在结节的壁上出现粗糙钙化或者少数患者出现血肿内部纤维充填。文献报道显示钙化在男女之间无明显差异,说明不同性别的钙化发生机制是相同的。而且,Kakkos 等以 40 岁为界,小于 40 岁的患者甲状腺内钙化的发生率明显高于 40 岁以上的患者。由于样本不同、仪器不同、对钙化的分类方法不同及不同观察者对同一钙化类型认识和理解的不同,甲状腺腺瘤的超声钙化发现率各家报道不一。目前还没有统一的钙化大小的标准,Moon 等将甲状腺内的钙化分为微钙化、粗钙化和边缘钙化三种类型,其中强回声>1 mm 称为粗钙化,并将沿结节周围呈弧形或蛋壳样钙化称为边缘钙化(图 12-11)。而这种粗钙化和边缘钙化多见于良性结节。虽然多数学者认为微钙化在甲状腺癌中的发生率明显高于腺瘤等良性结节,但是粗钙化也同样可见于恶性结节中。

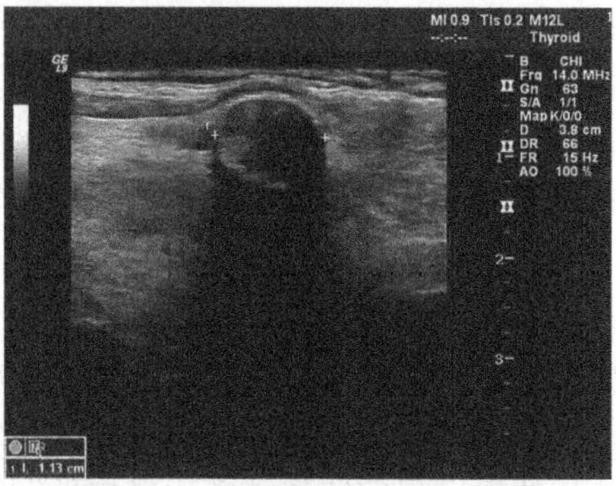

图 12-11　结节性甲状腺肿灰阶超声
纵断面显示结节边缘蛋壳样钙化

2.多普勒超声

甲状腺是血供丰富的内分泌腺体,甲状腺上皮细胞能产生血管生成因子,如血管内皮生长因子(VEGF)、胎盘生长因子或成纤维生长因子,这些因子在炎症和肿瘤状态下可引起相应的血流改变,利用彩色多普勒及能量多普勒超声能清晰反映甲状腺结节的血流变化。Fukunari 等利用彩色多普勒超声将甲状腺结节的血流情况分成Ⅰ、Ⅱ、Ⅲ、Ⅳ级。Ⅰ级,结节内没有血流;Ⅱ级,彩色血流仅可见于结节的周边;Ⅲ级,血流穿入肿瘤,血供中等;Ⅳ级,多支血流穿入肿瘤,血流供应丰富。Ⅰ级和Ⅱ级认为是良性的,Ⅲ级和Ⅳ级认为是恶性的,其敏感性为 88.9%,特异性为74.2%,准确率 81.0%。Varverakis 等发现对于有血流信号的结节来说,周边血流常见于良性结节($P<0.01$,特异性$=0.77$,敏感性$=0.46$),并认为结节无血流信号不能排除恶性的可能性,因为血流信号主要取决于结节的大小而不是组织学特征。而 Foschini 等利用彩色多普勒超声将甲状腺结节的血流情况分成结节内没有血流信号、结节周围见血流信号及结节内见血流信号等三种类型,并发现正常甲状腺、胶样甲状腺肿、甲状腺滤泡性肿瘤、甲状腺乳头状癌等具有各自不同的血流分布特点,发现彩色多普勒超声结合三维立体显微镜检查可以反映各种不同病理状态下的甲状腺血流变化,虽然滤泡性肿瘤内部多见粗大血管,但是没有发现彩色多普勒超声血流类型上滤泡性腺瘤和滤泡状癌之间有何差异。

Fukunari 等发现腺瘤样增生和滤泡性腺瘤、滤泡状癌的搏动指数存在显著差异($P<0.01$)。De Nicola 等认为以甲状腺结节内血流信号阻力指数(RI)0.75 为临界值,准确性、特异性和阴性预测值很高,分别是 91%、97%、92%,而敏感性和阳性预测值较低,分别是 40% 和 67%,腺瘤样增生结节内 RI 为 0.588、腺瘤为 0.662 和恶性结节为 0.763($P<0.001$),但是 Yazici 等分析123 位 7~17 岁健康儿童甲状腺上动脉的 PSV 与年龄、身高及体重等因素正相关,而 RI 与年龄、身高及体重等因素负相关,因此甲状腺结节内的血流信号包括血流速度及阻力指数等脉冲多普勒参数对鉴别诊断的意义有待进一步大样本研究。

(五)治疗原则

长期以来,甲状腺腺瘤的治疗以开放性外科手术为主,包括单纯腺瘤摘除术、甲状腺叶次全切除术、甲状腺叶全切术和甲状腺全切术或亚全切术。但是近年来,内镜手术法也成为一种被患者普遍接受的新型的甲状腺腺瘤手术方法。而超声引导穿刺注入硬化剂治疗甲状腺腺瘤方法简便,可重复治疗,术中创伤小,痛苦少,患者易接受,是一种安全有效的治疗方法,其机制是无水酒精可使细胞脱水,蛋白质发生凝固性坏死,进一步纤维化钙化。

毒性(功能亢进)腺瘤治疗方面要根据患者是否有甲亢,若患者血中 T_3、T_4 均正常又无甲亢症状,且腺瘤又无压迫症状,可以留待观察;当患者有甲亢症状,血中 T_3、T_4 升高或患者因腺瘤较大有压迫症状和体征时可考虑外科手术摘除或服 ^{131}I 治疗。患者若甲亢症状明显,术前应认真准备,手术操作中应避免过多挤压腺瘤,使血液循环中甲状腺激素浓度突然升高,引起甲亢危象,或原有心脏病者引起心律失常。

二、甲状腺癌

甲状腺癌是最常见的内分泌系统恶性肿瘤,可分为乳头状癌、滤泡状癌、未分化型甲状腺癌和髓样癌。

(一)临床概述

甲状腺癌占所有恶性肿瘤的 1%,占男性癌症的 0.5%,女性癌症的 1.5%。94% 为分化型甲状腺癌,5% 为甲状腺髓样癌,属神经内分泌肿瘤,其余的 1% 为未分化型甲状腺癌,通常由分化型癌去分化而形成。

甲状腺癌的发病机制至今尚未完全明了,缺碘、辐射、家族因素、遗传和基因缺陷皆是甲状腺癌的发病因素。其他甲状腺病变,如结节性甲状腺肿、甲状腺功能亢进、桥本甲状腺炎也可能和甲状腺癌有关。另外,家族性腺瘤性息肉病、乳腺癌、多发性错构瘤综合征和甲状腺癌也有密切关系。

不同类型甲状腺癌的病理特点、人群分布、临床表现、恶性程度、转移规律及预后有较大差别。同一类型甲状腺癌在不同人群的表现也不尽相同。

1.乳头状癌

(1)流行病学:乳头状癌占甲状腺癌的 75.5%～87.3%,女性多于男性,2.6:1～4:1,发病年龄为 10～88 岁,平均为 41.3 岁,在 30～40 岁女性比例明显增加。

(2)病理:肿瘤切面呈灰白色,实性,中心部分可见纤维化,大肿瘤可见囊性结构。光镜下可见复杂分支状乳头,含纤维血管轴心。40%～50% 的乳头状癌可见砂粒体。根据不同的组织学特点,乳头状癌可分为几种亚型,包括滤泡型、弥漫硬化型、柱状细胞癌、高细胞癌、嗜酸细胞型乳头状癌、Warthin 瘤样肿瘤、伴有结节性筋膜炎样间质的乳头状癌、筛状乳头状癌及辐射引起的儿童甲状腺癌。

(3)临床表现:临床上大多数乳头状癌首先表现为甲状腺结节,常在体检时或由他人发现。首先发现颈部淋巴结肿大的患者也不在少数。肿大淋巴结常出现在病变甲状腺的同侧颈部,也可出现在上纵隔。还可出现对侧颈部淋巴结转移。据 Carcangiu 等报道,乳头状癌98.7%首先表现为颈部异常,67.2%位于甲状腺内,13%为甲状腺和颈部淋巴结异常,19.7%仅出现颈部淋巴结异常。

2.滤泡状癌

(1)流行病学:滤泡状癌的发病率居甲状腺癌的第二位,占 9.9%～16.9%,女性发病率高于男性,从青春期到 45～49 岁,滤泡状癌的发病率稳定上升,60～70 岁出现发病率再次上升。本病好发于地方性甲状腺肿患者,碘缺乏或继发性 TSH 刺激可能与肿瘤的发病有关。

(2)病理:滤泡状癌恶性程度较乳头状癌高,血行转移率高,淋巴结转移少。本病可分为包裹性血管浸润型和浸润型,前者肉眼观类似甲状腺滤泡性腺瘤,后者可侵占大部分甲状腺组织,并蔓延至包膜外,与周围组织粘连。两型皆可有出血、坏死、囊性变、纤维化和钙化。镜下变化较大,从分化极好如正常甲状腺滤泡到明显恶性的癌,其间有过渡型。

(3)临床表现:临床上大多数滤泡状癌表现为单发的无痛性甲状腺结节,仅极少数患者出现声嘶、吞咽困难或颈部压迫感。颈部淋巴结累及少见,但有 10%～20% 的患者首先表现为肺或骨转移。

3.髓样癌

(1)流行病学:髓样癌占甲状腺癌的 2.8%～3.3%,女性稍多于男性,随年龄增大,发病率缓慢上升,在 70～74 岁达高峰。

(2)病理:由于髓样癌源于滤泡旁细胞,故多数位于甲状腺上半部,包膜可有可无,切面灰白,质地实性,可因钙化而有沙砾感。镜下肿瘤可呈典型内分泌肿瘤样结构,或形成实性片状、细胞巢、乳头或滤泡样结构。间质常有淀粉样物质沉着。

(3)临床表现:约 80% 为散发性,其余约 20% 为遗传性肿瘤,见于 3 种类型:多发性内分泌肿瘤综合征 MEN-ⅡA 型、MEN-ⅡB 型及家族性甲状腺髓样癌。51.8% 在初诊时肿瘤局限于甲状腺,31% 出现局部淋巴结转移,13.6% 出现远处转移。少数患者出现吞咽困难、淋巴结转移或喉返神经侵犯表现,尚可出现和降钙素、促肾上腺皮质激素、肠血管活性多肽或 5-羟色胺释放相关的临床效应。

4.未分化癌

(1)流行病学:未分化癌占甲状腺癌的 1.6%,女性与男性比例 1.5:1,50 岁之后发病率上升,并随年龄增大,发生率上升,平均年龄为 67 岁。

(2)病理:未分化癌肿块巨大,呈广泛浸润性生长,浸润至周围软组织,无包膜,质硬而实,灰红或暗红,出血坏死常见。镜下肿瘤的一部分或全部由未分化细胞组成,可找到分化较好的甲状腺癌如滤泡状或乳头状癌成分。

(3)临床表现:未分化癌约 75% 首先表现为颈部迅速增大,有肿块,常出现颈部和纵隔淋巴结肿大,导致上呼吸消化道压迫或阻塞症状,36% 出现呼吸困难,30% 出现吞咽困难,28% 出现声嘶,26% 出现咳嗽,17% 出现颈部疼痛。初诊时即有 15%～20% 出现远处转移,常见转移部位是肺和胸膜。

(二)超声表现

1.甲状腺乳头状癌

(1)单纯乳头状癌:根据不同的组织学特点,乳头状癌可分为多种亚型,这里所讲的单纯乳头状癌特指弥漫硬化型之外的其他类型乳头状癌。

甲状腺乳头状癌可以是单灶性也可以是多灶性,根据手术发现,多灶性乳头状癌的患病率为 28.7%～46%,多灶性微小乳头状癌的患病率为 20%～28.7%。超声上 A/T≥1 是诊断单纯乳头状癌较具特异度的指标,特异度可达 92.5%,敏感度为 15%～74.1%。51%～79.2%癌灶边界模糊,21.5%乳头状微小癌边界模糊。边界模糊是生物学上具侵袭性乳头状癌的重要超声特征,超声显示边界模糊诊断肿瘤侵犯的敏感度为84%,特异度31%,对于这些病例需仔细随访。边界模糊的乳头状微小癌41.9%超声可探及颈侧区淋巴结转移,而边界清晰者仅3.7%。边缘不规则可能也代表了肿瘤的侵袭性,63%～92.9%乳头状癌边缘不规则,但Chan等报道有高达93%的乳头状癌边缘规则,这可能是由于在定义边缘规则或不规则时标准不一、评判时有较大主观性。7%～26%的病灶可发现低回声声晕,声晕常不完整,厚度不均,据Jeh等的数据,乳头状癌近半数的声晕为厚声晕。声晕的形成和肿瘤的包膜有关,超声显示声晕诊断肿瘤具备包膜的敏感度为42%,特异度为88%

85%～98.4%的乳头状癌表现为实性结节,0.8%～10%为实性为主结节,0～6%为囊性为主结节。病理上乳头状癌约三分之一可出现囊性变,但超声显示的数量明显要少,这可能与囊性变区域太小超声无法显示有关。乳头状癌结节中超声仅检出3.7%的结节伴有囊性变。文献报道超声显示的囊性变诊断病理上囊性变的敏感度为42%,特异度79%。部分囊性为主的乳头状癌表现为不规则实性成分凸向囊腔,在实性部分有点状钙化强回声,此即"囊内钙化结节"征,这一征象是诊断囊性乳头状癌非常特异的指标。

和邻近甲状腺组织回声相比,单纯乳头状癌86%～89%表现为低回声,如果和颈长肌相比较,则12%的乳头状癌表现为极低回声,高回声甲状腺乳头状癌罕见,仅占0～2%。52%～100%结节回声不均匀。

在显微镜下评估乳头状癌时,常可发现钙的沉积,这可能是砂粒体或粗糙的颗粒状不规则钙化沉积所致。超声上点状强回声诊断微钙化敏感度为50%,特异度52%。乳头状癌30%～42%显示微钙化,4%～28%显示粗钙化,1.6%～2%显示边缘钙化。乳头状微小癌的微钙化发生率小于较大的乳头状癌,超声上20.8%～25.2%乳头状微小癌出现微钙化,38.7%出现粗钙化。超声上甲状腺乳头状癌80.4%出现钙化,76.2%的结节出现微钙化,20.2%的结节出现粗钙化,和文献报道不同,有研究显示乳头状微小癌结节的钙化发生率高于乳头状临床癌(指直径大于1 cm的乳头状癌)。

甲状腺乳头状癌中的滤泡型亚型的超声表现须引起关注,部分滤泡型乳头状癌具备甲状腺乳头状癌的典型超声表现,但也有部分滤泡型乳头状癌和滤泡状腺瘤或腺瘤样结节性甲状腺肿的超声表现相似,Komatsu等认为当术前细针穿刺提示乳头状癌而超声提示滤泡状肿瘤时,要考虑滤泡型乳头状癌的可能。

Chan等发现78%的乳头状癌在彩色多普勒超声显示为中央血管为主型血管模式,22%表现为边缘血管为主型血管模式,Cerbone等的研究证实乳头状癌95%出现中央血管,而Yuan等的研究发现84%的乳头状癌呈中央血管和边缘血管同时出现的混合型血供。从以上研究者的结果似乎可得出这么一种结论,即中央血管是乳头状癌的重要血供特点。然而根据对乳头状癌结节的分析,甲状腺乳头状癌50.6%呈单纯边缘型血管,12.5%呈边缘为主型血管,33.9%呈边缘血管和中央血管丰富程度相似的混合型血管。

(2)弥漫硬化型乳头状癌:弥漫硬化型乳头状癌是甲状腺乳头状癌的一种罕见类型,约占甲状腺乳头状癌的1.8%。在组织学上,特征性地表现为甲状腺被弥漫性累及,出现广泛纤维化、鳞状上皮化生、严重淋巴细胞浸润和多发砂粒体。43.4%弥漫硬化型甲状腺乳头状癌合并甲状腺炎,而单纯性甲状腺乳头状癌仅占10.7%。患者发病年龄为10～57岁,大多数在27～29岁,60%小于30岁,好发于女性。患者颈部常可触及肿块,可出现声嘶、压迫感,80%以上出现颈部淋巴结转移。行甲状腺全切治疗,术后放射碘治疗,术后复发率较高,但预后和单纯乳头状癌相似。

超声上表现为甲状腺弥漫性散在微钙化,并大多可见边界模糊可疑肿块,但也可无肿块形成,仅出现微钙化。也可表现为甲状腺内多发可疑低回声或混合回声团块,团块内出现微钙化。超声上的微钙化及不均匀低回声和病理上的砂粒体、广泛纤维化和淋巴细胞浸润相对应。多数患者甲状腺实质表现为不均匀低回声,这可能是合并甲状腺炎所致。

由于弥漫硬化型乳头状癌有非常高的颈部淋巴结转移发生率,故对该类患者应行颈部淋巴结超声检查。

当甲状腺呈弥漫性不均匀低回声,散在微钙化,应考虑到弥漫硬化型乳头状癌的可能。但并不是所有这种表现的病变皆为弥漫硬化型乳头状癌,单纯乳头状癌也可出现这种超声征象。

2.甲状腺滤泡状癌

有关滤泡状癌的超声特征研究目前尚不充分,一方面可能是由于滤泡状癌的数量相对较少,另一方面可能是由于滤泡状癌和滤泡状腺瘤的超声特征基本相似,且细针穿刺也无法做出鉴别,从而对研究造成了诸多障碍。根据韩国学者的报道,和乳头状癌相比较,滤泡状癌在形态方面更趋向于呈扁平状。由于不均匀浸润型生长,60.9%滤泡状癌边缘呈微小分叶状或不规则。大部分的肿瘤 A/T<1,说明其平行于组织平面生长,这种生长方式对正常组织会产生压迫,因而86.6%滤泡状癌出现声晕(薄声晕39.1%,厚声晕47.8%)。82.6%滤泡状癌呈实质性,17.4%呈实性,17.4%呈囊性。在回声方面,滤泡状癌69.6%回声不均;与颈长肌相比较,65.2%滤泡状癌为等回声或高回声,另34.8%为低回声。滤泡状肿瘤形成多个小滤泡巢,和正常甲状腺相似,滤泡内含有不同数量的胶样物质,肿瘤的回声可能取决于肿瘤内胶质的数量。滤泡状癌17%出现钙化,但未发现微钙化,这是由于滤泡状癌无砂粒体,这点和乳头状癌有明显差异。

显然,滤泡状癌的超声表现和其他甲状腺恶性肿瘤的超声表现不同,许多滤泡状癌可能被当成非恶性病灶。最可能与滤泡状癌混淆的是滤泡状腺瘤,两者的超声表现相似,在声像图上的表现皆可类似于正常睾丸。有报道认为滤泡状癌可在短期内增大,而滤泡状腺瘤则常出现结节内囊性变,这在滤泡状癌罕见,然而,鉴别诊断微小浸润型滤泡状癌和滤泡状腺瘤非常困难,需要组织学发现包膜和血管侵犯来诊断滤泡状腺瘤。

彩色/能量多普勒超声可能会对滤泡状癌和腺瘤的鉴别提供有益的信息。Miyakawa 等观察到80%滤泡状癌表现为结节中央血管为主型血供,而84%的滤泡状腺瘤显示为肿瘤边缘血管为主型血供,能量多普勒超声鉴别两者的敏感度为87.5%,特异度为92%。Fukunari 等报道滤泡状癌0为无血管型,13.6%为边缘血管为主型血供,45.5%显示血流穿入肿瘤,40.9%高速血流穿入肿瘤,而滤泡状腺瘤相应的百分比为16.9%、49.4%、30.3%和3.4%。将无血管及边缘血管判断为良性,将穿入肿瘤血管判断为恶性,则诊断的敏感度为88.9%,特异度为74.2%,准确性为81.0%,有学者认为高速搏动血流穿入肿瘤可作为滤泡状甲状腺癌的新诊断标准。

在频谱多普勒方面,可通过测量肿瘤的收缩期峰值流速(PSV)、舒张期末流速(EDV)及 PI、RI 对两者进行鉴别。滤泡状癌的 PSV(41.3±18.5)cm/s,PSV/ EDV 5.1±2.5,滤泡状腺瘤分别为(24.7±16.5)cm/s、2.7±0.9,两者差异有显著统计学意义;滤泡状癌 PI 1.7±0.6,滤泡状腺瘤为 0.9±0.5,两者差异有显著统计学意义;滤泡状癌 RI 0.8±0.1,滤泡状腺瘤为 0.6±0.2,两者差异有显著统计学意义。PI>1.35,RI>0.78,PSV/EDV >3.79 可达到最好的鉴别诊断滤泡状癌和滤泡状腺瘤效果。

3.甲状腺髓样癌

甲状腺髓样癌是源于滤泡旁细胞的恶性肿瘤,较为罕见。由于其是细胞来源,故多数位于甲状腺上半部,肿瘤多为单发,也可多发。超声上肿瘤边界相对清晰,边缘不规则,所有的肿瘤皆未出现声晕,且皆表现为低回声,0～5.3%结节出现囊性变,83%～95%肿瘤内可见钙化强回声。这些钙化强回声中44.4%属于微钙化,55.5%属于粗钙化,粗钙化中的一半呈多发致密粗钙化。和乳头状癌相比较,髓样癌钙化更趋向于位于肿块中心位置。低回声结节、结节内钙化、结节无声晕这三项特征相结合对诊断髓样癌的敏感度为89%,将髓样癌和良性结节鉴别的特异度大于90%。髓样癌79%表现为结节内高血供,50%出现边缘血供,但肿瘤过小时可不显示血流信号。根据经验,髓样癌也可不出现钙化,也可出现明显的声晕,彩色/能量多普勒上常表现为混合型高血供。甲状腺髓样癌淋巴结转移的发生率很高,75%患者的转移性淋巴结内可见点状钙化强回声。

由于分化型甲状腺癌的超声特征和髓样癌有较多相似之处,故超声常难以鉴别髓样癌和非髓样甲状腺癌。如果出现髓样癌的可疑超声特征,应进行降钙素测量。超声可明确甲状腺内病灶,在术前可应用于髓样癌的分期,对于术后颈部复发,超声是最有效的检查手段,可显示97%的颈部复发。

4.甲状腺未分化癌

未分化癌占甲状腺癌的1.6%,对于这种罕见的甲状腺恶性肿瘤,目前尚没有系统的超声研究报道。超声上表现为边界不清的不均匀团块,常累及整个腺叶或腺体,78%出现坏死区,三分之一的患者出现包膜外和血管侵犯,80%出现淋巴结或远处转移,累及的淋巴结50%出现坏死。

(三)治疗和预后

1.甲状腺癌的治疗

对于分化型甲状腺癌,目前的治疗主要依据患者相关因子和肿瘤相关因子的危险分层,其中包括肿瘤大小、肿瘤组织学、淋巴结转移和远处转移及患者的性别和年龄。

低危患者和低危肿瘤通常进行甲状腺叶切除术,随后终身使用甲状腺素替代治疗,以抑制甲状腺刺激素 TSH 的分泌。抑制 TSH 可以显著降低复发,降低远处转移。发生高危肿瘤的高危患者最好的治疗是甲状腺全切术加中央组淋巴结清扫。外科手术后使用[131]I 消融治疗,清除残余的甲状腺组织,发现和治疗转移灶,随后终身使用甲状腺素抑制甲状腺刺激素 TSH。对于低危患者出现的高危肿瘤,或是高危患者出现的低危肿瘤,目前在治疗上尚有争论。

甲状腺未分化癌尚没有有效的治疗方法。通常行着眼于减轻症状的姑息治疗,但也有建议对无颈部以外侵犯或肿瘤尚能切除者行手术切除,辅以放疗。18%～24%肿瘤局限于颈部可完整切除者,彻底的手术切除辅以放化疗 2 年生存率可达到80%。

2.甲状腺癌的预后

分化型甲状腺癌预后颇佳,髓样癌也有较好的预后,但未分化癌预后凶险,多在确诊后数月死亡。根据美国资料,经过年龄和性别校正后,甲状腺乳头状癌 10 年生存率为98%,滤泡状癌为92%,髓样癌80%,未分化癌13%。

三、甲状腺转移性肿瘤

甲状腺转移性肿瘤是指原发于甲状腺外的恶性肿瘤,通过血行、淋巴等途径转移至甲状腺继续生长形成的肿瘤。甲状腺转移性肿瘤较为罕见,其占甲状腺所有恶性肿瘤的 2%～3%。

(一)临床概况

在非选择性尸检研究中,甲状腺转移性肿瘤总的发病率为1.25%,在广泛扩散恶性肿瘤人群尸检中,则其发病率可达24%。和原发性甲状腺癌相似,转移性甲状腺肿瘤也是女性多见,女性男性之比为4.25:1,发病年龄为12~94岁,大多数在55~66岁,半数为50~70岁,约10%小于40岁。甲状腺转移性肿瘤81%为癌,通常是广泛转移性病变的组成部分之一。肾脏、肺、乳腺、消化道和子宫是常见的原发肿瘤部位,但对于何种肿瘤最容易转移至甲状腺尚有争论。

病理上常表现为甲状腺实质性团块,转移病灶常为单发,或为多发,也可弥漫性。肿瘤甲状腺球蛋白免疫组化染色阴性。临床上转移性甲状腺肿瘤和原发性甲状腺癌相似,大多数患者无症状,在少数患者病情发展迅速,可出现局部肿瘤生长表现,如声嘶、喘鸣、吞咽或呼吸困难,颈部可触及肿块。在一些患者,甲状腺转移是原发肿瘤的始发表现。从发现原发肿瘤到甲状腺出现转移的间隔时间不同报道相差较大,潜伏期9个月~8.9年,但也有长达26年的。

在有明确肿瘤病史的患者,如出现甲状腺肿块应考虑到甲状腺转移性肿瘤的可能。超声是一种有效的初步检查工具,有助于病变的评估,显示邻近的淋巴结转移和血管累及,监测肿瘤的生长,并可引导进行活检。超声引导穿刺是有效的诊断手段,但最后的诊断有赖于手术活检。

(二)超声表现

尽管甲状腺转移性肿瘤占甲状腺所有恶性肿瘤的2%~3%,然而根据检索,有关甲状腺转移性肿瘤超声表现的英文文献非常匮乏,且多为小样本或个例报道。综合文献报道,以下拟从甲状腺的改变,肿瘤的位置、数目、大小、边界清晰度、内部回声及血供特征,周围淋巴结和血管的改变等方面对甲状腺转移性肿瘤的超声表现进行总结和分析。

1.甲状腺的超声改变

超声上常出现单侧或双侧甲状腺肿大。由于在甲状腺肿、腺瘤或甲状腺炎等甲状腺病变时原发肿瘤较易转移至甲状腺,故超声常可显示转移瘤之外的甲状腺组织出现各种病理性回声改变,如桥本甲状腺炎时出现回声减低、分布不均匀,血供增加;在结节型甲状腺肿时出现相应的回声改变。也可能因出现转移导致的低回声区,导致甲状腺回声弥漫性不均匀。无上述改变时则甲状腺实质回声正常。

2.甲状腺转移性肿瘤的超声表现

(1)肿瘤位置:肿瘤可累及整个腺叶或主要累及下极。肿瘤易于出现在甲状腺下极的机制文献未予阐明。

(2)肿瘤数目:肿瘤多为单发,也可多发,这和甲状腺原发性肿瘤相似。

(3)肿瘤大小:根据Ahuja等的一组资料,75%的肿瘤大于6cm。相信随着超声在甲状腺应用的日益广泛,可以发现较小的转移瘤。

(4)肿瘤边界:Chung等报道80%的肿瘤结节边界模糊,但其余文献基本认为肿瘤边界清晰。这可能是由于边界清晰与否的判定标准不一,判定时主观性较强。

(5)肿瘤回声:肿瘤皆表现为低回声或极低回声,分布均匀或不均匀。肿瘤边缘无声晕,囊性变和钙化少见。

(6)肿瘤血供:肿瘤内部呈混乱血流信号,和甲状腺实质相比,肿瘤可表现为高血供,也可表现为低血供。

3.周围淋巴结和血管改变

甲状腺转移性肿瘤患者可在双侧颈部探及多发转移性淋巴结,这些淋巴结在超声上可出现转移性淋巴结的相应特征。罕见情况下,肿瘤可通过扩张的甲状腺静脉,蔓延至颈内静脉,在颈内静脉形成肿块,出现相应的超声表现。

通过以上超声特征分析,可以发现甲状腺转移性结节的超声表现无特异性。和甲状腺原发性恶性肿瘤相比,转移性肿瘤有一个最显著的特点,即肿瘤内钙化少见,发生率仅8.3%。转移瘤囊性变少见(8.3%)的特征则和原发性甲状腺恶性肿瘤相似。有明确非甲状腺原发恶性肿瘤患者,当出现单侧或双侧单发或多发可疑结节而无钙化时,应考虑转移性肿瘤可能。

(三)治疗和预后

出现甲状腺转移往往提示病变进展,患者常随之死亡,大多数病例在诊断明确后 9 个月内死亡。尽管预后不良,但对一些患者行积极的手术和药物治疗可能有效。手术治疗可行单侧腺叶切除术或甲状腺全切术,手术可能减轻或缓和颈部复发可能造成的致残,延长患者生存期。

四、甲状腺淋巴瘤

甲状腺淋巴瘤有原发性和继发性之分,原发性甲状腺淋巴瘤是原发于甲状腺的淋巴瘤,较为罕见,占甲状腺恶性肿瘤的1%~5%,在结外淋巴瘤中所占比例不到2%。继发性甲状腺淋巴瘤是指播散性淋巴瘤累及甲状腺者,约20%的全身淋巴系统恶性肿瘤可发生甲状腺累及。

(一)临床概述

原发性甲状腺淋巴瘤好发于女性,女：男为 3：1~4：1,大多发生于 60~70 岁,少数患者小于40岁,部分患者年龄可达 90 岁。桥本甲状腺炎是已知的唯一危险因子,甲状腺淋巴瘤患者90%伴有桥本甲状腺炎,桥本甲状腺炎患者发生甲状腺淋巴瘤的危险是普通人群的 60 倍。目前提出两种假设来试图说明两者的联系:一种假说认为慢性甲状腺炎出现的浸润淋巴细胞提供了发展成淋巴瘤的细胞来源,另一种假说指出甲状腺炎的慢性刺激诱发了淋巴细胞的恶性转化。

大部分原发性甲状腺淋巴瘤为B细胞来源的非霍奇金淋巴瘤,霍奇金和 T 细胞甲状腺淋巴瘤罕见。根据一项大样本研究,甲状腺淋巴瘤最大径为 0.5~19.5 cm,平均 6.9 cm,46.2%累及双叶,31.7%累及右叶,22.1%累及左叶。切面上常可见出血和坏死。38%为不伴有边缘区 B 细胞淋巴瘤的弥漫性大 B 细胞淋巴瘤,33%为伴有边缘区 B 细胞淋巴瘤的弥漫性大 B 细胞淋巴瘤(混合型),28%为黏膜相关淋巴组织结外边缘区 B 细胞淋巴瘤(mucosaassociated lymphoid tissue,MALT),滤泡性淋巴瘤则不到1%。

临床上原发性甲状腺淋巴瘤表现为迅速增大的颈部肿块,30%~50%的患者有压迫导致的症状,包括吞咽困难、喘鸣、声嘶和颈部压迫感。10%的甲状腺 B 细胞淋巴瘤患者出现典型的B细胞症状,包括发热、盗汗和体重减轻。大多数患者甲状腺功能正常,但 10%出现甲状腺功能减退。

细针抽吸活检(fine needle biopsy,FNB)联合细胞形态学、免疫表型和分子技术有较高的诊断准确性,但需要细胞病理学的专业知识。虽然 FNB 技术不断取得进展,开放外科活检依然在甲状腺淋巴瘤发挥作用,特别是须根据不同组织学亚型确定治疗策略或诊断不明确时。影像学手段,如 CT 和超声可用于甲状腺淋巴瘤的初步评估和分期,CT 在探测淋巴瘤胸内和喉部累及方面较有优势,而超声则可在甲状腺淋巴瘤的非手术治疗随访中发挥更大作用。

(二)超声表现

1.灰阶超声

根据甲状腺淋巴瘤的内部回声和边界状况可将肿瘤分为 3 型:结节型、弥漫型和混合型。

(1)结节型:甲状腺淋巴瘤47%~90%超声上表现为结节型,该类型中73%~86%为单结节。甲状腺肿大常局限于一侧叶,但肿瘤也可越过峡部累及对侧甲状腺。临床触诊和滤泡状腺瘤及腺瘤样结节相似。肿瘤和周围甲状腺组织常分界清晰,仅3%边界模糊。90%边缘不规则,可呈椰菜样或海岸线样。6%的结节可出现声晕。内部为低回声,分布均匀或不均匀,可间有高回声带。尽管为实质性,但部分肿瘤回声极低可呈假囊肿样。残余的甲状腺实质常因桥本甲状腺炎而呈现不均匀低回声,但其回声水平还是高于肿瘤。但在少数情况下,可出现肿瘤和甲状腺的回声和内部结构相似的情况,此时超声可能无法将肿瘤从桥本甲状腺炎的甲状腺实质识别出来。少数甲状腺淋巴瘤超声可发现钙化,发生率为6%~10%。肿瘤后方出现回声增强。结节型的超声阳性预测值为64.9%。

(2)弥漫型:10%~40%表现为弥漫型。超声常表现为双侧甲状腺肿大,内部回声极低,和结节型不同,该型肿瘤和甲状腺组织的分界无法识别,部分肿瘤内部呈细网状结构。弥漫型淋巴瘤和严重慢性甲状腺炎在超声上常较难鉴别,尽管可凭是否出现后方回声增强作为最重要的鉴别点,但弥漫型的超声阳性预测值仍只有33.7%。

(3)混合型:混合型超声表现的淋巴瘤较少,约占15%。混合型淋巴瘤表现为多个低回声病灶,不均匀分布在甲状腺内,这些病灶可能是结节型也可能是弥漫型淋巴瘤。尽管混合型淋巴瘤和腺瘤样甲状腺肿超声表现相似,但淋巴瘤后方出现回声增强可成为诊断的关键点。混合型的超声阳性预测值为63.2%。

甲状腺淋巴瘤上述3型有两个共同特点,即和残余甲状腺组织相比,肿瘤呈显著低回声,肿瘤后方出现回声增强。这是由淋巴瘤的病理学特点所决定的。淋巴瘤时淋巴细胞分布密集,呈均匀增殖,而反射和吸收超声波的纤维结构罕见,因而,肿瘤的回声信号较弱,易于透过超声而导致后方回声增强。

除了甲状腺本身的表现外,甲状腺淋巴瘤尚可累及颈部淋巴结,发生率12%~44%,受累淋巴结表现为极低回声。

2.彩色/能量多普勒超声

有关甲状腺淋巴瘤的血供特征文献尚鲜有报道。根据观察,和周围甲状腺实质相比较,彩色/能量多普勒上甲状腺淋巴瘤既可表现为高血供,也可表现为中等血供或低血供。

尽管桥本甲状腺炎和淋巴瘤的病原学关系已经得到证实,但尚没有满意的影像学手段能有助于识别从桥本甲状腺炎到淋巴瘤的早期转变。当桥本甲状腺炎患者出现甲状腺迅速增大,超声上呈显著低回声时要警惕淋巴瘤。所有超声怀疑淋巴瘤的患者应仔细随访,即便穿刺活检为阴性结果,这是由于穿刺有较高的假阴性结果。因此,如果超声上有典型淋巴瘤表现或临床上出现甲状腺短期内增大等可疑淋巴瘤征象,但穿刺为阴性结果时,应进行手术探查,手术获取的细胞数量要明显大于穿刺。

(三)治疗和预后

手术治疗曾经在原发性甲状腺淋巴瘤的治疗中扮演重要角色,但现在仅起较次要作用。目前的治疗包括化疗和外线束照射。和单纯化疗或放疗患者相比,接受联合治疗的患者复发率显著降低。ⅠE期的5年生存率为80%,ⅡE期为50%,ⅢE和ⅣE期小于36%。

和弥漫性大B细胞型或混合型相比,单纯MALT淋巴瘤表现出较明显的惰性过程,预后较好,这种亚型当局限于甲状腺时(ⅠE期),对甲状腺全切或放疗反应良好,可获90%以上完全有效率,一些学者由此推荐手术治疗局限性MALT淋巴瘤,可完全切除,致残率较低。但最常见的类型(达 70%)是弥漫性大 B 细胞淋巴瘤,该亚类临床侵袭性较强,约 60% 呈弥漫性。这类肿瘤的治疗包括化疗和放疗,5 年生存率小于 50%。

尽管手术的作用已经发生改变,但仍发挥重要作用,特别是在明确诊断时常须手术切开活检。在淋巴瘤惰性亚型,手术可起局部控制作用。在淋巴瘤引起梗阻症状时手术可缓和症状,但也有观点不推荐为解决气道梗阻而行外科姑息性手术。

(秦 良)

第三节 增生性疾病的超声诊断

一、毒性弥漫性甲状腺肿

(一)临床概述

毒性弥漫性甲状腺肿即突眼性甲状腺肿(exophthalmic goiter,EG),是一种伴甲状腺激素分泌增多的器官特异性自身免疫性疾病。

1.流行病学

本病发病率仅次于单纯性结节,居第二位,约为 31/10 万。多数甲亢患者起病缓慢,亦有急性发病,其流行病学与不同的因素相关,如每天碘摄取量和遗传背景等。女性多见,男女之比为 1:4~1:6。各年龄组均可发病,以 30~40 岁多见。

2.病因

免疫学说认为毒性弥漫性甲状腺肿是一种自身免疫性疾病,近代研究证明:本病是在遗传的基础上,因感染、精神创伤等应激因素而诱发,属于抑制性 T 淋巴细胞功能缺陷所致的一种器官特异性自身免疫性疾病。其发病机制尚未完全阐明。

3.病理解剖

甲状腺常呈弥漫性、对称性肿大,或伴峡部肿大,其大小一般不超过正常甲状腺的 3 倍,重量增加。质软至韧,包膜表面光滑、透亮,也可不平或呈分叶状,红褐色,结构致密而均匀,质实如肌肉。镜下显示滤泡细胞呈弥漫性增生,滤泡数增多,上皮呈高柱状,排列紧密,细胞大小、形态略有不同。滤泡间质血管丰富、充血和弥漫性淋巴细胞浸润,且伴有淋巴滤泡形成。

4.临床表现

免疫功能障碍可以引起体内产生多种淋巴因子和甲状腺自身抗体,致使甲状腺肿大、甲状腺激素分泌亢进,随之出现一系列甲亢的症状和体征。本病的主要临床表现:心慌、怕热、多汗、食欲亢进、大便次数增加、消瘦、情绪激动等。绝大多数患者有甲状腺肿大,为双侧弥漫性肿大,质地较软,表面光滑,少数伴有结节。少数患者无甲状腺肿大。除以上甲状腺肿大和高代谢综合征外,尚有突眼及较少见的胫前黏液性水肿或指端粗厚等表现可序贯出现或单独出现。

5.实验室检查

血清三碘甲腺原氨酸(T_3)、甲状腺素(T_4)水平增高,血清促甲状腺素降低,甲状腺[131]I 吸收率增高,血清甲状腺刺激性抗体阳性。

(二)超声表现

1.灰阶超声

(1)甲状腺大小:甲状腺多有不同程度肿大,因甲状腺滤泡细胞呈弥漫性增生,滤泡数增多,滤泡间质血管丰富、充血和弥漫性淋巴细胞浸润。肿大程度与细胞增生及淋巴细胞浸润程度相关,与甲亢轻重无明显关系。肿大严重的甲状腺可压迫颈动脉鞘,使血管移位。肿大可均匀,也可呈不均匀。

(2)甲状腺包膜和边界:甲状腺边缘往往相对不规则,可呈分叶状,包膜欠平滑,边界欠清晰,与周围无粘连。此因广泛的淋巴细胞浸润,实质内有大量较大的血管引起。

(3)甲状腺内部回声:与周围肌肉组织比较,65%~80%的甲状腺实质呈弥漫性低回声,多见于年轻患者,因广泛的淋巴细胞浸润,甲状腺实质细胞的增加、胶质的减少、细胞-胶质界面的减少及内部血管数目的增加所致。低回声表现多样,因以上病理改变程度而异,或是均匀性减低,或是局限性不规则斑片状减低,构成"筛孔状"结构。低回声和血清促甲状腺激素(TSH)高水平之间存在相关性,TSH水平越高,回声减低越明显,其原因可能为TSH水平越高,细胞增多和淋巴细胞浸润越明显。即使甲亢治愈后,部分患者甲状腺可能仍为低回声。也有部分表现为中等回声,内部回声分布均匀或不均匀,可以伴有弥漫性细小回声减低区,甲亢治愈后回声可逐渐减低或高低相间,分布不均。部分病例因形成纤维分隔而伴有细线状、线状中高回声,乃至表现为"网状"结构(图 12-12,图 12-13)。

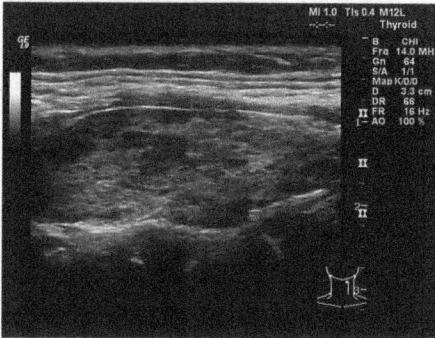

图 12-12　甲状腺功能亢进灰阶超声(一)
显示甲状腺实质内线条状高回声

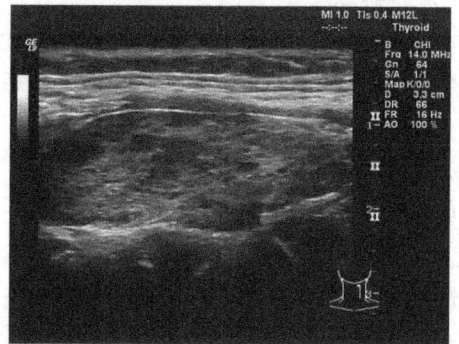

图 12-13　甲状腺功能亢进灰阶超声(二)
显示甲状腺实质略呈网格状,网格内部呈低回声

(4)甲状腺内部结节:甲状腺功能亢进的小部分病例可见结节样回声。结节的回声可为实质性、囊实混合性和囊性(图 12-14,图 12-15);可因实质局部的出血、囊变而出现低弱回声、无回声结节,结节境界多较模糊,内回声稍显不均,此类结节超声随访,可发现结节逐渐吸收消失。

在甲状腺弥漫性肿大的基础上反复增生和不均匀的复原反应,形成增生性结节,类似于结节性甲状腺肿的表现,部分结节可出现钙化。结节可发生恶变,但非常少见,发病率为 1.65%~3.5%。

(5)甲状腺上动脉:由于甲状腺激素酪氨酸羟化酶分泌增多,其直接作用于外周血管,使甲状腺血管扩张,因而甲状腺上动脉内径增宽,部分走行迂曲,内径一般≥2 mm。

2.多普勒超声

(1)彩色/能量多普勒超声。实质内血流信号:甲状腺内彩色/能量血流显像血流模式的分级各种意见不一,尚无统一的标准。上海交通大学附属瑞金医院超声对 454 例未治疗的毒性弥漫性甲状腺肿患者进行统计,将甲状腺内彩色血流显像血流模式分为以下几种表现:①血流信号呈火海样,占40.97％;②血流信号呈网络样,占46.70％;③血流信号呈树枝状,占9.03％;④血流信号呈短棒状,占3.29％;⑤血流信号呈点状,占0.01％。

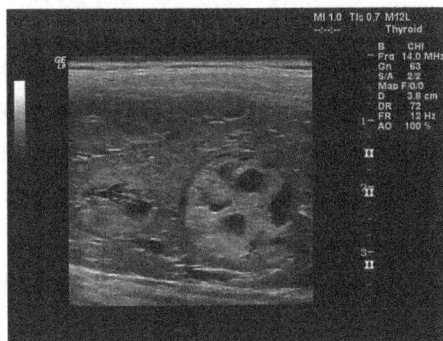

图12-14 **甲状腺功能亢进灰阶超声显示(三)**
甲状腺实质内多发结节形成,部分结节伴囊性变

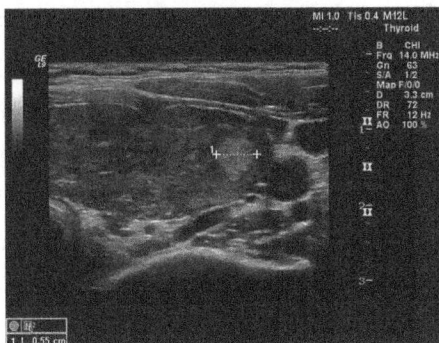

图12-15 **甲状腺功能亢进灰阶超声显示(四)**
甲状腺实质内高回声结节

在大多数未治疗的毒性弥漫性甲状腺肿患者中多见的超声表现为甲状腺周边和实质内弥漫性分布点状、分支状和斑片状血流信号,呈搏动性闪烁,Ralls等称为"甲状腺火海征"。"火海征"为毒性弥漫性甲状腺肿典型表现,但非其所特有,也可见于其他甲状腺疾病,如亚甲状腺功能减退症、桥本甲状腺炎甲亢期等。"火海征"的产生机制是甲状腺激素直接作用于外周血管,使甲状腺血管扩张,甲状腺充血,甲状腺内血管出现动静脉短路,引起湍流或引起甲状腺组织的震颤所致,其组织学基础可能是甲状腺实质可出现明显的毛细血管化,实质内出现纤维分隔,分隔内小动脉增生。部分可表现为实质内见斑片状、条束状及斑点状彩色血流信号,血流间有一定未充填空间。如血流信号增多的分布范围较局限,称为"海岛征"。部分血流信号亦明显增多,呈棒状或枝状,但尚未达到"火海征"或"海岛征"的程度。极少见的病例甲状腺血流信号可完全正常,见散在稀疏的星点或斑点状血流信号,时隐时现,甚至部分实质内无血流信号。

结节内血流信号:当结节因实质局部的出血、囊变形成或是伴发增生性结节时,结节内未见明显血流信号。当结节发生恶变时,因新生小血管的形成,结节内可有少量血流信号或丰富血流信号,依血管增生程度而异。

甲状腺上、下动脉:甲状腺激素直接作用于外周血管,使甲状腺上、下动脉扩张,流速加快,血流量明显增加,因而甲状腺上、下动脉血流可呈喷火样。治疗后可恢复正常血流信号。

(2)频谱多普勒超声。实质内动脉频谱:实质内动脉为低阻抗的高速动脉频谱,血流峰值速度可达120 cm/s,还可见较高速的静脉宽带频谱。

毒性弥漫性甲状腺肿患者甲状腺实质内动脉和周边动脉的收缩期峰值流速(PSV)高于桥本甲状腺炎和结节性甲状腺肿患者,可以鉴别部分彩色血流显像表现重叠的毒性弥漫性甲状腺肿和桥本甲状腺炎患者。

(三)并发症

1.甲状腺相关性眼病

(1)临床概述:甲状腺相关性眼病(thyroid associated ophthalmopathy,TAO)是一种器官特异性自身免疫性疾病,为细胞免疫和体液免疫在遗传因素、环境因素条件下共同作用的结果。

甲状腺相关性眼病的主要临床表现有眼睑退缩、上睑迟落、睑裂增大、瞬目反射减少,球结膜充血及水肿、眼球突出、视神经病变(thyroid optic neuropathy,TON)、色觉减弱、传入性瞳孔阻滞等。

甲状腺相关性眼病时眼外肌增粗,僵硬如象皮样,体积可为正常的2~3倍。

(2)灰阶超声:超声检查甲亢突眼有特征性表现,其中以眼直肌的改变最为明显。单眼或双眼的眼直肌呈对称性肥大、增厚、增粗,厚度>4 mm,以下直肌最多见,其次为上直肌和内直肌,外直肌侵犯比较少见。球后组织饱满,肌圆锥增宽增长,回声强。这是因为球后组织发生水肿,脂肪堆积,细胞浸润,纤维组织增生,球后组织体积增大,同时由于甲状腺的毒性作用,眼外肌中毒变性,肌细胞水肿增大,眼外肌无力,使得眼球向前突出的张力更加增大。甲亢伴突眼症的患者眼轴长度与正常人对比并没有变长,所以说,甲亢患者的眼球突出并非眼轴长度的增加,而是球后软组织体积增大和眼外肌的无力共同作用的结果。急性期球结膜囊高度水肿时,球后筋膜囊积液,出现球后弧形暗区。

(3)多普勒超声:眶内彩色血流丰富,动脉PSV明显增高,舒张期流速减低,阻力指数增高,动脉搏动速度快。其影响因素可能由于过多的甲状腺激素影响心肌,兴奋交感神经、肾上腺系统而引起心动过速,心搏增强,循环加速,收缩压增高而舒张压正常或稍低,脉压增大,循环时间缩短。正常人眼动脉血流频谱特点是收缩期呈三峰二谷型,舒张期呈低速血流,多数男性波峰较女性明显,随着年龄增长,波峰有减低趋势。患者弥漫坚实、非凹陷性水肿斑块,如象皮病样,同时伴有结节。部分患者在甲亢控制后此病自然缓解,但部分患者只能好转。局部无特殊有效的治疗。

(4)超声表现:表现为局限性的皮肤和皮下组织明显增厚,较周围组织回声增强,可能与黏多糖及黏蛋白浸润,胶原增多有关,但与周围正常组织的分界较明显。内部结构紊乱呈分布不均带状回声,其内另见散在的条状低回声区与皮肤相垂直,部分后方伴轻度声衰减,可能与水肿引起的局部组织炎性改变有关。另外由于后期皮肤粗厚,皱褶形成,若明显时,可以看到许多深沟样结构,超声检查时表现为"V"形的图像。

所有患者同时行甲状腺检查都可得到甲亢的甲状腺超声表现。

2.胫前黏液水肿

胫前黏液性水肿(PTM)是毒性弥漫性甲状腺肿的一种皮肤损害,约占毒性弥漫性甲状腺肿的5%。

目前认为胫前黏液性水肿是自身免疫性疾病的一种表现,发病机制和浸润性突眼相似,引起突眼的一组抗体或因子参与激活淋巴细胞和刺激成纤维细胞,产生过多黏多糖,后者沉积于真皮层形成病变。

胫前黏液性水肿多发生在胫骨前下1/3部位,临床上总结为3型:①胫前和足背大小不等、边界清晰的结节和肿瘤;②胫前和足背弥漫坚硬非凹陷性。

(四)治疗原则

甲亢初期宜适当休息,进食低碘、高热量、高蛋白、高糖、高维生素的食物。在药物治疗方面,主要药物有甲巯咪唑(MM)和丙硫氧嘧啶(PTU),但有粒细胞计数减少或缺乏和药疹等不良反应。对于符合条件的患者,可行[131]I治疗。甲状腺大部切除术对中度以上的甲亢仍是目前有效的疗法,能使90%~95%的患者获得痊愈,手术死亡率低于1%。手术治疗的缺点是有一定的并发症和4%~5%的患者术后甲亢复发,也有少数患者术后发生甲状腺功能减退。

二、甲状腺功能减退症

(一)临床概述

甲状腺功能减退症(简称甲减)是由于多种原因引起的甲状腺素合成、分泌或生物效应不足所致的一组内分泌疾病。

按发病年龄甲状腺功能减退症可分为三型:起病于胎儿或新生儿者,称呆小病、克汀病或先天性甲减,可分为地方性和散发性;起病于儿童者,称幼年型甲减;起病于成年者为成年型甲减。按临床表现和实验室检查分为临床型甲减和亚临床型甲减(简称亚临床)。按发病原因有两种分类方法,分别为先天性甲减和后天性甲减,及原发性甲减和继发性甲减。

1.流行病学

幼年型甲减和成年型甲减占甲减的 90% 以上,其中又以成年型甲减多见。成年型甲减多见于中年女性,男女之比 1:5~1:10。幼年型甲减一般为 3 岁发病,6 岁后增多,青春期达到高峰,女孩多于男孩。国内呆小病发病率仅为 1/7 000,国外资料显示其发病率为 1/3 800~1/3 500。继发性甲减发病率为 1/8 500。研究发现高碘地区和低碘地区的发病率无明显差别。

2.病因和发病机制

(1)先天性原因:①甲状腺不发育或发育不良;②合成甲状腺激素的一些酶的缺乏;③组织的甲状腺激素受体缺陷。

(2)后天性原因:①长期缺碘;②手术时甲状腺全部切除,或切除的甲状腺组织过多;③放射性^{131}I 治疗时,甲状腺组织破坏过多;④各种甲状腺炎造成甲状腺组织的破坏;⑤抑制甲状腺激素生成的药物;⑥下丘脑-垂体病变,促甲状腺激素分泌不足。

3.病理解剖

(1)原发性甲减:炎症引起者如慢性淋巴细胞性甲状腺炎、亚急性甲状腺炎、产后甲状腺炎等,早期腺体有大量淋巴细胞、浆细胞浸润,久之滤泡被破坏代以纤维组织,残余滤泡上皮细胞矮小,滤泡内胶质减少,也可伴有结节。放射性^{131}I、手术引起者,因甲状腺素合成或分泌不足,垂体分泌 TSH 增多,在它的刺激下,早期腺体增生和肥大,血管增多,管腔扩张充血,后期甲状腺激素(TH)分泌不足以代偿,因而甲状腺也明显萎缩。缺碘或药物所致者,因甲状腺素合成或分泌不足,垂体分泌 TSH 增多,甲状腺呈代偿性弥漫性肿大,缺碘所致者还可伴大小不等结节;先天性原因引起者除由于激素合成障碍导致滤泡增生肥大外,一般均呈萎缩性改变,甚至发育不全或缺如。

(2)继发性甲减:因 TSH 分泌不足,TH 分泌减少,腺体缩小,滤泡萎缩,上皮细胞扁平,但滤泡腔充满胶质。

4.临床表现

临床表现一般取决于起病年龄。成年型甲减主要影响代谢及脏器功能,多数起病隐匿,发展缓慢,有时长达10 余年后始有典型表现,表现为一系列低代谢的表现。呆小病患者初生时体重较重,不活泼,不主动吸奶,逐渐发展为典型呆小病,起病越早病情越重。患儿体格、智力发育迟缓。幼年型甲状腺功能减退症临床表现介于成人型与呆小病之间,幼儿多表现为呆小病,较大儿童则与成年型相似。

5.实验室检查

原发性甲减 T_3、T_4 降低,TSH 增高,促甲状腺激素释放激素(TRH)刺激试验呈过度反应。

亚甲减 T_4 正常或降低，T_3 正常，TSH 增高。继发性甲减 TSH 水平低下，T_3、T_4 降低，病变在下丘脑者 TRH 刺激试验呈延迟反应，病变在垂体者 TRH 刺激试验无反应。

(二)超声表现

1.二维灰阶图

(1)甲状腺大小和体积：甲状腺大小随不同的病因及方法有所不同。甲状腺发育不良者甲状腺体积明显缩小；缺碘或药物所致者，因甲状腺素合成或分泌不足，垂体分泌 TSH 增多，甲状腺呈代偿性弥漫性肿大；炎症引起者如桥本甲状腺炎引起者，早期因淋巴细胞浸润，可有甲状腺肿大，后期滤泡被破坏，代替以纤维组织，体积减小，表面凹凸不平。^{131}I 治疗或继发性甲减因腺体破坏，或 TH 分泌减少，腺体缩小，滤泡萎缩，上皮细胞扁平，体积也可减小。手术后因部分或全部切除可见残留腺体，左右叶体积不同。亚急性甲状腺炎急性期后 6 个月有 5%～9% 发生甲减，急性期甲状腺体积增加，随访可减少 72%。

(2)甲状腺位置或结构：一般来说甲状腺的位置正常。64% 的呆小患者儿有异位甲状腺，超声仅能显示所有异位甲状腺的 21%，敏感性明显比核素扫描低。但也有学者报道灰阶超声探测异位甲状腺灰阶超声显示甲状腺体积明显缩小的敏感性可达 70%。超声发现的异位甲状腺可位于舌、舌下或舌骨与甲状软骨之间的喉前。异位甲状腺组织可能不止一处，也可为两处。15% 的病例为无甲状腺。在甲状腺异位或甲状腺缺如的病例，在气管两侧有所谓的"甲状腺空缺区"。部分患儿甲状腺空缺区可见囊肿，直径 2～8 mm，长条形或圆形，单发或多发，内部为无回声或低回声。囊肿在甲状腺空缺区靠近中线分布。这些囊肿可能是胚胎发育过程中后腮体的存留。

(3)边界和包膜：表面包膜欠清晰，不光滑，规则，边界欠清，因腺体内有大量淋巴细胞、浆细胞等炎症细胞浸润，滤泡腔内充满胶质，血管增生所致。

(4)内部回声：如果甲减是由桥本甲状腺炎引起，甲状腺实质内部回声有不同程度的减低，较甲亢减低更为明显，多数低于周围肌肉组织回声，部分可呈网络状改变，其产生的病理基础是晚期腺体内出现不同程度的纤维组织增生所致。后期因纤维组织增生也可伴有结节。碘缺乏者个别有单发或散发少数小结节，大者 8～12 mm。多数结节边界清晰，形态规则。

2.多普勒超声

(1)彩色/能量多普勒超声：甲减和亚甲减的多普勒超声表现有很多不同之处。

1)甲减：有学者等将甲状腺内血流丰富程度分为 0～Ⅲ级，0 级，甲状腺实质内无血流信号，仅较大血管分支可见彩色血流显示；Ⅰ级，甲状腺实质内散布点状、条状和小斑片状彩色信号，多无融合，彩色面积<1/3；Ⅱ级，甲状腺实质内散布斑片状血流信号，部分融合成大片彩色镶嵌状，彩色面积为 1/3～2/3；Ⅲ级，甲状腺内布满彩色血流信号，成大片融合五彩镶嵌状，彩色面积>2/3，包括"火海征"。他们报道甲减有 63% 表现为 0 级血供。18% 表现为Ⅰ级血供，12% 表现为Ⅱ级血供，7% 表现为Ⅲ级血供。

彩色血流信号的多少和患者甲状腺球蛋白抗体(TGAb)和甲状腺过氧化物酶抗体(TPOAb)水平呈密切相关，随着抗体水平的增加，血流密度也逐渐增加。彩色血流信号的多少还与 TSH 值和甲状腺体积正相关，与甲减的持续时间负相关，例如，Schulz SL 等报道 0 级血供者 TSH 3.1 mE/mL，体积 9.2 mL，甲减持续时间 43 个月，而Ⅲ级血供者 TSH 38.2 mE/mL，体积 34.3 mL，甲减持续时间 10 个月。在新发病例、未经治疗的病例和刚经过短期治疗的病例彩色血流信号较多，可能是与此类患者 TSH 水平较高，甲减持续时间不长有关。

在异位甲状腺的患儿，彩色血流显像可在病灶的内部或边缘或是舌的内部和边缘或周围探及血流信号(正常新生儿舌不能探及血流信号),其机制尚不明了,可能是在 TSH 刺激下,异位甲状腺呈高功能状态(尽管全身仍呈甲状腺功能减退状态)而刺激局部血供增加。经替代治疗后,血流信号将减少。这种征象也见于甲状腺激素生成障碍和抗甲状腺治疗后甲状腺功能减退的患儿。

2)亚甲减:甲状腺内部血流分布较丰富,血流束增粗,并呈搏动性闪烁,部分可片状融合,重者可融合成大片五彩镶嵌状,几乎布满整个腺体,部分病例亦可呈"甲状腺火海征"。

(2)频谱多普勒。实质内动脉:Schulz SL 等报道甲状腺实质内动脉的峰值流速,0 级血供者为 22 cm/s,Ⅰ级血供者为 39 cm/s,Ⅱ级血供者为 58 cm/s,Ⅲ级血供者为 68 cm/s。

甲状腺上动脉频谱:①收缩期峰值流速、最低流速:甲状腺上动脉的峰值流速与最低流速与正常组相比均增高,但没有甲亢明显。瑞金医院超声科对 115 例甲减患者进行研究,分别以峰值流速<40 cm/s对甲减进行判断后发现,以峰值流速<40 cm/s判断的灵敏度、特异性、符合率和约登指数较高,分别为 58.54％、82.99％、80.00％和 0.41％。Lagalla 等报道亚甲减甲状腺上动脉峰值流速(V_{max})为 65 cm/s,甲状腺上动脉流速加快可能是由于亚甲减时血液中 TSH 增加。②阻力指数 RI:亚甲减阻力指数范围较大,RI 为 0.61 ± 0.19,部分患者舒张期血流速度较快,下降缓慢,阻力指数较低,但与正常甲状腺和甲亢之间没有明显差别。

(三)治疗原则

无论何种甲减,均须用 TH 替代治疗,永久性甲减则须终身服用。临床上常用的有干甲状腺片、左甲状腺素(L-T4)。治疗宜从小剂量开始,逐渐加量,长期维持量一般为每天60～120 mg。原发性甲低的疗效可用血 TSH 水平来衡量。黏液性水肿昏迷者可用 T_3 或 T_4 鼻饲或静脉注射来治疗。

有病因可去除者应进行病因治疗,如缺碘性甲减给予补碘;高碘化物引起的甲减应停用碘化物;药物导致的甲减,减量或停用后,甲减可自行消失;锂盐治疗精神疾病有 3％～4％ 发生甲减,停药可好转;下丘脑或垂体有大肿瘤,行肿瘤切除术后,甲减有可能得到不同程度的改善;亚甲炎、无痛性甲状腺炎、一过性甲减,随原发病治愈后,甲减也会消失。

三、单纯性甲状腺肿

(一)临床概述

单纯性甲状腺肿(simple goiter,SG),又称胶样甲状腺肿(colloid goiter,CG),是由非炎症和非肿瘤因素阻碍甲状腺激素合成而导致的甲状腺代偿性肿大。一般不伴有明显的甲状腺功能改变。病变早期,甲状腺为单纯弥漫性肿大,至后期呈多结节性肿大。

1.流行病学

单纯性甲状腺肿可呈地方性分布,也可散发分布。根据 1994 年世界卫生组织/联合国儿童基金会/国际控制碘缺乏性疾病委员会(WHO/UNICEF/ICCIDD)的定义,发病率超过 5％时,称为地方性甲状腺肿,发病率低于这个标准则为散发性甲状腺肿。甲状腺肿患病率随年龄增长而直线上升,在流行地区,甲状腺肿的尸检率近 100％。女性发病率高于男性,为男性的 3～5 倍。

2.病因及发病机制

单纯性甲状腺肿的病因多样复杂,有些患者找不出确切的原因。碘缺乏是单纯性甲状腺肿的主要原因。但碘摄入量过高也会引起甲状腺肿。除了碘可致甲状腺肿,环境和食物中的一些其他物质也可以引起单纯性甲状腺肿,如某些食物中含有氰葡萄糖苷,在人体内经消化、吸收,可转化为硫氰酸盐,如黄豆、白菜、萝卜类、坚果、木薯、玉米、竹笋、甜薯、扁白豆等。药物中的硫脲类、磺胺类、硫氰酸盐、秋水仙碱、锂盐、钴盐及高氯酸盐等,可抑制碘离子的浓缩或碘离子的有机化。微量元素过多,如饮用水中含氟过多或含钙过多(如牛奶)或微量元素缺乏,如缺乏锌、硒等都可诱发地方性甲状腺肿。甲状腺激素合成中酶的遗传性缺乏是造成家族性甲状腺肿的原因。另外自身免疫反应也可能引起甲状腺肿。基因调控失常也是导致甲状腺肿的原因。

3.病理过程

单纯性甲状腺肿的发生发展有呈多中心序贯发生和治疗不当导致病理过程反复的特点,其过程大致分为 3 个阶段。

(1)滤泡上皮增生期(弥漫性增生性甲状腺肿):甲状腺呈 I 度以上弥漫性肿大,两叶对称,质软略有饱满感,表面光滑。镜下见滤泡内胶质稀少。

(2)滤泡内胶质储积期(弥漫性胶样甲状腺肿):甲状腺对称性弥漫性肿大达 II 度以上,触诊饱满有弹性。大体颜色较深,呈琥珀色或半透明胶冻样。镜下见滤泡普遍扩大,腔内富含胶质。

(3)结节状增生期(结节性甲状腺肿):单纯性甲状腺肿的晚期阶段,甲状腺肿大呈非对称性,表面凹凸不平,触诊质硬或局部软硬不一。镜下见大小不一的结节状结构,各结节滤泡密度及胶质含量不一。发病时间长的患者,结节可发生出血囊性变或形成钙化等退行性变。

4.临床表现

单纯弥漫性甲状腺肿一般是整个甲状腺无痛性弥漫性增大,患者常因脖颈变粗或衣领发紧而就诊,触诊甲状腺质软,表面光滑,吞咽时可随喉上下活动,局部无血管杂音及震颤。

结节性甲状腺肿甲状腺两侧叶不对称的肿大,患者自感颈部增粗,因发现颈部肿块,或因结节压迫出现症状而就诊,较单纯弥漫性甲状腺肿更易出现压迫症状。甲状腺肿一般无疼痛,结节内出血则可出现疼痛。触诊可及甲状腺表面凹凸不平,有结节感。结节一般质韧,活动度好,可随吞咽上下活动。

5.实验室检查

实验室检查 T_3、T_4、TSH 在正常范围。尿碘中位数可能过高(>300 UI/L),也可能降低(<100 UI/L),因为缺碘与高碘都是甲状腺肿的病因。

(二)超声表现

1.单纯性弥漫性甲状腺肿

单纯性弥漫性甲状腺肿是单纯性甲状腺肿的早期阶段,甲状腺两叶呈对称性弥漫性肿大,重量可达 40 g 以上。轻者只有触诊或超声检查才能发现,重者可见颈前突出甚至出现压迫症状。

正常甲状腺每叶长 $3\sim6$ cm,宽 $1\sim2$ cm,厚 $1\sim2$ cm,峡部通常厚约 2.0 mm。单纯弥漫性甲状腺肿早期仅表现为滤泡上皮的增生肥大,从而导致甲状腺弥漫性均匀性增大,腺体内无结节样结构,超声最主要的征象是甲状腺不同程度的增大,呈对称性、均匀弥漫性肿大,常较甲亢增大为明显,甚至 $3\sim5$ 倍至 10 倍以上。一般临床工作中常用甲状腺前后径线来简易评估甲状腺的大小,因为这个径线和甲状腺的体积相关性最佳。

单纯弥漫性甲状腺肿的早期内部回声可类似正常,无明显变化。随着甲状腺肿的增大,则回声较正常甲状腺回声高,其内部结构粗糙,实质回声变得很不均匀。这是因为在甲状腺,声界主要由细胞和胶质反射形成。正常甲状腺含胶质量较多,含细胞成分相应较少,显示为均质的超声图像,回声较周围的肌肉组织为低。当细胞成分占优势,胶质较少时,超声波显示弥散的减低回声,提示声波反射少。

单纯弥漫性甲状腺肿继续发展呈弥漫性胶样甲状腺肿的改变,大多数声波遇上细胞-胶质分界面时成直角声波反射而无任何分散,显示回声较高。进一步可使滤泡内充满胶质而高度扩张,形成多个薄壁的液性暗区,正常甲状腺组织显示不清,甲状腺后方边界变得不清楚。缺碘和高碘引起甲状腺肿大两者有一定的差别:高碘甲状腺肿边缘清晰,有不均匀的回声,低碘甲状腺肿边缘模糊,有均匀的回声。

彩色多普勒超声示腺体内可见散在点状和少许分支状血流信号(因仪器不同而异),较正常甲状腺血流信号无明显增多。甲状腺上动脉内径正常或稍增宽,频谱多普勒示甲状腺上动脉血流可以表现为增加,但与甲状腺增生的程度无相关性。脉冲多普勒(PWD),频谱参数与正常组接近,频带稍增宽,收缩期峰值后为一平缓斜坡,与甲亢的表现有明显的不同。也有学者对碘缺乏地区甲状腺肿患儿的甲状腺血流进行了定量及半定量研究,发现患儿甲状腺血管峰值流速增高,RI降低。

2.单纯性结节性甲状腺肿

结节性甲状腺肿(nodular goiter,NG)是单纯性甲状腺肿发展至后期的表现。甲状腺在弥漫性肿大的基础上,不同部位的滤泡上皮细胞反复增生和不均匀的复旧,形成增生性结节,亦称腺瘤样甲状腺肿,其结节并非真正腺瘤。结节一般多发,巨大的结节形成,可使甲状腺变形而更为肿大,可达数百克,甚至数千克以上,又称多发性结节性甲状腺肿。

(1)灰阶超声。结节外的甲状腺:①以往认为结节性甲状腺肿的典型声像图表现是甲状腺两叶不规则增大伴多发性结节。甲状腺呈不同程度增大,多为非对称性肿大,表面凹凸不光整。但随着高分辨率彩色多普勒超声普遍用于甲状腺检查,不少病例的甲状腺大小在正常范围,仅发现甲状腺结节。根据某医院由外科手术且病理证实为结节性甲状腺肿的186例患者(排除非首次手术患者36例)中150例患者的术前超声检查,其中甲状腺左右两侧叶呈对称性肿大的仅占7.3%(11例),而左、右叶单侧肿大呈不对称性的占31.3%(47例),还有61.3%(92例)甲状腺大小在正常范围内。而且,在平时的工作也发现,甲状腺大小在正常范围内的患者占很大比例,正因如此,这部分患者并不会出现压迫症状而甚少进行外科手术,大多采取超声随访,但这些其实都是结节性甲状腺肿。这都表明了以往认为结节性甲状腺肿的诊断标准由体积增大和结节形成的观点随着人群甲状腺普查率的增高也应有所改进,体积是否增大已不能作为判别结节性甲状腺肿的必要条件,即结节性甲状腺肿的体积不一定增大。这样,结节形成就成为诊断的标志。另外,150例结节性甲状腺肿患者中,峡部正常的有48例,占50.7%,峡部饱满的有74例,占49.3%,峡部增厚的有28例,占18.7%,增厚的峡部厚约6.47 mm,最厚的约18.8 mm。②甲状腺回声:甲状腺实质的腺体回声通常稍增粗,回声增高,分布均匀,有时可不均匀,并可见散在点状或条状回声,这种实质回声的表现是由于甲状腺组织在弥漫性增生基础上的不均匀修复,反复的增生复旧致结节形成,而结节间组织的纤维化所致。根据瑞金医院对上述186例病理证实为结节性甲状腺肿患者的分析,大部分甲状腺实质呈中等回声,约占86.0%,回声减低的占14.0%,回声不均匀的占了88.2%,这可能与接受手术的患者一般病程较长,增生复旧明显有关。但在实际的临床工作中,甲状腺回声不均匀的比例并没有这么高。而结节布满甲状腺时,则无正常甲状腺组织。

甲状腺结节。①结节大小及形态:结节形态一般规则,多呈圆形或椭圆形,也有的欠规则。大小不一,几毫米的微小结节至数十毫米的巨大结节均有报道,巨大的结节重达数千克。超声对

1 cm 以下的结节敏感性较 CT 和核素扫描高,但对胸骨后甲状腺肿的结节扫查受限。根据我们的经验表明,现今的超声诊断仪分辨率足以显示 5 mm 以下的微小结节,对 1～2 mm 的结节也很敏感。②结节边界:边界清晰或欠清晰,当结节布满整个甲状腺时,各结节间界限变得模糊不清。绝大多数无晕环回声,文献报道有 11.76% 的结节性甲状腺肿患者可出现晕环。时间长的结节或比较大的结节由于挤压周围组织而形成包膜,这并非结节自身真正的包膜,故一般不完整,较粗糙。我们的研究也表明,结节性甲状腺肿的结节边界一般欠清,占 82.3%,结节边界不清的也占 15.6%,有时需与甲状腺癌进行鉴别。③结节数目:结节性甲状腺肿的增生结节占甲状腺所有结节的 80%～85%。多发结节占大多数,其数目变化很大,可为一侧叶多个结节或两侧叶多个结节,甚至可以布满整个甲状腺。文献报道的单发结节绝不鲜见,可占 22%～30%,需与腺瘤和癌进行鉴别。根据结节数目可将结节性甲状腺肿分为 3 型,即孤立性结节型、多发性结节型及弥漫性结节型。孤立性结节型:超声检查甲状腺内见单发性的结节,大小不等,呈圆形或椭圆形。体积较大者见其内有多个结节组成,局部甲状腺组织增大、隆起。大部分结节边界清晰,也有的欠清晰。结节性甲状腺肿是一个慢性的病理发展过程,所谓的孤立性结节,只是一个超声上的分类,甲状腺实质内可能还存在其他微小结节,只是超声分辨率不足以将其显示。多发性结节型:占绝大多数,甲状腺内出现两个以上结节,大小不等。本组占 96.2%,可以是一侧叶多个结节或两侧叶多个结节,实性、囊性、囊实混合性结节均可见,回声多为中等偏强也可呈低回声,结节形态特征与孤立性结节型相同,结节内可出现不同性质的退行性变。结节有多形性和多源性的特点,所以同一甲状腺内不同结节的大小、形态、内部回声等可呈不同表现。弥漫性结节型:甲状腺体积明显不对称肿大,表面凹凸不平,内布满大小不等的结节,结节间界限不清,结节内、外回声相似,看不到正常甲状腺回声,此型更容易出现退行性变,如散在不规则液化区和钙化斑。有的结节融合呈大片状钙化,结节边界不清,无完整包膜。本组中有 5 例为弥漫性结节型,其声像图表现非常有特点,甲状腺包膜不光整,实质内满布大小不等的结节,看不到正常的腺体回声,结节间有的以低回声分隔,有的以高回声分隔,有的没有明显边界,呈现"结中结"的现象。这种弥漫性结节型的甲状腺肿,要与甲状腺弥漫性病变区分。④结节内部回声:与病理改变的不同阶段有联系,多为无回声或混合性回声,低回声、等回声及高回声也均可见。病变早期,以"海绵"样的低回声多见,此期结节内滤泡增大,胶质聚集。此期患者多采取内科治疗,故手术送检病理较少,占 3.8%～7%。病变发展程度不一时,则表现为由低回声、无回声及强回声共同形成的混合性回声。无回声和混合性回声结节是病变发展过程中结节继发出血,囊性变和钙化等变性的表现。实性结节或混合性结节中的实性部分多为中等偏高回声,占 53.8%,回声大多欠均匀或不均匀,亦可比较均匀。

甲状腺肿结节的钙化表现为典型的弧线状、环状或斑块状,较粗糙,声像图上表现为大而致密的钙化区后伴声影。这与甲状腺乳头状癌的微钙化不同。根据超声表现的内部回声大致分为实性结节、实性为主结节、囊性为主结节三类。

囊性变结节按液体的成分不同可分为三种类型:胶质性囊肿、浆液性囊肿和出血性囊肿。胶质性囊性变多见于胶质结节,主要是甲状腺滤泡过度复旧,破裂融合所致。结节内可见典型的"彗星尾"伪像。浆液性囊性变多由于间质水肿,液体聚集,扩张膨胀形成,结节呈一致性无回声。出血性囊性变是由于动脉管壁变性,导致滤泡内和间质内的出血,无回声内可出现细小点状回声或液平面。

(2)多普勒超声:彩色多普勒血流成像(CDFI)显示腺体内散在点状和分支状血流信号,与正常甲状腺血流信号相比,无明显增多。腺体血流信号也可增多,此时可见粗大囊性结节,边界清,结节内部可见细小点状回声漂浮,结节内通常表现为无血供或少血供(但是年轻患者生长迅速的增生结节除外),结节内无明显的中央血流,原因可能是增生的结节压迫结节间血管、结节内小动脉壁增厚及管腔闭锁,结节供血不足所致。液化的结节也无血流可见。有学者认为直径大于10 cm的实性结节当多切面扫查,内部仍无血流信号时,有结节的可能性大。然而,由于现代能量彩色多普勒技术的进展,对低速血流的敏感性提高,大量的甲状腺结节同样可见病灶内血流信号,因而将"单独的病灶周边血流信号"作为良性病变的特征已经不再合适。结节周边可有也可无环形血流。

(三)治疗原则

1.单纯性甲状腺肿的治疗原则

缺碘是弥漫性甲状腺肿大的主要原因,全球实行食用盐加碘措施后,发病率较以往大大下降,防治作用显著。但同时也出现了碘过量而造成甲状腺肿的情况。故补碘不能一概而论,应当结合地方实际情况实施并对人群尿碘及甲状腺肿情况进行随访。青春期的弥漫性甲状腺肿是甲状腺激素需要量激增的结果,多数在青春期过后自行缩小,无须治疗。对于早期轻中度甲状腺肿无须外科手术,服用碘化钾或甲状腺素片即可。高碘甲状腺肿与缺碘甲状腺肿发病机制不同,补充甲状腺素无效。

当弥漫性甲状腺肿患者出现呼吸困难、声音嘶哑等压迫症状应手术治疗,若无症状但X线检查气管有变形或移位或喉镜检查已确定一例声带麻痹,也应采取手术治疗。胸骨后的甲状腺肿也应手术治疗。巨大的单纯性甲状腺肿,虽未引起压迫症状,但影响患者生活和劳动,也应予以手术切除。

2.结节性甲状腺肿的治疗原则

以预防为主,因结节性甲状腺肿是病变的晚期表现,可能出现自主性高功能病灶,在排除高功能结节可能后,可采用甲状腺素治疗,剂量亦偏小,但其疗效不大,只有20%~40%的结节可缩小,且不能治愈。[131]I核素治疗剂量难以控制,且有发生结节突然增大的可能,故一般不采取。由于结节性甲状腺肿以多发结节为主,手术摘除甲状腺后需长期服甲状腺素以维持甲状腺功能,剂量常难以调节,故手术的指征是甲状腺内有直径大于2 cm的结节,出现压迫症状或结节性甲状腺肿继发功能亢进或结节疑有恶变。

(秦 良)

第十三章

胃肠疾病的超声诊断

第一节　胃非肿瘤性疾病的超声诊断

一、贲门失弛缓症

(一)病理和临床表现

贲门失弛缓症是食管神经肌肉功能障碍所致的一种疾病,又名贲门痉挛。主要表现是食物不能顺利通过贲门入胃,导致食物潴留,食管壁可出现继发性肥厚、炎症、憩室、溃疡或癌变。

本病多见于青壮年,男女发病无差异。主要症状是吞咽困难,剑突下或胸骨后疼痛。

(二)声像图表现

(1)空腹见腹段食管扩张,内容物潴留。近贲门口的长轴超声断面上形成鸟嘴状或尖锥状,短轴断面表现为扩大的食管管腔。

(2)嘱患者饮水,之后液体滞留于食管下段,食管壁蠕动增强,贲门口关闭状,液体不能通过。

(3)贲门管壁轻度、均匀性、局限性增厚(6～8 mm)。

(4)再嘱患者饮热水,食管内液体迅速通过贲门喷射状入胃,最后仍然有少量液体残存于食管下端。

二、先天性肥厚性幽门狭窄

(一)病理和临床表现

先天性肥厚性幽门狭窄(congenital hypertrophic pyloric stenosis,CHPS)属于新生儿的先天性疾病。患儿的幽门肌过度肥厚,致使幽门管狭窄,胃内容物潴留。男婴的发病率明显高于女婴,临床症状主要是呕吐,常在出生后2、3周开始,就诊时间多在1～2个月。体检患儿消瘦,右上腹可扪及橄榄形肿块。严重者可引起脱水和碱中毒。

(二)声像图表现

(1)幽门胃壁肌层全周性、均匀性、局限性增厚。短轴超声断面呈均匀性"靶环"征。长轴断面呈梭形或橄榄形,长为2.0～2.5 cm,壁厚度为4～8 mm(图13-1)。

(2)幽门管狭细,胃内容物通过困难,胃腔内容物潴留,有时可见胃壁逆蠕动。

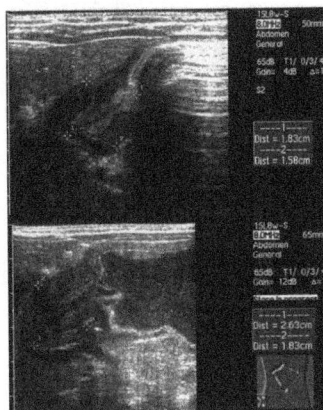

图 13-1 先天性肥厚性幽门狭窄(8 MHz 频率自然组织谐波条件)

5 周男婴,消瘦,吐乳。空腹幽门区"橄榄核"状低回声包块(上图＋＋标示范围)。母乳充盈胃腔后,过幽门主轴长轴切面显示胃幽门均匀性增厚(下图:＋＋标示范围),幽门管腔狭窄

三、胃黏膜巨大肥厚症

(一)临床病理和表现

胃黏膜巨大肥厚症是一种较少见的胃黏膜过度增生性疾病,发病部位在胃底、体,很少累及胃窦部。病理表现为胃黏膜外观隆起、增大,黏膜皱襞间凹沟深,X 线和胃镜称为脑回样黏膜皱襞。发病无年龄差异,男性较女性多见。主要症状是上腹部疼痛、食欲减退、呕吐、体重减轻和腹泻。患者常有低蛋白血症,严重时出现水肿和腹水。

(二)声像图表现

空腹超声检查见胃底、体部"假肾"征。胃充盈后见胃底、体黏膜层明显增厚,黏膜皱襞肥大,走行迂曲。黏膜实质为低回声,内有多发(数毫米)小囊肿样结构,为黏膜腺体过度分泌所致的潴留性囊肿,一般胃壁蠕动功能无异常变化。严重时可见腹水。

四、胃肉芽肿病

胃肉芽肿病是一种胃壁炎性肉芽肿性浸润,又称为炎性假瘤。由多种不同病因引起。感染性肉芽肿包括胃壁结核病、梅毒、血吸虫病等;病因不明的肉芽肿主要有嗜酸性肉芽肿和 Crohn 病。疾病的确诊需要胃内镜活检和对疾病病史的了解,血清特异性检查对梅毒的确诊有重要帮助。

声像图表现:①胃壁低回声增厚;②息肉样改变;③有时可以发生溃疡;④增厚胃壁或息肉均为低回声。

由于肉芽肿的超声表现无特异性,容易被误诊为胃肿瘤,因而属于非特异性检查。

五、胃和十二指肠球溃疡

(一)病理和临床表现

溃疡病的全称为消化性溃疡,是消化道最常见的疾病之一。继发于激素等药物或精神因素者称为应激性溃疡。由于放射照射引起的称为放射性溃疡,放射性溃疡和放射性胃肠炎常同时发生。溃疡的发病部位以胃小弯的角切迹、幽门管和十二指肠球部最多见。基本病理是黏膜层

局限性凹陷,直径多在 2.0 cm 以内,凹陷深度超过黏膜肌层。溃疡周围的黏膜经常伴有水肿、充血或增生等炎症变化。通常单发,多发性溃疡仅占 5%～10%。溃疡病的严重并发症有出血、幽门梗阻和溃疡穿孔。常见症状有腹痛和腹部不适。胃溃疡的疼痛部位在剑突下,疼痛的节律性不明显,多为餐后痛;十二指肠球溃疡的疼痛在上腹部腹正中线偏右部位,疼痛的特点为节律性、周期性,疼痛的时间在空腹和夜间。

(二)声像图表现

(1)空腹超声检查可以发现胃或十二指肠球部壁局限性增厚,厚度常小于 1.5 cm。范围局限,增厚胃壁呈较低回声。

(2)胃充盈状态下,典型的胃溃疡周围的黏膜层及黏膜下层局限性增厚,中央有较平滑的溃疡凹陷(图 13-2A、B)。

(3)急性较大溃疡以胃壁局限性胃黏膜层缺损凹陷为主,溃疡基底胃壁变薄,甚至向浆膜外凸;胃壁增厚程度轻微(图 13-2C、D)。

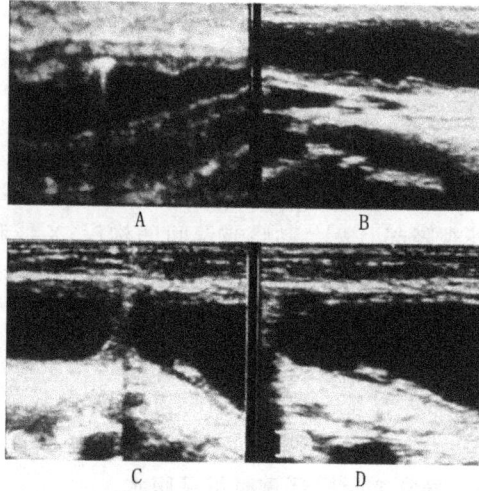

图 13-2　胃溃疡

A.胃窦前壁小溃疡内气体积存,呈现强回声伴有"彗星尾"样征象("comet"sign);B.胃窦后壁慢性溃疡,呈现小"火山口"征象,溃疡底部增厚处的黏膜结构清晰可见;C.过胃角长轴切面,恶性淋巴瘤患者,接受化疗过程中因激素过量,突发腹痛、呕血,急诊超声检查:胃腔充盈下见胃角近后壁凹陷,溃疡基底明显变薄;超声提示胃角应激性穿通性急性溃疡;D.过胃角短轴切面图像

(4)小而较浅的溃疡仅以局限性壁增厚为唯一表现。

(5)幽门管溃疡以水肿充血的局限性壁增厚为主要特点,经常伴有胃排空延迟;急性期时常出现幽门痉挛和胃潴留,幽门管腔狭窄,液体难以充盈。

(6)十二指肠球溃疡的超声表现为局限性管壁增厚,球部变形,液体充盈欠佳、通过球部迅速(激惹现象);溃疡面有局限性凹陷,当溃疡内有气体贮存时表现为壁间小点状强回声,小的溃疡面超声不容易发现。

(7)三维超声对溃疡面的显示近似于胃内镜图像。

六、胃炎

(一)病理和临床表现

胃炎是由多种病因引起的急性和慢性胃黏膜弥漫性炎症。

感染性物质或毒素,化学性、物理性(温度或机械)损伤,心、肝、肾、肺等严重疾病均可以成为急性胃炎的病因。急性胃炎的主要病理有胃黏膜充血、水肿,严重者出现浅表糜烂,酸碱烧伤所致的急性胃炎,严重时出现胃黏膜部分断裂、脱落和出血,病情较凶险。

慢性胃炎在我国属于常见病,占胃病患者的50%以上。成年人胃内镜检查统计中几乎90%以上有程度不同的胃黏膜慢性炎症表现。慢性胃炎分慢性浅表性胃炎和慢性萎缩性胃炎两种。经常在同一个胃内,两者同时存在。慢性胃炎的病理比较复杂,主要有胃黏膜水肿,炎性细胞浸润。慢性萎缩性胃炎的基本病理改变是腺体萎缩、黏膜层变薄;进而出现肠上皮化生。门静脉高压所致胃黏膜炎性改变主要是黏膜充血。

疣状胃炎属于慢性胃炎,又称为痘疹样胃炎或慢性胃炎活动期;胃黏膜轻度糜烂和多发小疣状隆起是此种胃炎的特点。

胃炎的主要症状是:上腹部不适或疼痛,轻者常无任何症状。

(二)声像图表现

1.急性胃炎

空腹胃壁轻度低回声型增厚,厚度多在1.5 cm以下;胃充盈后胃黏膜层肥厚,黏膜皱襞粗大,尤其在胃窦区出现粗大黏膜皱襞有确诊意义(图13-3)。

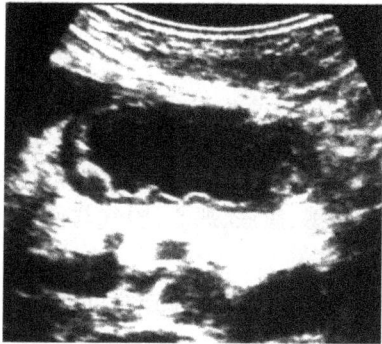

图13-3 急性胃炎
胃窦短轴切面图像,胃黏膜层增厚,黏膜皱襞增多肥大

因酸碱烧伤,胃黏膜急性损伤时可见粗大的黏膜表面呈不平整状,或可见黏膜断续及部分呈游离状。

二维彩色多普勒超声在急性胃炎的肥厚黏膜中可以测到血流信号。

2.慢性胃炎

超声诊断慢性胃炎存在着较大争议。因为慢性胃炎的超声表现也经常见于许多正常人;而超声的诊断和胃镜活检结果经常出现不一致。因此单纯用超声诊断慢性胃炎宜慎重。

当胃黏膜上出现多发的较强回声疣状赘生物时,可以考虑痘疹样胃炎或慢性胃炎活动期。

二维彩色多普勒超声或有回声型超声造影剂检查时,发现幽门区的液体反流征象,对于诊断胆汁反流性慢性胃炎有一定帮助。

七、胃黏膜脱垂

(一)病理和临床表现

胃黏膜脱垂是由于胃窦黏膜下结缔组织疏松,致使黏膜皱襞活动度过大,在胃壁蠕动收缩时被推送入幽门或十二指肠球。随局部蠕动的完结,胃窦黏膜皱襞又退回原位。多发生于 30～60 岁的男性,其临床表现缺乏特征性,常有上腹部不适或疼痛,左侧卧位可使疼痛加剧。此外,该病多与溃疡及胃炎并存,多数患者的症状可被溃疡和胃炎的症状掩盖。

(二)声像图表现

(1)胃窦部黏膜肥厚隆起,局部层次尚可辨认。

(2)在胃充盈下实时超声观察,见指状黏膜随胃蠕动向幽门移动,既而进入十二指肠球,然后随蠕动波消失,胃窦黏膜回复到胃窦部。

八、胃扭转

(一)病理和临床表现

胃正常位置的固定机制发生障碍,或胃受邻近脏器病变影响发生移位,胃沿某一轴线产生反转或重叠,称为胃扭转。上腹部疼痛为主要症状。

(二)声像图表现

空腹超声检查无阳性发现。胃充盈下检查时见胃腔失去正常形态,扭转部位的胃腔缩小,胃壁出现明显褶皱;或在同一切面下见前后重叠的两个胃腔。

九、胃下垂

(一)病理和临床表现

在站立位胃正常充盈时,胃的最下缘达盆腔,胃小弯角切迹在髂嵴连线以下,十二指肠球部向左偏移,称为胃下垂。病因主要是由胃膈韧带与胃肝韧带松弛无力,以及腹部肌肉松弛所致。

临床主要症状有慢性腹痛与不适感、腹胀、恶心、嗳气与便秘等。轻度胃下垂多无症状。

(二)超声诊断标准

(1)站立位胃正常充盈时,胃小弯角切迹在髂嵴连线以下。

(2)胃呈低张力型。

(3)胃排空明显延迟,餐后 6 小时仍然有近 1/4～1/3 的胃内容物充盈。

十、胃潴留和急性胃扩张

(一)病理和临床表现

胃腔内容物积存,胃排空功能明显延迟,称为胃潴留,若伴有急性而明显的胃腔扩大,胃壁蠕动消失,则称为急性胃扩张。胃潴留多继发于幽门或高位肠梗阻患者。急性胃扩张最常见于腹部手术后,还可以继发于外伤,有时发生在糖尿病患者。胃潴留的主要症状有胃区胀满、呕吐等,严重者胃区膨隆;急性胃扩张最常见症状是胃区疼痛,一般较轻微。

(二)声像图表现

空腹检查,胃潴留表现为胃腔内有大量细碎均匀的食糜,胃腔扩张,胃幽门开放困难等。急性胃扩张则表现为胃腔高度扩张,胃壁松弛,蠕动消失。

十一、幽门梗阻

(一)病理和临床表现

幽门梗阻通常继发于炎症反应的水肿、充血或反射性幽门痉挛;另外见于瘢痕组织或肿瘤阻塞幽门通道所致。前者以内科治疗能缓解;后者需以手术治疗。

呕吐是幽门梗阻的主要症状,一般发生在进食后 30～60 分钟,每次呕吐量较多,内含陈旧食物。

(二)声像图表现

(1)空腹胃腔内有大量液性内容物潴留。

(2)幽门管狭窄,液体通过困难。

(3)胃壁蠕动可亢进或消失,并常发生胃窦部管壁逆蠕动。

(4)病因诊断:胃窦部肿瘤可见局部壁隆起或增厚性实性低回声肿物,幽门管狭窄变形,内膜面不平整。其他良性病变幽门管壁增厚轻微或无阳性变化。

十二、胃肠穿孔

(一)病理和临床表现

胃肠穿孔最常发生在胃或十二指肠球溃疡和急性阑尾炎,也可以发生在肿瘤和手术后的患者。

临床表现为突然发作的持续性腹部剧痛,进而延及全腹。腹部触诊腹肌紧张,全腹压痛和反跳痛。慢性穿孔病变可能仅有局限症状,常较轻。

(二)声像图表现

腹腔内游离性气体是超声诊断穿孔的最主要征象。超声检查的重要部位在上腹部,以及肝脾与横膈之间。平仰卧位时,腹腔游离气体多在上腹的腹壁下。在斜侧位时,肝脾和膈下的气体便是膈下游离气体。胃后壁穿孔的气体首先出现在小网膜囊,同时伴有小网膜囊积液。其他部位的穿孔也常伴有腹水;较局限的积液,局部管壁增厚等异常和局部压痛对穿孔部位的判断有帮助。

十三、异物和胃结石

(一)病理和临床表现

胃异物以误吞食入最常见,文献中也有蛔虫和胆囊十二指肠穿孔后结石进入胃腔的报道。对病史和对异物形态的了解在超声检查时是必要的。

柿子、黑枣、头发和红果均可在胃酸的作用下积聚形成结石。胃结石患者有明确的食入致病食物或异物的近期病史。患者常因上腹部不适、饱胀、疼痛、食欲减退等胃部症状前来就诊。部分病例胃石患者的腹部可扪及肿块。结石进入肠道容易引起肠梗阻。

(二)声像图表现

空腹超声检查仅可发现较大的结石,较小异物或结石须在胃充盈下检查;当胃腔得以良好充盈时,超声可以显示直径仅数毫米的异物,尤其对透 X 线的软性物质超声检查效果明显优于 X 线检查。异物的回声和其本身的密度有关,大多表现为等至强回声,结石则以表面类弧状强回声伴有声影为特征性表现(图 13-4)。

十四、胃底静脉曲张

(一)病理和临床表现

门静脉高压时,胃冠状静脉侧支扩张,进而延及胃底及食管管壁的静脉,静脉发生扩张和迂曲,病变局部黏膜膨隆。静脉曲张容易破裂引起出血。临床表现以门静脉高压为主,如脾大、脾功能亢进、腹水等。胃底静脉曲张破裂者出现呕血与黑便,严重者发生出血性休克。

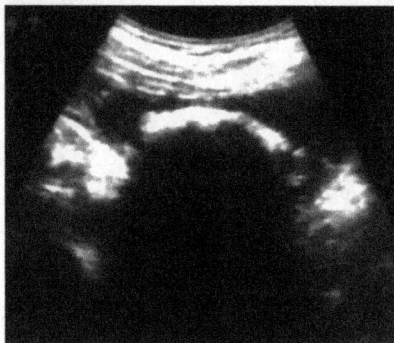

图 13-4　胃石症

4 周前食涩柿子史,因胃区不适接受超声检查,胃充盈
下检查,见胃腔内弧状强回声伴有声影(AS)

(二)声像图表现

(1)空腹见贲门胃底壁增厚,壁间有蜂房状小而不规则的囊样结构。

(2)使胃充盈下检查见病变区黏膜下的葡萄状或迂曲的管状液性无回声。

(3)常伴肝硬化、门静脉增宽及脾大等超声征象。

(4)二维彩色多普勒能显示曲张静脉内的血流信号;频谱多普勒中多为低速度连续性静脉血流。

(林莉丽)

第二节　肠道非肿瘤性疾病的超声诊断

一、肠系膜上动脉综合征

(一)病理和临床表现

肠系膜上动脉综合征是指肠系膜上动脉和腹主动脉的夹角过小,十二指肠水平部受压,十二指肠水平部以上肠管扩张、淤滞而产生的一种临床综合征,约占十二指肠淤滞症的 50%。本病多见于瘦长体型的青年女性。

主要临床症状为慢性间歇性、进食后腹部胀满、疼痛甚至呕吐。患者仰卧位时症状明显,俯卧位或膝胸位时症状减轻乃至消失。

(二)声像图表现

(1)进食后,十二指肠水平部近端的肠淤张,肠系膜上动脉和腹主动脉夹角过小,局部十二指肠肠管受压狭窄,内容物难以通过。

(2)低张力胃型或胃下垂,胃内容物潴留,胃排空时间延长。

(3)患者采用膝胸位后,肠系膜上动脉和腹主动脉夹角加大,十二指肠腔内淤积缓解。

二、克罗恩病

(一)病理和临床表现

克罗恩病是消化道非特异性慢性炎性疾病。可以发生在全消化道的任何部位,但以回肠末端最常见。病变或局限单发,也可见于几处肠管,故又称为末端节段性回肠炎。病理表现是肠壁充血、水肿,黏膜下肉芽肿样增生所导致肠壁增厚、变硬,黏膜面常有多发溃疡,浆膜面纤维素性渗出使邻近肠段、器官或腹壁粘连,因病变局部肠管狭窄可以继发肠梗阻。如果继发感染可形成脓肿或瘘管。病变区肠系膜有淋巴结肿大。本病多反复发作,病史长。

患者的常见症状为腹痛、腹泻、稀便或黏液便,病变侵及结肠可为脓血便伴黏液,少数患者可发生脂肪泻、低热或中等度发热。

(二)声像图表现

(1)回肠远端、回盲区肠管或结肠某段肠壁全周性轻度增厚,呈均匀性低回声或结节状。管壁厚度在 1.0～1.5 cm。

(2)管壁增厚处管腔狭窄,内膜面不平滑,内容物通过缓慢。

(3)近端肠管扩张。

(4)肠周围脓肿时提示有瘘管形成。

(5)病变周围淋巴结肿大,呈低回声,实质回声均匀。

(6)彩色二维超声多普勒检查时可能在病变处查见散在的血流信号。

三、急性阑尾炎

(一)病理和临床表现

急性阑尾炎在急腹症中居首位。病理上分为单纯性阑尾炎、化脓性阑尾炎和坏疽性阑尾炎。单纯性阑尾炎的主要改变是充血、水肿和白细胞浸润,阑尾肿胀轻微。化脓性阑尾炎也叫蜂窝组织炎性阑尾炎,阑尾肿胀明显,壁间形成多发性小脓肿,腔内积脓,阑尾周围可有脓性渗出液。坏疽性阑尾炎的管壁缺血、坏死、容易继发穿孔,周围有较多渗出液。患者的症状和体征是转移性右下腹疼痛,阑尾区压痛和反跳痛。血液常规检查白细胞计数升高,中性粒细胞增多。

(二)声像图表现

阑尾位置变异大,超声检查中受肠气干扰,很难见到正常的阑尾。在腹水状态下,患者站立位检查可能见和盲肠相连的蚓突状结构就是阑尾。

(1)阑尾体积肿胀时在声像图表现为一低回声的管状结构,阑尾的短轴断面呈卵圆形或不规则形状。

(2)阑尾管腔因积液而扩张,腔内致密强回声是肠石的特征,一般肠石后方可以出现声影。

(3)阑尾黏膜因炎症回声增强,呈现为管壁和腔内积液之间的一条线状强回声。

(4)阑尾肿大如团块状,壁间回声不均匀,是阑尾炎的程度加重或脓肿形成的表现。

(5)肿大的阑尾周围有局限性积液则提示阑尾周围脓肿。

(6)回肠末端经常伴有轻度肠管内容物淤积,管壁蠕动较缓慢。

四、肠套叠

(一)病理和临床表现

伴有肠系膜结构的肠管被套入相连接的另一段肠腔内称为肠套叠。常见于小儿外科急诊，成人则多继发于肿瘤。被套入的肠管因血液循环障碍使肠壁充血、水肿而增厚，继而发生坏死。

肠套叠的主要临床表现为突然发生的间歇性腹痛、呕吐、血便、腹部包块。

(二)声像图表现

(1)肠套叠包块套叠的肠管长轴切面上可见肠管重叠的"套桶"样征象，多层肠管呈平行排列，反折处肠管的折曲现象上下对称；短轴切面为大、中、小三个环状结构形成的偏心性"同心环"或"靶环"状。外圆呈均匀的低回声，为远端肠壁回声，中间和内部两个环状管壁稍增厚，是被套入的近端肠管。中环和内环的界面由浆膜组成，常在局部见到较强回声的肠系膜。彩色超声多普勒检查在此部位了解血流的改变，以判断肠壁的血液循环变化。

(2)肠梗阻表现套叠以上的肠管内容物在套叠处因通过受阻出现淤积。

(3)中年以上的肠套叠需注意病因的检查，主要是肠壁内生型肿瘤，其中又以脂肪瘤最常见，肿瘤实质多为强回声。

五、肠梗阻

(一)病理和临床表现

肠腔内容物不能正常向下运行通过，称为肠梗阻，是临床常见而严重的一种急腹症。根据病因和病理表现分为机械性肠梗阻和麻痹性肠梗阻；还根据梗阻的程度分成完全性肠梗阻和不完全性肠梗阻。病理生理改变是梗阻部位以上的肠管内容淤积、积液和积气，严重并发症有肠穿孔和肠壁坏死。机械性肠梗阻的淤张肠管管壁蠕动活跃，梗阻远端常可以发现病因如肿瘤、结石、肠套叠等；麻痹性肠梗阻时肠壁蠕动波减缓甚至消失。

肠梗阻的主要症状是阵发性腹部绞痛、腹胀、呕吐；机械性肠梗阻的肠鸣音亢进。完全性肠梗阻时无排便和排气。梗阻晚期发生水、电解质紊乱和休克。

(二)声像图表现

(1)肠管内容物淤积，腔内积液、积气，梗阻早期气体不多；肠淤张的范围、程度是判断梗阻的部位和性质的重要依据。

(2)肠壁黏膜皱襞水肿、增厚。

(3)机械性肠梗阻肠壁蠕动增强，幅度增大，频率加快，甚至有时出现逆蠕动，肠腔内容物随蠕动也有反向流动。

(4)麻痹性肠梗阻时肠淤张，肠蠕动弱或消失。

(5)绞窄性小肠梗阻时肠蠕动也表现为减缓甚至消失；腹腔内出现游离液体回声。短期内超声复查见腹腔游离液体明显增加。

(6)梗阻原因诊断：机械性肠梗阻远端出现异常回声对于原因的确定有重要帮助，常见原因有肿瘤、异物、肠套叠、肠疝等；麻痹性肠梗阻可以出现在机械性肠梗阻晚期，更多见于手术后或继发于其他急腹症(如急性胆囊炎、急性胰腺炎、急性阑尾炎等)。手术后的麻痹性肠梗阻表现为全肠管的淤张，而继发于其他急腹症时淤张的肠管局限而轻微。

(林莉丽)

第三节 胃肠肿瘤的超声诊断

一、胃肠癌

(一)胃癌

1.临床病理和表现

胃癌在我国消化道恶性肿瘤中占第一位。最常见于胃幽门窦,其他依次为胃小弯、贲门区、胃底及胃体。病理组织分类以腺癌和黏液腺癌最多见。肿瘤最初发生于黏膜层,以肿块或管壁增厚的形式向腔内生长,同时向四周扩展,并向胃壁深度浸润。局限于黏膜层的较小胃癌称为原位癌;肿瘤深度浸润未超过黏膜下层者属于早期胃癌;超过黏膜下层称为进展期胃癌,又称为中晚期胃癌。癌肿的大体形态学分成肿块型、溃疡型、管壁增厚三种基本类型。目前国际公认的进展期胃肠癌病理形态学的分型是 Borrmann 于 1926 年提出的四种类型:Borrmann Ⅰ型为向腔内生长的局限而不规则的肿块,称为肿块型;肿瘤表面坏死形成凹陷是溃疡型胃癌的特征,Borrmann Ⅱ型溃疡周围癌组织局限,和正常胃壁界限分明,为局限(或单纯)溃疡型;Borrmann Ⅲ型的溃疡周围癌组织向周围浸润生长,界限不清,病变范围扩大,为浸润溃疡型;Borrmann Ⅳ型为弥漫浸润型胃癌,是癌组织在胃壁广泛浸润的结果,大部分或全部胃壁增厚,部分病例的肿瘤组织主要在黏膜下生长,黏膜结构残存。

早期胃癌常无明显症状,逐渐出现胃区不适或疼痛、恶心、呕吐,消化道出血常见于溃疡型胃癌,晚期胃癌引起腹水、恶病质。腹部实质脏器(如肝脏、胰腺等)、淋巴结、腹膜、盆腔、左锁骨上淋巴结是癌瘤容易侵及的部位。

2.声像图表现

(1)管壁不规则增厚或肿块形成。

(2)内部回声呈低回声,欠均匀;低分化和黏液腺癌内部回声较少,较均匀。

(3)病变区内膜面不平整,或有管腔狭窄。

(4)常见功能异常:蠕动减缓、幅度减低或蠕动消失、胃潴留等。

(5)彩色超声多普勒所见:在部分较大肿瘤实质内常发现有不规则的血流信号。

3.超声分型

(1)结节蕈伞型:肿瘤向腔内生长,呈结节状或不规则蕈伞状,无明显溃疡凹陷(图 13-5)。

(2)局限增厚型:肿瘤部分胃壁增厚,范围局限,与正常胃壁界限清楚。

(3)局限溃疡型:溃疡明显,边缘隆起与正常胃壁界限分明。整个病变呈火山口状。

(4)浸润溃疡型:"火山口"征象明显,溃疡周围有较大范围的壁不规则增厚区(图 13-6)。

(5)局限浸润型:胃壁局部区域受侵,全周增厚伴腔狭窄,但内膜面无明显凹陷(图 13-7)。

(6)弥漫浸润型:病变范围广泛,侵及胃大部或全胃,壁厚明显、管腔狭窄。部分病例可见胃黏膜层残存,呈断续状,胃第三条强回声线紊乱、增厚、回声减低、不均匀或中断(图 13-8)。

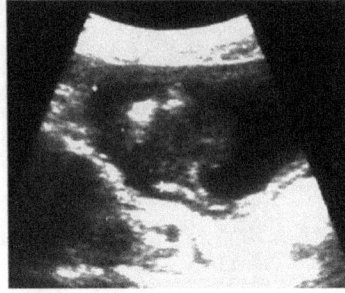

图 13-5　胃窦结节覃伞型癌

胃窦小弯侧胃壁结节状隆起,实质为低回声,欠均匀,周围正常胃壁
层次结构清楚,胃后方小圆球状淋巴结,手术病理证实为胃腺癌转移

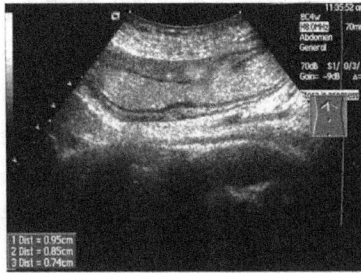

图 13-6　胃癌声像图

浸润溃疡型胃癌,有回声型胃充盈剂衬托下,胃壁
前壁增厚(＋＋2,和＋＋3 标示范围),中央部位
见溃疡凹陷,后壁部分也有轻度增厚

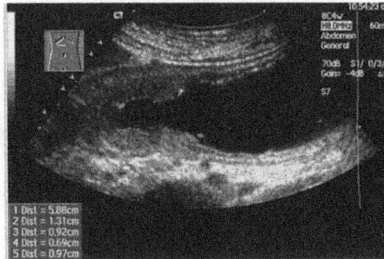

图 13-7　局限浸润型胃癌(自然组织谐波条件下,使用 8.0 MHz 凸阵腹部探头)

在无回声液体衬托下,胃窦癌变部位低回声增厚(＋＋),正常胃壁层次消失,胃腔狭窄

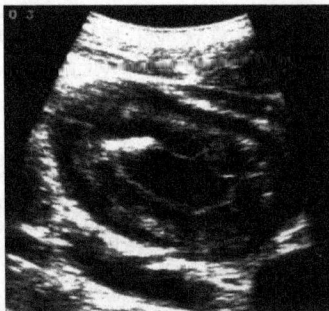

图 13-8　弥漫浸润型胃癌

胃窦短轴切面,胃腔像,胃壁全周增厚,胃壁正常层次破坏,第三层回声减低、中断

4.胃癌深度侵及范围

(1)早期胃癌：肿瘤范围小、局限、胃壁第3层(黏膜下层及浅肌层线)存在。但黏膜下层受侵时此层次则呈断续状。在此类型中,息肉型(早期癌Ⅰ型)和壁厚者超声显示较好(图13-9),对早期癌Ⅱc和Ⅲ型(凹陷型)显示率差。胃早期癌的确诊要依靠胃镜活检。

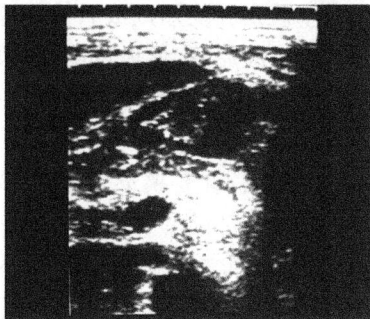

图 13-9　胃幽门窦早期癌(息肉型)

胃幽门窦前壁局限性小隆起,呈乳头状,肿块深处第三条黏膜下
强回声线完整,局部肌层蠕动正常。手术病理证实为原位癌

(2)肌层受侵：胃壁第3、4层回声线消失,但第5层回声线尚完整。胃壁趋于僵硬。

(3)浆膜受侵：胃壁第5层强回声线不清。

(4)侵出浆膜：胃壁第5层强回声线中断,肿瘤外侵生长。

5.贲门癌

贲门癌是发生在贲门部(包括和贲门邻近的食管末端、胃底和近端胃小弯)的胃癌;贲门癌的声像图特征与胃癌相同,超声分型也和胃癌一致。其中,弥漫浸润型管壁全周呈规则或不规则性增厚,病变范围较广,常上延及腹段食管,下可侵及胃底体较大范围,梗阻征象较明显(图13-10)。贲门短轴切面呈现"靶环"征,液体通过困难,局部管腔狭窄明显。位于食管起始段和腹段的食管癌可分别经颈部和腹部超声探及病变,常见征象为"假肾"征。检查中主要注意病变大小厚度和周围浸润,胸段食管癌需内镜超声检查。

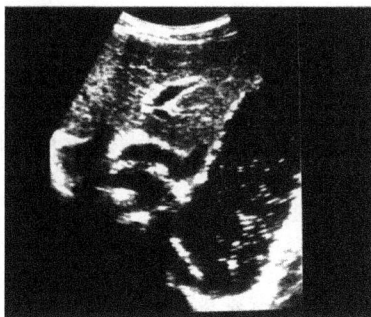

图 13-10　胃底贲门局限浸润型癌

食管-胃连接部长轴切面,腹段食管前后壁至胃底内侧壁低回声增厚为肿瘤

6.残胃癌

胃癌术后的超声检查重点是对腹腔(包括肝脏、腹膜后、盆腔)等处转移病灶的发现和观察。残胃位置深在,受干扰因素较多。尤其毕Ⅱ式手术,残胃与空肠吻合时胃内容物易迅速进入小肠,在胃充盈状态下超声对残胃癌的显示效果并不理想,超声未见明显病变时应建议内镜超声或

胃镜检查确诊。

（二）小肠癌

1.临床病理和表现

小肠癌在临床少见，其中1/3～1/2发生在十二指肠的第二段到十二指肠空肠曲，也可以发生在回肠远端。肿瘤的形态学变化是不规则肿块形成或管壁增厚。早期症状少，随肿瘤增大而引起病变以上部位管腔梗阻，患者有呕吐、腹痛等，便血或呕血和肿瘤溃疡有关。肿瘤周围和腹膜后淋巴结容易因转移而肿大；肿瘤还可以向肝脏和胰腺转移。

2.声像图表现

（1）管壁不规则向心性增厚或肿块形成，管腔狭窄。最常见的超声征象是"假肾"征和"靶环"征。

（2）肿瘤实质呈低回声，欠均匀；低分化和黏液腺癌内部回声较少，较均匀。

（3）病变区内膜面不平整，外界也常因肿瘤浸润而显得边界不清。

（4）常见功能异常：近端肠管内容物积聚，通过困难，胃潴留。

（5）彩色超声多普勒所见：常被用于观察肿瘤周围的浸润程度，肿瘤向外界浸润常使周围的血管受压而使血流信号减少或消失。

3.超声分型

（1）肿块型：低回声型不规则肿块凸向腔内，实质回声欠均匀（图13-11）。

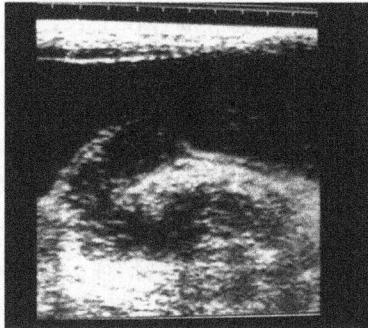

图 13-11　十二指肠下曲癌

高位肠梗阻患者，急诊超声检查发现胃潴留（st），幽门开放，十二指
肠内容物向胃腔返流，在十二指肠下曲发现不规则状低回声肿瘤

（2）管壁增厚型：以局部管壁增厚为特点，大多数在超声检查时已经波及全周，管腔狭窄，近端肠管因内容淤积而扩张，通过受阻。

（三）大肠癌

1.临床病理和表现

大肠癌是胃肠道常见的恶性肿瘤，占胃肠道肿瘤的第二位，包括结肠癌和直肠癌。以回盲部、直肠、乙状结肠、结肠肝曲和脾曲为高发处。

大肠癌的病理形态可分为：①肿块型，呈菜花样肿物凸向肠腔内。②管壁增厚型，以不规则的管壁增厚形式向心性生长，同时向周围扩展，常因管腔通过障碍而发生肠梗阻。③溃疡型，多在管壁增厚型肿块基础上发生，肿瘤中央出现凹陷溃疡，此型出现梗阻症状者不多，但常伴有便血。大肠癌可以直接向局部扩散，腹腔种植；也常引起淋巴结，或肝脏等部位的转移。便血是大肠癌主要症状，其他常见症状有腹痛、便秘、腹胀、肿瘤晚期常出现腹水。

2.声像图表现

(1)增厚型:肠壁向心性不规则增厚伴管腔狭窄,肿瘤实质为稍欠均匀的低或较低回声;常见超声病理征象为"假肾"征和"靶环"征。病变处管腔通过不畅、近端肠管淤张或肠梗阻。在肿瘤和近端正常肠管交界处呈现管腔向心性收缩的挛缩状(图13-12)。

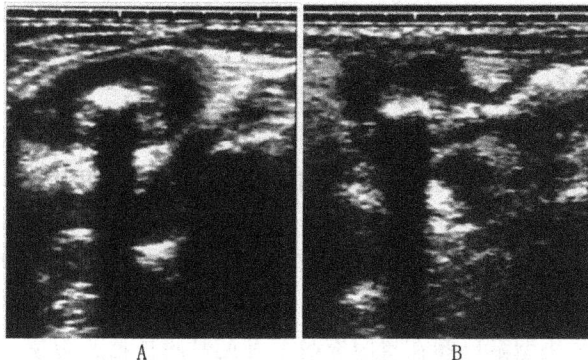

图13-12 结肠肝曲癌

A.短轴切面;B.长轴切面。结肠肝曲管壁不规则增厚,实质回声不均,局部管腔狭窄,狭窄管腔内强回声伴有声影的结构为粪块(S)。近端升结肠(AS)管腔内容物淤积。LN:淋巴结肿大(转移)

(2)肿块型:表现为局限性、形态不规则或呈菜花状的、向腔内隆起的较低回声型肿块,表面不平整,实质回声不均。肿块外界常因癌组织浸润而显得界限不清;病变周围肠壁多正常。

(3)溃疡型:以管壁增厚为主,中心区有局限的溃疡凹陷,溃疡基底处的管壁和周围部分相比明显变薄。

(4)其他表现:肿瘤部位肠管僵硬,肠蠕动消失。

(5)肿瘤转移征象:可见肿瘤淋巴回流区淋巴结肿大,肝脏等器官内转移灶。

(6)彩色超声多普勒所见:在肿块型和部分管壁增厚型肿瘤实质内有较丰富的、不规则的血流信号。

二、胃肠恶性淋巴瘤

(一)临床病理和表现

胃肠恶性淋巴瘤是源于胃肠黏膜下淋巴组织的恶性肿瘤。肿瘤常呈单发或多发肿块状,也可以管壁增厚方式生长。病变处常有黏膜覆盖,黏膜面有时发生溃疡。肿瘤发生的常见部位是胃体窦、空肠近段和升结肠。极少数也可发生在横结肠或回肠末端。

本病常以上腹饱胀、疼痛、恶心、呕吐、黑便、食欲减退或腹部肿块等就诊时被影像学或内镜检出。

(二)声像图表现

(1)肿瘤位于黏膜下,大部分瘤体表面可见拱桥样黏膜皱襞。

(2)胃肠壁弥漫性增厚或局限型肿物,有时表现为黏膜下多结节。

(3)实质呈均匀的低回声或近似无回声,透声性好,后方回声略增强。

(4)适当调节仪器增益条件可见肿物内部多结节或网格结构。

(5)胃肠腔狭窄的程度不严重。

(6)部分病例可出现溃疡凹陷,溃疡凹陷周围的胃黏膜层完整。

(7)有时可见肝脾大或腹部淋巴结肿大。

(8)彩色超声多普勒所见肿瘤内部见散在不规则走行的低速血流信号。

(三)超声分型

1.巨块型

病变广泛,壁厚明显,并伴有肿块形成。内部回声欠均匀,并见瘤内有大小不等的结节融合征象。各结节间有中等回声边界,使整个肿块区呈网织状。

2.浸润型

全周广泛而明显壁增厚,增厚壁呈结节隆起状。瘤内有多个低回声小结节。

3.多结节型

是胃恶性淋巴瘤的一种,胃黏膜隆起、肥大;胃黏膜下有多发小低回声结节。

4.肿块型

局限性肿块。胃部肿块型淋巴瘤在胃腔充盈下可见黏膜被抬起现象。肠道肿块型淋巴瘤则因肿块局限,内部回声低而均匀,易误诊为囊肿。

5.溃疡型

分大溃疡型和小溃疡型两种。大溃疡型病变以较大而明显的溃疡为特征,溃疡环堤处有黏膜层覆盖,肿瘤体内常见数个低回声结节,是最具有超声诊断特点的一种类型(图 13-13)。小溃疡型病变呈中等度壁均匀增厚(厚度为 1.0～1.5 cm)。溃疡多发且表浅(称为"匐行溃疡"),超声不易辨认,易误诊为胃癌。

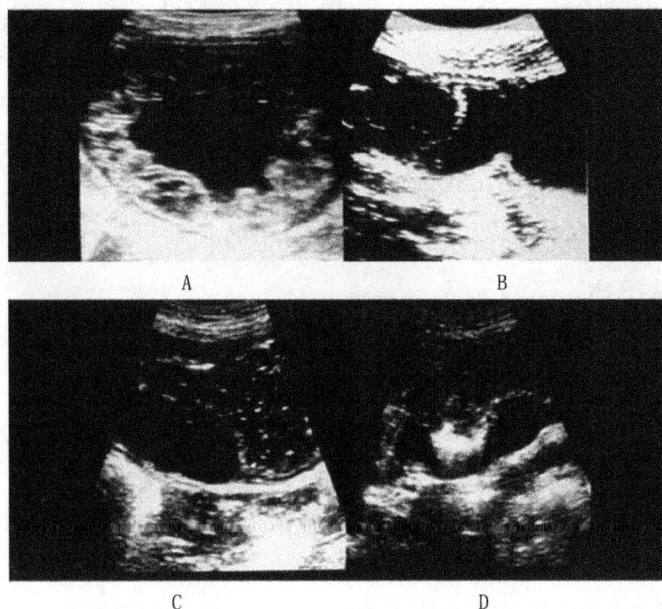

图 13-13　胃黏膜下恶性淋巴瘤声像图

A.胃黏膜下肿瘤(胃恶性淋巴瘤-多发结节型),胃全周性增厚,黏膜
层呈波浪状隆起;B.胃黏膜下肿瘤(胃恶性淋巴瘤-肿块型);C.肿瘤
处的黏膜层呈"拱桥"样;D.胃黏膜下肿瘤(胃恶性淋巴瘤-溃疡型)

三、胃肠间质瘤

(一)临床病理和表现

胃肠间质瘤属于消化管黏膜下肿瘤。既往的平滑肌瘤和平滑肌肉瘤、神经组织来源性肿瘤属于此类。肿瘤可发生在消化道的任何部位。较小的肿瘤多是圆球状,随即可以向分叶状或更不规则形态发展。肿瘤的生长方式:或将黏膜顶起向管腔内生长;或突出浆膜,长在管壁外;也可以向管腔内、外同时扩展。肿瘤的病理组织学变化为溃疡形成;较小的肉瘤就会出现实质的弥漫性出血坏死、继而出现液化,当坏死液化腔和溃疡相通时有假腔形成。患者临床常见症状为腹部不适或疼痛,常因消化道出血,腹部肿块而就诊。

(二)声像图表现

(1)胃肠区圆球状或分叶状肿块(图 13-14)。

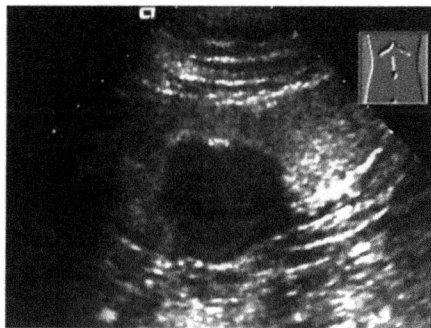

图 13-14　胃黏膜下良性肿瘤(间质瘤)
有回声胃充盈剂衬托下,胃后壁黏膜下类圆球状实性肿瘤,
实质为不均匀的低回声,肿瘤表面有溃疡形成

(2)内部呈均匀或较均匀的低回声。

(3)肿瘤最大直径多在 5.0 cm 以下(偶见于直径 9.0 cm 者)。

(4)肿块边界清晰。

(5)可有小溃疡,溃疡规整,基底较平滑。

(三)间质瘤的恶变

(1)肿瘤的形态多为分叶状或不规则状。

(2)直径大于 5.0 cm,文献报道肿瘤平均直径多在 10.0 cm。

(3)瘤体内部回声增强、不均匀。

(4)常有深、大而不规则的溃疡凹陷。

(5)实质内液化,液化区较大而不规则。

(6)若液化与溃疡贯通,肿瘤内生成假腔(图 13-15)。

(7)易引起周围淋巴结和肝脏转移。

(四)超声分型

1.腔内型

肿物向腔内生长,局部管腔变窄;胃充盈下检查常见被肿瘤抬起的黏膜。此型在小肠和大肠少见。

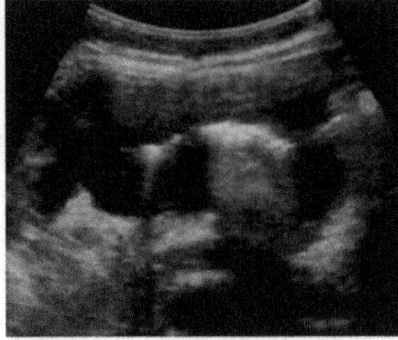

图 13-15　小肠间质瘤(恶性)
肿瘤(T)呈分叶状,中心假腔形成,有窦道和小肠腔相通

2.壁间型

肿瘤同时向腔内、外生长,管腔内黏膜稍见隆起。

3.腔外型

肿瘤主要向浆膜外生长,管腔受压变形不明显。

四、胃肠脂肪类肿瘤

(一)临床病理和表现

胃肠脂肪类肿瘤包括脂肪瘤和血管平滑肌脂肪瘤,属于黏膜下肿瘤,良性居多,临床较少见。肿瘤体积一般较小(直径为 2.0～4.0 cm),肿瘤多为管腔内生型。可生长在胃到结肠的各段,临床多以肠梗阻、肠套叠等并发症来就诊时被超声检查确定。

(二)声像图表现

位于黏膜下的圆球或扁圆球体肿块,实质为较强回声。超声检查时容易被误认为胃肠内容物。肠道脂肪类肿瘤的声像图上不容易发现隆起的黏膜皱襞。

五、胃息肉

(一)临床病理和表现

胃息肉属于胃黏膜层上皮性良性肿瘤,分真性和假性两种。假性息肉为黏膜炎性增生形成;真性息肉,又名息肉样腺瘤,最常见。由增生的黏膜腺上皮构成,多为单个。表面呈结节状,多数有蒂,大小一般不超过 2 cm。息肉样腺瘤属于癌前期病变。发病部位以胃窦多见。

发病早期通常无明显症状。部分有上腹不适、腹痛、恶心、呕吐及消化道出血等症状。发生在幽门部较大的息肉可引起幽门梗阻。

(二)声像图表现

空腹超声检查时,很难发现较小的胃息肉;在胃充盈条件下,声像图上表现为自胃黏膜层向腔内隆起病变,呈圆球状、乳头状或分叶状,大小约 1.0 cm(偶可见大于 2.0 cm 者),息肉质地软,瘤体多为不均匀的中等或较强回声。基底部有较细的蒂与胃壁连接,局部胃壁层次结构和蠕动正常(图 13-16)。

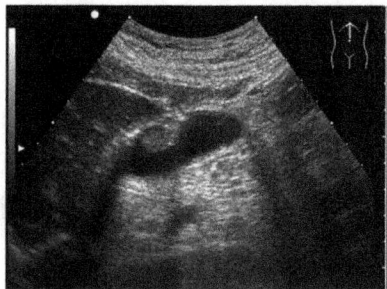

图 13-16　胃窦息肉

胃窦短轴切面:胃前壁乳头状隆起,实质为等回声

六、胃壁囊肿

(一)临床病理和表现

胃壁囊肿属于胃黏膜下囊性肿瘤,临床很少见,大多数囊肿继发于胃壁的迷走胰腺,是胰液潴留性的假性囊肿。形成的囊肿向胃腔内膨出。患者主要症状是胃区不适,腹胀等。

(二)声像图表现

表现为向胃腔内膨出的黏膜下囊性无回声,囊壁薄而平滑,囊液清晰(图 13-17)。

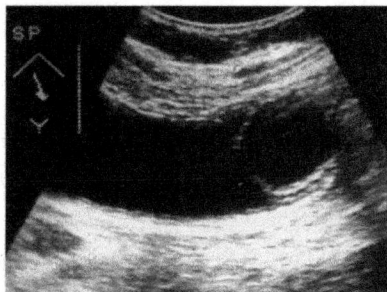

图 13-17　胃壁假性胰腺囊肿

胃腔无回声液体充盈,胃体大弯侧球状黏膜隆起,内部为液性无回
声,术前超声诊断胃壁囊肿,手术病理确诊为胃壁假性胰腺囊肿

七、阑尾黏液囊肿

(一)临床病理和表现

阑尾黏液囊肿是发生在阑尾的囊性肿瘤,临床也比较少见。大多数囊肿因阑尾黏膜粘连,管腔闭塞后黏液潴留所致。少数为原发于阑尾的囊性黏液腺癌。此种肿瘤极易破裂,流出的黏液向全腹扩散,在腹膜上形成大小不等的多处转移,同时有大量腹水。患者经常以腹水、腹胀而来就诊。

(二)声像图表现

表现为盲肠下方的长椭球状囊性无回声区,囊壁薄而均匀。囊液稠厚或感染时使回声增强不均匀。囊腺癌形态欠规则,囊壁厚而不平整,回声不均匀,囊液稠厚呈不均质的低回声。转移的肿块表现为腹膜上形态各异的低回声结构。实质间可见散在小的囊性区。腹水稠厚,变换体位时可见飘落的细小回声。

(林莉丽)

第十四章

肝脏疾病的超声诊断

第一节　肝囊性病变的超声诊断

一、肝囊肿

(一)病理与临床表现

非寄生虫性肝囊肿发病率为 1.4%～5.3%，女性发病多于男性，分为先天性和后天性两类。一般所指的肝囊肿为先天性肝囊肿，又称真性囊肿。其发病原因多数学者认为在胚胎发育期，肝内局部胆管或淋巴管因炎症上皮增生阻塞导致管腔分泌物潴留，逐步形成囊肿；或因肝内迷走胆管与淋巴管在胚胎期的发育障碍所致。

肝囊肿的病理类型分为：血肿和退行性囊肿、皮样囊肿、淋巴囊肿、内皮细胞囊肿、潴留性囊肿和囊性肿瘤。囊肿呈卵圆形、壁光滑，囊腔为单房或多房性。体积大小相差悬殊，小者囊液仅数毫升，大者含液量可达 1 000 mL 以上。囊液清亮，呈中性或碱性，有的可含有胆汁。囊肿周围的肝实质常见压迫性萎缩。其并发症包括感染、坏死、钙化和出血。

临床表现：囊肿较小者可长期甚至终生无症状。随着囊肿的逐渐增大，可出现邻近脏器的压迫症状，上腹部不适、饱胀，甚至隐痛、恶心与呕吐。亦可出现上腹部包块，肝大、腹痛和黄疸。囊肿破裂、出血、感染时出现相应的症状体征。

(二)超声影像学表现

(1)典型肝囊肿声像图特点为：肝实质内圆形或卵圆形无回声区；包膜光整，壁薄光滑，呈高回声，与周围肝组织边界清晰；侧壁回声失落，后壁及后方回声增高(图 14-1)。

(2)多房性者表现为囊腔内纤细的条状分隔；体积较大囊肿合并感染出血时，囊腔内出现弥漫性点状弱回声，亦可分层分布，变动体位时回声旋动，囊壁可增厚，边缘不规则。

(3)囊肿较小者肝脏形态大小及内部结构无明显改变。较大者可引起肝轮廓增大，局部形态改变；肝组织受压萎缩；周边血管及胆管可呈压迫征象，囊肿巨大时可造成相邻器官的推挤征象。

(4)CDFI：囊肿内部无血流信号显示，囊肿较大周边血管受压时可出现彩色血流，速度增快。

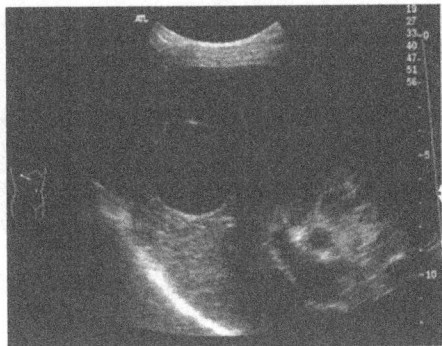

图 14-1　肝囊肿

(三)鉴别诊断

1.正常血管横断面

正常血管横断面虽呈圆形无回声区,但后方增高效应不明显,变换扫查角度则表现为管状结构,CDFI 显示彩色血流,即可与囊肿区别。

2.肝癌液化

具有分泌功能的腺癌肝转移及原发性肝癌液化,可为单个液区,亦可为不规则状无回声区,其中常有组织碎片和细胞沉渣产生的斑点状回声,外周为厚而不规则的实质性结构,可与肝囊肿鉴别。

3.肝棘球蚴病

肝棘球蚴病单纯囊型与肝囊肿单凭声像图区别有一定困难,除前者立体感较强,壁较单纯性囊肿为厚外,还应结合患者有疫区居住史,棘球蚴病皮试(casoni)或间接荧光抗体试验(IFAT)鉴别。

4.腹部囊性肿块

巨大孤立性肝囊肿应注意与肠系膜囊肿,先天性胆总管囊肿、胆囊积水、胰腺囊肿、肾囊肿、右侧肾积水及卵巢囊肿等相鉴别。

二、多囊肝

(一)病理与临床表现

多囊肝是一种先天性肝脏囊性病变,具家族性和遗传性。由于胚胎时期发育过剩的群集小胆管的扩张所致。常并发肾、脾、胰等内脏器官多囊性改变。囊肿在肝内弥漫分布、大小不一,直径仅数毫米至十几厘米,绝大多数累及全肝,有的可仅累及某一肝叶。囊壁菲薄,囊液清亮或微黄,囊肿之间的肝组织可以正常。

临床表现:多数患者无症状,可在 35～50 岁出现体征,部分患者可伴肝区痛及黄疸,肝脏肿大及扪及右上腹包块。

(二)超声影像学表现

(1)肝脏体积普遍增大,形态不规则,肝包膜凸凹不平似波浪状。

(2)肝实质内布满大小不等的圆形或类圆形无回声区,其大小相差悬殊,较大者囊壁薄而光滑,后方回声增高,囊肿之间互不连通。实质内微小囊肿壁则呈"等号"状高回声。严重者肝内正常管道结构及肝实质显示不清(图 14-2)。

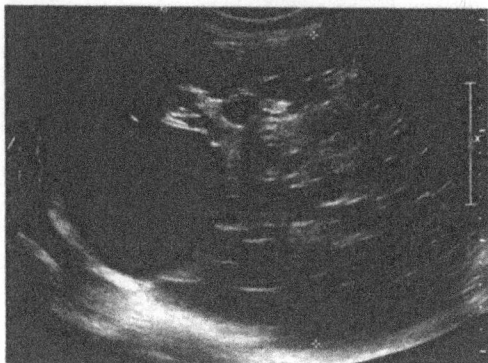

图 14-2　多囊肝

（3）轻型多囊肝，显示肝内有较多数目的囊肿回声，直径大小以 2～5 cm 多见，肝脏轻至中度肿大，形态无明显改变，肝内管道结构可以辨认，囊肿间可有正常肝组织显示。

（4）肾脏或脾脏可有相应的多囊性声像图表现。

（三）鉴别诊断

1.多发性肝囊肿

多发性肝囊肿与较轻的多囊肝不易区别，可试从以下几点鉴别：①多发性肝囊肿为单个散在分布，数目较少；②肝大不如多囊肝明显，囊肿之间为正常肝组织；③不合并其他脏器的多囊性病变。

2.先天性肝内胆管囊状扩张症（Caroli 病）

Caroli 病为节段性肝内胆管囊状扩张，显示肝区内大小不等的圆形或梭形无回声区，与多囊肝的鉴别点：①扩张的肝内胆管呈囊状或柱状，追踪扫查可见无回声区相互沟通；②无回声区与肝外胆管交通，且常伴胆总管的梭形扩张；③多有右上腹痛、发热及黄疸病史；④必要时超声导向穿刺及造影检查可以确诊。

3.先天性肝纤维化

先天性肝纤维化多见于婴幼儿，有家族遗传倾向，可合并肝内胆管扩张和多发性囊肿。声像图显示肝脏除囊性无回声区外，其余部分肝实质呈肝硬化表现；脾脏肿大及门脉高压表现。

三、肝脓肿

（一）病理与临床表现

肝脓肿可分为细菌性肝脓肿和阿米巴肝脓肿两大类。

1.细菌性肝脓肿

细菌性肝脓肿最常见的病原菌是大肠埃希菌和金黄色葡萄球菌，其次为链球菌，有些则为多种细菌的混合感染。主要感染途径为：①胆管系统梗阻和炎症；②门静脉系统感染；③败血症后细菌经肝动脉进入肝脏；④肝脏周围临近部位和脏器的化脓性感染，细菌经淋巴系统入肝；⑤肝外伤后感染；⑥隐源性感染，约 30％的患者找不到原发灶，可能为肝内隐匿性病变，当机体抵抗力减弱时发病，有报道此类患者中约 25％伴有糖尿病。

化脓性细菌侵入肝脏后，引起炎性反应，可形成散在的多发性小脓肿；如炎症进一步蔓延扩散，肝组织破坏，可融合成较大的脓肿。血源性感染者常为多发性，病变以右肝为主或累及全肝；感染来自胆管系统的脓肿多与胆管相通，为多发性，很少出现较大的脓肿或脓肿穿破现象；肝外伤后血肿感染和隐源性脓肿多为单发性。如肝脓肿未得到有效控制,可向膈下、腹腔、胸腔穿破。

2.阿米巴性肝脓肿

阿米巴性肝脓肿由溶组织阿米巴原虫引起,是阿米巴疾病中最常见的肠外并发症之一。阿米巴原虫多经门静脉进入肝脏,于门静脉分支内发生栓塞,引起局部组织缺血、坏死,同时产生溶组织酶,造成局部肝细胞的溶解破坏,形成多个小脓肿,进而相互融合形成较大的脓肿。病变大多数为单发性,90%以上发生于肝右叶,并以肝顶部为多。脓肿可向横膈、胸膜腔、气管内浸润,破溃而造成膈下、胸腔及肺脓肿。

临床表现:多见于青壮年男性,患者出现发热、寒战,呈弛张热型,肝区疼痛及胃肠道反应症状。体质虚弱、贫血,部分患者出现黄疸、肝大、右侧胸壁饱满、肋间隙增宽、触痛等。

(二)超声影像学表现

肝脓肿的病理演变过程,反映在声像图上可有以下表现。

(1)肝脓肿早期:病灶区呈炎性反应,充血水肿、组织变性坏死尚未液化。肝实质内显示一个或多个类圆形或不规则状低回声或回声增高团块;与周围组织境界清楚,亦可模糊不清;肝内血管分布可以无明显变化;CDFI可显示内部有点状或条状搏动性彩色血流,脉冲多普勒呈动脉血流,阻力指数≤0.55(图14-3)。

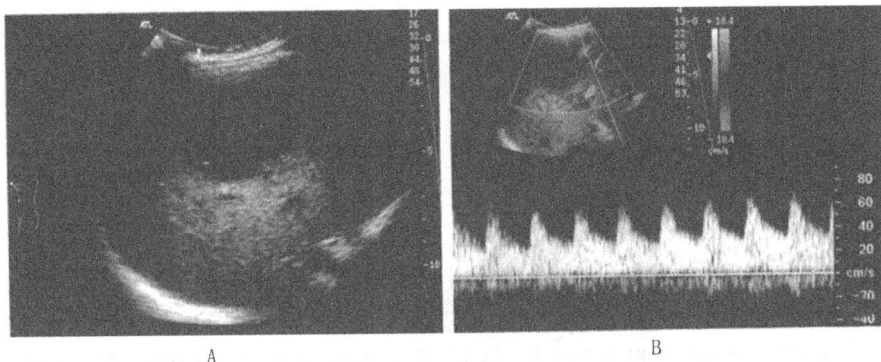

图 14-3 细菌性肝脓肿
A.肝右叶低回声不均质团块;B.CDFI显示条状血流,PD测及动脉血流频谱,RI=0.55

(2)脓肿形成期:坏死组织液化脓肿形成,显示肝实质内囊性肿块。壁厚而不均,内壁粗糙如虫蚀状;脓液稀薄时呈无回声,伴有稀疏细小点状强回声;较大脓腔未完全融合时,有不规则间隔;脓液黏稠含有坏死组织碎片无回声区内出现密集细小点状强回声,其中散在不规则斑片状或索带状回声,并随体位改变旋动,伴有产气杆菌感染时,脓腔前壁后方有气体高回声;脓肿后方回声增高。

(3)慢性肝脓肿壁显著增厚,内壁肉芽组织增生,无回声区缩小,脓腔内坏死组织积聚,表现为类似实质性的杂乱高回声。脓肿壁钙化时,呈弧形强回声,后伴声影。

(4)伴随征象肝脏局部肿大或形态改变,脓肿靠近膈面时,可致膈肌局限性抬高,活动受限;或出现右侧胸腔积液;脓肿周围管状结构受压移位;感染源自胆管者可发现胆管阻塞和感染的相应表现。

(三)鉴别诊断

1.不同类型肝脓肿的鉴别

细菌性肝脓肿与阿米巴肝脓肿的治疗原则不同,两者应予鉴别,阿米巴肝脓肿起病常较缓慢,大多有痢疾或腹泻史。脓肿常为单个,体积较大,多位于右肝膈顶部。脓液呈巧克力色,可找到阿米巴滋养体,可与细菌性肝脓肿鉴别。

2.肝癌

肝脓肿早期未液化时呈实质性回声,与肝细胞癌的表现类似。但后者外周可有完整的低回声晕环绕,CDFI检出动脉血流。肝脓肿形成后应与转移性肝肿瘤相区别,腺癌肝脏转移灶多呈"牛眼"征,液化区后方回声不增高或出现衰减。同时应结合临床资料,并在短期内随访观察做出鉴别,必要时应做超声导向穿刺细胞学及组织学检查。

肝内透声较强的转移性肿瘤,如淋巴瘤、平滑肌肉瘤等可与脓肿混淆。鉴别主要依靠病史、实验室检查和诊断性穿刺。

3.其他肝脏占位病变

肝脓肿液化完全、脓液稀薄者需与肝囊肿鉴别。肝囊肿壁薄光滑,侧壁回声失落;肝棘球蚴囊肿内有条状分隔及子囊,边缘可见钙化的强回声及声影;肝脓肿壁较厚,内壁不整,声束散射回声无方向依赖,囊壁显示清晰。同时病史亦完全不同。

4.胰腺假性囊肿

较大的胰腺假性囊肿可使肝左叶向上移位,易误为肝脓肿。应多切面扫查,判断囊肿与周围脏器的关系,并让患者配合深呼吸根据肝脏与囊肿运动不一致的特点做出鉴别。

（林莉丽）

第二节 肝弥漫性病变的超声诊断

肝弥漫性病变为一笼统的概念,是指多种病因所致的肝脏实质弥漫性损害。常见病因有病毒性肝炎、药物性肝炎、化学物质中毒、血吸虫病、肝脏淤血、淤胆、代谢性疾病、遗传性疾病和自身免疫性肝炎等。上述病因均可引起肝细胞变性、坏死,肝脏充血、水肿和炎症细胞浸润,单核吞噬细胞系统及纤维结缔组织增生等病理变化,导致肝功能损害和组织形态学变化。肝脏弥漫性病变的声像图表现,可在一定程度上反映其病理形态学变化,但是对于诊断而言,大多数肝脏弥漫性病变声像图表现缺乏特异性,鉴别诊断较为困难,需结合临床资料及相关检查结果进行综合分析。

一、病毒性肝炎

(一)病理与临床概要

病毒性肝炎是由不同类型肝炎病毒引起,以肝细胞的变性、坏死为主要病变的传染性疾病。按病原学分类,目前已确定的病毒性肝炎有甲型、乙型、丙型、丁型和戊型肝炎5种,通过实验诊断排除上述类型肝炎者称非甲型至戊型肝炎。各型病毒性肝炎临床表现相似,主要表现为乏力、食欲减退、恶心、厌油、肝区不适、肝脾大和肝功能异常等,部分患者可有黄疸和发热。甲型和戊型多表现为急性感染,患者大多在6个月内恢复;乙型、丙型和丁型肝炎大多呈慢性感染,少数病例可发展为肝硬化或肝细胞癌,极少数呈重症经过。因临床表现相似,需依靠病原学诊断才能确定病因。

病毒性肝炎的临床分型:①急性肝炎;②慢性肝炎;③重型肝炎;④淤胆型肝炎;⑤肝炎后肝硬化。

病毒性肝炎的基本病理改变包括肝细胞变性、坏死,炎症细胞浸润,肝细胞再生,纤维组织增生等。其中,急性肝炎主要表现为弥漫性肝细胞变性、坏死,汇管区可见炎症细胞浸润,纤维组织增生不明显;慢性肝炎除炎症坏死外,还有不同程度的纤维化;重型肝炎可出现大块或亚大块坏死;肝硬化则出现典型的假小叶改变。

(二)超声表现

1.急性病毒性肝炎

(1)二维超声。①肝脏:肝脏不同程度增大,肝缘角变钝。肝实质回声均匀,呈密集细点状回声(图 14-4A),肝门静脉管壁、胆管壁回声增强;②脾:脾大小正常或轻度增大;③胆囊:胆囊壁增厚、毛糙,或水肿呈"双边征",胆汁透声性差,胆囊腔内可见细弱回声,部分病例胆囊腔缩小,或胆囊暗区消失呈类实性改变(图 14-4A);④其他:肝门部或胆囊颈周围可见轻度肿大淋巴结(图 14-4B)。

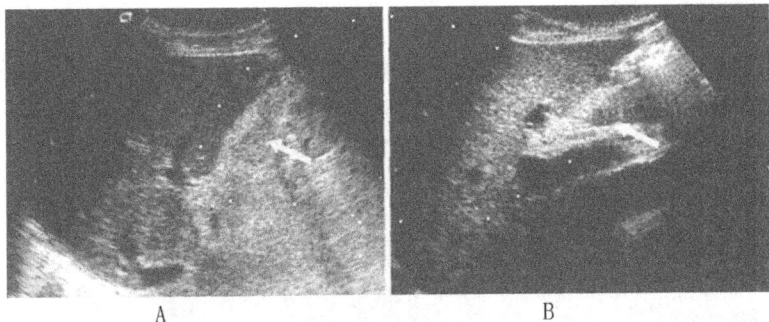

图 14-4 急性病毒性肝炎
二维超声显示肝实质回声均匀,呈密集细点状回声,胆囊缩小,胆囊壁增厚,胆囊腔暗区消失呈类实性改变(A,↑);肝门部淋巴结轻度肿大(B,↓)

(2)彩色多普勒超声:有研究报道,肝动脉收缩期、舒张期血流速度可较正常高。

2.慢性病毒性肝炎

(1)二维超声。①肝脏:随肝脏炎症及纤维化程度不同,可有不同表现。轻者声像图表现类似正常肝脏;重者声像图表现与肝硬化接近。肝脏大小多无明显变化。肝脏炎症及纤维化较明显时,肝实质回声增粗、增强,呈短条状或小结节状,分布不均匀,肝表面不光滑(图 14-5A)。肝静脉及肝门静脉肝内分支变细及管壁不平整。②脾脏:脾可正常或增大(图 14-5B),增大程度常不及肝硬化,脾静脉直径可随脾增大而增宽。③胆囊:胆囊壁可增厚、毛糙,回声增强。容易合并胆囊结石、息肉样病变等。

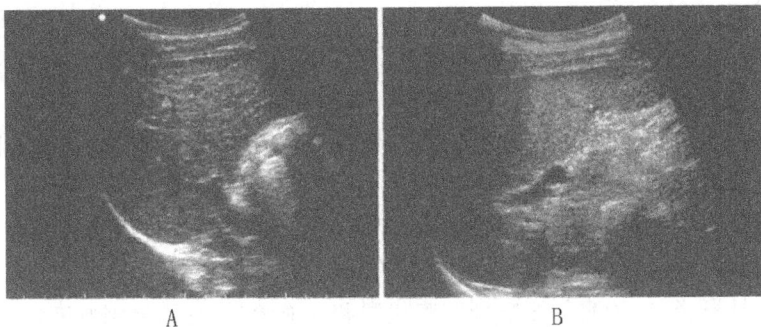

图 14-5 慢性病毒性肝炎
二维超声显示肝表面不光滑,肝实质回声增粗呈短条状,分布不均匀,肝内血管显示欠佳(A);脾增大,下缘角变钝,脾实质回声均匀(B)。肝穿刺活检病理:慢性乙型肝炎 G3/S3(炎症 3 级/纤维化 3 期)

(2)彩色多普勒超声。随着肝脏损害程度加重,特别是肝纤维化程度加重,肝门静脉主干直径逐渐增宽,血流速度随之减慢;肝静脉变细,频谱波形趋于平坦;脾动脉、静脉血流量明显增加。

3.重型病毒性肝炎

(1)二维超声。①肝脏:急性重型病毒性肝炎,肝细胞坏死明显时,肝脏体积可缩小,形态失常,表面欠光滑或不光滑(图14-6A),实质回声紊乱,分布不均匀,肝静脉逐渐变细甚至消失;亚急性重型病毒性肝炎,如肝细胞增生多于坏死,则肝脏缩小不明显;慢性重型病毒性肝炎的声像表现类似慢性肝炎,如在肝硬化基础上发生重症肝炎,则声像图具有肝硬化的特点。②胆囊:胆囊可增大,胆囊壁水肿增厚,胆汁透声性差,可见类实性回声(图14-6A)。③脾脏:可增大或不大。④腹水(图14-6A)。

(2)彩色多普勒超声:重型病毒性肝炎患者较易出现肝门静脉高压表现,如附脐静脉重开(图14-6B),肝门静脉血流速度明显减低或反向等。

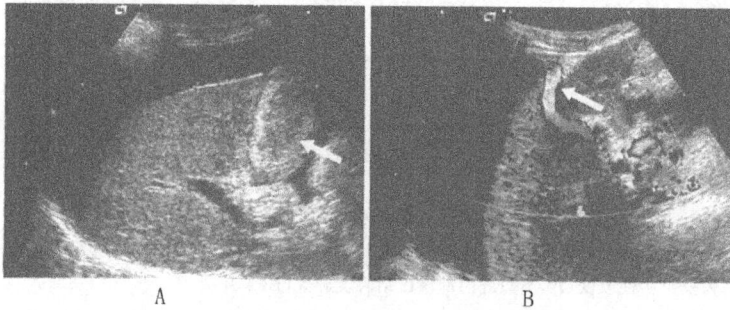

图 14-6 重型病毒性肝炎

二维超声显示肝脏形态失常,右肝缩小,肝表面欠光滑,肝实质回声增粗,分布均匀,胆囊壁增厚,不光滑,胆囊腔内充满类实性回声(A↑),后方无声影,肝前间隙见液性暗区(A);CDFI显示附脐静脉重开,可见出肝血流显示(B↑)

4.其他

淤胆型肝炎声像图表现无特异性。肝炎后肝硬化超声表现见肝硬化。

(三)诊断与鉴别诊断

病毒性肝炎主要需与下列疾病鉴别。

(1)淤血肝:继发于右心功能不全,声像图显示肝大,肝静脉及下腔静脉扩张,搏动消失,血流速度变慢或有收缩期反流,肝门静脉一般不扩张。急、慢性肝炎肝脏可增大,肝静脉及下腔静脉无扩张表现,且慢性肝炎及肝炎后肝硬化者多数肝静脉变细。

(2)脂肪肝:肝大,肝缘角变钝,肝实质回声弥漫性增强,但光点细密,并伴有不同程度的回声衰减,肝内管道结构显示模糊,肝门静脉不扩张。

(3)肝血吸虫病:患者有流行区疫水接触史,声像图显示肝实质回声增强、增粗,分布不均匀,以汇管区回声增强较明显,呈较具特征性的网格状或地图样改变。

(4)药物中毒性肝炎:由于毒物影响肝细胞代谢和肝血流量,导致肝细胞变性、坏死。声像图显示肝脏增大,肝实质回声增粗、增强,分布欠均匀,与慢性病毒性肝炎类似,鉴别诊断需结合临床病史及相关实验室检查结果综合分析。

(5)酒精性肝炎:声像图表现可与病毒性肝炎类似,诊断需结合临床病史特别是饮酒史。

二、肝硬化

(一)病理与临床概要

肝硬化是一种常见的由不同原因引起的肝脏慢性、进行性和弥漫性病变。肝细胞变性、坏死,炎症细胞浸润,继而出现肝细胞结节状再生及纤维组织增生,致肝小叶结构和血液循环途径被破坏、改建,形成假小叶,使整个肝脏变形、变硬而形成肝硬化。

根据病因及临床表现的不同有多种临床分型。我国最常见为门脉性肝硬化,其次为坏死后性肝硬化以及胆汁性、淤血性肝硬化等。肝硬化按病理形态又可分为小结节型、大结节型和大小结节混合型。门脉性肝硬化主要病因有慢性肝炎、酒精中毒、营养缺乏和毒物中毒等,主要属小结节型肝硬化,结节最大直径一般不超过 1 cm。坏死后性肝硬化多由亚急性重型肝炎、坏死严重的慢性活动性肝炎和严重的药物中毒发展而来,属于大结节及大小结节混合型肝硬化,结节大小悬殊,直径为 0.5～1 cm,最大结节直径可达6 cm。坏死后性肝硬化病程短,发展快,肝功能障碍明显,癌变率高。

肝硬化的主要临床表现:代偿期多数患者无明显不适或有食欲减退、乏力、右上腹隐痛、腹泻等非特异性症状,肝脏不同程度增大,硬度增加,脾轻度增大或正常。失代偿期上述症状更明显,并出现腹水、脾增大、食管-胃底静脉曲张等较为特征性表现,晚期有进行性黄疸、食管静脉曲张破裂出血、肝性脑病等。

(二)超声表现

1.肝脏大小、形态

肝硬化早期肝脏可正常或轻度增大。晚期肝形态失常,肝脏各叶比例失调,肝脏缩小,以右叶为著;左肝和尾状叶相对增大,严重者肝门右移。右叶下缘角或左叶外侧缘角变钝。肝脏活动时的顺应性及柔软性降低。

2.肝表面

肝表面不光滑,凹凸不平,呈细波浪、锯齿状(图 14-7)、大波浪状或凸峰状。用 5 MHz 或 7.5 MHz高频探头检查,显示肝表面更清晰,甚至可见细小的结节。有腹水衬托时,肝表面改变亦更清晰。

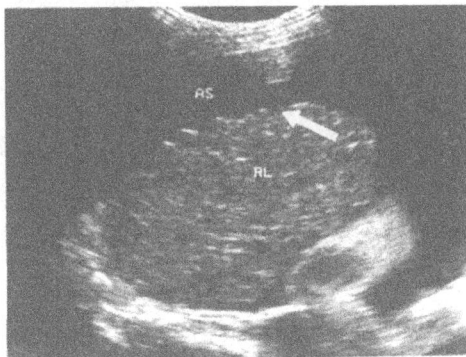

图 14-7　肝硬化

二维超声显示右肝(RL)缩小,形态失常,肝表面呈锯齿状(↑),肝实质回声增粗,分布不均匀,肝内血管显示不清,肝静脉变细。肝前间隙见液性暗区(AS)

3.肝实质回声

肝实质回声弥漫性增粗、增强,分布不均匀,部分患者可见低回声或等回声结节(图 14-8)。

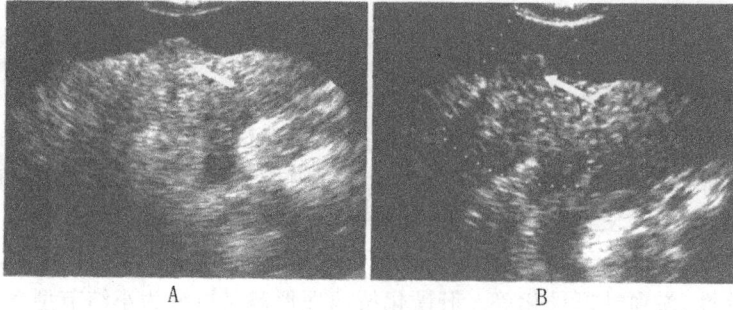

图 14-8　肝硬化结节

二维超声显示肝缩小,肝表面凹凸不平,右肝前叶肝包膜下一稍低回声结节,向肝外突出,结节边界不清,
内部回声均匀(A↑);CDFI 显示等回声结节内部无明显血流显示(B↑)

4.肝静脉

早期肝硬化肝内管道结构无明显变化。后期由于肝内纤维结缔组织增生、肝细胞结节状再生
和肝小叶重建挤压管壁较薄的肝静脉,致肝静脉形态失常,管径变细或粗细不均,走行迂曲,管壁不
光滑,末梢显示不清。CDFI 显示心房收缩间歇期肝静脉回心血流消失,多普勒频谱可呈二相波或
单相波,频谱低平,可能与肝静脉周围肝实质纤维化和脂肪变性使静脉的顺应性减低有关。

5.肝门静脉改变及门静脉高压征象

(1)肝门静脉系统内径增宽主干内径>1.3 cm,随呼吸内径变化幅度小或无变化,CDFI 显示
肝门静脉呈双向血流或反向血流,肝门静脉主干血流反向是肝门静脉高压的特征性表现之一。
肝门静脉血流速度减慢,血流频谱平坦,其频谱形态及血流速度随心动周期、呼吸、运动和体位的
变化减弱或消失。

(2)侧支循环形成:也是肝门静脉高压的特征性表现之一。

附脐静脉开放:肝圆韧带内或其旁出现无回声的管状结构,自肝门静脉左支矢状部向前、向
下延至脐,部分附脐静脉走行可迂曲(图 14-9A),CDFI 显示为出肝血流(图 14-9B),多普勒频谱
表现为肝门静脉样连续带状血流。

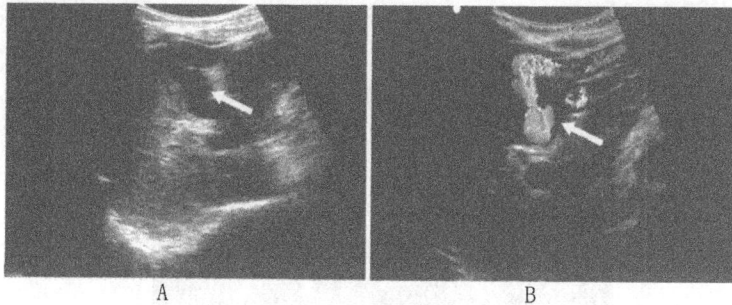

图 14-9　附脐静脉重开

二维超声显示附脐静脉迂曲扩张,自肝门静脉左支矢状部行至肝
外腹壁下(A↑);CDFI 显示为出肝血流(B↑)

胃冠状静脉(胃左静脉)扩张、迂曲,内径>0.5 cm。肝左叶和腹主动脉之间纵向或横向扫查
显示为迂曲的管状暗区或不规则囊状结构,CDFI 显示其内有不同方向的血流信号充填
(图 14-10),为肝门静脉样血流频谱。胃冠状静脉是肝门静脉主干的第 1 个分支,肝门静脉压力
的变化最先引起胃冠状静脉压力变化,故胃冠状静脉扩张与肝门静脉高压严重程度密切相关。

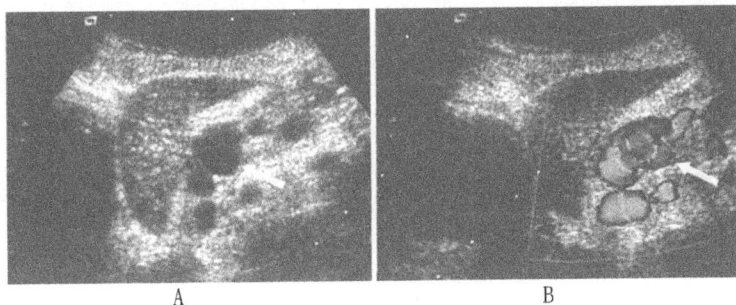

图 14-10　胃冠状静脉扩张

二维超声显示胃冠状静脉呈囊状扩张,边界清晰(A↑);CDFI 显示暗区
内红蓝相间不同方向的彩色血流信号(B↑)

脾肾侧支循环形成:脾脏与肾脏之间出现曲管状或蜂窝状液性暗区,可出现在脾静脉与肾静脉之间、脾静脉与肾包膜之间或脾包膜与肾包膜之间,呈肝门静脉样血流频谱。

脾胃侧支循环形成:脾静脉与胃短静脉之间的交通支,表现为脾上极内侧迂曲管状暗区或蜂窝状暗区(图 14-11A、B),内可探及门静脉样血流频谱。

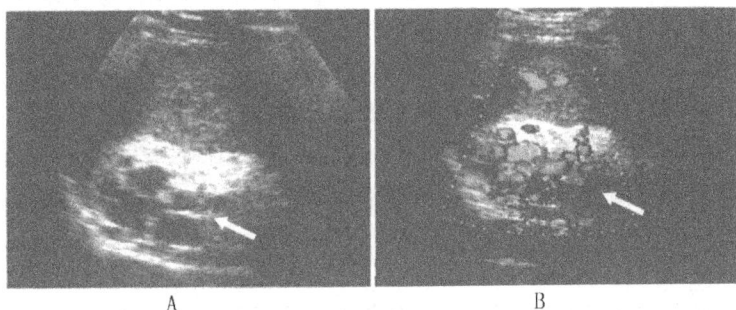

图 14-11　胃底静脉扩张

二维超声显示脾上极内侧相当于胃底部蜂窝状暗区(A↑);CDFI 显示暗区内充满血流信号(B↑)

(3)脾脏增大,长度>11 cm,厚度>4 cm(男性)、>3.5 cm(女性),脾实质回声正常或增高。如有副脾者亦随之增大。脾静脉迂曲、扩张,内径>0.8 cm(图 14-12)。

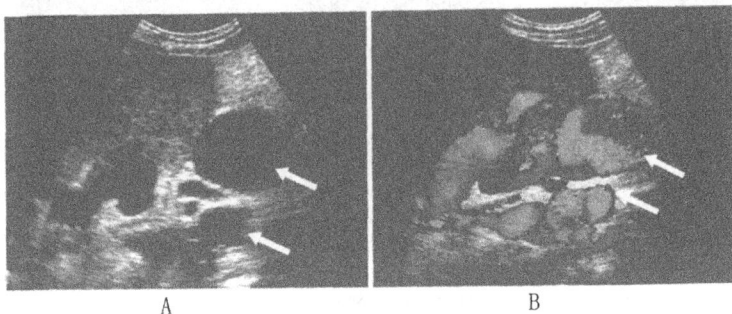

图 14-12　脾静脉瘤样扩张

二维超声显示脾门区血管迂曲扩张,部分呈囊状改变(A↑);CDFI 显示
扩张管腔内充满彩色血流信号(B↑)

(4)肠系膜上静脉扩张,内径>0.7 cm,部分可呈囊状扩张。

(5)腹水:多表现为透声性好的无回声区。少量腹水多见于肝周或盆腔;大量腹水则可在肝周、肝肾隐窝、两侧腹部、盆腔见大片液性暗区,肠管漂浮其中。如合并感染,液性暗区内可见细弱回声漂浮或纤细光带回声。

(6)肝门静脉血栓及肝门静脉海绵样变。

6.胆囊

胆囊壁增厚、毛糙,回声增强。肝门静脉高压时,胆囊静脉或淋巴回流受阻,胆囊壁可明显增厚呈"双边"征。

(三)不同类型肝硬化特点及超声表现

1.胆汁性肝硬化

胆汁性肝硬化的发生与肝内胆汁淤积和肝外胆管长期梗阻有关。前者多由肝内细小胆管疾病引起胆汁淤积所致,其中与自身免疫有关者,称原发性胆汁性肝硬化,较少见。后者多继发于炎症、结石、肿瘤等病变引起肝外胆管阻塞,称为继发性胆汁性肝硬化,较多见。主要病理表现为肝大,呈深绿色,边缘钝,硬度增加,表面光滑或略有不平。主要临床表现为慢性梗阻性黄疸和肝脾大,皮肤瘙痒,血清总胆固醇及 ALP、GGT 显著增高。晚期可出现肝门静脉高压和肝衰竭。

二维超声:肝脏大小正常或轻度增大,原发性胆汁性肝硬化则进行性增大。肝表面可平滑或不平整,呈细颗粒状或水纹状。肝实质回声增多、增粗,分布不均匀。肝内胆管壁增厚、回声增强,或轻度扩张。如为肝外胆管阻塞可观察到胆管系统扩张及原发病变声像。

2.淤血性肝硬化

慢性充血性心力衰竭,尤其是右心衰竭使肝脏淤血增大。长期淤血、缺氧,使肝小叶中央区肝细胞萎缩变性甚至消失,继之纤维化并逐渐扩大,与汇管区结缔组织相连,引起肝小叶结构改建,形成肝硬化。淤血性肝硬化肝脏可缩小,肝表面光滑或呈细小颗粒状,断面呈红黄相间斑点,状如槟榔,红色为肝小叶中央淤血所致,黄色为肝小叶周边部的脂肪浸润。临床以右心衰竭及肝硬化的表现为主。

二维超声:早期肝脏增大,晚期缩小,肝表面光滑或稍不平整,肝实质回声增粗、增强,分布尚均匀。下腔静脉、肝静脉扩张,下腔静脉内径达 3 cm,肝静脉内径可达 1 cm 以上,下腔静脉管径随呼吸及心动周期变化减弱或消失(图 14-13A)。彩色多普勒超声显示收缩期流速减低,或成反向血流,舒张期血流速度增加(图 14-13B)。肝门静脉扩张,脾增大,腹水。

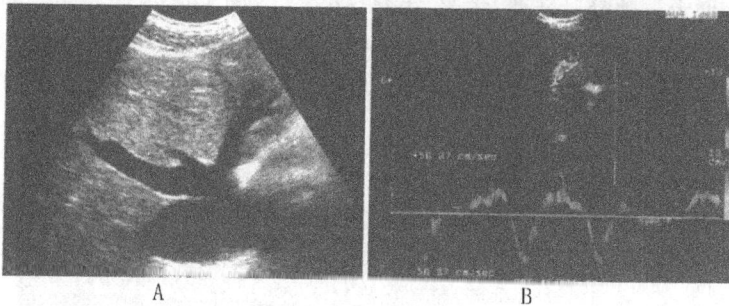

图 14-13 淤血肝

二维超声显示肝静脉、下腔静脉管径增宽(A);频谱多普勒显示肝静脉(B)及下腔静脉频谱呈三尖瓣反流波形,V 波、D 波波幅较高,S 波降低

(四)诊断与鉴别诊断

典型肝硬化,特别是失代偿期肝硬化,其声像图表现具有一定的特点,诊断并不困难,但不能从声像图上区分门脉性、坏死后性、原发性胆汁性肝硬化等肝硬化类型。早期肝硬化超声表现可

与慢性肝炎类似,超声诊断较困难,需肝穿刺活检病理确定。继发性胆汁性肝硬化、淤血性肝硬化则需结合病史及原发病变表现以及肝脏声像改变、脾脏大小、有无肝门静脉高压等表现,综合判断分析。肝硬化需与下列疾病鉴别。

1.弥漫型肝癌

弥漫型肝癌多在肝硬化基础上发生,肿瘤弥漫分布,与肝硬化鉴别有一定难度,鉴别诊断要点,见表14-1。

表 14-1　弥漫型肝癌与肝硬化鉴别

项目	弥漫性肝癌	肝硬化
肝脏大小、形态	肝脏增大,形态失常,肝表面凹凸不平	肝脏缩小(以右叶明显),形态失常
肝内管道系统	显示不清	可显示,特别是较大分支显示清楚,但形态及走行失常,末梢显示不清
肝门静脉栓子	肝门静脉管径增宽、管壁模糊或局部中断,管腔内充满实性回声,其内可探及动脉血流信号,超声造影栓子在动脉期有增强(癌栓)	无或有,后者表现肝门静脉较大分支内实性回声,其内部无血流信号,超声造影无增强(血栓)。肝门静脉管壁连续,与肝门静脉内栓子分界较清
CDFI	肝内血流信号增多、紊乱,可探及高速高阻或高速低阻动脉血流信号	肝内无增多、紊乱的异常血流信号
临床表现	常有消瘦、乏力、黄疸等恶病质表现。AFP可持续升高	无或较左侧所述表现轻

2.肝硬化结节与小肝癌的鉴别

部分肝硬化再生结节呈圆形、椭圆形,球体感强,需要与小肝癌鉴别。肝硬化再生结节声像表现与周围肝实质相似,周边无"声晕";而小肝癌内部回声相对均匀,部分周边可见"声晕"。CDFI:前者内部血流信号不丰富或以静脉血流信号为主,若探及动脉血流信号则为中等阻力;后者内部以动脉血流信号为主,若探及高速高阻或高速低阻动脉血流信号更具诊断价值。超声造影时,肝硬化结节与肝实质呈等增强或稍低增强;而典型小肝癌动脉期表现为高增强,门脉期及延迟期表现为低增强。动态观察肝硬化结节生长缓慢,小肝癌生长速度相对较快。

3.慢性肝炎及其他弥漫性肝实质病变

早期肝硬化与慢性肝炎及其他弥漫性肝实质病变声像图表现可相似,鉴别诊断主要通过肝穿刺活检。

三、酒精性肝病

(一)病理与临床概要

酒精性肝病是由于长期大量饮酒导致的中毒性肝损害,主要包括酒精性脂肪肝、酒精性肝炎、酒精性肝硬化。ALD是西方国家肝硬化的主要病因(占80%～90%)。在我国ALD有增多趋势,成为肝硬化的第二大病因,仅次于病毒性肝炎。

酒精性脂肪肝、酒精性肝炎及酒精性肝硬化是酒精性肝病发展不同阶段的主要病理变化,病理特点如下。

1.酒精性脂肪肝

肝小叶内＞30%的肝细胞发生脂肪变,以大泡性脂肪变性为主,可伴或不伴有小坏死灶及肝窦周纤维化。戒酒2～4周后轻度脂肪变可消失。

2.酒精性肝炎

肝细胞气球样变、透明样变,炎症坏死灶内有中性粒细胞浸润。可伴有不同程度的脂肪变性及纤维化。

3.酒精性肝硬化

典型者为小结节性肝硬化,结节直径为 1～3 mm;晚期再生结节增大,结节直径可达 3～5 mm,甚至更大。结节内有时可见肝细胞脂肪变或铁颗粒沉积,可伴有或不伴有活动性炎症。

(二)超声表现

1.酒精性脂肪肝

酒精性脂肪肝声像图表现类似脂肪肝,肝脏增大,肝实质回声较粗、较高、较密集,深部回声逐渐衰减,膈肌回声显示欠清,肝内管道结构模糊。由于声波衰减,CDFI 显示肝门静脉、肝静脉血流充盈不饱满。脾无明显增大。

2.酒精性肝炎

肝脏增大,肝实质回声增粗、增强,分布均匀或欠均匀,回声衰减不明显,肝内管道结构及膈肌显示清楚。肝门静脉、肝静脉血流充盈饱满。

3.酒精性肝硬化

酒精性脂肪肝声像图表现与门脉性肝硬化相似。早期肝脏增大,晚期缩小。肝表面不光滑,肝实质回声增粗,分布不均匀,肝门静脉增宽,脾大。晚期可出现腹水、肝门静脉高压表现。

(三)诊断与鉴别诊断

酒精性肝病超声表现无特异性,诊断需结合病史,特别是酗酒史。而准确诊断不同类型酒精性肝病,则需通过肝穿刺活检病理诊断。需要与下列疾病鉴别。

(1)脂肪肝:声像图表现与酒精性脂肪肝相似,病因诊断需结合病史。

(2)病毒性肝炎:不同病程阶段病毒性肝炎声像图表现不一,部分表现与酒精性肝炎相似,病因诊断需结合病史及相关实验室检查。

(3)淤血肝:声像图显示肝大,肝静脉及下腔静脉扩张,搏动消失,收缩期血流速度变慢或有收缩期反流,肝门静脉不扩张;而酒精性肝炎则无肝静脉及下腔静脉扩张和相应血流改变。

四、脂肪肝

(一)病理与临床概要

随着生活水平的不断提高,脂肪肝的发病率也正在逐渐上升。脂肪肝是一种获得性、可逆性代谢疾病,当肝内脂肪含量超过肝重量的 5% 时可称为脂肪肝。早期或轻度脂肪肝经治疗后可以逆转为正常。引起脂肪肝的主要原因有:肥胖、过度的酒精摄入、高脂血症、糖尿病、长期营养不良、内源性或外源性的皮质类固醇增多症、怀孕、长期服用药物(肼类、磺胺类药物、部分化疗药物等)、化学品中毒(四氯化碳、磷、砷等)等。此外,重症肝炎、糖原沉积病、囊性纤维病、胃肠外营养等也可引起脂肪肝。肝内脂肪含量增高时,肝细胞会出现脂肪变性,以大泡性肝细胞脂肪变性为主,偶可见点、灶状坏死,并可伴轻度纤维组织增生。脂肪肝进一步发展会转变为肝纤维化,甚至肝硬化,导致肝功能明显下降。脂肪肝一般以弥漫浸润多见,也可表现为局部浸润,导致局限性脂肪肝。脂肪肝一般无特征性临床症状,可有疲乏、食欲缺乏、嗳气、右上腹胀痛等症状,可伴有肝脏增大体征,血脂增高或正常,肝功能可轻度异常。

(二)超声表现

脂肪肝的声像图表现与肝脏脂肪沉积的量及形式有关,可分为弥漫浸润型脂肪肝及非均匀性脂肪肝两大类。

1.弥漫浸润型脂肪肝

弥漫浸润型脂肪肝是脂肪肝常见的类型,其声像图特点如下。

(1)肝实质前段回声增强,光点密集、明亮,呈云雾状,故有"亮肝"之称;肝实质后段回声随着深度增加而逐渐减弱,即回声衰减,且与前段增强回声无明显分界。膈肌因回声衰减可显示不清。

(2)肝脏内部管道结构显示欠清,较难显示肝门静脉及肝静脉的较小分支。管道壁回声亦相对减弱。因回声衰减,CDFI 显示肝内肝门静脉及肝静脉血流充盈不饱满或欠佳(图 14-14A),适当降低频率有助于更清楚地显示肝门静脉血流(图 14-14B)。

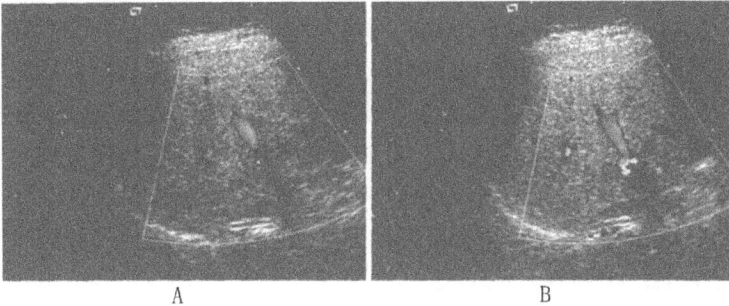

图 14-14 脂肪肝(一)

因脂肪肝后方回声衰减,CDFI 显示肝内门静脉及肝静脉血流充盈不饱满,适当降低频率有助于更清楚显示肝门静脉血流(A 为 3 MHz,B 为 1.75 MHz)

(3)肝肾对比征阳性(图 14-15)。正常情况下肝脏回声略高于肾实质。脂肪肝时,肝脏回声与肾实质回声对比,增强更加明显。轻度脂肪肝肝脏内部回声改变不明显时,可通过此征象进行判断。

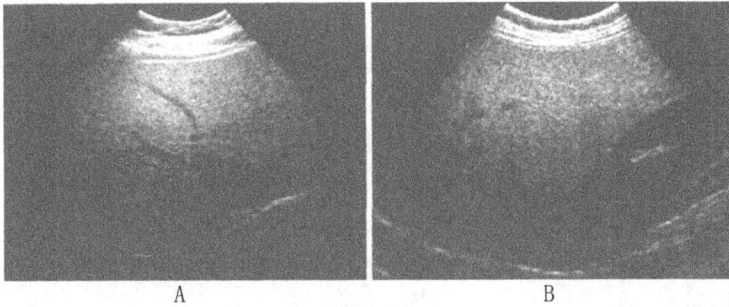

图 14-15 脂肪肝(二)

二维超声显示肝实质前段回声增强,光点密集、明亮,呈"亮肝"改变,后段回声衰减(A);肝脏回声与肾实质回声对比明显增强,即肝肾对比征阳性(B)

(4)脂肪肝明显时,可伴有肝脏弥漫性增大,肝形态饱满,边缘变钝。文献报道可根据肝实质回声、肝内管道及膈肌显示情况,将弥漫性脂肪肝分为轻度、中度和重度 3 型(表 14-2)。但超声判断中度及重度脂肪肝往往容易出现误差,而分辨中度及重度脂肪肝的临床意义不大,故可参考上述标准,只对轻度及中、重度脂肪肝进行区分。

表 14-2 脂肪肝程度的超声分型

分型	肝脏前段回声	肝脏后段回声	肝内管道及膈肌显示情况
轻度	稍增强	稍衰减	正常显示
中度	增强	衰减	显示欠佳,提高增益可显示
重度	明显增强	明显衰减	显示不清

2.非均匀性脂肪肝

非均匀性脂肪肝是由于肝脏内局限性脂肪浸润,或脂肪肝内出现局灶性脂肪沉积缺失区,该区域为正常肝组织。非均匀性脂肪肝可表现为局灶性高或低回声区,容易误认为肝脏肿瘤。

(1)二维超声可表现为以下类型。①弥漫非均匀浸润型(图14-16):或称肝脏局灶性脂肪缺失,即肝脏绝大部分区域脂肪变,残存小片正常肝组织。声像图表现为背景肝呈脂肪肝声像,肝内出现局灶性低回声区,好发于肝脏左内叶及右前叶近胆囊区域或肝门静脉左、右支前方,也可见于尾状叶以及肝右叶包膜下区域。可单发或多发,其范围不大,形态多样,多呈类圆形或不规则长条形,一般边界清晰,无包膜回声,内部回声尚均匀。②叶段浸润型(图14-17):脂肪浸润沿叶段分布。声像表现为部分叶段呈脂肪肝表现,回声密集、增强;而另一部分叶段呈相对低回声,两者间分界明显,有"阴阳肝"之称,分界线与相应间裂吻合,线条平直,边界清楚。③局限浸润型及多灶浸润型:肝内局限性脂肪浸润。前者单发或2~3个,后者弥漫分布,呈局灶性致密的高回声,形态圆形或不规则,部分后方回声衰减。背景肝实质相对正常,表现为相对较低的回声区。部分局限脂肪浸润声像随时间变化较快,可在短期内消失。

(2)彩色多普勒超声:病变区域内部及周边可见正常走行肝门静脉或肝静脉分支,无明显异常血流信号(图14-16B,图14-17B、C)。

当肝脏出现以下脂肪肝典型表现:肝实质回声弥漫增强,肝肾回声对比增强,伴深部回声衰减;肝内血管壁回声减弱,显示欠清,则脂肪肝诊断较容易,其诊断敏感性可达85%以上,特异性达95%。

(三)诊断与鉴别诊断

(1)弥漫性脂肪肝应与表现为强回声的肝脏弥漫性病变鉴别,如慢性肝炎、肝硬化。肝硬化也可出现肝后段回声衰减,但回声多呈不均匀增粗,或呈结节状低回声,且出现肝门静脉高压表现,如肝门静脉扩张、侧支循环、脾脏增大、腹水等。

(2)体型肥胖者因腹壁皮下脂肪较厚,可出现回声衰减,需与脂肪肝鉴别,但其衰减对肝、肾均有影响,故肝肾对比不明显;而脂肪肝则肝肾对比征阳性。

(3)非均匀性脂肪肝与肝脏肿瘤的鉴别:①表现为局灶性低回声区时(弥漫非均匀浸润型)需与肝癌鉴别;②表现为局灶性高回声区时(局限浸润型)需与高回声型血管瘤及肝癌鉴别;③表现为弥漫分布高回声区时(多灶浸润型)需与肝转移瘤鉴别。

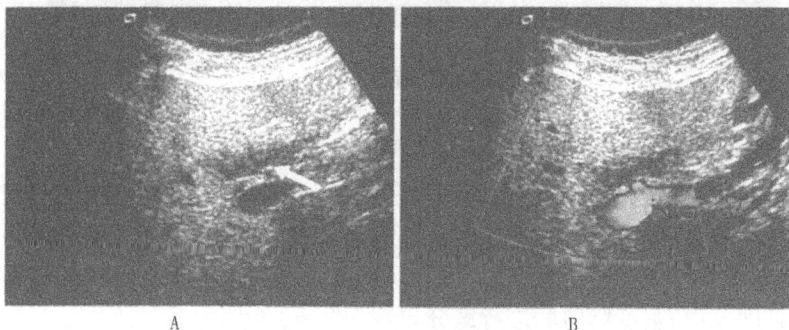

图14-16 非均匀性脂肪肝(一)

二维超声显示左肝内叶实质内肝门静脉左支前方局限性片状低回声区,边界尚清,内部回声尚均匀(A↑);CDFI显示低回声区内部无血流信号(B),为弥漫非均匀浸润型脂肪肝

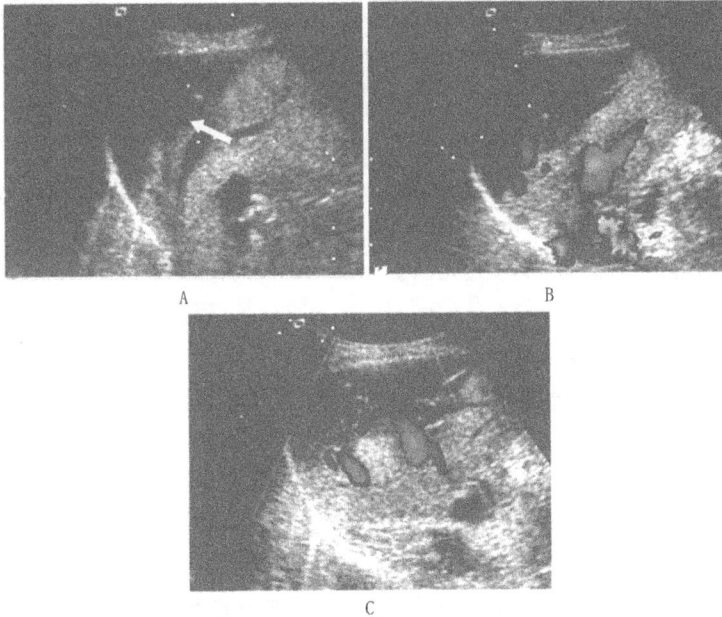

图 14-17　非均匀性脂肪肝(二)

二维超声显示肝内部分叶段呈脂肪肝表现,回声密集、增强,而另一部分叶段
呈相对低回声,两者间分界明显(A↑),呈"阴阳肝"改变;CDFI 显示肝内血管
走形正常,血流充盈饱满(B,C),为叶段浸润型脂肪肝

　　非均匀性脂肪肝无占位效应,无包膜,病变靠近肝包膜时无向肝表面局部膨出的表现;穿行于病变区域的肝门静脉或肝静脉走行正常,无移位或变形,内部及周边未见明显异常血流信号;另外,在两个相互垂直的切面测量病变范围时,径线差别较大,表明不均匀脂肪变呈不规则片状浸润。而血管瘤边缘清晰,多呈圆形或椭圆形,内部回声呈筛网状改变,周边可见线状高回声,较大者内部可见少许低阻动脉血流信号。肝癌及转移瘤均有明显占位效应,边界较清楚,部分可见声晕,周边及内部可见较丰富高阻动脉血流信号,周边血管移位、变形、中断,肝转移瘤可出现"靶环征"等特征性改变。

五、肝血吸虫病

(一)病理与临床概要

　　血吸虫病是由血吸虫寄生于人体引起的寄生虫病。日本血吸虫病在我国主要流行于长江流域及其以南地区。主要病理改变是由于虫卵沉积在肝脏及结肠壁组织,引起肉芽肿和纤维化等病变。在肝脏,虫卵随肝门静脉血流达肝门静脉小分支,在汇管区形成急性虫卵结节,汇管区可见以嗜酸性粒细胞为主的细胞浸润。晚期肝门静脉分支管腔内血栓形成及肝门静脉周围大量纤维组织增生致管壁增厚,增生的纤维组织沿肝门静脉分支呈树枝状分布,形成特征性的血吸虫病性干线型肝纤维化。由于肝内肝门静脉分支阻塞及周围纤维化最终导致窦前性肝门静脉高压。此外,肝门静脉阻塞还可致肝营养不良和萎缩,肝脏体积缩小,但左叶常增大。严重者可形成粗大突起的结节(直径可达 2～5 cm),表面凹凸不平。肝细胞坏死与再生现象不显著。

　　临床表现因虫卵沉积部位、人体免疫应答水平、病期及感染度不同而有差异。一般可分为急性、慢性、晚期 3 种类型。急性期主要表现为发热、肝大与压痛、腹痛、腹泻、便血等,血嗜酸性细胞显著增多。慢性期无症状者常于粪便普查或因其他疾病就医时发现；有症状者以肝脾大或慢性腹泻为主要表现。晚期主要为肝门静脉高压的表现，如腹水、巨脾、食管静脉曲张等。

(二)超声表现

1.急性血吸虫病

(1)肝脏超声表现无明显特异性，主要表现为肝脏轻度增大，肝缘角圆钝。肝实质回声稍增高、增密，分布欠均匀。病情较重者可在汇管区旁见边界模糊的小片状低回声区。肝内管道结构清晰，走向正常，肝门静脉管壁可增厚，欠光滑。

(2)脾脏增大。

2.慢性期血吸虫病及血吸虫性肝硬化

(1)肝形态正常或失常。可见肝右叶萎缩，左叶增大，肝缘角圆钝。

(2)肝表面呈锯齿状或凸凹不平。

(3)肝实质回声根据肝门静脉主干及其分支周围纤维组织增生程度不同而异，二维超声表现为：①鳞片状回声，肝内弥漫分布纤细稍高回声带，将肝实质分割形成小鳞片状，境界不清楚，范围为 3～5 cm；②斑点状强回声，在肝实质内弥漫分布大小不一的斑点状强回声，可伴声影，多为虫卵钙化所致；③网格状回声(图 14-18)，肝实质内见纤细或增粗的高回声带，形成大小不一的网格状回声，网格内部肝实质呈低至中等回声，范围 2～5 cm，网格境界较模糊，也可境界清楚，形成近似圆形的低回声，易误诊为肝肿瘤。网格回声的高低及宽窄，反映了肝纤维化程度。

(4)肝门静脉管壁增厚、毛糙，回声增强。肝静脉末梢变细、回声模糊或不易显示。

(5)脾脏增大，脾静脉增宽，内径超过 0.8 cm，脾实质回声均匀。

(6)腹水，病变晚期，腹腔内可探及大片液性暗区。

(7)彩色多普勒超声，肝门静脉高压时，肝门静脉、脾静脉及肠系膜上静脉不同程度扩张，血流速度减慢，侧支循环形成。

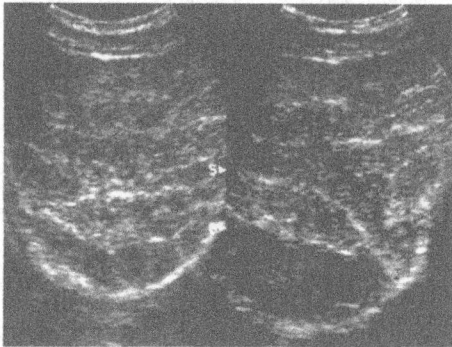

图 14-18　肝血吸虫病

二维超声显示肝脏大小、形态基本正常，肝表面欠光滑，肝实质回声增粗，分布不均匀，肝内弥漫分布条索状高回声呈网格状，肝内血管显示不清

(三)诊断与鉴别诊断

1.肝炎后肝硬化

肝炎后肝硬化多为病毒性肝炎等引起，肝脏弥漫性纤维组织增生，肝细胞再生结节形成，直径多在 1 cm 以内，肝内回声增粗、增强，分布不均匀，可见散在分布的小结节状低回声团，边界模糊，但无血吸虫病肝纤维化时出现的"网格状回声"或"鳞片状回声"，脾大程度不及血吸虫性肝硬

化;而血吸虫病由血吸虫卵的损伤引起,主要累及肝内肝门静脉分支,其周围纤维组织增生,肝实质损害轻、肝内出现粗大龟壳样纹理,呈"网格状",脾大明显。

2.肝细胞癌

血吸虫性肝硬化,肝内出现较粗大的网格状高回声,分割包绕肝实质,形成低或中等回声团,可类似肝癌声像,但其病变为弥漫分布,改变扫查切面时无球体感,是假性占位病变;而结节型肝癌病灶数目可单个或多个,肿块周围常有"声晕",球体感明显,可有肝门静脉癌栓、肝门部淋巴结肿大,结合肝炎病史及甲胎蛋白检查不难鉴别。

六、肝吸虫病

(一)病理与临床概要

肝吸虫病又称华支睾吸虫病,是华支睾吸虫寄生在人体胆管系统内引起的一种疾病。此病多发生在亚洲,在我国主要流行于华南地区。因进食未煮熟的鱼虾而感染,盐腌鱼干不能杀死虫卵也可引起本病。

1.病理变化

由于虫体和虫卵的机械刺激和代谢排泄物毒性作用,造成胆管上皮细胞脱落,并发生腺瘤样增生,管壁增厚,管腔逐渐狭窄。虫体和虫卵阻塞引起胆汁淤积,胆管发生囊状或柱状扩张。肝细胞脂肪变性、萎缩、坏死。肝脏病变以左肝为著。胆管阻塞常继发细菌感染,导致胆管炎、胆囊炎、胆管源性肝脓肿。死虫碎片、虫卵、脱落胆管上皮细胞还可成为胆石的核心。长期机械刺激及毒性产物作用,可造成胆管上皮腺瘤样增生,有可能演变成胆管细胞癌。

2.临床表现

本病症状及病程变化差异较大。轻度感染者可无症状;中度感染者可出现食欲缺乏、消化不良、疲乏无力、肝大、肝区不适;重度感染者有腹泻、营养不良、贫血、水肿、消瘦等症,晚期可出现肝硬化、腹水,胆管细胞癌。粪便及十二指肠引流液中可发现虫卵,免疫学试验有助于本病诊断。

(二)超声表现

(1)肝脏轻度增大,以左肝为著,可能左肝管较平直,虫卵更易入侵所致。肝包膜尚光滑,重症者肝包膜可增厚并凸凹不平。

(2)肝实质回声增粗、增强,分布不均匀,可见模糊的小片状中等回声沿胆管分布(图14-19)。

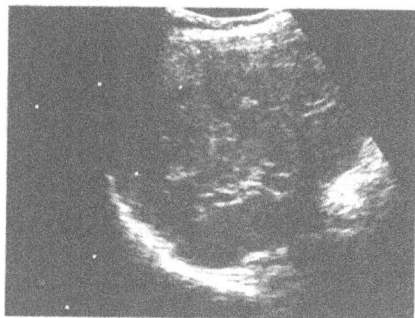

图14-19 肝吸虫病

二维超声显示肝实质回声粗乱,肝内见多个小片状稍高回声,沿胆管走行分布,胆管壁增厚、回声增强,肝内血管显示欠清

(3)肝内胆管不同程度扩张,其腔内有强弱不一的点状回声,胆管壁增厚、回声增强,肝内小

胆管扩张呈间断的等号状强回声。较多的虫体局限聚集于某一处呈较大光团回声。

（4）肝外胆管扩张、胆囊增大，扩张胆管腔及胆囊腔内可见点状及斑状弱回声，后方无声影，随体位改变可出现漂浮，胆囊壁增厚、不光滑。

（5）晚期可导致肝硬化，有脾大、腹水等表现。

（三）诊断与鉴别诊断

1.肝血吸虫病

两者声像图均表现为肝内回声增粗、增多及网格状回声改变，但肝血吸虫病一般不会有肝内小胆管间断的等号状扩张以及胆囊及扩张的胆总管内成虫的细管状高回声。结合流行病学、临床表现及实验室检查，一般不难鉴别。

2.病毒性肝炎

病毒性肝炎与肝吸虫病临床表现相似，但前者消化道症状如食欲缺乏、厌油、恶心、腹胀等均较后者明显。急性肝炎可表现为肝脏增大、肝实质回声减低，肝内管道结构回声增强，胆囊壁水肿、增厚，胆囊腔缩小，但无肝吸虫病肝内胆管的等号状扩张及胆囊腔内成虫的细管状高回声。

3.肝硬化

肝吸虫病晚期可引起肝硬化，其表现与胆汁淤积性肝硬化相同，主要依靠病史及实验室检查加以鉴别。

七、肝豆状核变性

（一）病理与临床概要

肝豆状核变性又称 Wilson 病，是一种常染色体隐性遗传性疾病，铜代谢障碍引起过多的铜沉积在脑、肝脏、角膜、肾等部位，引起肝硬化、脑变性病变等。主要表现为进行性加剧的肢体震颤、肌强直、构音障碍、精神症状、肝硬化及角膜色素环等。多数在儿童、青少年或青年起病。本病起病隐匿，病程进展缓慢。以肝脏为首发表现者，可有急性或慢性肝炎、肝脾大、肝硬化、脾亢、腹水等表现，易误诊为其他肝病。铜过多沉积在肝脏，早期引起肝脏脂肪浸润，铜颗粒沉着呈不规则分布的岛状及溶酶体改变，继而发生肝实质坏死、软化及纤维组织增生，导致结节性肝硬化。

实验室检查的特征性改变为尿铜量增多和血清铜蓝蛋白降低，肝组织含铜量异常增高，血清铜氧化酶活性降低。

（二）超声表现

（1）早期肝脏大小、形态正常，包膜光滑，随疾病进展肝脏缩小，包膜增厚、不光滑。

（2）早期肝实质回声增粗、增强，分布不均匀，可呈强弱不等短线状或密布弧线状、树枝状回声。

（3）晚期为结节性肝硬化表现，肝实质回声不均，呈结节状改变，肝内血管显示不清，肝静脉变细、走行失常（图 14-20），门静脉频谱形态异常，肝门静脉、脾静脉扩张，血流速度减慢，肝门静脉高压声像（如附脐静脉重开）、腹水等。

（三）诊断与鉴别诊断

本病主要与急慢性肝炎、肝炎后肝硬化鉴别，主要依靠病史及实验室检查。

八、肝糖原累积病

肝糖原累积病是一组罕见的隐性遗传性疾病。本病特点为糖中间代谢紊乱，由于肝脏、肌肉、脑等组织中某些糖原分解和合成酶的缺乏致糖原沉积在肝脏、肌肉、心肌、肾等组织内,引起肝脾大、血糖偏低、血脂过高等症状,多发生于幼儿和儿童期。病理:光镜下见肝细胞弥漫性疏松变性,汇管区炎症细胞浸润,少量库普弗细胞增生肥大;电镜下肝细胞胞质内见大量糖原堆积及大小不等的脂滴,线粒体有浓聚现象,内质网等细胞器数量减少且有边聚现象。临床上可触及增大的肝脏表面平滑,质地较硬而无压痛。

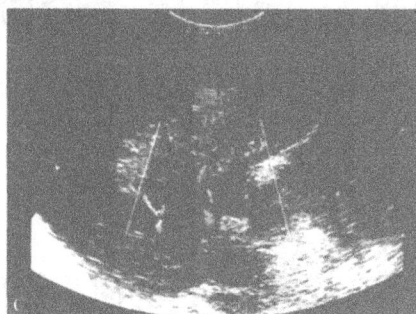

图 14-20 肝豆状核变性

二维超声显示右肝萎缩,肝表面凹凸不平,肝实质回声增粗,分布不均匀,可见散
在分布等回声小结节,部分向肝外突出,边界不清,肝内血管显示不清,肝前间隙
见大片液性暗区;CDFI 显示结节边缘可见短条状血流,内部无明显血流信号

超声表现:肝脏明显增大,表面光滑,肝实质回声增密、增强,后方无明显衰减。由于声像图表现无特异性,诊断时需结合临床,确诊依靠肝穿刺活检。

九、肝淀粉样变性

淀粉样变性是一种由淀粉样物质在组织细胞中沉积引起的代谢性疾病,主要累及心、肝、肾及胃肠道等器官。该病常见于中老年人,症状、体征缺乏特异性,临床上较少见而易被误诊。确诊后也常因无特异治疗方法,患者最终死于继发感染或心、肾衰竭。

肝脏受累者表现为淀粉样蛋白物质在肝窦周围间隙、间质或肝小叶中央及汇管区大量沉积,肝细胞受压萎缩。肝质地坚韧而有弹性。切面呈半透明蜡样光泽。临床表现:肝脏明显增大,表面光滑,压痛不明显。肝功能除碱性磷酸酶明显升高外,其余受损较轻。

超声表现:肝脏明显增大,表面光滑,肝脏回声密实,分布均匀(图 14-21)或不均匀,脾脏亦可增大。本病声像图无特异性改变,唯一确诊方法为肝穿刺活检。

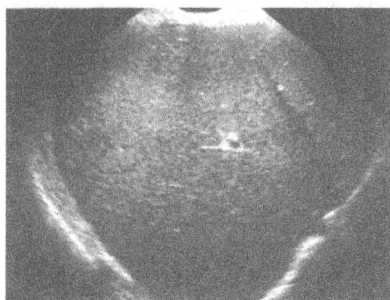

图 14-21 肝淀粉样变

二维超声显示肝明显增大,肝实质回声密集,分布均匀,后段回声无明显衰减

(林莉丽)

第十五章

胆道疾病的超声诊断

第一节　胆囊结石的超声诊断

一、病理与临床

胆囊结石有胆固醇结石、胆色素结石和混合性结石,在我国胆囊结石患者中以胆固醇结石最多见。胆囊结石可合并胆囊炎,且两者互为因果,部分患者最终导致胆囊缩小,囊壁增厚,腔内可充满结石。

胆囊结石患者可有右上腹不适、厌油腻等症状。结石嵌顿于胆囊管内时,可导致右上腹绞痛、发热等症状。胆绞痛是胆囊结石的典型症状,可突然发作又突然消失,疼痛开始于右上腹部,放射至后背和右肩胛下角,每次发作可持续数分钟或数小时。部分患者疼痛发作伴高热和轻度黄疸。疼痛间歇期有厌油食、腹胀、消化不良、上腹部烧灼感、呕吐等症状。查体可见右上腹部有压痛,有时可扪到充满结石的胆囊。胆囊结石超声显示率90%以上,诊断价值较大,是首选的检查方法。

二、声像图表现

胆囊内可见一个或多个团块状强回声,后方伴有声影,可随体位变化而移位。当结石较大时,常只能显示结石表面形成的弧形强回声,内部结构难以显示。多个结石紧密堆积时,有时不能明确显示结石数量及每个结石的具体大小(图 15-1)。

(一)泥沙样结石

泥沙样结石可见多个细小强回声堆积,形成沉积于胆囊后壁的带状强回声,后方伴有声影,随体位改变而移动。

(二)充满型结石

胆囊内呈弧形强回声带,后伴声影,无回声囊腔不显示,强回声带前方有时可显示胆囊壁,后方结构则完全被声影所掩盖(图 15-2)。

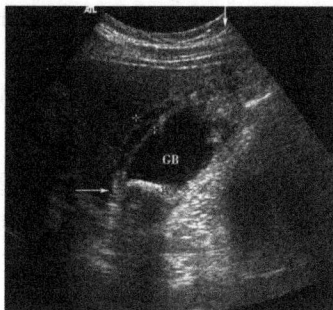

图 15-1 胆囊结石声像图（一）

超声显示胆囊腔内见弧形强回声，后方伴声影。箭头：胆囊结石，GB：胆囊

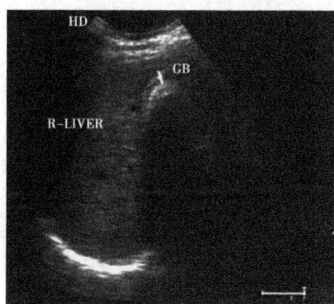

图 15-2 胆囊结石声像图（二）

超声显示胆囊腔的无回声，可见弧形强回声，后方伴声影，
箭头：胆囊结石，GB：胆囊，R-LI VER：右肝

三、鉴别诊断

典型的胆囊结石超声诊断一般不困难。对于胆囊颈部的结石，由于缺少胆汁的衬托，使其结石强回声不明显，仅表现为胆囊肿大或颈部声影，超声必须认真仔细地检查，变换体位，如坐立位、胸膝位等，才能发现结石，并进行正确诊断。

(一)泥沙样结石需与浓缩淤积的胆汁或炎性沉积物相鉴别

泥沙样结石回声强，声影明显，随体位移动速度较快。

(二)充满型结石需与肠腔内积气相鉴别

结石后方为明显声影而非气体后方的彗星尾征，且肠腔内气体形态随时间而变化。

（林莉丽）

第二节 胆囊炎的超声诊断

一、急性胆囊炎

(一)病理与临床

胆囊受细菌或病毒感染引起的胆囊肿大，胆囊壁增厚、水肿。急性胆囊炎是常见的急腹症之一,细菌感染、胆石梗阻、缺血和胰液反流是本病的主要病因。临床症状主要是右上腹部持续性疼痛,伴阵发性加剧,并有右上腹压痛和肌紧张,深压胆囊区同时让患者深吸气,可有触痛反应,即墨菲(Murphy)征阳性。右肋缘下可扪及肿大的胆囊,重症感染时可有轻度黄疸。

(二)声像图表现

胆囊体积增大,横径>4 cm,张力高,胆囊壁增厚>3 mm,呈"双边征"(图 15-3);胆囊腔内常探及结石回声,结石可于胆囊颈部或胆囊管处;胆囊内可见胆汁淤积形成的弥漫细点状低回声。胆囊收缩功能差或丧失。发生胆囊穿孔时可显示胆囊壁的局部膨出或缺损及周围的局限性积液。

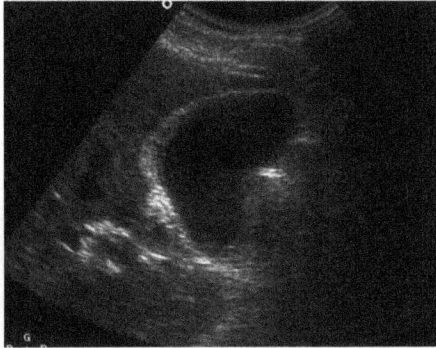

图 15-3　急性胆囊炎声像图
超声显示胆囊肿大,胆囊壁增厚

(三)鉴别诊断

对于胆囊炎,首先应寻找产生胆囊炎的原因,超声可以帮助检查是否有胆囊结石、胆囊梗阻、胆管梗阻、胆总管囊状扩张症等,以明确病因,便于诊断。胆囊增大也可见于脱水、长期禁食或低脂饮食、静脉高营养等患者,根据病史,必要时行脂餐试验可鉴别。此外,有肝硬化低蛋白血症和某些急性肝炎、肾功能不全、心功能不全等全身性疾病患者,也有胆囊壁均匀性增厚,但无胆囊增大,超声墨菲征阴性,结合病史与临床表现易与急性胆囊炎相鉴别。

二、慢性胆囊炎

(一)病理与临床

慢性胆囊炎临床症状包括右上腹不适、消化不良、厌油腻,也可无自觉症状。慢性胆囊炎的临床表现多不典型,亦不明显,但大多数患者有胆绞痛史,可有腹胀、嗳气和厌食油腻等消化不良症状。有的常感右肩胛下、右季肋或右腰等处隐痛。患者右上腹肋缘下有轻压痛或压之不适感。十二指肠引流检查,胆囊胆汁内可有脓细胞。口服或静脉胆囊造影不显影或收缩功能差,或伴有结石影。

(二)声像图表现

慢性胆囊炎的早期,胆囊的大小、形态和收缩功能多无明显异常,有时可见胆囊壁稍增厚,欠光滑,超声一般不作出诊断。慢性胆囊炎后期胆囊腔可明显缩小(图 15-4),病情较重时胆囊壁毛糙增厚,不光滑;严重者胆囊萎缩,胆囊无回声囊腔完全消失。胆囊萎缩不合并结石者难以与周围肠管等结构相区别,导致胆囊定位困难;合并结石者仅见强回声伴后方声影。胆囊功能受损严重时,胆总管可轻度扩张。

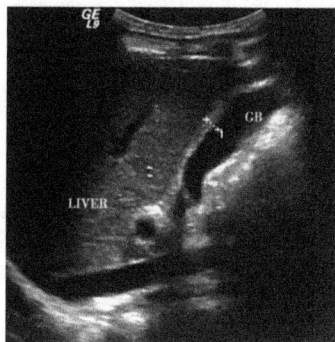

图 15-4　慢性胆囊炎声像图

胆囊体积小,壁增厚毛糙

(三)鉴别诊断

胆囊明显萎缩时需与先天性无胆囊相鉴别:慢性胆囊炎致无回声囊腔完全消失,特别是不合并胆囊结石或结石声影不明显时,易与周围肠管内气体形成的强回声混淆,以致难以辨认出胆囊的轮廓。因此先天性无胆囊患者可能被误诊为慢性胆囊炎,此时应结合病史和临床表现,多切面探查,或动态观察等方法仔细加以鉴别,减少误诊率。

(林莉丽)

第十六章

胰腺疾病的超声诊断

第一节　胰腺炎的超声诊断

一、急性胰腺炎

(一)流行病学及病因

急性胰腺炎(acute pancreatitis,AP)是胰酶对胰腺组织自身消化导致胰腺腺泡细胞的损伤,同时伴有局部或全身的炎症反应。严重程度可以从轻度水肿到胰周坏死感染,甚至可以导致多器官功能衰竭综合征。组织病理学上,急性胰腺炎分为急性水肿型胰腺炎和急性出血坏死型胰腺炎,前者居多,以间质充血、水肿和炎细胞浸润为主,而后者以胰腺实质坏死、血管损害、脂肪坏死为主伴炎细胞浸润。AP病因很多,主要发病因素为胆道疾病,尤其是胆道结石。文献报道急性胆源性胰腺炎发病率占AP的15%～50%,在我国占AP的60%以上。此外,感染、药物、酒精、手术及创伤、肿瘤、自身免疫因素、代谢、妊娠、遗传、特发性等也占一定比例。

(二)临床表现

AP的临床表现与其病情严重程度相关。以腹痛、发热、恶心、呕吐等多见,急性胆源性胰腺炎还可伴随黄疸,当出现胰腺假性囊肿或胰腺脓肿时可扪及腹部包块。Grey-Tuner征(双侧或者单侧腰部皮肤出现蓝-绿-棕色大片不规则瘀斑)和Cullen征(脐周围皮肤青紫及两侧肋腹皮肤灰蓝色)少见。临床上将AP分为轻型胰腺炎和重症胰腺炎。前者可有极其轻微的脏器功能紊乱,但无严重腹膜炎和代谢功能紊乱,临床恢复快。后者则可出现脏器功能衰竭、代谢紊乱或合并胰腺坏死、脓肿、假性囊肿等并发症。因此,在临床上需要特别加以甄别。10%～25%的AP患者会并发假性囊肿,其中多数自行消退,持续存在者有导致感染、脓肿形成、胰瘘、假性动脉瘤、静脉血栓等可能性。

实验室检查约90%的急性胰腺炎血清淀粉酶升高,超过正常值5倍时,即可确诊为急性胰腺炎。起病后6～12小时内血淀粉酶迅速升高,3～5天恢复到正常。尿淀粉酶升高较晚,在病后的12～24小时升高,持续时间较长,一般为1～2周,适用于起病后较长时间未确诊者。检测血清淀粉酶是诊断急性胰腺炎最常用和最快捷、简便的方法之一。在急性胰腺炎起病后24～72小时血清脂肪酶开始上升,持续5～10天,对起病时间较长者适用。有研究发现,C反应蛋白、白细胞计数、血清中降钙素和白细胞介素-4 可能是胰腺坏死感染的标志,能更早地反映疾病的严重程度。

(三)超声表现

1.体积

胰腺弥散性肿大,以前后径增大为著。

2.边界

轻型炎症时,胰腺边缘整齐,形态规则,重型时边缘不整齐,形态不规则,与周围组织分界不清。

3.实质回声

胰腺回声减低。水肿型胰腺炎实质回声呈均匀的低回声,但也有实质回声略高于正常的病例。出血坏死型胰腺炎实质回声明显不均匀,呈低回声和高回声相间的混合回声,内部可见片状无回声。

4.胰管

胰管轻度扩张或不扩张,当胰液外漏时扩张胰管可消失或减轻。

5.积液

胰腺炎时可合并积液,超声表现胰周、小网膜囊、肾前旁间隙的无回声,有时腹腔、盆腔甚至胸腔可见积液。

6.胰周

胰腺周围病变发生比例较高,超声表现为病变处见低回声,边界不清,主要见于胰腺腹侧、背侧,双肾旁间隙或肾周围,胰腺后方血管周围等。

7.假性囊肿

急性胰腺炎发病 2～4 周后可在胰腺内或周边形成胰腺假性囊肿,圆形或类圆形,边界较清楚,囊壁多数光滑,少数可厚薄不均、可见分隔或钙化,后方回声增强。

8.非典型者

不典型的急性胰腺炎表现为胰腺无肿大,仅腺体内局部回声减低,多见于胰头和胰尾,胰周组织回声减低,模糊不清。有时合并炎症的并发症如胰腺脓肿等,表现为胰腺正常结构消失,内部呈不均匀的混合回声。

9.血管的改变

重症胰腺炎还可以出现血管的并发症。炎症可直接侵蚀脾血管,血管内膜受损,管壁增厚,管腔狭窄,严重者可引起脾静脉血栓形成或闭塞。表现为脾静脉增宽,内见低回声,血流充盈缺损,提示脾静脉血栓形成,或胰腺后方未见脾静脉管腔及血流显示,提示脾静脉闭塞,胰腺周围和脾门区可见蜂窝状迂曲的管状结构,为五彩花色血流,提示侧支循环形成。胰腺炎还可以引起脾动脉病变,其原因可能为:炎症直接侵蚀脾动脉;胰液在自我消化过程中侵蚀脾动脉;胰腺炎时脾动脉内血液因高浓度胰蛋白酶大量释放而处于高凝状态导致血栓形成。表现为脾动脉内可见低回声,血流充盈缺损。假性脾动脉瘤表现为脾动脉旁类圆形无回声区,CDFI 内部血流呈涡流,与脾动脉相通。

(四)超声造影表现

1.急性水肿型胰腺炎

超声造影后,胰腺与周围组织分界尚清晰,实质回声增强,未见明显无灌注区。

2.急性出血坏死型胰腺炎

超声造影表现为胰腺实质呈不均匀增强,可见散在灶状或片状不规则无增强区,胰腺与周围组织界限不清,表面不光滑呈毛刺状。胰周及腹膜后炎性改变及并发症,如胰周、肾旁前(后)间隙、肾周间隙积液,胰腺内或胰周假性囊肿等在超声造影表现为组织的无灌注或低灌注区。

超声造影显著提高了急性胰腺炎坏死灶的检出率。在急性胰腺炎严重度评价上也具有很高的临床价值。超声造影技术通过观察感兴趣区域内造影剂灌注的有无、强弱来判断该区域血流灌注情况,以此来区别胰腺有无坏死及坏死的程度。

(五)报告内容及注意事项

急性胰腺炎的报告包括胰腺体积、形态变化,回声的改变,胰管是否扩张,胰腺与周边组织分界是否模糊,胰周是否有积液,腹腔、胸腔是否有积液。有无假性囊肿及血管受侵等情况。

超声造影应重点描述胰腺实质增强是否均匀,是否可见无增强坏死区。超声造影还可以评价急性胰腺炎的严重程度,对急性胰腺炎的分级有重要的临床意义。是否合并无增强的假性囊肿。

还应注意胰腺炎的病因,如胆道结石等。更要注意是否有合并胰腺肿瘤的可能。年轻患者应注意是否存在胰管、胆管合流异常,胰管交界汇合处狭窄或受压可导致胰液通道梗阻,胆汁反流,引起胰腺炎。

(六)鉴别诊断

有明显声像图改变的病例,结合临床表现和血清淀粉酶、脂肪酶检查,超声可明确诊断。超声检查应注意对轻型和重型胰腺炎的鉴别诊断。轻型者胰腺常呈轻中度弥散性肿大,胰腺边缘清晰,呈均匀低回声,胰周积液少见或少量。重型者胰腺常呈严重弥漫肿大,边缘不整、模糊不清,内部回声不均匀,胰周积液多见,胸腔积液、腹水多见,肠麻痹、积气多见。

非典型胰腺炎要注意与胰腺癌的鉴别。胰腺炎病灶后方回声增强,主要原因是炎症导致的胰腺水肿或出血坏死使肿块的透声性增强,而胰腺癌的肿块后方多为回声衰减现象。胰头部局限性炎性肿块和胰头癌均可引起胰管和胆总管扩张,前者胰管呈轻中度不规则扩张,并贯穿肿块,胆总管及肝内胆管扩张不明显或仅有轻度扩张,常与胆道慢性炎症、胆石症或胰管结石并存,而胰头癌常早期侵犯压迫胆总管致肝内外胆管明显扩张,少有管壁增厚及钙化表现,胆总管下端截断或显示不规则性狭窄,肿块内见不到扩张的胰管。

假性囊肿出现时要与囊性肿瘤相鉴别。

二、慢性胰腺炎

(一)流行病学及病因

慢性胰腺炎是由于各种原因导致的胰腺局部、节段性或弥散性的慢性进行性损害,导致胰腺实质和组织和/或功能不可逆的损害,造成胰腺腺泡萎缩,胰腺纤维化、钙化、导管内结石、胰腺假性囊肿,可有不同程度的胰腺内外分泌功能障碍。其主要病理特征为间质纤维化和慢性炎细胞浸润,间质中的血管无明显破坏和增生。目前认为 CP 是胰腺癌的一个危险因素。根据病因不同,CP 分为酒精性胰腺炎、胆源性胰腺炎、热带性胰腺炎、遗传性胰腺炎、自身免疫性胰腺炎和特发性胰腺炎等。CP 在全球不同地区发病率差异较大。西方的患病率为(10~15)/10 万,发病率为每年(4~7)/10 万。

（二）临床表现

因病因不同，临床表现也不同，常见表现为腹痛和/或消化不良。典型者为餐后上腹痛，并可放射至左腰背部，向前屈曲位能减轻。腹痛还与酒精、药物依赖和心理等有关。腹痛原因复杂，目前确切机制尚不明确，可能与胰管或胰腺实质内压力增加、神经周围炎症、缺血、组织坏死、负反馈功能下降等有关，如若合并假性囊肿、十二指肠梗阻或胰管梗阻（狭窄、结石或继发肿瘤）等，腹痛会进一步加重。胰腺脂肪酶水平下降 90% 以上时会有脂肪泻、脂溶性维生素和维生素 B_{12} 缺乏及体重下降等。

当胰腺外分泌功能受损时，患者表现为腹胀、脂肪泻、吸收不良及消瘦等症状。内分泌功能受损时，患者会出现糖尿病。相关的实验室检查包括血、尿淀粉酶测定、胰功肽试验、苯甲酰酪氨酰对氨基苯甲酸试验、糖耐量试验、胰高血糖素测定等。CP 急性发作时，血淀粉酶、尿淀粉酶浓度可一过性升高。内分泌功能受损时，胰高血糖素升高，血糖升高。

（三）超声表现

1.体积

慢性胰腺炎时，胰腺体积多数缩小，少数可以正常或增大（弥散性增大或局限性增大），形态僵硬，边缘不规则。

2.回声

内部回声粗糙，多数回声增高，有时可以回声减低，内部可见实质钙化或胰管结石的斑点状强回声，是慢性胰腺炎的重要诊断指标。

3.胰管

主胰管可以不均匀扩张，直径≥3 mm，粗细不均，典型者呈"串珠样"改变，管壁增厚毛糙，回声增强。钙化型胰腺炎常伴胰管内结石，胰管扩张较明显，梗阻型以轻中度扩张较常见。

4.假性囊肿

部分病例合并假性囊肿，可发生在胰腺内和胰周，圆形或类圆形，边界较清楚，囊壁较厚不规则，囊内可见点状回声。

5.肿块型

胰腺局部肿大，呈假肿物样低回声，形态多不规则，内部回声粗糙，可见斑点状强回声，回声可与胰腺其他部位回声相近。

（四）超声造影表现

肿块型慢性胰腺炎，常规超声表现为胰腺的局限性增大伴有不规则低回声团块。这与胰腺癌不易鉴别，而超声造影可以对两者进行鉴别诊断。肿块型胰腺炎超声造影早期表现为局灶性增强，与周围实质增强程度相似；后期廓清时间也与胰腺实质一致。这是因为，肿块型胰腺炎病灶内可有不同程度的间质纤维化和炎症细胞浸润，但病灶内微血管属于正常的组织血管，且未受破坏，其数量和分布与正常胰腺实质大致相同，所以病灶的增强多与正常胰腺组织同时增强，且增强程度无明显差别。胰腺癌超声造影多表现为增强强度低于胰腺实质的低增强病灶，造影剂廓清时间早于胰腺实质。

（五）报告内容及注意事项

慢性胰腺炎的超声报告包括：胰腺体积、形态变化，内部回声是否粗糙，是否有实质钙化和胰管结石，主胰管是否扩张，是否有假性囊肿。

超声造影应重点描述肿块型胰腺炎的肿块与胰腺实质是否同步增强，二者增强强度是否一致,廓清时间是否一致。

有时肿块型胰腺炎与胰腺癌鉴别困难,必要时需行超声引导下穿刺活检术。

(六)鉴别诊断

慢性胰腺炎的鉴别诊断主要为肿块型胰腺炎与胰腺癌鉴别:①前者胰管呈不规则串珠样扩张,胰管扩张及周围胰腺萎缩程度不如胰腺癌明显;②前者的肿块内多发无回声,为扩张的侧支胰管或小的假性囊肿;③前者可有胰管内结石或实质内钙化;④前者胆总管狭窄为渐进性,而后者多为突然截断。

三、自身免疫性胰腺炎

(一)流行病学及病因

自身免疫性胰腺炎(aimmune pancreatitis,AIP)是由自身免疫介导、以胰腺肿大和胰管不规则狭窄为特征的一种特殊类型的慢性胰腺炎。病理表现为胰管周围淋巴细胞和浆细胞浸润、小叶间纤维化显著的慢性炎症,免疫组化有大量 IgG4 阳性细胞浸润,常伴有胰腺及周围闭塞性静脉炎。目前认为 AIP 是 IgG4 相关系统性疾病在胰腺的表现,胰腺外的其他器官也可以受累,如干燥综合征、原发性硬化性胆管炎、原发性胆汁性肝硬化等。

AIP 多见于男性,男女比例约 2∶1。发病年龄范围较大,多发生在 40~70 岁人群。日本报道的患病率为 0.82/10 万,占慢性胰腺炎的 2%~6%。AIP 的病因及发病机制尚不明确。AIP 患者血清中可检测到多种异常抗原抗体及升高的 γ-球蛋白,以及激素治疗对本病有效,提示自身免疫在 AIP 发病中有重要作用。也有人提出幽门螺杆菌参与激活 AIP 自身免疫过程。研究认为自身免疫性胰腺炎为一种 IgG4 相关的系统性疾病,2 型 T 辅助细胞和 T 调节细胞介导了大部分自身免疫性胰腺炎的免疫反应。IgG 及 IgG4 水平升高、多种自身抗体阳性及激素治疗有效反映了 AIP 发病的免疫机制。

(二)临床表现

自身免疫性胰腺炎临床表现比较复杂,可以表现为急性、慢性胰腺炎的症状,包括梗阻性黄疸、不同程度的腹痛、后背痛、乏力、体重下降、脂肪泻等,40%~90% 的患者可以表现为胰腺外其他器官的症状,如泪腺唾液腺受累症状、胆管炎、胆囊炎、纵隔或腹腔淋巴结肿大、间质性肾炎、肺间质性纤维化、腹膜后纤维化、硬化性肠系膜炎、炎性肠病等,其中梗阻性黄疸可发生于 2/3 的患者。也有约 15% 的患者无临床症状。50%~70% 的患者合并糖尿病或糖耐量异常。实验室检查 γ-球蛋白及 IgG4 常明显升高,血清淀粉酶及脂肪酶轻度升高,CA19-9 一般不高,当 AIP 累及胆总管或合并胆管炎时,胆红素及转氨酶可相应升高。

(三)超声表现

AIP 超声影像学表现分为弥散型(约占 70%)和局部型(约占 30%)。

(1)胰腺形态弥散型 AIP 呈弥散性肿大,典型表现为"腊肠样"改变。局灶型 AIP 表现为局灶性肿大,多位于胰头,可形态不规则、边界不清。

(2)胰腺回声弥散型 AIP 胰腺弥散性回声减低,回声增粗,内部可见纤维化样高回声斑点。局灶型 AIP 胰腺局部呈肿物样低回声,回声与胰腺实质相近,彩色多普勒内可见少许血流信号。

(3)主胰管弥散性变细或局限性狭窄,主胰管远端扩张;病变累及胆总管下段时,可出现局部陡然向心性狭窄,狭窄区较细长,胆管壁增厚,胆总管上段扩张及肝内胆管扩张。胰周可出现少量积液等。

(四)超声造影表现

弥散型 AIP 的超声造影表现为增强早期和晚期均为弥散性、中等强度的增强。局灶型 AIP 的超声造影多表现为肿物与胰腺实质同步增强、同步减退，且呈均匀增强。

(五)报告内容及注意事项

AIP 的超声报告包括：胰腺是否有弥散性或局灶性肿大，胰腺回声是否减低、增粗，内部是否可见高回声斑点，主胰管是否有弥散性变细或局限性狭窄，病变是否累及胆总管，胆总管壁是否增厚或陡然向心性狭窄，是否有远端扩张。

AIP 的超声造影应重点描述弥散型 AIP 是否为增强早期和晚期均为弥散性、中等强度的增强，局灶型 AIP 是否为病灶与胰腺实质同步增强、同步减退。

依据 AIP 的典型超声表现及超声造影同步增强同步减退的表现，同时结合血清 IgG4 升高、自身抗体阳性、伴其他器官相应病变及激素治疗效果良好等有助于 AIP 的诊断，但有时仍与胰腺癌鉴别困难，必要时需行超声引导或超声内镜引导下穿刺活检术。

(六)鉴别诊断

弥散型 AIP 通过弥散性"腊肠样"肿大、回声弥散性减低等表现，与胰腺癌鉴别较容易。局灶型 AIP 与胰腺癌鉴别较困难，胰腺癌多为蟹足样浸润生长、胰管突然截断、狭窄远端明显扩张、远端胰腺可以萎缩、肝转移灶、转移性淋巴结等。有文献报道局灶型 AIP 假肿物内的高回声斑点具有特异性，有助于鉴别 AIP 与胰腺癌，高回声斑点可能是诸多被压缩的小胰管形成。超声造影也有助于鉴别 AIP 与胰腺癌。AIP 的实验室检查(血清 IgG4 升高、自身抗体阳性)、其他器官相应病变及激素治疗效果良好均对鉴别二者有重要帮助。

四、嗜酸性胰腺炎

(一)流行病学及病因

原发性嗜酸性胰腺炎极罕见，特征为胰腺实质明显的嗜酸性粒细胞浸润。原发性嗜酸性胰腺炎全身表现有外周血嗜酸性粒细胞升高、血清 IgE 升高及其他器官的嗜酸性粒细胞浸润。胰腺可肿大、萎缩或出现纤维化，可出现嗜酸性静脉炎，病变可导致肿块形成或胆总管阻塞。病理学表现为胰腺组织内有大量以嗜酸性粒细胞为主的炎性细胞的浸润，同时伴有组织纤维化，弥散性胰管、腺泡和间质嗜酸性粒细胞浸润伴发嗜酸性动脉炎和静脉炎。胰腺假性囊肿可见局部高密度嗜酸性粒细胞的浸润。除原发性外，嗜酸性胰腺炎常见于寄生虫感染、胰腺肿瘤、胰腺移植排斥反应、对药物(如卡马西平)的高敏感性、中毒、牛奶过敏等。目前此病的发病机制尚不清楚，多数学者认为嗜酸性胰腺炎发病可能与机体变态反应有关。糖皮质激素治疗后，胰腺影像学和血清学异常可得到改善。

嗜酸性胰腺炎因其发病隐匿，目前多为个案报道，缺乏流行病学资料。各年龄段皆可发病，以中老年多见，男女比例为 2∶1，既往有过敏史、哮喘病史者易患。另外，若新生儿的母亲为血糖控制不佳的糖尿病患者，该新生儿的发病风险也高于其他人群。

(二)临床表现

嗜酸性胰腺炎临床表现主要取决于嗜酸性粒细胞的浸润部位。嗜酸性粒细胞可单独浸润胰腺，亦可同时合并胃肠道和全身其他脏器的浸润，包括心脏、皮肤、淋巴结等。由于胰腺的炎性肿胀可压迫和刺激胰腺包膜引起腹部疼痛，肿胀部位不同可诱发不同部位的疼痛，以右侧较多见，可向后背放射。胰头部位的肿胀还可影响胆汁和胰酶的排泄，部分患者甚至可诱发嗜酸性胰腺炎急性发作。持续的炎性反应还可引起胰胆管损伤等,部分患者可出现黄疸、瘙痒、消化不良等症状。少部分患者还有复发恶心、呕吐等症状,严重者出现心脏和呼吸道嗜酸性粒细胞浸润,可导致死亡。

(三)超声表现

胰腺可以弥散性肿大或局限性肿大(以胰头肿大多见),回声减低,可伴胰周少量渗出。胰管全部或局部狭窄,可伴远端胰管扩张,也可出现胆管狭窄伴远端扩张。少数病例可见胰腺假性囊肿。

(四)超声造影表现

弥散型嗜酸性胰腺炎的超声造影表现为弥散性、中等强度的增强。局灶型嗜酸性胰腺炎的超声造影多表现为肿物与胰腺实质同步增强、同步减退,且呈均匀增强。

(五)报告内容及注意事项

嗜酸性胰腺炎超声报告包括:胰腺是否弥散性或局灶性肿大,回声是否减低,胰周是否有渗出,主胰管和胆总管是否有狭窄及远端扩张。

超声造影应重点描述是否为同步增强、同步减退及增强强度。

嗜酸性胰腺炎的超声表现不具有特异性,与其他类型的胰腺炎表现不易鉴别。内镜逆行胰胆管造影在嗜酸性胰腺炎的诊断中占有较重要的地位,超声内镜行组织穿刺可进行诊断。

(六)鉴别诊断

主要与胰腺癌和自身免疫性胰腺炎鉴别。三者的临床症状和影像学表现较为相似。多数嗜酸性胰腺炎出现嗜酸性粒细胞增多、免疫球蛋白 IgE 升高,有过敏和哮喘病史、糖皮质激素治疗有效;自身免疫性胰腺炎多出现血清 IgG4 升高,自身抗体阳性等。另外肿瘤标记物、ERCP 检查等也有助于三者的鉴别诊断。病理组织学活检是三者诊断的金标准。

五、胰腺脓肿

(一)流行病学及病因

胰腺脓肿指来自腹腔内邻近胰腺部位的脓液积聚,可来源于胰腺局限性坏死液化继发感染,也可来自胰腺假性囊肿继发感染,是重症急性胰腺炎的严重并发症之一,通常在胰腺炎发病 4～6 周后形成,在重症急性胰腺炎中的发病率大约为 5%,国外报道胰腺脓肿的死亡率为 14%～54%,国内报道 12.2%～25%。脓肿好发于胰体和胰尾部,可为单腔或多腔,小者直径数厘米,大者可达 30 cm,可并发膈下脓肿、小网膜积脓和结肠坏死。传统治疗方法有经皮穿刺引流、外科手术等。

(二)临床表现

感染征象是常见的临床表现,急性胰腺炎患者若出现败血症表现,应高度警惕胰腺脓肿。胰腺脓肿可呈隐匿性或暴发性表现。患者原有症状、体征发生改变和加剧,表现为持续性心动过速、呼吸加快、肠麻痹、腹痛加剧,伴腰背部疼痛,外周血白细胞升高,患者有全身中毒症状,体温逐步上升,偶有胃肠道症状(恶心、呕吐及食欲缺乏等)。少数会出现糖尿病症状。上腹部或全腹压痛,脓肿较大时可触及包块。1/3～2/3 的患者可出现血清淀粉酶升高。可有肝功能损害,血清转氨酶和碱性磷酸酶升高。40%～48% 的患者可出现肾功能损害,血清尿素酶及肌酐增高。35% 患者有肺炎、肺不张、胸膜炎等表现。

(三)超声表现

脓肿前期，所累及的胰腺区域回声增强、增粗、不均，轮廓不清。继而转为急性期，脓肿边界模糊，中心有液性暗区。进入慢性期后，脓肿成熟，表现为胰腺周围或胰腺内无回声，边界不清，囊壁增厚不规则，无回声内可见随体位改变而浮动的点状回声，透声较差。脓肿中检出强回声气体时有特异性诊断价值，是产气菌感染的表现。彩色多普勒显示囊壁可见血流，内部脓液无血流信号。

(四)超声造影表现

多数胰腺脓肿表现为动脉期有环状厚壁高增强，囊壁不规则，内部为无增强的液化脓腔，也可表现为蜂窝状增强，内可见多处液化无增强区。

(五)报告内容及注意事项

胰腺脓肿的超声报告应包括脓肿形态、回声，内部是否有液化区，是否有不规则厚壁，彩色多普勒内部是否有血流，囊壁血流情况。

超声造影报告应包括是否有环状厚壁高增强或蜂窝状增强，内部是否有无增强的液化脓腔。

超声对胰腺脓肿的检出率约为70%，有时不易鉴别胰腺脓肿、积液或假性囊肿，超声引导下脓肿穿刺、细菌培养有助于诊断，手术能明确诊断。

(六)鉴别诊断

胰腺脓肿应与胰腺假性囊肿鉴别，前者有脓肿前期至脓肿形成期的病程变化过程，脓肿形成后可见不规则厚壁，边界不清，内为无回声，透声差，有时内可见气体样回声，患者有发热、全身中毒症状、败血症等表现。假性囊肿多数边界较清楚，囊壁多数光滑，少数可厚薄不均、可见分隔或钙化，患者有急性胰腺炎病史。

（林莉丽）

第二节 胰腺肿瘤的超声诊断

一、胰腺浆液性囊性肿瘤

(一)流行病学及病因

浆液性囊性肿瘤(serous cystic neoplasm，SCN)通常发生于50～60岁女性，最常见的是浆液性囊腺瘤(serous cystadenoma，SCA)，多孤立发生，约占胰腺囊性病变的20%；在 Von Hippel-Lindau(VHL)患者中，病变呈多灶性。多数浆液性囊性肿瘤为微囊型浆液性腺瘤，其他少见病变有大囊型、实体型、VHL 相关型等。大囊型浆液性囊性肿瘤通常位于胰头部，男性多见。研究表明，少于5%的 SCA 有局部浸润性，侵袭周围组织或血管，或直接延伸到胰周淋巴结；极少数病例可发生转移，表现为浆液性囊腺癌。

(二)临床表现

SCA 多见于胰腺体尾部，其大小差异较大，多为偶然发现，通常零星发生，增长缓慢。患者以腹部包块、腹胀或非特异疼痛为主要症状。症状随肿瘤增大逐渐加重，餐后为著，服药无缓解。即使肿瘤很大，SCA 通常也是非浸润性的，挤压而不是侵犯邻近结构，因此，胆道梗阻是

SCA 的罕见并发症。

（三）超声表现

典型微囊型 SCA 可表现为分叶状囊性肿物,呈多房或蜂窝状无回声,囊壁及分隔薄,囊腔小（<2 cm),囊内分隔向心性分布,部分病例肿块中央可探及实性回声的中央瘢痕区和钙化。彩色多普勒可探及显示囊壁、分隔及中央瘢痕内的血管分布。

胰体部囊性占位,边界清晰,呈分叶状,内可见纤细分隔。

极度微囊化的 SCA 少见,超声难以分辨其小的囊腔,二维超声类似于实体肿块的高回声或低回声病灶,边界清,透声好,瘤体后方回声增强;彩色多普勒可探及较丰富的血流信号。

大囊型浆液性囊性肿瘤胰头部多见,囊腔直径一般大于 2 cm,数量有限,也可呈单室型。

浆液性囊腺癌,临床少见,多表现为类实性血供丰富的占位,与微囊型 SCA 相似,但可转移到胃和肝或出现周围组织的浸润。

（四）超声造影表现

SCA 超声造影增强水平与胰腺实质接近,造影剂到达肿瘤后囊性结构显示更加清晰,囊壁及囊内分隔动脉期呈蜂窝状高增强,囊壁薄,几乎无乳头状隆起,静脉期呈低增强。极度微囊化的 SCA 造影表现类似于血供丰富的实体病变。

（五）报告内容及注意事项

SCA 的超声报告包括病灶的位置,大小,是否有分隔,囊腔大小,囊壁及分隔是否增厚,内壁是否光滑,是否有乳头样突起,主胰管是否扩张,是否有周边浸润现象;彩色多普勒还可显示病灶内是否有血流信号,周边血管是否有受侵征象等内容。超声造影则应重点描述病灶的边界,囊壁是否光滑,壁上有无结节状增强,囊壁、分隔及乳头状突起的增强及减退方式。

超声检查是评估及随访胰腺囊性病灶的首选方法。典型微囊型 SCA 的特点是有一个中央纤维瘢痕,这在 CT 和 MRI 中可以清楚地观察到。MRCP 能清晰地显示病变与胰管的关系。超声造影技术有时能比其他影像学检查更好地显示病变内的增强模式,观察到特征性的中央纤维瘢痕。多种影像学方法相结合更有助于判断病灶性质。

（六）鉴别诊断

1.SCA 需与其他胰腺囊性病变相鉴别

（1）黏液性囊性肿瘤:需与大囊型 SCA 相鉴别。前者患者女性为主,病变通常位于胰腺体尾部,内部结构复杂,透声差,有附壁乳头样结构。外围的蛋壳样钙化是特征性征象。

（2）胰腺假性囊肿:患者多有过胰腺炎、外伤史或手术史,囊液透声性好;囊内容物可因存在坏死组织碎片而变得回声杂乱,超声造影无增强。

（3）胰腺导管内乳头状黏液性肿瘤:患者以老年男性为主,病变声像图表现为多房囊性、囊性为主囊实性或者实性病变内见小囊腔,胰管明显扩张,病变与扩张胰管相连。

2.极度微囊型 SCA 需与以下疾病相鉴别

（1）神经内分泌肿瘤:二维超声中均表现为实体病变,超声造影、增强 CT 均表现为富血供病变,较难鉴别。MRI 和 MDCT 对其有较好的鉴别作用。此外对于功能性神经内分泌肿瘤,如胰岛细胞瘤、胃泌素瘤等,患者有高胰岛素、胃泌素相关的临床症状和血液检查表现,也可起到鉴别的作用。

（2）浆液性微囊型囊腺癌:多表现为血供丰富的类实性占位,但可转移到胃和肝或出现周围组织的浸润。

二、胰腺黏液性囊性肿瘤

(一)流行病学及病因

黏液性囊性肿瘤(mucinous cystic neoplasm,MCN)约 95% 见于女性,患者平均年龄 40~50 岁,约占所有胰腺囊性病变的 10%。WHO 胰腺肿瘤分类对 MCN 的定义为:囊性上皮性肿瘤,与胰腺导管系统不相通,可产生黏液,周围有卵巢样间质。MCN 覆盖从良性的黏液性囊腺瘤到黏液性囊性肿瘤伴相关浸润癌的系列病变,1/3 的 MCN 伴有浸润性癌。其恶性病变多为囊腺瘤恶变而来,恶变风险随体积增大而加大。肿瘤进展缓慢,恶变时间一般较长,与浸润性癌相关 MCN 患者通常比非侵袭性 MCN 患者大 5~10 岁。

(二)临床表现

MCN 的临床表现主要取决于肿瘤的大小,通常为无症状的"偶发瘤",多为胰腺体尾部大体圆形的囊性病变。MCN 很少有症状,当显著增大时可因压迫出现腹部疼痛或腹部不适等症状。

胰头部肿瘤相对少见,症状出现较早,可压迫消化道引起梗阻,压迫胆总管下段,出现肝大、胆囊肿大、梗阻性黄疸等。

胰腺黏液性囊腺癌可侵犯邻近器官组织,如胃、十二指肠、结肠等,引起相关症状。但肿瘤生长、浸润缓慢,远处脏器转移较晚。肿瘤预后与浸润性成分的位置密切相关。

(三)超声表现

MCN 可表现为类圆形或分叶状肿物,以囊性为主,整体回声较低,单腔或少腔(一般不大于 6 个囊腔),囊腔可因黏液或出血而透声性较差,呈现为不均质的低回声,囊壁厚薄不均,厚壁部分大于 2 mm,内壁欠平整,壁及分隔上可有钙化或乳头状突起。非均质的内部回声影响病变分隔及壁上突起结节的显示。彩色多普勒超声显示囊腺瘤囊壁、分隔及乳头状结构内可见少量动脉血流信号。

病变与胰管不相通,通常不会引起胰管扩张,部分患者可有胰管的轻度扩张。由于肿瘤多生长在体尾部,常不压迫胆管,肿瘤较大时才有胆道梗阻的表现。

一项关于 163 例手术切除胰腺黏液性肿瘤的研究表明,恶性病变者多直径大于 4 cm 或有乳头状突起。边界模糊,囊壁或分隔厚薄不均,囊内实性成分增多均为恶性病变的预测因素。此外,恶性病变可向邻近器官浸润性增长,引起周围淋巴结肿大。彩色多普勒超声显示实性成分血供较丰富,当肿瘤侵犯周围血管时,可出现相应的超声表现。

(四)超声造影表现

将黏液性肿瘤与非黏液性肿瘤相鉴别是诊断的重点,多数黏液性囊腺瘤/癌内部实质与周围胰腺组织同时均匀增强,内部均见囊性无增强区,动脉期增强程度等于或稍高于胰腺实质。囊腺瘤边界清晰,囊壁较厚,囊内分隔较薄,静脉期增强程度稍低于胰腺实质。囊腺癌边界模糊,囊壁较厚,囊内分隔亦较厚,壁上可见乳头状增强灶,增强消退较快,静脉期增强程度低于胰腺实质

(五)报告内容及注意事项

MCN 的超声报告包括病灶的位置,大小,内部有无分隔,囊壁及分隔是否增厚,内壁有无实性乳头样突起及其大小和形态,主胰管是否扩张,病灶与主胰管的关系,是否有周边浸润和周围淋巴结肿大等现象;彩色多普勒还可显示病灶囊壁、分隔及突起的血供情况,周边血管是否有受侵征象等。超声造影则应重点描述病灶的边界,囊壁是否光滑,壁上有无结节状增强,囊壁、分隔及乳头状突起的增强及减退方式。

超声检查是评估及随访胰腺囊性病灶的首选方法,但囊腔内部回声可因出血或囊液流失变得复杂,影响囊内分隔及乳头样突起的显示。增强 CT 及 MRI 能全面显示病灶,CT 检查能显示 MCN 特征性的外围蛋壳样钙化。内镜超声可以近距离观察胰腺占位复杂的内部结构,如分隔及囊内乳头样突起。MRCP 能清晰地显示病变与胰管的关系。超声造影技术可消除囊内黏液、凝血块、组织碎片的影响,对囊内分隔及乳头样突起的检出率明显优于灰阶超声,有时能比其他影像学检查更好地显示病变内的增强模式。多种影像学方法相结合更有助于准确判断病灶的性质。

此外,可行超声引导下囊肿穿刺、抽吸,囊液分析可以区分肿瘤是否产生黏蛋白、有无脱落的异型恶性肿瘤细胞、囊液淀粉酶和肿瘤标记物高低等。MCN 囊液黏度大、CEA 水平升高,可与多种疾病进行鉴别。

(六)鉴别诊断

MCN 有潜在恶性风险,即使病变生长缓慢且无临床症状也有手术指征,因此需与其他胰腺非黏液性囊性病变相鉴别。

(1)胰腺浆液性肿瘤:MCN 需与大囊型胰腺浆液性肿瘤相鉴别。大囊型胰腺浆液性肿瘤患者以男性多见,无 CEA 的升高;病变多位于胰头部,囊液透声性一般较好,囊壁薄且光滑,无明显乳头状突起。

(2)胰腺假性囊肿:患者多有过胰腺炎、外伤或手术史,囊壁无乳头状突起,囊液透声性好;囊内容物可因坏死组织碎片而回声杂乱,行超声造影检查内容物无增强。

(3)胰腺棘球蚴囊肿:棘球蚴囊肿以肝脏多见,也可出现在胰腺内,表现为囊壁回声增高、光滑,囊内可见囊砂或子囊,无乳头状突起。

(4)胰腺导管内乳头状黏液性肿瘤:患者多为老年男性,病变声像图表现为多房囊性、囊性为主囊实性或者实性内见小囊腔,胰管明显扩张,病变与扩张胰管相连。

(5)胰腺癌或胰腺神经内分泌肿瘤囊性变:病变表现复杂多样,可行超声引导囊液抽吸,检查囊液内是否有恶性脱落细胞、是否有黏蛋白、囊液 CA19-9、CEA 等指标的高低。

三、胰腺导管内乳头状黏液性肿瘤

(一)流行病学及病因

胰腺导管内乳头状黏液性肿瘤(intraductal papillary mucinous tumor or neoplasm of the pancreas,IPMT or IPMN)由世界卫生组织(World Health Organization,WHO)在 1996 年正式定义,这是一类自良性腺瘤到交界性肿瘤、原位癌、浸润性腺癌逐渐演变的疾病,其特点为胰腺导管上皮肿瘤伴或不伴乳头状突起并产生大量黏液造成主胰管和/或分支胰管的囊性扩张。其病灶主要位于胰管内,产生大量黏液并滞留于胰管内,十二指肠乳头开口扩大伴胶冻样物附着。IPMN 转移浸润倾向较低,手术切除率高,预后较好。

近年来,本病发生率逐年提高,据 Furuta K 的统计,IPMN 占临床诊断的胰腺肿瘤的 7.5%,占手术切除胰腺肿瘤的 16.3%。

IPMN 病变可累及胰管的一部分或整个胰管,位于胰头者占 60%,体尾者占 40%。在临床中分为分支胰管型(50%~60%)、主胰管型(40%~50%)及混合型。分支型 5 年癌变率约为 15%,而主胰管型者 5 年癌变率约为 60%。

(二)临床表现

IPMN 患者多为老年男性,可有程度不等的上腹不适等临床症状,部分病例还伴有或曾出现胰腺炎的症状,可能是稠厚的黏液部分或完全阻塞胰管造成的。这种慢性持续阻塞还会造成胰腺实质功能的破坏,从而出现糖尿病、脂肪泻等较严重的临床表现,多见于恶性 IPMN。IPMN患者还可能出现黄疸,这是因为恶性者可能出现胆管浸润及胆管梗阻,而良性者也可能由于大量黏液阻塞乳头部或形成胆管窦道而阻塞胆管。部分患者无明确临床症状,通常为肿瘤分泌黏液的功能尚不活跃和/或生长部位远离胰头。

(三)超声表现

IPMN 病灶均与扩张的胰管相连或位于其内,绝大多数胰管扩张明显,但不是所有病灶超声均能显示其与导管相连。病变可表现为:①呈多房囊性或囊性为主的囊实性病灶突向胰腺实质;②扩张胰管内见中等回声或低回声;③病灶呈中等回声或低回声,内见少许不规则无回声区。

超声显示病灶呈分叶状囊实性结构,病灶侵及的主导管(黄色箭头)及分支导管(蓝色箭头)均明显扩张,彩超显示囊壁及附壁结节上均探及略丰富血流信号,为混合型

彩色多普勒超声于恶性病灶内常可探及较丰富的血流信号,良性病灶内绝大多数难以探及血流信号。

经腹超声可显示胰腺内扩张的导管及其内或与其相连的囊性或囊实性病灶,为诊断及分型提供可靠的信息。主胰管宽度≥7 mm、病灶≥30 mm、有附壁结节均为恶性的预测因素。

根据影像学资料的 IPMN 分型在临床应用中尤为重要,通常认为主胰管型及混合型多为恶性,分支型恶性发生率较低(6%～51%),但当后者显示出一些可疑征象,如病灶直径>3 cm、附壁结节、主胰管直径>6 mm、细胞学检查阳性以及出现临床症状时应考虑恶性病变的可能。

(四)超声造影表现

附壁结节的判断目前仍是 IPMN 超声诊断中的难点,主要是一些小结节与黏液结节难以区分,超声造影可显示 IPMN 内的分隔和乳头状突起的强化,对壁结节超声造影的量化分析有助于其鉴别诊断。然而其可靠的诊断还需依据肿瘤与胰管相通,超声造影对一些病例也可更好地显示病灶与主胰管的关系。

(五)报告内容及注意事项

IPMN 的超声报告包括:病灶的位置,大小,内部有无实性乳头状突起,主胰管是否扩张,病灶与主胰管的关系,是否有周边浸润现象,彩色多普勒显示病灶内是否有血流信号,周边血管是否有受侵征象。

超声造影则应重点描述病灶的边界,囊壁是否规则,壁上有无结节状增强,病灶与主胰管的关系。

经腹超声和 CT 对于全面显示病灶有一定优势,但对于分支型的小囊性病灶和附壁结节的敏感性不及磁共振胰胆管显像(MRCP)和内镜超声;ERCP 虽然也是本病重要的诊断方法之一,但在部分病例中受黏液的干扰难以显示导管扩张及病灶全貌。因此,多种影像学方法相结合更有助于准确判断病灶的性质。

此外,IPMN 患者发生胰腺外肿瘤的比例较高(23.6%～32%),但与 IPMN 的良恶性无明显相关。因此,对 IPMN 患者应注意对其他脏器的全面检查。

(六)鉴别诊断

IPMN 的诊断需与胰腺黏液性囊腺性肿瘤相鉴别,二者均产生大量黏液,但后者常见于围绝

经期妇女,多位于胰腺体尾部,具有较厚包膜,内部有分隔,通常为大囊(>2 cm)或多囊状结构,壁及分隔上可见钙化或乳头状突起,很少与胰管相通连,囊腔可因黏液或出血而透声性较差,胰管无扩张或可见受压移位。

IPMN还需与慢性胰腺炎鉴别,因前者常伴有胰腺炎的症状,也会出现胰腺实质萎缩及导管扩张,易误诊为慢性胰腺炎。但慢性胰腺炎很少见到囊性占位以及囊性占位与胰管相通的现象,同时,慢性胰腺炎可见胰腺实质的钙化和/或胰管内结石。

四、胰腺实性假乳头状瘤

(一)流行病学及病因

胰腺实性假乳头状瘤(solid-pseudopapillary tumor or neoplasm of the pancreas,SPTP or SPN)自1959年由Frantz首次报道后,曾以胰腺乳头状囊性肿瘤、胰腺乳头状上皮肿瘤、胰腺实性乳头状上皮性肿瘤、囊实性腺泡细胞瘤等命名。为充分地描述该肿瘤的主要特征,世界卫生组织(World Health Organization,WHO)将该病命名为胰腺实性假乳头状瘤。SPTP占胰腺原发肿瘤的0.13%～2.7%,占胰腺囊性肿瘤的5.5%～12%。SPTP具有明显的年龄和性别倾向,好发于年轻女性(20～30岁)。目前,WHO将该病中的大部分病例归于交界性或有一定恶性潜能的肿瘤,其组织学来源尚未明确。该病转移浸润倾向较低,手术切除率高,预后较好。

(二)临床表现

SPTP的临床表现多无特异性,主要症状为中上腹不适、隐痛,部分伴恶心、呕吐。部分患者于体检时偶然发现。与其他胰腺恶性肿瘤不同,黄疸、体重减轻、胰腺炎十分少见,仅见于不到12%的SPTP患者。实验室检查包括消化道常用肿瘤标志物,如CEA、CA19-9、CA242、CA724等多在正常范围内。

(三)超声表现

胰腺实性假乳头状瘤可发生于胰腺的任何部位,但胰腺体尾较多见。肿瘤大多体积较大,形态较规则,边界较清晰,常伴出血坏死,由于出血坏死成分所占比例不一,肿块声像图可表现为囊性、囊实性或实性。SPTP大多呈外生性生长,9%～15%的病例会出现转移或局部侵犯。病变可表现为:①体积小者多以实性为主,呈低回声,边界清;②体积大者囊性坏死改变更明显,多为囊实性,部分可呈高度囊性变,仅在囊壁上残余薄层肿瘤组织。

胰腺实性假乳头状瘤可有钙化,多为粗大钙化,可发生在肿瘤的周围呈蛋壳状也可在肿瘤内部呈斑块状。肿块引起胰管及胆管扩张比例小且程度相对低。肿块多挤压周围的组织结构,而无明显侵犯。部分病灶彩色多普勒血流成像可探及肿块边缘或内部血流信号。有学者认为彩色多普勒表现与肿瘤大小、囊性变的程度、良恶性无明显联系。

(四)超声造影表现

动脉期多见造影剂不均匀充填。肿瘤的包膜呈环状增强,病灶内部呈片状等增强或低增强,部分可见分隔样强化。静脉期造影剂大多快速减退,病灶呈低增强。病灶内出血坏死的囊性区域则始终显示为无增强区。

(五)报告内容及注意事项

SPTP的超声报告包括:病灶的位置,大小,边界是否清晰,内部是否有无回声区,是否有钙化,彩色多普勒显示病灶内是否有血流信号,周边组织或血管是否有受侵征象。

超声造影则应重点描述病灶周边是否有环状强化,病灶内是否有始终无增强的区域。

胰腺为腹膜后器官,经腹部超声检查时容易受到上腹部胃肠道气体的干扰,而且SPTP大多呈外生性生长,部分肿瘤的定位诊断较困难。通过胃十二指肠水窗法、改变体位,或通过脾脏做透声窗观察胰腺尾部,尽可能清晰显示胰腺结构及其与周边组织的毗邻关系,以便于更准确判断肿瘤的来源。SPTP发病率较低,目前人们对其认识仍不足,各种术前影像学检查误诊率均较高。一般对于年轻女性,具备以上超声表现者,应考虑到本病的可能。

(六)鉴别诊断

SPTP需与囊腺瘤、囊腺癌相鉴别:两者均以囊实性表现多见,相对而言,实性假乳头状瘤实性成分较多。囊腺瘤、囊腺癌多见于中老年女性,部分壁及分隔上可见乳头状突起。

SPTP还需与无功能性胰岛细胞瘤鉴别:后者多见于中老年人,实性多见,内部回声较为均匀,钙化较少见,实质成分血流较丰富,出血囊性变者与SPTP鉴别较困难。

部分以实性表现为主的SPTP需与胰腺癌鉴别:胰腺癌肿物形态多不规则,与周围组织分界不清,较易引起胰管、胆管的扩张。鉴别要点是胰腺癌具有浸润性的生长特点。

SPTP还需与胰腺假性囊肿鉴别:后者多有胰腺炎或外伤、手术史,声像图一般为典型囊肿表现,囊壁较厚,囊内可由于出血、感染等出现回声,类似SPTP的声像图表现,但囊内实际为沉积物,而并非实性成分,超声造影可提供较可靠的鉴别信息。

五、胰腺导管腺癌

(一)流行病学及病因

胰腺导管腺癌(pancreatic ductal adenocarcinoma,PDAC,以下简称"胰腺癌")是恶性度最高、起病隐匿的肿瘤之一。在恶性肿瘤病死率中居第4位,5年生存率仅8%。

胰腺癌的早期症状不明显,且无法确诊,大部分发现时已进入晚期,仅有20%的患者适合手术,可行手术切除患者的中位生存时间为12.6个月,未行手术切除患者的中位生存时间为3.5个月,因此对胰腺癌的早期诊断显得尤为重要。

(二)临床表现

早期症状不明显,且无特异性,仅表现为上腹轻度不适或隐痛。进展期胰腺癌最常见的三大症状为腹痛、黄疸和体重减轻。

1.腹痛

腹痛是胰腺癌的常见或首发症状,早期腹痛较轻或部位不明确,易被忽略,至中晚期腹痛逐渐加重且部位相对固定,常伴有持续性腰背部剧痛。

2.黄疸

黄疸是胰头癌的突出症状,约90%的胰头癌患者病程中出现黄疸。约半数患者以黄疸为首发症状,随黄疸进行性加深,伴皮肤瘙痒、茶色尿、陶土便。

3.体重减轻

体重减轻虽非胰腺癌的特异性表现,但其发生频率甚至略高于腹痛和黄疸,故应予以重视,特别是对不明原因的消瘦。

4.消化道症状

胰腺癌患者最常见的消化道症状是食欲减退和消化不良,患者常有恶心,呕吐和腹胀,晚期可有脂肪泻。

5.其他表现

部分胰腺癌患者有持续或间歇性低热,有时出现血栓性静脉炎。

(三)超声检查适应证

(1)上腹不适或常规体检者,需了解胰腺情况。是发现胰腺肿瘤、胰腺炎的首选检查方法。

(2)胰腺局灶性病变的定性诊断,鉴别肿块的性质。

(3)临床症状疑似胰腺肿瘤或实验室相关肿瘤标志物升高的病例。

(4)黄疸查因和不明原因的胰管扩张、胆管扩张。

(5)闭合性腹部外伤,疑存在胰腺损伤者。

(6)胰腺移植,全面评估供体血管通畅性和灌注情况,以及随访中出现的异常病变。

(7)胰腺癌局部动脉灌注化疗、局部放疗、消融治疗、注药治疗后等评价疗效。

(四)超声检查观察内容

超声要注意胰腺癌的直接征象(如:胰腺外形、轮廓及内部回声变化,胰腺内肿块)和间接征象(如:胰、胆管扩张,血管受压移位、变窄,周围脏器移位受侵犯,淋巴结转移、肝转移)。

1.胰腺大小及外形变化

胰腺大小及外形变化是影像学最易发现的征象。胰腺局限性肿大,局部膨隆,形态僵硬。

2.胰腺内肿块

直径<2 cm肿块超声多表现为较均匀低回声,无包膜。随肿块增大,内部回声不均匀,可合并液化、钙化。肿块轮廓不清,形态不规则,浸润生长,后方回声衰竭。CDFI:典型胰腺癌为少血供肿瘤,少数胰腺癌病灶内部或边缘可见短条状血流。

3.胰、胆管扩张

胰腺癌在发病全过程中,60%～90%的病例出现梗阻性黄疸,胰头癌则更多,胰管全程扩张。癌灶位于胰腺体尾部时,胰管可无扩张。

4.胰周血管受压或受侵

胰周血管受侵是胰腺癌不可切除的主要原因之一。胰腺周围大血管较多,肿瘤较大或外生性生长时,相邻大血管可被推移、挤压变形,或被肿瘤包绕,甚至在管腔内见实性回声。

5.周围脏器受侵

易受侵的脏器为脾、胃、十二指肠等。脏器与胰腺之间的脂肪间隙消失,脏器表面正常高回声浆膜界面连续性中断。

6.淋巴结转移

胰周见到直径>1 cm的低回声淋巴结时,应考虑区域淋巴结转移的可能。

7.肝转移

肝脏是胰腺癌最常见的转移部位,由于肝转移瘤的诊断直接影响到治疗方案的制订和对预后的估计。因此,胰腺癌超声检查时,应同时重点检查肝脏。

(五)超声造影表现

目前超声造影多使用第二代超声造影剂声诺维,即六氟化硫微泡。欧洲医学和生物学超声协会发布的超声造影指南已经明确超声造影在淋巴结、胃肠道、胰腺、脾脏及肝胆系统疾病的诊断与鉴别诊断中的价值。

与周边正常的胰腺实质相比,多数胰腺癌呈不均匀低增强,少数呈等增强。D'Onofrio等从6个中心选择了1439例胰腺占位性病变患者,其中实性病变1273例,将患者超声造影结果与病理诊断比较。超声造影判断胰腺癌标准为:静脉注射造影剂后病灶增强程度低于周围正常组织,结果显示超声造影诊断胰腺癌准确率为87.8%。胰腺癌病灶内的造影剂退出明显早于胰腺实质,渡越时间短于胰腺实质。这与肿瘤内部结构异常、血管迂曲及动静脉瘘形成有关。病灶内部出现液化坏死时,可出现局部造影剂充盈缺损。

(六)报告内容及注意事项

超声报告应涵盖上述胰腺癌直接及间接超声征象所涉及的方面。包括:胰腺形态、大小、整体回声;胰腺肿块部位、大小、内部及后方回声、边界、形态及血流情况;胰、胆管有无扩张,判断梗阻部位;胰周大血管及脏器有无受侵;胰周、腹膜后有无肿大淋巴结;肝脏有无可疑转移灶。

经腹超声具有简便易行、经济及无创等优点,常用于筛查胰腺占位性病变。然而,经腹超声存在很多局限:①绝大多数胰腺实性占位表现为低回声或者混合回声,故对于病变良、恶性鉴别诊断价值有限;②胰腺位于后腹膜腔,解剖位置深,易受胃肠道气体、肥胖等因素影响,常规超声容易漏诊小胰腺癌(特别是直径< 1 cm者),以及胰腺钩突、胰尾肿块。必要时可采取加压、改变体位或饮水,使胃充盈,以此作为声窗,改善胰腺的显示;③老年人胰腺萎缩,脂肪变性,胰腺体积小而回声高,因此,当老年人胰腺饱满,回声较低时,应予以注意;④部分胰腺癌仅表现为外形僵直或外形增大、局部膨隆,肿块与胰腺实质回声接近时,应高度重视,此时可行超声造影,并结合CT动态增强薄层扫描;⑤个别全胰腺癌可仅表现为胰腺弥散性增大、回声不均、边界不整,各部比例正常,容易漏诊;⑥胰腺癌血供较少,故彩色多普勒超声往往难以显示血流信号,但是,可以作为与其他胰腺实性占位相鉴别的手段,如:胰腺神经内分泌肿瘤,因为后者多数为多血供肿瘤。

(七)鉴别诊断

1.肿块型胰腺炎

该病与胰腺癌均以胰头多见。肿块型胰腺炎典型超声表现为:病灶内部为低回声,可有钙化,后方回声衰减不明显,病灶边界不清,胰管可穿过肿块,呈串珠状扩张,有时可见结石。肿块型胰腺炎超声造影动脉期表现为缓慢、弥漫增强,与周围胰腺实质增强模式及程度相似,呈"实质样"增强,静脉期造影剂退出速率与周围胰腺相似。

2.胰腺囊腺癌

当囊腺癌以实性为主时需与胰腺癌鉴别。以实性为主的囊腺癌回声较高,透声好,后方衰减不明显或增强,不伴导管扩张,病灶内血流较丰富。超声造影可见蜂窝状增强、囊壁及分隔强化或内部结节样强化。

3.胰腺神经内分泌肿瘤

胰腺神经内分泌肿瘤较少见,分为功能性与无功能性,其中以胰岛细胞瘤最常见。功能性神经内分泌肿瘤有典型的内分泌症状,但是因为肿瘤较小,经腹超声难以显示。无功能性神经内分泌肿瘤由于患者无症状,发现时肿瘤较大。神经内分泌肿瘤较小时,边界清,形态规则,内部呈较均匀低回声,病灶较大时内部回声不均,可见液化区。彩色多普勒超声显示肿瘤内部血流信号较为丰富。超声造影多表现为动脉期的高增强,静脉期的快速退出而呈轻度低增强。大的无功能性神经内分泌肿瘤因坏死和囊性变可表现为不均质高增强。

4.壶腹周围癌

由于肿瘤部位特殊,病灶较小即出现胆道梗阻,临床出现黄疸,超声表现为胆管扩张。肿瘤位于管腔内,可呈等回声或高回声。胰管无明显扩张。

5.腹膜后肿瘤

病灶位置较深,位于脾静脉后方,与胰腺分界较清晰,不伴胰、胆管扩张。

六、胰腺腺泡细胞癌

(一)流行病学及病因

胰腺腺泡细胞癌是一种临床罕见的恶性肿瘤,来源于腺泡。虽然胰腺中 80% 以上的组织由腺泡细胞构成,仅 4% 的组织由导管上皮构成,但 PACC 的发病率远低于导管腺癌,仅占胰腺癌的 1%～2%。有研究表明,可能与 microRNA 表达的改变和胰腺腺泡的瘤性转化及恶性转变相关。大约 1/3 的腺泡细胞癌中可有散在的神经内分泌细胞标记物的阳性表达,当表达超过 30% 时,则称为混合型腺泡-内分泌癌,由于其病理学和生物学行为与腺泡细胞癌相似,因此被认为是后者的一个亚型。

本病预后较差,易早期转移至局部淋巴结和肝。中位生存期约为 18 个月,1 年生存率为 57%,3 年生存率为 26%,5 年生存率为 5.9%,介于胰腺导管腺癌和胰腺神经内分泌肿瘤之间,优于导管腺癌的 4%,因此早期确诊并积极手术治疗可以改善预后。

(二)临床表现

与导管腺癌的发病高峰年龄在 60～70 岁相比,PACC 平均发病年龄相对年轻,在 50 岁左右,男性多见,男女之比为 2∶1,罕见于儿童及青少年。

临床表现多为非特异性的消化道症状。因肿瘤以膨胀性生长为主,无明显"嗜神经生长"和"围管性浸润"的特点,早期症状不明显。当肿瘤较大压迫周围器官可引起相关并发症,通常有腹痛、恶心、腹泻、体重减轻等,发生胆管梗阻及黄疸的概率较低。4%～16% 的患者可因脂肪酶的过度分泌而并发胰源性脂膜炎,表现为皮下脂肪坏死、多关节病等。

目前尚未发现 PACC 的特异性肿瘤标志物,AFP、CA19-9、CA125、CA72-4、CA50、CA242、CA15-3 和 CEA 升高的病例呈分散分布,即使肿瘤较大或已发生肝转移,CA19-9 升高亦不明显。

(三)超声表现

PACC 可发生于胰腺各部位,在胰腺导管内罕见,累及全胰腺更为少见。但好发部位研究结果各异,部分学者认为胰头部多见(占 42%～53%),胰体尾部次之(占 27%～47%);部分研究未发现确切好发部位。

PACC 多为单发,因症状不明显,通常发现时瘤体较大,7～10 cm 不等,直径＞10 cm 者不少见,明显大于导管腺癌的 3 cm。肿瘤以实性成分为主,较大时易出现囊性变,可伴出血坏死和钙化。肿瘤呈膨胀性生长,对周围器官常表现为压迫性改变,而非浸润性。因此肿瘤边界清晰,增强 CT 扫描时边缘可见完整或部分性包膜,与邻近组织分界清晰,MRI 上瘤胰分界面多数存在,这是由邻近组织受压及反应性纤维组织增生所致。肿瘤较少沿胰管浸润,对胰管的影响主要是外压性,故胰胆管扩张少见。彩色血流显示,多数病灶内可探及血流信号,丰富程度不等。

虽然 PACC 肿瘤有包膜,但侵袭性仍很高,50% 患者诊断时已经有区域淋巴结甚至肝转移,也可侵犯静脉发生瘤栓。

(四)超声造影表现

超声造影对于该病的认识及研究尚处于早期阶段,相关文献相对较少。Tanyaporn 对 5 例该病患者进行超声内镜检查,发现大部分(4/5)病灶表现为逐渐增强,有别于导管腺癌的低增强模式。该病的 CT 增强模式可分富血供和乏血供 2 种类型,后者居多。因肿瘤间质为血窦样结构,肿瘤内部常伴坏死、结构异质,故呈渐进性强化,强化不均匀。富血供者坏死范围小,更易于表现为均质;乏血供者坏死更多见,更倾向于不均质。虽然强化程度低于正常胰腺,但有学者认为 PACC 的强化比导管腺癌强,这可能与肿瘤间质富含血窦以及纤维瘢痕增生较少有关。部分研究还发现延迟期肿瘤与胰腺组织强化相近,认为是由于胰腺组织在门静脉期以后强化衰减加速,而肿瘤本身持续强化的结果。

(五)报告内容及注意事项

PACC 的超声报告包括:病灶的位置,大小,边界,是否有周边浸润现象,彩色多普勒显示病灶内是否有血流信号,周边血管是否有受侵征象。

PACC 侵袭性很高,50%患者诊断时已经有区域淋巴结甚至肝转移。因此在工作中还需注意对肝脏及邻近脏器、血管的仔细扫查,为临床提供更全面的信息。增强 CT 和 MRI 对淋巴结的观察有一定优势,因此,多种影像学方法相结合更有助于准确判断病灶的性质。

(六)鉴别诊断

腺泡细胞癌超声表现类似于胰腺导管腺癌、无功能神经内分泌肿瘤、实性假乳头状瘤、黏液性囊腺瘤等病,均可表现为较大肿物,伴坏死和钙化,不均匀增强。需加以鉴别。

1.导管腺癌

临床上腹痛明显,胰头多见,易侵犯胰管、胆管引起黄疸。肿瘤体积多小于 PACC,呈浸润性生长,无包膜,边界不清,内部血供少,强化程度明显低于正常胰腺组织。

2.无功能神经内分泌肿瘤

无功能神经内分泌肿瘤多见于青中年,属于富血供肿瘤,内部血流丰富。即使伴较大范围囊变、坏死区者,实性成分动脉期仍呈明显强化。容易出现血行转移,淋巴结转移少见。动脉期明显强化的特点有别于本病。

3.实性假乳头状瘤

实性假乳头状瘤好发于年轻女性,表现为有包膜、边界清楚的肿块,一般不出现胰胆管扩张,恶性度低,较少出现转移。体积较大伴有囊变时难与本病鉴别,发病年龄及性别有一定鉴别意义。

4.黏液性囊腺瘤

黏液性囊腺瘤常见于中年妇女,随肿瘤体积增大恶性度增高,直径大于 8 cm 可考虑为恶性。通常为大囊(>2 cm)或多囊状结构,具有较厚包膜,边界清,可有分隔,囊壁光滑可见钙化,易与本病鉴别。

七、胰腺神经内分泌肿瘤

(一)流行病学及病因

胰腺神经内分泌肿瘤,是源于胰腺多能神经内分泌干细胞的胰腺肿瘤,这些细胞多分布于胰岛,曾名为胰岛细胞瘤和胰腺内分泌肿瘤。包括高分化神经内分泌瘤和低分化神经内分泌癌。发病率为(0.25~0.5)/10 万,逐年升高。占胰腺原发肿瘤的 1%~5%,可发生在任何年龄,发病高峰年龄为 30~60 岁,无性别差异。

pNETs 分为功能性和无功能性两大类。多数为功能性 pNETs,包括胰岛素瘤、胃泌素瘤、胰高血糖素瘤、血管活性肠肽瘤,及更罕见的生长抑素瘤、胰多肽瘤、生长激素释放激素瘤、促肾上腺皮质激素瘤等,其中胰岛素瘤最常见,其次为胃泌素瘤。各类型流行病学特点不尽相同。无功能性胰腺神经内分泌肿瘤占胰腺神经内分泌肿瘤的 15%~20%,多见于青年女性。其中直径小于 0.5 cm 的无功能性神经内分泌肿瘤称为胰腺神经内分泌微腺瘤。目前认为除了胰腺神经内分泌微腺瘤是良性的以外,所有胰腺神经内分泌瘤都具有恶性潜能。

pNETs 多为散发病例,病因不明,部分为相关性家族性综合征,如多发性内分泌腺瘤病 I 型、VHL(Von Hippel-Lindau,VHL)综合征和多发性神经纤维瘤病呈聚集性。

(二)临床表现

功能性 pNETs 因不同细胞来源,产生主要激素不同而表现为不同的临床综合征,无功能性 pNETs,血清激素水平无变化,早期无明显症状。肿瘤增大后临床上主要表现为梗阻性黄疸、胰腺炎、上腹痛、十二指肠梗阻、体重减轻和疲劳等。

(三)超声表现

pNETs 可发生于胰腺任何部位,某些功能类型有一定分布倾向。大小不一,功能性 pNETs 一般较小,胰岛素瘤直径多为 1~2 cm,胃泌素瘤直径也多<2 cm。而无功能性 pNETs 可以长大至 10 cm。

1.二维超声表现

(1)胰腺神经内分泌瘤:体积小的肿瘤,内部多呈均匀的低回声,甚至为极低回声,少数为高回声;呈圆形或椭圆形,形态规则,边界清晰;肿瘤尾侧胰管无明显扩张。肿瘤较大时,形态可不规则,内部可合并出血、囊性变,表现为形态不规则,内部回声不均,出现无回声区,偶可见到钙化形成的斑块状强回声,并可出现挤压周围脏器和血管的相关征象。肿瘤可转移到周围淋巴结和肝脏,肝脏转移病灶<1 cm 为边界清晰的低回声及极低回声,病灶增大后多表现为强回声。

(2)胰腺神经内分泌癌:除了神经内分泌瘤的各种表现外,形态更加不规则,与周边分界明显不清晰,也可出现转移征象。

2.彩色多普勒超声表现

典型病灶内可探及丰富血流信号,但在小病灶和深部病灶血流探测受限。胰腺神经内分泌癌血流走向杂乱。

(四)超声造影表现

因为肿瘤的富血供,典型的超声造影表现为早期的边界清晰快速高增强或等增强。病灶较小多数为均匀增强,但病灶出现囊性变、坏死时,可表现为不均匀增强。但也有少部分肿瘤因为间质含量高,表现为低增强。

(五)报告内容及注意事项

超声报告包括:病灶的位置,大小,数目,边界,内部回声是否均匀,主胰管是否扩张,彩色多普勒显示病灶内是否有血流信号,周边血管、胆管是否有受压征象,周围淋巴结是否受侵,肝脏是否有转移。

经腹超声对于病灶定位及诊断有一定帮助,但对于小病灶和深部病灶探测敏感性不及 CT、内镜超声以及生长抑素受体显像(somatostatin receptor scintigraphy,SRS)。因此,多种影像学方法相结合更有助于准确判断病灶的术前定位。胰腺术中超声的检出率可高达 96%。

此外超声能很好地显示胆管、胰管和周围血管的受累情况,对于肝脏转移病灶的检出敏感性和特异性高(88%~95%),因此经腹超声检查可以比较全面评估 pNETs,利于其定性诊断。结合临床表现有助于初步判断 pNETs 的类型。

（六）鉴别诊断

1.胰腺癌

胰腺癌边缘不规则，内部多呈低回声或混合回声，胰头癌多伴有胆道或胰管扩张、周围脏器或组织受压、浸润以及转移征象，超声造影多表现为低增强，与典型的 pNETs 不难鉴别。但 pNETs 出现恶性征象（或胰腺神经内分泌癌）时，二者鉴别较困难，需要结合临床信息，综合判断。

2.胰腺囊腺瘤（囊腺癌）

pNETs 以实性成分为主时，较易与囊腺类肿瘤鉴别。当囊性变区域较多较大，内部呈分隔样改变时，与呈多房大囊样表现的黏液性囊腺类肿瘤较难鉴别，但神经内分泌肿瘤囊性变后分隔往往较囊腺类肿瘤分隔厚且不规则。

3.胰腺周围脏器的肿块

无功能性 pNETs 由于体积较大，常表现为左上腹肿块，因此需要与胃、左肾、左肾上腺和腹膜后肿瘤相鉴别。胃肿瘤位于脾静脉前方，饮水后可鉴别。左肾、肾上腺和腹膜后肿瘤位于脾静脉后方。

八、胰母细胞瘤

（一）流行病学及病因

胰母细胞瘤（pancreatoblastoma，PBL）是一种罕见的恶性胰腺上皮源性肿瘤，占所有胰腺肿瘤的 0.16%～0.5%，在儿童的胰腺肿瘤中占 30%～50%。肿瘤大部实性，常有包膜，质软，可有出血、坏死、钙化、囊性变，镜下可见鳞状小体和含有酶原颗粒的细胞结构。

PBL 好发于亚洲人，大多发生于婴幼儿，发病中位年龄 4 岁，男性多于女性，偶可见于成人。PBL 可以单独发生或与遗传综合征例如 Beckwith-Wiedemann 综合征或家族性腺瘤性息肉病综合征联合发生。

PBL 的分子发病机制仍不清楚，但曾有病例报道显示，在 Beckwith-Wiedemann 综合征患者以及家族性腺瘤性息肉病患者中，PBL 可联合出现，表明其可能具有独特的分子遗传学改变，有报道称先天性囊性胰母细胞瘤与 Beckwith-Wiedmann 综合征相关是由于 APC/β 联蛋白信号通路的改变。染色体 11p 上的等位基因丢失是 PBL 中最常见的遗传改变，在 PBL 的患者中约占 86%。

（二）临床表现

胰母细胞瘤可以发生在胰腺的任何部分，约 50% 的肿瘤位于胰头部。由于生长缓慢且早期无明显症状，发现时常常因体积较大而难以判断其来源。

胰腺母细胞瘤的临床表现通常是非特异性的。常见的症状和体征包括腹痛、腹部包块、体重减轻、呕吐、腹泻和贫血。当胰头部肿瘤体积较大时可压迫十二指肠及胃幽门部，导致机械性梗阻、黄疸、呕吐及胃肠道出血的发生。当肿瘤转移到腹膜时可以引起腹水。在个别病例报道中，PBL 也可引起库欣综合征和抗利尿激素分泌失调综合征。

文献报道 40%～70% 的 PBL 患者会出现血清甲胎蛋白（AFP）水平升高，因而甲胎蛋白是诊断胰腺母细胞瘤的常见肿瘤标志物。部分患者中也偶可见乳酸脱氢酶、α-1 抗胰蛋白酶和 CA19-9 升高，其他肿瘤标记物没有显示出明显的相关性。

与成人相比，PBL 在婴儿和儿童患者中具有较弱的侵袭性。PBL 可局部包绕相邻血管并浸润周围器官、网膜及腹膜,肝脏是其最常见的远处转移部位,其次是区域性淋巴结和腹膜,较少见到肺、骨、后纵隔和颈淋巴结转移。

PBL的发生发展的过程较慢,可适用各种常见形式的肿瘤治疗,但手术治疗目前仍被认为是最有效的治疗方式。

(三)超声表现

PBL可发生在胰腺任何部位,好发于胰头或胰尾。体积通常较大,边界清晰,以低回声为主,回声不均,内可见出血或坏死等形成的囊性部分,体积较大者常回声混杂,部分瘤体内可见钙化。发生于胰头者应常规仔细探查胆总管。

与血管关系:可包绕邻近腹膜后大血管(如腹腔干及其分支、肠系膜上动脉等)。也可在脾静脉内形成瘤栓,并向肠系膜上静脉、门脉内延伸,伴侧支形成。有时脾静脉被瘤栓充盈,并明显增粗似瘤块样,探查时容易误认为是瘤体的一部分,因此要注意分辨。

少数巨大肿瘤可以将胰腺全部破坏,致使胰腺区域均为瘤组织占据,见不到周边残存的胰腺组织,脾静脉紧贴肿瘤后缘,可以此判断肿瘤来源于胰腺,此时也要想到胰母细胞瘤的可能。

(四)报告内容及注意事项

PBL的超声报告包括:肿瘤大小,起源器官,肿瘤边界清晰度,肿瘤内部回声,是否存在钙化、腹水、胆管和/或胰管是否扩张,是否有局部浸润,是否包绕周围重要血管,是否存在转移灶,是否形成静脉瘤栓。

超过15%的胰腺母细胞瘤患者在诊断时存在转移,其他的患者在疾病进展过程中发生转移。肝脏是最常见的转移部位,也可发生局部淋巴结、腹膜、骨骼和肺转移瘤等。血管浸润不常见。腹水可能是肿瘤扩散的指标。因此,在超声扫查时应注意这些部位的着重扫查。

(五)鉴别诊断

当肿瘤体积较大时,且起源不易确定,此时区分胰腺母细胞瘤与其他儿科腹部肿块可能是困难的。在这种情况下,儿童患者中的鉴别诊断应包括体积较大的腹膜内或腹膜后肿块,例如神经母细胞瘤。

神经母细胞瘤常常表现为体积较大、内部回声不均、伴钙化的腹部肿块。由于该肿瘤具有尿儿茶酚胺及其代谢产物增高的特征,可根据临床信息与胰腺母细胞瘤相区分。神经母细胞瘤多位于肾上腺区,需与位于胰尾部的胰母细胞瘤鉴别,前者多边界清晰,呈分叶状,内部回声不均匀,在低回声区间有强回声光斑伴声影,肾脏有受压推移现象,较早发生转移。

当肿瘤明显来源胰腺时,鉴别诊断主要为胰腺的囊性及囊实性肿物,特别是当PBL发生于年龄稍长儿童,且瘤体较小、无瘤栓形成时,需与胰腺实性假乳头状瘤鉴别。

胰腺实性假乳头状瘤(SPTP)好发于年轻女性,胰腺体尾较多见。肿瘤大多体积较大,边界较清晰,常伴出血坏死,声像图多表现为囊实性或实性,可有蛋壳状或斑块状钙化。SPTP对周围组织常无明显侵犯,病灶较大时对周边组织、血管形成推挤移位,仅少数病例出现转移。

偶发于成人的病例鉴别诊断中包括胰腺导管腺癌、腺泡细胞癌、实性乳头状上皮肿瘤、腺瘤和内分泌肿瘤等。胰腺导管腺癌多发生在老年男性的胰头区,与胰腺母细胞瘤不同,其坏死、出血和钙化罕见。腺泡细胞癌类似于胰腺母细胞瘤,可以表现为体积较大、质软、分叶状、边界清晰的肿瘤,内部可发生坏死并易转移到肝脏和淋巴结,但其缺乏钙化和肺转移的倾向可能有助于与胰腺母细胞瘤相区分。

九、胰腺淋巴瘤

(一)流行病学及病因

胰腺淋巴瘤是一种较罕见的胰腺肿瘤,占胰腺恶性肿瘤的 0.16%～4.9%,病理类型多为 B 细胞非霍奇金淋巴瘤。胰腺淋巴瘤可以分为原发性和继发性两类。原发性胰腺淋巴瘤临床上极为少见,不到结外淋巴瘤的 2%,仅占胰腺肿瘤的 0.5%,世界卫生组织(World Health Organization,WHO)框架指南将原发性胰腺淋巴瘤定义为"起源于胰腺组织的结外淋巴瘤,可浸润毗邻淋巴结及远处转移,首发临床征象位于胰腺"。继发性胰腺淋巴瘤为全身淋巴瘤胰腺受累的表现,相对多见,尸检中其在非霍奇金淋巴瘤患者中发生率可达 30%。

(二)临床表现

PPL 多见于中老年男性,临床表现缺乏特异性,腹痛(83%)是最常见的临床症状,随后是腹部包块(54%)、体重减轻(50%)、黄疸(37%)、急性胰腺炎(12%)、小肠梗阻(12%)、腹泻(12%)等。继发性胰腺淋巴瘤在发现前其原发部位淋巴瘤诊断多已明确。

(三)超声表现

原发性胰腺淋巴瘤胰头多见,多表现为体积较大的低回声,彩色多普勒内部多无血流信号,常伴有肾静脉下方腹膜后淋巴结肿大。内镜超声是诊断 PPL 的重要工具,当内镜超声发现胰腺有体积较大的低回声、无明显胰管受累及胰管扩张、胰周淋巴结肿大等特点常提示 PPL 可能。

(四)报告内容及注意事项

超声报告主要内容包括:病灶的回声、位置、大小、胰管是否扩张,彩色多普勒显示病灶内是否有血流信号,周边血管是否有受累征象等。

PPL 由于缺乏特异性临床表现且较为罕见,易误诊为胰腺癌,两者治疗方法及预后存在较大差异。内镜超声(EUS)及内镜超声引导下细针穿刺活检是诊断 PPL 较为可靠的方法。此外,CT、MR 及 PET-CT 也是诊断 PPL 常用的影像学方法,多种影像方法的结合更有助于准确判断病灶的性质,提高 PPL 诊断率。继发性胰腺淋巴瘤结合病史及胰腺占位多不难诊断。

(五)鉴别诊断

PPL 和胰腺癌的一些临床表现及影像学特征有相似之处,但两者治疗方法及预后存在较大差异,因此鉴别诊断十分重要。PPL 肿瘤体积较大,通常无明显胰管受侵及胰管扩张表现,常伴有肾静脉下方腹膜后淋巴结肿大,而胰腺癌肿瘤体积较小,有明显胰管受侵及胰管扩张表现,且易侵入血管导致肝内转移。两者的鉴别诊断还应结合临床表现、检验结果及其他影像学检查,明确诊断需要病理学的帮助。继发性胰腺淋巴瘤为全身淋巴瘤胰腺受累的表现,胰腺出现病变通常较晚,诊断不难。

十、胰腺转移肿瘤

(一)流行病学及病因

胰腺转移肿瘤非常罕见,其发病率为 1.6%～5.9%,而超声内镜引导细针穿刺发现率为 0.7%～10.7%。

最常见的转移胰腺原发性肿瘤包括肾细胞癌(RCC)、肺癌、乳腺癌、恶性黑色素瘤、胃肠道癌、前列腺癌。此外,几乎所有的造血肿瘤都可以累及胰腺,其中非霍奇金淋巴瘤是最常见。

转移可以通过不同的方式:通过直接侵袭、淋巴或血行。直接侵犯胰腺实质一般来自邻近结构如十二指肠乳头,肝外胆管,胃、十二指肠、结肠的肿瘤。继发胰腺的淋巴瘤和白血病通常源自受累的胰周淋巴结,但最常见的肾细胞癌的转移途径尚不清楚。

由于独特的肠系膜淋巴引流,结肠癌最常见的转移部位是胰头下部。但绝大多数(75%)涉及多节段。

(二)临床表现

绝大多数的患者在诊断时无症状。只有当肿瘤相当大时,才会产生具体的症状,如消化道出血、消化道梗阻、腹痛或黄疸,与原发性胰腺腺癌相似。其他一般症状包括疲劳、体重减轻、腹痛。罕见的症状包括胰腺功能不全、腹部包块和胰腺炎。血清肿瘤标志物一般在正常范围内。

(三)超声表现

通常无特征性的超声表现,可表现为单发、多发,或弥散性胰腺受累。较大肿瘤的病灶内可液化坏死和钙化。不伴有主胰管和胆总管扩张。

彩色多普勒可显示病灶内血流丰富,部分病灶内仅见少许血流。

(四)超声造影表现

肾细胞癌是最常见的胰腺转移肿瘤,超声造影可显示其胰腺转移病灶强化,有助于与低血供的胰腺导管腺癌相鉴别。然而肾细胞癌胰腺转移瘤的超声造影特征,并不能与胰腺内分泌肿瘤相区别。同时低血供的转移肿瘤,如肺癌,部分乳腺癌表现病灶未强化。

(五)报告内容及注意事项

胰腺转移肿瘤的超声报告包括:病灶的位置,大小,病灶内部是否有坏死液化,钙化。主胰管和胆总管是否扩张,是否有周边浸润现象,彩色多普勒显示病灶内是否血流丰富,周边血管是否有受侵征象。

经腹超声虽然可清晰显示病灶,但 CT 和 MRI 可更加准确地诊断单个病灶,特别是多发病灶。例如,来源于高血供原发灶的转移肿瘤,如肾细胞癌转移癌,通常在动脉期迅速增强。在 MRI 中,转移病灶通常是低信号,T_1 加权脂肪抑制图像表现为稍低信号,T_2 加权图像上表现为稍高信号。具有与原发肿瘤相同的增强模式。较大转移可能存在 T_2 表现为高信号中心坏死和周边强化。临床诊断主要结合临床病史,最终需要活检明确诊断。

(六)鉴别诊断

大多数胰腺转移瘤无特异影像表现,但肾细胞癌、黑色素瘤和一些乳腺癌,因其高血供,常与内分泌肿瘤混淆,但能与低血供的胰腺导管腺癌相区别。

肺癌和乳腺癌的胰腺转移瘤通常表现为低血供,但当表现为多发,并无明显的胆管或胰管扩张时,应考虑肿瘤转移。此外这些病灶往往边界清楚,可与胰腺导管腺癌区别。

如没有其他明确的影像学特征,很难区分转移和原发病变,因此,原发恶性肿瘤的病史,强烈地提示转移的可能性。同时 FNA 有助于正确诊断。

(林莉丽)

参考文献

[1] 丁娟,刘树伟.颅脑影像解剖图谱[M].济南:山东科学技术出版社,2020.

[2] 王文荣.医学影像技术与诊断精粹[M].济南:山东大学出版社,2022.

[3] 褚华鲁.现代常见疾病影像诊断技术[M].西安:陕西科学技术出版社,2020.

[4] 臧守红,赵建峰,陈圆圆,等.临床常见病影像诊断技术与应用[M].上海:上海科学技术文献出版社,2023.

[5] 裴红霞,王星伟,杨泽权.医学影像检查技术及应用[M].北京:中国纺织出版社,2022.

[6] 潘宁.现代医院临床超声影像诊断学[M].长春:吉林科学技术出版社,2020.

[7] 霍学军,杨俊彦,付强,等.医学影像诊断与放射技术[M].青岛:中国海洋大学出版社,2021.

[8] 王成禹.现代医学放射影像学[M].汕头:汕头大学出版社,2023.

[9] 卢洁,赵国.PET/MR 脑功能与分子影像从脑疾病到脑科学[M].北京:科学技术文献出版社,2021.

[10] 田兴松.甲状腺疑难病例影像解析[M].北京:科学出版社,2021.

[11] 吕仁杰.现代影像诊断实践[M].北京:中国纺织出版社,2022.

[12] 李玉华,刘瑞军,杨杰栋.实用医学影像诊断技术[M].汕头:汕头大学出版社,2022.

[13] 吕建林.实用泌尿超声技术[M].北京:中国科学技术出版社,2021.

[14] 刘军,伍玉枝,李亚军.肺部炎性病变的影像诊断与鉴别诊断[M].长沙:湖南科学技术出版社,2021.

[15] 安红卫.临床医学影像诊断与实践[M].上海:上海交通大学出版社,2023.

[16] 孙伟.医学影像诊断与超声技术[M].青岛:中国海洋大学出版社,2023.

[17] 李宏军,陆普选.实用肝胆疾病影像学[M].北京:人民卫生出版社,2023.

[18] 张小丽,李普楠,张中华.超声诊断学[M].北京:中国纺织出版社,2021.

[19] 李智岗,王秋香.乳腺癌影像诊断[M].北京:科学技术文献出版社,2021.

[20] 余建明,李真林.实用医学影像技术[M].北京:人民卫生出版社,2021.

[21] 沈娟.影像解剖与临床应用[M].长春:吉林大学出版社,2021.

[22] 胡效坤,张福君,肖越勇.CT 介入治疗学[M].北京:人民卫生出版社,2020.

[23] 徐永平,蓝思荣,石映平,等.实用医学影像诊断学[M].开封:河南大学出版社,2021.

[24] 张雪松,耿航,陶乙宣.医学影像与临床实践应用[M].北京:中国纺织出版社,2023.

[25] 陈兵,金群华.医学影像学图像后处理技术与诊断[M].北京:科学出版社,2023.

[26] 岳庆红.实用影像学基础与实践[M].北京:科学技术文献出版社,2020.

[27] 周福庆,朱皖,张庆.现代影像诊断基础[M].北京:化学工业出版社,2023.

[28] 郑继慧,王丹,王嵩.临床常见疾病影像学诊断[M].北京:中国纺织出版社,2021.

[29] 居胜红,彭新桂.影像诊断思维[M].北京:人民卫生出版社,2023.

[30] 荆彦平,骆宾.中枢神经影像诊断学[M].郑州:郑州大学出版社,2020.

[31] 胡春洪,方向明.胸腹部影像图解正常解剖常见变异常见病变[M].北京:人民卫生出版社,2021.

[32] 李真林,刘启榆,汪小舟.实用数字化 X 线成像技术[M].成都:四川大学出版社,2021.

[33] 高素娟,刘建新,赵宇博,等.医学影像学读片指南[M].上海:上海交通大学出版社,2023.

[34] 韩岩冰,聂存伟,李成龙,等.实用医学影像技术与诊疗应用[M].合肥:中国科学技术大学出版社,2021.

[35] 蓝博文,代海洋,杨健.临床影像疑难病例解析[M].北京:人民卫生出版社,2023.

[36] 冯少阳,苏航,李广明.超声造影检查原发性小肝癌的影像学表现及与病理特征的关系[J].癌症进展,2021,19(06):585-587.

[37] 刘天柱,彭振鹏,黄乐生,等.多排螺旋 CT 对胃肠道内可疑异位胰腺病灶的影像学诊断[J].中国医学物理学杂志,2020,37(03):317-321.

[38] 孙兰兰.磁共振尿路成像结合磁共振成像在泌尿系统肿瘤致尿路梗阻中的应用[J].实用医学影像杂志,2021,22(4):421-422.

[39] 宋园园.CT 和 MRI 的多模式影像学检查在肝癌术前精准诊断中的应用价值[J].生物医学工程学进展,2022,43(02):100-102.

[40] 陆涛,黄叶梅,李欢欢,等.肺癌的影像学诊断现状及研究进展[J].中华养生保健,2021,39(3):20-21.